SCORPIO

Dr. med. Sam Parnia
Josh Young

Der Tod muss nicht das Ende sein

Was wir wirklich über Sterben, Nahtoderlebnis und die Rückkehr ins Leben wissen

Aus dem Amerikanischen von
Dr. Juliane Molitor

SCORPIO

Die amerikanische Originalausgabe
ERASING DEATH: *The Science That Is Rewriting the Boundaries Between Life and Death.*

http://www.harpercollins.com
HarperCollins®, 10 East 53rd Street, New York, NY 10022. USA

FSC
www.fsc.org
MIX
Papier aus verantwortungsvollen Quellen
FSC® C014496

Umschlaggestaltung und Motiv: Hauptmann & Kompanie, Zürich
Satz: BuchHaus Robert Gigler, München
Druck und Bindung: GGP Media GmbH, Pößneck
ISBN 978-3-943416-36-7

www.scorpio-verlag.de

Inhalt

1 Hier passieren erstaunliche Dinge 6

2 Ein kleiner Schritt für den Menschen, ein riesiger Sprung für die Menschheit 27

3 Die Formel des Lebens 47

4 Den Tod rückgängig machen 68

5 Das Waisenkind 108

6 Wie es ist, zu sterben 147

7 Der Elefant im Dunkeln 178

8 Das Selbst verstehen 216

9 Das Jenseits, das wir kennen 242

10 Die AWARE-Studie 268

11 Was bedeutet das alles? 310

Dank 351
Mitarbeiter an der AWARE-Studie 351
Bibliografie und Quellen zum Weiterlesen 353

KAPITEL 1

Hier passieren erstaunliche Dinge

Kurz nachdem er eine Autowaschanlage in Manhattan verlassen hatte, begann Joe Tiralosi sich krank zu fühlen. Ihm war ein wenig übel, er stand irgendwie neben sich und war heilfroh, dass seine Schicht zu Ende war. Als Chauffeur verbrachte Tiralosi seine Arbeitstage damit, den legendären Börsenmakler E. E. »Buzzy« mit Geduld durch New York City zu fahren. Doch an diesem Nachmittag im August des Jahres 2009, kurz nachdem er seine Heimfahrt in Richtung Brooklyn angetreten hatte, schwitzte er unaufhörlich. Er drehte die Klimaanlage in seinem Auto ganz auf, schwitzte aber weiterhin sehr stark.

Tiralosi war ein pragmatischer Mensch, ein verheirateter Vater von zwei Kindern, der nicht zur Panik neigte. Er nahm sich also vor, den Rest des Tages irgendwie hinter sich zu bringen, und ging davon aus, dass sein Unwohlsein schon wieder verschwinden würde. Aber eine Stunde später hielt er es nicht mehr aus. Er rief seine Frau an.

Geh kein Risiko ein, sagte sie. *Fahr ins Krankenhaus.*

Er schaffte es aber noch nicht einmal bis zur nächsten Kreuzung. Seine Frau rief sofort einen Kollegen an, der Tiralosi in seinem, am Straßenrand Ecke 80th Street/2nd Avenue in Manhattan geparkten Auto vorfand und ihn sofort in die Notaufnahme des New York Presbyterian Hospitals fuhr.

Tiralosi wurde von seinem Kollegen in die Notaufnahme geführt. Sein Gesicht war kreidebleich. Er fing an, einer Krankenschwester zu erzählen, was mit ihm los war, aber bevor er den Satz beenden konnte, brach er zusammen. Code Blue wurde ausgerufen: Herzstillstand. Tiralosis Herz hatte aufgehört zu schlagen. Er war tot.

Aber zum Glück für ihn war er in einem Krankenhaus gestorben, wo gerade ein speziell in Reanimation geschultes Team Dienst hatte. Ärzte und Krankenschwestern kamen aus allen Richtungen angerannt und begannen sofort mit der Reanimation. Es handelt sich hier um versierte Fachleute, mit denen ich schon viele Male gearbeitet habe, darunter Dr. Rahul Sharma und Dr. Flavio Gaudio, zwei sehr gewissenhafte Notärzte. Sie gehörten zu dem Team, das Tiralosi auf eine Bahre hob, sein Hemd aufriss und seine Hosenbeine mit einer Schere aufschnitt. Sie befestigten die kreisförmigen Elektroden eines Defibrillators auf seiner Brust. Sie schoben Rollwagen mit Medikamenten in den engen Raum, in dem er lag.

Trotz der ganzen modernen Technik, die hier zur Verfügung stand, versorgte das medizinische Team ihn auch mit etwas ganz Alltäglichem: mit Eisbeuteln aus Plastik. Sie positionierten die Eisbeutel zu beiden Seiten seines Körpers, in seinen Achselhöhlen und zu beiden Seiten seines Halses. Sie spritzten ihm gekühlte Kochsalzlösung in die Venen. All das geschah innerhalb von etwa einer Minute. Seine Körpertemperatur begann schnell zu sinken. Dann stellten sie sich auf einen Rhythmus ein: Reanimation, begleitet von gelegentlichen Adrenalininjektionen und Defibrillatorschocks.

Joe Tiralosi war nun von einigen der besten medizinischen Mitarbeiter, der besten Technik und dem besten Denken umgeben, das die moderne Wissenschaft zu bieten hatte. Aber weil sein Herz nicht mehr schlug und seine Gehirn- und Körperzellen nur ungenügend mit Sauerstoff und Nährstoffen versorgt wurden, war er bereits tot.

Geh kein Risiko ein, sagte seine Frau. *Fahr ins Krankenhaus.* Konnte es sein, dass diese oder irgendwelche anderen Worte in

Tiralosi widerhallten, während er dort flach auf dem Tisch lag und immer weiter in den Prozess des Todes glitt? Nahm er überhaupt irgendetwas wahr? Die vorherrschende wissenschaftliche Ansicht über das Gehirn besagt, dass so etwas unmöglich ist. Der Würgreflex und andere Funktionen seines Stammhirns waren zum Erliegen gekommen. Und das bedeutete, dass sein Gehirn ganz zu funktionieren aufgehört hatte. Alle Gespräche, die er mit seiner Frau geführt hatte, waren für ihn jetzt anscheinend verloren, und seine Chancen, seine Familie jemals wiederzusehen, standen schlecht.

Sekunden vergingen im gleichförmigen Rhythmus der Brustkorbkompressionen. Minuten vergingen. Dann hörten sie kurz mit den Kompressionen auf und traktierten Tiralosis Körper mit einem elektrischen Schock. Immer noch kein Herzschlag. Nach zehn Minuten ununterbrochener Brustkorbkompressionen gaben Ärzte und Krankenschwestern allmählich die Hoffnung auf.

Zehn Minuten ohne Herzschlag galt lange Zeit als eine Art Grenzlinie in der Reanimationslehre. Man hat lange angenommen, dass der Schaden, den das Gehirn durch mangelnde Sauerstoffzufuhr nimmt, nach zehn Minuten ohne Herzschlag bleibend beziehungsweise nicht mehr umkehrbar ist. Und natürlich wäre Joe Tiralosi ohne ein funktionstüchtiges Gehirn nicht mehr Joe Tiralosi. Seine Erinnerungen, seine Persönlichkeit und alles, was wir als »Joeismus« bezeichnen könnten, wäre für immer dahin. Nur sein Körper wäre noch da. Seine Frau könnte die Hand des Mannes halten, mit dem sie einen großen Teil ihres Lebens verbracht hatte, aber sie wären nicht wirklich zusammen.

Zehn Minuten vergingen, fünfzehn Minuten vergingen. Die Ärzte arbeiteten längst jenseits der alten Marker; der gleichmäßige Rhythmus der Brustkorbkompressionen wurde von einer gelegentlichen Schockabgabe des Defibrillators unterbrochen.

Zwanzig Minuten.

Die Entscheidung, die Wiederbelebungsversuche unter diesen

Umständen einzustellen, ist Sache des behandelnden Arztes. Aber er machte weiter.

Dreißig Minuten.

Mittlerweile hatte Tiralosi Tausende von Brustkorbkompressionen bekommen, und sein Herz war ein halbes Dutzend Mal geschockt worden. Der Raum sah mehr und mehr wie ein Kriegsschauplatz aus. Blutspuren und medizinische Abfälle bedeckten den Boden um die Bahre. Leere Adrenalinfläschchen lagen dort herum wie gebrauchte Patronenhülsen auf einem Schlachtfeld. Die Krankenschwestern und Ärzte, die die Herzmassage durchführten, schwitzten und verbrauchten ihre letzten Energiereserven.

Vierzig Minuten.

Zehn Jahre zuvor hätte man es für ein großes Risiko gehalten, an diesem Punkt weiterzumachen und ihn retten zu wollen – ein Risiko sowohl für Tiralosi, als auch für seine Familie. Im günstigsten Fall würde – selbst wenn Tiralosis Herzschlag ganz wiederhergestellt wäre – absolutes Chaos in seinem denkenden Geist herrschen. Auf einer CT-Schichtaufnahme würde man höchstwahrscheinlich zahlreiche kleine und große Schwaden aus zerstörten schwarzen Räumen sehen, wo funktionierende Nervenzellen einst seine Gedanken enthalten hatten. Aber die Technik und das medizinische Verständnis haben sich im Laufe der Zeit weiterentwickelt. Also machten die Ärzte weiter, weil sie wussten, dass es eine, wie immer unwahrscheinliche Möglichkeit gab, dass Tiralosi gerettet werden und in sein normales Leben zurückkehren konnte.

Schließlich geschah etwas Unglaubliches, das der ermüdenden Monotonie ein Ende setzte. Jemand schrie ganz aufgeregt: »Ich spüre einen Puls. Ich glaube, wir haben ihn wieder.« Plötzlich, in einem einzigen Moment, verzogen sich sämtliche Wolken der Verzweiflung, und eine freudige Stimmung erfüllte den Raum. Das erschöpfte Personal bekam einen neuen Energieschub und, was noch viel wichtiger war, nach mehr als 4500

Brustkorbkompressionen, nachdem sein Herz acht Schockabgaben aus einem Defibrillator bekommen und ihm zahllose Fläschchen Adrenalin injiziert worden waren, hatte Joe Tiralosis Herz wieder zu flackern begonnen.

Aber die Gefahr war noch nicht vorbei. An diesem Punkt war noch ein Rätsel, warum Tiralosis Herz eigentlich aufgehört hatte, einwandfrei zu funktionieren. Die Ärzte mussten die Ursache des Problems finden, sonst bestand eine sehr gute Chance, dass es bald wieder stillstand. Nachdem sein Herz neu gestartet worden war, wurde Tiralosi schnell ins Herzkatheterlabor gebracht, denn einer der wahrscheinlichen Gründe für seinen Herzstillstand oder Tod war ein nicht diagnostiziertes Herzproblem oder, genauer gesagt, ein Herzinfarkt aufgrund einer Blockade in einer oder mehreren der Hauptarterien, die das Herz mit sauerstoffreichem Blut versorgen. Ein Kontrastmittel wurde in seine Arterien gespritzt, um festzustellen, ob sie an irgendeiner Stelle verstopft waren.

Im Herzkatheterlabor setzte sein Puls erschreckenderweise wieder etwa fünfzehn Minuten lang aus. Das bedeutete de facto, dass er ein zweites Mal starb. Die Ärzte reanimierten ihn erneut. Dabei fanden sie heraus, dass er eine ganze Reihe von Blockaden in den zum Herzen führenden Blutgefäßen hatte. Sie öffneten diese Verschlüsse mit einem ziemlich gängigen Ballonverfahren und setzten anschließend Stents, um zu verhindern, dass sich die Gefäße wieder schlossen. Während dieser ganzen Zeit – es handelte sich insgesamt um einen Zeitraum von 24 Stunden – wurde Tiralosis Körper mit einem speziellen Gerät namens Arctic Sun kühl gehalten, um durch Sauerstoffmangel verursachte Schäden an Gehirn und Organen zu verhindern.

Vor zehn Jahren wäre ein Mensch, der nach so langer Zeit ins Leben zurückgeholt wurde, höchstwahrscheinlich eine Art lebende Hülle gewesen – körperlich zwar vorhanden, aber geistig nicht mehr präsent. Doch heute ist Joe Tiralosi ein ganz lebendiger, strahlender Mann. Sein Gesicht ist lang und schmal mit einem gepflegten Schnurrbart und einem Spitzbart, der sein Kinn bedeckt. Er ist wieder zu Hause bei seinen Kindern und seiner Frau, deren Rat dazu beigetragen hat, sein Leben zu retten. Er geht wieder seiner Arbeit nach und setzt sein Leben fort. In den Zeitungen und im Fernsehen wurde über seine Wiederbelebung berichtet, und alle sprachen in Zusammenhang mit der Tatsache, dass er sich wieder erholt hatte, von einem Wunder. Wenn überhaupt, waren Tiralosi und seine Familie die Nutznießer eines *medizinischen* Wunders – bewirkt von der medizinischen Wissenschaft. Aber in meinen Augen ist das Wort *Wunder* in diesem Zusammenhang schlecht gewählt.

Tiralosi hat von einem Team aus vielleicht mehr als zwanzig Ärzten und Krankenschwestern profitiert, von Menschen, die im Einklang gearbeitet und die modernsten, medizinischen Ideen umgesetzt haben, und zwar sowohl während seines Herzstillstands als auch, als es darum ging, ihm das zu bieten, was als »Postreanimationstherapie« bekannt ist. Das hat ihn nicht nur zurück ins Leben gebracht, sondern auch verhindert, dass irgendwelche Hirnschäden auftraten. Der entscheidende Punkt war, dass das Kühlen seines Körpers zeitnah begonnen und nicht unterbrochen wurde; es begann schon in der Notaufnahme, wurde im Herzkatheterlabor weitergeführt und dann vierundzwanzig Stunden lang durchgehalten. Dies verlangsamte den Prozess des Zellverfalls im Gehirn und in den Organen, der einsetzt, wenn das Herz keinen Sauerstoff mehr durch den Körper pumpt. Mit anderen Worten, die Prozesse, die nach dem Tod auf ganz natürliche Weise im Körper ablaufen und hier bereits begonnen hatten, wurden so gesteuert, dass er sicher wiederbelebt werden und, was am wichtigsten war, ohne Hirnschädigung zu seiner Familie zurückkehren konnte.

Tiralosi war also weniger ein durch ein Wunder Geretteter als vielmehr einer aus der wachsenden Zahl von Patienten, die tot waren und viel später, als wir jemals für möglich gehalten hätten, wiederbelebt wurden. Dies wirft wichtige Fragen für Ärzte,

Philosophen, Neurowissenschaftler, Ethiker und uns alle auf. Zunächst einmal, obwohl bei dieser Gelegenheit nur so um die 20 Leute an Tiralosi arbeiteten, ist es eine Tatsache, dass die Bereitstellung einer derart anspruchsvollen, medizinischen Versorgung erfordert, dass Hunderte von Menschen zusammenarbeiten, und zwar im Einklang mit verschiedenen medizinischen und staatlichen Stellen. Solche enormen Operationen mögen in anderen Branchen, die ein komplexes Koordinationssystem erfordern, etwa in der Luftfahrt, alltäglich und möglich sein, aber in der Medizin hat es sich immer als eine unglaubliche Herausforderung erwiesen, ein derartiges Maß an Koordination und Teamarbeit der verschiedenen Interessengruppen und Parteien zu erreichen. Wenn also so viele verschiedene Menschen gebraucht werden, die sowohl in den Krankenhäusern, als auch außerhalb davon erfolgreich als Team zusammenarbeiten, um einen Patienten zu retten, der einen Herzstillstand erlitten hat, wie stellen wir dann sicher, dass jeder die optimale Pflege bekommt? Die schmerzliche Realität ist: Obwohl sich die meisten von uns dessen nicht bewusst sind, leben vor unserer eigenen Haustür, auch in Industrienationen wie den Vereinigten Staaten, Großbritannien oder anderswo, sogar in Gegenden mit den allerbesten medizinischen Zentren der Welt Menschen, die vielleicht noch immer nicht die optimale medizinische Versorgung bekommen. Die große Frage lautet also: Wie viel mehr Menschen können wir retten, und um wie viel mehr können wir die Ergebnisse unserer Arbeit für reanimierte Patienten verbessern und so sicherstellen, dass sie keine dauerhaften Hirnschädigungen davontragen? Und dann gibt es da noch Fragen, welche die Schnittstelle zwischen dem Medizinischen, dem Persönlichen und dem Philosophischen betreffen. Wann wird der Tod endgültig und nicht mehr umkehrbar? Wann sollte man Menschen den Rat geben, alle lebenserhaltenden Maßnahmen für ihre Lieben einzustellen und sie zur Organspende freizugeben? Was sagt die Rückgewinnung des Bewusstseins nach dem vollständigen Erlöschen des Herzschlags und der Gehirnfunktionen – mit anderen Worten nach dem Tod – über die Natur des denkenden Geistes und des Körpers oder über die uralten Vorstellungen von der Seele und davon, was nach dem Tod geschieht – das sogenannte Leben nach dem Tod? Und welche weitergehenden Entwicklungen warten noch auf uns?

Das sind individuelle Fragen, aber das Gesamtbild entsteht, wenn man sämtliche Gedankenstränge verfolgt, die auf das letztendliche Ziel dieses Buches verweisen – und unser aller letztendliches Ziel: den Tod. Aber das Bild des Todes, das sich jetzt abzeichnet, entspricht vielleicht nicht dem, womit wir bisher in Berührung gekommen sind. Es ist streng wissenschaftlich und gleichzeitig ungemein hoffnungsvoll.

Im Laufe der Geschichte war der Tod immer der letzte Wermutstropfen für ein Subjekt. Die endgültige Niederlage. Aber die jüngsten wissenschaftlichen Fortschritte haben für eine entscheidende Veränderung in unserem Verständnis vom Tod gesorgt. Sie stellen eine echte Herausforderung für unsere Vorstellung vom Tod, als etwas absolut Unerbittlichem und Finalem, dar. Und damit haben sich viele Ansichten über den Tod, von denen wir fest überzeugt waren, als überholt und altmodisch erwiesen. Was den Tod betrifft, haben zwei große Revolutionen in der Tat bereits begonnen – eine der Errungenschaften und eine andere des Verständnisses. Kurzum, in der medizinischen Wissenschaft werden zuvor undenkbare Ergebnisse mittlerweile als absolut plausibel anerkannt. Wir sind vielleicht bald in der Lage, Menschen, die eigentlich schon Stunden oder sogar länger tot sind, aus den Fängen des Todes zu befreien.

Eine unbeabsichtigte Folge der Entwicklung dieser neuen lebensrettenden Maßnahmen ist, dass die Wissenschaft auch unser Wissen über den Tod erweitert. Indem wir neue Wege finden, um Leben zu retten, finden wir ganz nebenbei, sozusagen unabsichtlich, auch neue Wege, um grundlegende Fragen darüber zu stellen und zu beantworten, was beim Sterben und nach dem Tod mit dem menschlichen Bewusstsein passiert, also mit dem, was wir den »denkenden Geist«, das »Selbst« oder sogar die »Seele« nennen könnten – Fragen, die bis vor Kurzem eher eine Sache der Theologie, der Philosophie oder vielleicht sogar der Science-Fiction waren.

Nachdem Tiralosis Herz neu gestartet worden war, wurde er für vier Tage in ein medizinisch induziertes Koma versetzt. In dieser Zeit war er an ein Beatmungsgerät angeschlossen, das für ihn atmete. Als die Ärzte ihn aus dem Koma geholt und das Beatmungsgerät entfernt hatten, erzählte Tiralosi den Krankenschwestern, dass er eine sehr tiefe Erfahrung gemacht habe. Sie alle erkannten, dass er sich wohl an etwas aus den 47 Minuten erinnerte, in denen er tot gewesen war.

In der Umgangssprache wird das, was er erlebt hat, üblicherweise als Nahtoderfahrung bezeichnet. Dies ist ein Begriff, von dem ich persönlich glaube, dass er die Wissenschaft dessen, womit wir uns hier beschäftigen, nicht ganz und nicht genau widerspiegelt, aber unabhängig davon, ob sie rein psychologisch sind oder sich tatsächlich abspielen, wird jetzt so routinemäßig über diese Erfahrung berichtet, dass nur wenige Menschen, die auf diesem Gebiet geforscht haben, daran zweifeln können, dass es sich um ein echtes Phänomen handelt, das weitere Untersuchungen rechtfertigt.

Meine Kollegen riefen mich an und sagten, ich solle mir Tiralosis Geschichte einmal anhören. Sie wissen nämlich, dass ich an einer Reihe von Studien beteiligt bin, in denen es um die Welt geht, die uns von der Wissenschaft der Wiederbelebung eröffnet wird. Ich betreibe Forschungen zur optimalen Versorgung nach einem Herzstillstand, beschäftige mich also mit der Art von medizinischer Wissenschaft, die Tiralosi gerettet hat, aber auch mit den Bewusstseinserfahrungen, die Menschen aus dem Reich des Todes mitbringen, nachdem ihr Herz neu gestartet wurde.

Tiralosis Fall warf sämtliche Fragen auf, die ich untersucht hatte. Wo war, während er ohne Herzschlag auf dem Tisch gelegen hatte, sein wahres Selbst gewesen? Wo waren sein denkender Geist und sein Bewusstsein gewesen und wo seine Erinnerungen? War ihm bewusst gewesen, was mit ihm passierte? Die vorherrschende wissenschaftliche Meinung ist, dass er in einen Erfahrungsabgrund gefallen war – in die dunkle Leere des existenziellen Nichts.

Ein paar Tage nachdem er aus dem Koma erwacht war, traf ich Tiralosi in seinem Zimmer im Krankenhaus. Der große, schlanke, grauhaarige Italoamerikaner mittleren Alters brauchte ein paar Minuten, um sich zu sammeln. Seine Frau hielt seine Hand und schaute ihn liebevoll an, während er eine kleine Yacht beobachtete, die über das sacht gekräuselte Wasser des New Yorker East Rivers glitt. Dann erzählte er mir seine Geschichte.

Was mich wirklich ergriff, war, dass er sich aus der Zeit, in der sein Herz nicht schlug, nur an ein Detail erinnerte, doch das berührte ihn zutiefst. Er sagte, er habe eine Art spirituelles Wesen getroffen, allerdings eines ohne Masse oder Form. Er sprach von der Begegnung mit einem lichtvollen, liebenden, mitfühlenden Wesen, das ihm ein liebevolles Gefühl und Wärme vermittelte. Seine Begegnung mit diesem Wesen war unbeschreibbar. Er fand beim besten Willen nicht die richtigen Worte, um seine Empfindungen voll und ganz zu beschreiben. Diese Begegnung und die ganze Erfahrung hatten ihm Trost gegeben, weil er jetzt wusste, wie es sein würde, wenn er, wie er sich ausdrückte, »auf die andere Seite« ging. Weil er dieses lichtvolle Gefühl erlebt hatte, sagte er, habe er keine Angst mehr vor dem Tod. Was immer dieses Wesen oder Gefühl auch war, es hat ihn vollkommen verwandelt.

Oberflächlich betrachtet, scheint dies eine wirklich bemerkenswerte Reaktion zu sein, und zwar für jede Person, die dem Tod sehr nah war. Als Intensivmediziner sehe ich, was aus Menschen wird, die nicht von dieser bewussten Erinnerung an den Tod berichten. Sie bringen zwar oft ein Gefühl der Erleichterung darüber zum Ausdruck, dass sie überlebt haben, aber es kommt vor, dass sie physisch, mental und emotional instabil werden. Das Leben hat ihnen deutlich gezeigt, wie fragil es ist, und eine Warnung ausgesprochen: Der Tod ist real und nicht etwas, das nur anderen passiert. Diese krude Erkenntnis der eigenen Sterblichkeit kann schwer zu ertragen sein. Daher sind langfristige psychische Erkrankungen wie posttraumatische Belastungsstörungen und Depressionen bei reanimierten Patienten nicht ungewöhnlich.

Doch Menschen, die eine ähnliche Erfahrung gemacht haben wie Tiralosi, scheinen wirklich in einer neuen Welt zu sein – einer Welt, in der man den Tod nicht fürchten muss. Tiralosi hatte das Gefühl, ein lichtvolles Wesen getroffen zu haben, und er ging mit einem neuen Verständnis seiner Rolle als Ehemann, Freund und Vater aus dieser Begegnung hervor. Wie andere, die etwas Ähnliches erlebt hatten, war auch er anschließend weniger materialistisch und deutlich altruistisch eingestellt.

Seine Geschichte ist, in gewissem Sinne, persönlich für uns alle, denn sie handelt von einigen der grundlegenden Geheimnisse der menschlichen Existenz. Aber sie ist besonders persönlich für mich – weil sie in mein Forschungsgebiet passt und weil ich bis vor Kurzem in dem Krankenhaus gearbeitet habe, in dem Tiralosi von der medizinischen Wissenschaft gerettet wurde. Die Verwaltung dieses Krankenhauses wirbt mit dem Slogan: »Hier passieren erstaunliche Dinge.« Natürlich hält niemand seinen eigenen Arbeitsplatz zwangsläufig für erstaunlich. Aber die Wahrheit ist, dass in der Medizin erstaunliche Dinge geschehen – Dinge, die nahelegen, dass unser Leben und unser Bewusstsein sehr viel erstaunlicher sein könnten, als es die Wissenschaft bisher erlaubt.

Verschiedene Gruppen von Ärzten und Forscher auf diversen Gebieten bereiten diesen neuen Weg. Sie entwickeln spezielle Kühlakkus, um Patienten mit Herzstillstand darin einzuhüllen; Geräte, mit denen man ihnen gekühlte Kochsalzlösung in die

Adern spritzen kann; Injektionen, um die Körperzellen zu erhalten, und Infusionslösungen, bei denen die einzelnen Tropfen sorgfältig von einer mikroskopischen Fettschicht umhüllt sind. Diese Tropfen liefern nach dem Tod Sauerstoff bis in die Zellen noch so weit entfernter Körperteile. Und schließlich Geräte, die eine effektivere Herzdruckmassage möglich machen. Neurologen entdeckten allmählich, dass vermeintlich vegetative, also im Wachkoma liegende Patienten entgegen dem alten Dogma ihre Umgebung möglicherweise bewusst wahrnehmen und auf Befehl mentale Aufgaben erfüllen können.

Ich war federführend an einer der ersten medizinischen Studien beteiligt, die durchgeführt wurden, um zu erforschen, was nach einem Herzstillstand mit dem denkenden Geist und der Psyche passiert. Derzeit leite ich die weltweit größte Studie zum Thema Geist und Gehirn bei Herzstillstand, die AWARE-Studie, eine ursprünglich auf drei bis fünf Jahre angelegte Untersuchung von Patienten, die behaupteten, ihnen sei bewusst gewesen, dass sie reanimiert wurden. AWARE bekam weltweit eine gute Presse und wurde im September 2008 auf einer, von der Nour Foundation*, den United Nations Departments of Economic and Social Affairs und der University of Montreal gesponserten Konferenz vorgestellt. Die Konferenz selbst war eine Art Paradigmen zerschlagendes Ereignis, denn sie machte deutlich, dass die Erforschung des Bewusstseins und die Wissenschaft von der Reanima-

* Die Nour Foundation, eine gemeinnützige und nicht staatliche Organisation mit speziellem Beraterstatus im Wirtschafts- und Sozialrat der Vereinten Nationen, hat es sich zur Aufgabe gemacht, die Bedeutung und die Gemeinsamkeiten der menschlichen Erfahrung mithilfe eines multidisziplinären und integrativen Ansatzes zu erkunden, und zwar mit dem Ziel, Verständnis, Toleranz und Einigkeit zwischen Menschen auf der ganzen Welt zu fördern. Die Konzeption der Stiftung wurde inspiriert von der integrativen Philosophie des verstorbenen Denkers, Juristen und Musikers Ostad Elahi (1895–1974).

Die Nour Foundation hat ein Stipendium zur Durchführung der AWARE-Studie zur Verfügung gestellt, das wir während eines Symposiums im Gebäude der Vereinten Nationen in New York am 11. September 2008 entgegennahmen. Weitere Informationen finden Sie auf der Website www.nourfoundation.com.

tion eng miteinander verflochten sind und sich auf uns alle auswirken.

Joe Tiralosis Fall illustriert nur den Beginn dessen, was die Reanimationswissenschaft leisten kann. Er zeigt auch, dass die Festlegung, wie lange wiederzubeleben ist, rein subjektiv ist und dass entsprechende Standards gebraucht werden, um sie objektiv zu machen. Zweifellos wäre Joe in einem anderen Krankenhaus oder sogar im selben Krankenhaus an einem anderen Tag und von einem anderen Ärzteteam nicht so lange wiederbelebt worden. Ein anderes Team hätte die Reanimationsversuche lange vor Ablauf der 47 Minuten, die nötig waren, um ihn wieder zum Leben zu erwecken, eingestellt, und er hätte die Kältetherapie ebenso wenig bekommen wie andere lebenswichtige Behandlungen, etwa eine rechtzeitige Herzkatheterisierung, die unmittelbar begonnen hatte, nachdem sein Herz in der Notaufnahme neu gestartet worden war, und weitergeführt wurde, während sein Herz ein zweites Mal stillstand. Ohne eine von diesen und andere Behandlungen wäre Joe Tiralosi jetzt entweder endgültig tot, dauerhaft behindert oder in einem vegetativen Zustand, sprich im Wachkoma.

Die Kühltechnik, die Tiralosis Rettung war, hat die Tür zu einem ganz neuen Forschungsgebiet geöffnet und bewiesen, dass wir Zeit gewinnen können, um alle Arten von medizinischen Störungen zu korrigieren und dennoch den ganzen Menschen zu retten, und zwar mit intakten körperlichen und kognitiven Funktionen. Allerdings wird die Kühlprozedur, die dafür sorgte, dass sein Körper ebenso erhalten blieb wie sein Geist, nur in schätzungsweise 50 bis 60 Prozent der Krankenhäuser in Industrieländern wie den Vereinigten Staaten, Großbritannien und Deutschland eingesetzt.

Andere Spitzenforschungen sind in vollem Gange. Dr. Robert Neumar und andere, auf deren Untersuchungen ich später noch im Detail eingehen werde, arbeiten an einer pharmakologischen Lösung, die helfen könnte, den Körper auf der Zellebene zu erhalten und gleichzeitig die natürliche Hibernationsphase des Körpers zu verlängern, während die Ärzte darum kämpfen, den Patienten wiederzubeleben. Und das wunderbare kleine Gerät zur extrakorporalen Membranoxygenierung (ECMO) erlaubt es dem medizinischen Personal, vor allem in Südostasien, das Blut des Patienten aus dem Körper zu leiten, es mit Sauerstoff anzureichern und dann wieder dem Kreislaufsystem zuzuführen. Das sind wirklich bahnbrechende medizinische Fortschritte, die all unsere lang gehegten Vorstellungen vom Tod und seiner Macht ins Wanken zu bringen drohen und die im Begriff sind, der Menschheit mehr Macht über Leben und Tod zu geben, als sie jemals zuvor hatte.

Tiralosi hat auch eine tiefgreifende Erfahrung gemacht. Das steht in engem Zusammenhang mit den philosophischen Fragen. Was sagt die Reanimationswissenschaft über das Bewusstsein und die Fähigkeit des menschlichen Geistes, des Bewusstseins und der Seele – oder mit anderen Worten, des Wesens, das mich zu dem macht, der ich bin – den Tod zu überleben? Und was wiederum sagt uns das über die Beziehung zwischen Geist und Gehirn? Die Antworten auf diese Fragen sind natürlich tiefgreifend und haben Auswirkungen auf die Wissenschaft, die Philosophie, die Religion sowie jeden Mann, jede Frau und jedes Kind. In einer Gesellschaft, in der Medizin und Religion versuchen, nebeneinander zu bestehen, fangen wir gerade erst an, diese Antworten zu untersuchen, kriegen uns dabei aber oft in die Wolle. Was passiert, wenn wir sterben? Das ist ein Mysterium, angesichts dessen jeder innehält und sich etwas überlegt, eine Frage, auf die wir alle gern eine definitive Antwort hätten.

Während wir die philosophischen und wissenschaftlichen Nebenstraßen rund um die Geheimnisse des menschlichen Bewusstseins erforschen, versuchen wir zu berücksichtigen, was das alles dafür bedeutet, wie wir uns mit dem Thema Tod auseinandersetzen, wie wir unsere wissenschaftliche Forschung vorantreiben und, was vielleicht am wichtigsten ist, wie wir miteinander umgehen.

Als ich zweiundzwanzig Jahre alt war, begann ich mich für Reanimationswissenschaft zu interessieren, und letztendlich habe ich dieser Wissenschaft mein ganzes Berufsleben gewidmet. Derzeit verbringe ich meine Zeit etwa zu gleichen Teilen in Krankenhäusern in den USA und Großbritannien. Ich bin Assistenzprofessor für Lungenheilkunde und Intensivmedizin, sowie Leiter der Reanimationsforschung in der medizinischen Fakultät der State University von New York in Stony Brook. Ich erhielt mein Diplom in Medizin von der Universität London, bevor ich meine Facharztausbildung in innerer Medizin, Lungenheilkunde und Intensivmedizin an den Universitäten von Southampton und London in Großbritannien, sowie am Weill Cornell Medical Center in den Vereinigten Staaten machte. Außerdem habe ich an der Universität Southampton, Großbritannien, im Fach Zellbiologie promoviert.

Eine Kombination aus verschiedenen Ereignissen und Fragen brachte mich auf dieses Thema. Das Erste, was mein Interesse weckte, war die Erforschung des Gehirns an der medizinischen Hochschule. Als wir eines Tages im neurowissenschaftlichen Labor die Funktionen des Gehirns kennenlernten, war ich absolut überwältigt und fragte mich, wie dieses unglaubliche Organ aus grauen Zellen all unsere Persönlichkeiten hervorbringen konnte und alles, was uns als Individuen einzigartig macht. Eine meiner Freundinnen an der medizinischen Hochschule war sehr introvertiert und sprach kaum ein Wort. Ich weiß noch, dass ich sie eines Tages betrachtete und mich fragte: *Was ist es, das sie so anders macht, als wir es sind?* Dann schaute ich mich im ganzen Raum um. Da saßen 50 Menschen, und obwohl wir viel gemeinsam hatten, war jeder von uns eine einzigartige Persönlichkeit. Was war dran an diesem Organ, das uns alle so verschieden machte? Woher kamen unser denkender Geist und unser Bewusstsein oder, wie die Griechen es nannten, die *Psyche* oder die »Seele«?

Gegen Ende meiner medizinischen Ausbildung hatte ich es mit sterbenden Menschen zu tun. Ich begann darüber nachzudenken, was mit dem denkenden Geist dieser Menschen passierte. Mir fiel auch auf, dass die Entscheidung, einen Patienten zu reanimieren oder nicht, nur wenig und nur sehr eingeschränkt mit Wissenschaft zu tun hatte. Sie war nicht objektiv genug; sie war eigentlich sogar rein subjektiv. Zu der Zeit wurden Patienten, wenn sie eingeliefert wurden, nicht einmal gefragt, ob sie im Ernstfall reanimiert werden wollten, und man erklärte ihnen natürlich auch nicht, was das für sie bedeuten würde. Die Ärzte trafen einfach selbst eine Entscheidung und schrieben auf die Patientenkurve: »Nicht reanimieren.«

All dies entwickelte sich in meinem Kopf und erreichte schließlich seinen Höhepunkt, als ich einem Patienten in der Notaufnahme begegnete. Ich war zweiundzwanzig Jahre alt und verbrachte das letzte Jahr meines Medizinstudiums teilweise am Mount Sinai Hospital in New York. Es war eine aufregende Zeit für mich. Ich befand mich an einer der besten medizinischen Einrichtungen der Welt und arbeitete mich durch meine medizinische Pubertät ins Erwachsenenalter.

Eines Morgens machte ich meine Runden, als mein Pager vibrierte. Ich eilte in die Notaufnahme, nahm die Notizen der Krankenschwester zur Hand und las: »Desmond Smith, Hämoptoe« (ein medizinischer Begriff für Bluthusten).

Desmond war ein großer, hagerer Mann westindischen Ursprungs mit einem ausgeprägten Harlem-Akzent und einer gewinnenden Persönlichkeit. Die meisten Patienten, die ich in der Notaufnahme sehe, klagen verständlicherweise über Schmerzen. Sie regen sich über ihren Zustand auf und haben daher keine Lust auf Smalltalk. Allerdings sprechen Patienten manchmal aus Nervosität, manchmal auch, weil sie von Natur aus freundlich sind, über alltägliche Ereignisse aus ihrem Leben. Ich fand schnell heraus, dass Desmond einer der freundlichsten war. Er erzählte mir, dass er zweiundsechzig Jahre alt sei, dass seine Familie vor Kurzem eine Überraschungsparty zu seinem Geburtstag gegeben habe und dass er sich überhaupt keine Sorgen um seine Gesundheit mache.

Während ich seine Brust abtastete und sorgfältig nach irgendwelchen Anzeichen für Anomalien suchte, erfuhr ich, dass Desmond seinen Tag mit etwas begann, was sich mittlerweile zu einem täglichen Kampf gegen den frühmorgendlichen Husten entwickelt hatte. Während er sein Frühstückstablett in sein Zimmer trug, erinnerte er sich an den ursprünglichen Kommentar seines Arztes: »Das ist ein Raucherhusten.« Aber an diesem Tag hatte Desmond zum ersten Mal Blut gehustet.

Dennoch war Desmond optimistisch. »Das habe ich ausgehustet. Macht nichts. Ich werd's überleben, Doc«, verkündete er.

Ich entdeckte Anzeichen für eine seine Lungen umgebende Flüssigkeit und ging aufgrund dessen eine mentale Liste möglicher Krankheiten durch. Die häufigste Ursache für Bluthusten ist eine einfache Infektion der oberen Atemwege, eine grippeähnliche Erkrankung. Aber das schien nicht zu Desmonds Fall zu passen. Er hatte sein Leben lang geraucht. Daher war es auch möglich, dass er Lungenkrebs hatte. Seine Vitalfunktionen waren stark. Daher beschloss ich, weitere Tests anzuordnen. Aber was immer Desmond auch hatte, es schien im Moment nicht unmittelbar lebensbedrohlich zu sein. Desmond winkte mir zum Dank kurz zu und ich verließ die Notaufnahme wieder.

Weniger als dreißig Minuten später meldete sich mein Pager erneut mit der Nachricht »Herzstillstand: Notaufnahme«. Es ging um Leben und Tod. Während ich in die Notaufnahme rannte, hatte ich einen regelrechten Adrenalinschub. Als ich dort ankam, war eine Bucht mit Vorhängen abgetrennt worden. Ich zog die Vorhänge beiseite. Ein Ärzteteam war fieberhaft mit einem Mann beschäftigt. Einer kniete neben seinem Kopf und versuchte hastig, seine Atemwege zu sichern. Alles war voller Blut. Die

Zeit beschleunigte sich für mich, als mir klar wurde, dass ich diesen Mann kannte. Es war Desmond.

Es herrschte hektische Betriebsamkeit, um sein Leben zu retten. Ärzte riefen in rascher Folge irgendwelche Anweisungen und Kommentare: *»Puls messen, Rhythmus überprüfen …« »Kammerflimmern …« »Schock …« »Weg vom Patienten. Sauerstoff weg!« Dumpfes Geräusch. »IV-Zugang legen …« »Ein Milligramm Epinephrin, stat.« »Weiterdrücken …« »Neue Infusion.« »Blut quillt aus seinem Mund, er hat extensive Blutungen …« »Absaugen, schnell!« »Holen Sie den zweilumigen Endobronchialtubus. Holen Sie das Notfall-Bronchoskop. Wir müssen das blutende Gefäß finden …« »Ein Milligramm Epinephrin, stat.« »Kreuzprobe.« »Universalblut, stat.« »Flüssigkeitsbeutel ausdrücken …« »Asystolie … Nulllinie … ein Milligramm Epinephrin, drei Milligramm Atropin, stat.« »Weiter reanimieren.« »Ich sehe nichts – da unten ist nur ein rotes Meer aus Blut …« »Es ist nicht mehr möglich, ihn zu reanimieren; seine Atemwege sind voller Blutgerinnsel …«*

Desmond war tot, einfach so. In der einen Minute war er noch hier gewesen, in der nächsten nicht mehr. Was war mit dem Menschen passiert, mit dem ich noch vor einer halben Stunde über die Überraschungsparty zu seinem Geburtstag gesprochen hatte? Was war übrig von seinen Erinnerungen, Gedanken und Gefühlen? Wie es aussah, nicht mehr, als ein lebloser Körper.

Dieses Intervall zwischen Leben und Tod war so kurz gewesen. Fragen schwirrten in meinem Kopf herum. Was hatte Desmond erlebt? Hatte er sehen können, wie wir versuchten, ihn zu reanimieren? Und was passierte jetzt mit ihm? Konnte er sich irgendeine Form von Bewusstsein bewahrt haben, oder war dies das Ende? Selbst vor dem Hintergrund meines Medizinstudiums konnte ich diese Fragen nicht einmal ansatzweise beantworten.

Desmonds Tod und die Fragen, die ich mir immer wieder zu dem Prozess stellte, den er in jenen Minuten und möglicherweise noch darüber hinaus durchlaufen hatte, beeinflussten mein Leben zutiefst. So tief, dass ich in den kommenden Monaten beschloss, Antworten auf diese Fragen zu finden, und zwar mit dem Werkzeug, in dessen Gebrauch ich geübt war und auf das ich mich am meisten verlassen konnte: die Naturwissenschaft.

Dieses Thema, das mich schon an der medizinischen Hochschule interessiert hatte, wuchs in den verschiedenen Phasen meiner medizinischen Entwicklung sozusagen mit mir. Ich wurde Zeuge, wie Entscheidungen über Leben und Tod für Patienten getroffen werden, und erkannte bereits als junger Medizinstudent, dass hier eine objektive Wissenschaft gebraucht wird. Dann machte ich meinen Abschluss an der medizinischen Hochschule und beschloss, selbst herauszufinden, was mit diesen Patienten passiert. Während meiner Facharztausbildung an der University of Southampton kümmerte ich mich um die Einrichtung einer Studie, führte aber auch selbst eine separate Untersuchung durch, für die ich etwa fünfhundert Fälle von Menschen sammelte, die unter verschiedenen Umständen das erlebt hatten, was man als Nahtoderfahrung bezeichnet. Dadurch lernte ich eine Menge über die Natur dieser Erfahrung und ihre Auswirkungen auf die betreffenden Menschen.

Ich erkannte nach und nach, dass Menschen, die solche Erfahrungen gemacht hatten, einen ganz unterschiedlichen Hintergrund hatten und ganz verschiedenen Glaubenssystemen angehörten. Das Spektrum reichte von Agnostikern bis zu Atheisten und von Leuten mit minimal ausgeprägter Vorliebe fürs Religiöse bis hin zu sehr religiösen Menschen. Am stärksten berührte mich, dass die meisten Menschen, die eine derartige Erfahrung gemacht hatten, vor allem diejenigen, die ein Lichtwesen gesehen hatten, wie sie es beschrieben, zutiefst davon betroffen waren und durch dieses Erlebnis eine positive Verwandlung erfuhren. Die andere Sache, die mich tief beeindruckte, war, dass an der Reanimation solcher Menschen beteiligte Ärzte und Krankenschwestern sehr erstaunt waren, wenn der Patient später zu ihnen kam und ihnen bis ins Detail erzählte, was dabei passiert war, obwohl er ihnen tot erschienen war.

Während ich meine medizinische Praxis vertiefte, merkte ich allmählich, dass zu lernen, wie man ein Leben rettet, auch bedeutet, über die verschiedenen Komponenten und Glieder einer sehr langen Kette des Überlebens Bescheid zu wissen. Das ist die Wissenschaft der Reanimation, und ich erkannte eines immer deutlicher: Wenn nicht sämtlichen Gliedern dieser Kette entsprechende Aufmerksamkeit geschenkt wurde, konnte es passieren, dass die Patienten, die wir in unseren Krankenhäusern behandelten, mehr als eine Beeinträchtigung davontrügen, darunter eine höhere Sterblichkeitsrate, sowie langfristige Schädigungen des Gehirns und anderer Organe. Als mein Interesse im Laufe der Zeit immer größer wurde und ich mich auf Reanimationswissenschaft spezialisierte, wurde mir darüber hinaus klar, dass, obwohl einzelne Ärzte und Krankenschwestern durchaus bestrebt waren, ihren Patienten die bestmögliche Pflege zu bieten, noch sehr viel mehr getan werden konnte. Aber die Ursache dafür, dass es nicht immer getan wurde, war weitgehend ein systemimmanentes Problem, das nicht auf der Ebene gelöst werden konnte, auf der sich einzelne Krankenschwestern und Ärzte wie ich befanden, sondern viel weiter oben. Indem ich mich fragte, warum Patienten Nahtoderfahrungen haben, erkannte ich schließlich, wie wenig Klinikärzte wirklich über die Qualität der Reanimation im Hinblick auf das Gehirn und andere lebenswichtige Organe während eines Herzstillstands wussten. Plötzlich dämmerte mir, dass wir jahrelang »im Dunkeln gefahren« waren, ohne Echtzeit-Messgerät, das uns sagte, ob unsere Behandlungen und Interventionen wirksam waren. Es ist wie bei einem Fahrer, der weiß, dass er beim Fahren erfolgreich war, wenn er am Ziel angekommen ist, der aber kaum Informationen über die Fahrt und den Weg hat. Die einzige Möglichkeit, den Erfolg unserer Reanimation zu überprüfen, war, ob jemand wie Tiralosi letztendlich überlebte oder nicht. Wenn die betreffende Person es nicht schaffte, würden wir es alle darauf schieben, dass es unvermeidlich war. »Er ist abgestürzt« und wir waren nicht in der Lage gewesen, den Tod rückgängig zu machen, weil es eben der Tod war. Aber mit der Zeit wurde mir immer klarer, dass ein dauerhafter und nicht mehr umkehrbarer Tod in vielen Fällen keineswegs unvermeidlich war, selbst wenn der Tod schon eingetreten ist. Es war einfach so, dass trotz bester Bemühungen der Reanimationsärzte irgendwo entlang der komplizierten Kette des Überlebens, die gebraucht wurde, um jemanden ins Leben zurückzubringen, ein oder zwei Glieder nicht an Ort und Stelle waren. Dies warf die Frage auf, ob die Erfahrungen und Erinnerungen aus der Zeit des Todes, die manche Menschen mitbrachten, uns vielleicht einfach sagten, dass die Reanimation des Gehirns bei gewissen Leuten von besserer Qualität gewesen war. Wenn dies der Fall sein sollte, sind ganz klar weitere Untersuchungen erforderlich, damit wir verstehen, welche unserer Behandlungen zu dieser Verbesserung geführt hat. Diese Erfahrungen könnten uns auch etwas mehr über die philosophischen und persönlichen Fragen erzählen, die wir uns stellen, wenn wir wissen wollen, was beim Sterben geschieht. Das ist natürlich nur möglich, weil wir jetzt wissen, dass der Tod reversibel ist.

KAPITEL 2

Ein kleiner Schritt für den Menschen, ein riesiger Sprung für die Menschheit

Es gab eine Zeit, in der die Erforschung des Weltraums für unmöglich gehalten wurde. Vor etwa hundert Jahren hätte man Sie für verrückt gehalten, wenn Sie eine Forschungsexpedition zum Mond vorgeschlagen hätten. Man hätte Sie gefragt, wie um alles in der Welt Sie einen Menschen in die Weiten des Unbekannten schicken und sicher wieder zur Erde zurückbringen wollten. Wenn das Thema in Büchern behandelt wurde, wurde es in den Bereich der Science-Fiction verlegt. Im Jahr 1901 veröffentlichte H. G. Wells, der gefeierte Autor von *Krieg der Welten,* sein Buch *Die ersten Menschen auf dem Mond,* eine Geschichte über zwei Männer, die sich ein Raumschiff bauen und damit zum Mond fliegen. Obwohl dieser Roman als reine Science-Fiction eingeordnet und von manchen sogar als völlig absurd betrachtet wurde, war Wells überzeugt, dass die Raumfahrt eines Tages möglich sein würde.

Heute ist die Erforschung des Weltraums nicht nur möglich, sondern sogar selbstverständlich. Aufgrund der Fortschritte, die in der Wissenschaft gemacht wurden, konnten wir im Jahr 1969 Zeuge der ersten erfolgreichen Mondlandung werden – ein neuer Anfang für uns alle. In Analogie dazu haben uns die Fortschritte in der Wissenschaft erlaubt, die Grenze zum Tod zu überqueren und zu erforschen. Dies ist der Kern der Reanimationswissenschaft – der Wissenschaft, die sich damit beschäftigt, Menschen nach dem Tod ins Leben zurückzuholen. Das mag unmöglich klingen, als würden wir in Science-Fiction-Territorium überwechseln, aber das ist es nicht. Es ist sehr real.

Wenn wir über den Tod sprechen, reagieren Menschen bis auf den heutigen Tag genau so, wie unsere Ahnen vor rund hundert Jahren reagiert haben, etwa zur Zeit, als Wells Roman veröffentlicht wurde.

Wegen des Tempos, in dem der medizinische Fortschritt vonstattengeht, verstehen nur wenige Ärzte und noch weniger nicht medizinische oder rein wissenschaftlich orientierte Menschen, dass auf dem Höhepunkt des menschlichen Verstehens eine echte Revolution stattgefunden hat, die, unabhängig von der jeweiligen Kultur, dem religiösen Bekenntnis oder dem Hintergrund des Einzelnen, enorme Auswirkungen für uns alle haben wird. Das ist wirklich ein globales Phänomen. Entgegen der gängigen gesellschaftlichen und sogar medizinischen Wahrnehmung ist der »Tod« nicht das Ende, für das wir ihn einst gehalten haben. Der Tod ist nicht länger ein besonderer Moment in der Zeit – der Moment, in dem das Herz aufhört zu schlagen, die Atmung aufhört und das Gehirn nicht mehr funktioniert. Das heißt, im Gegensatz zum allgemeinen Verständnis ist der Tod kein Moment. Er ist ein Prozess – ein Prozess, der auch unterbrochen werden kann, nachdem er begonnen hat.

Obwohl es stimmt, dass der Tod ein biologischer Prozess ist und die Ursachen, warum Menschen sterben, vielfältig sind – beispielsweise eine Infektion, ein Herzinfarkt oder Krebs –, sieht das Endergebnis des gesamten Prozesses aus medizinischer, biologischer und zellbiologischer Perspektive betrachtet so aus: Die Zellen der einzelnen Organe werden nur noch unzureichend mit Sauerstoff und Nährstoffen versorgt. Sauerstoff und Nährstoffe werden benötigt, um die Tätigkeit der Organe ebenso aufrechtzuerhalten, wie die in den Zellen ablaufenden Prozesse, die uns am Leben halten. Wenn das Herz nicht mehr versorgt wird, stellt es seine Tätigkeit ein. Dann ist das System, das Blut durch den Körper pumpt, faktisch nicht mehr existent. Die Organe bekommen keinen Sauerstoff mehr und hören innerhalb von Sekunden auf zu arbeiten, der Körper ist leblos. Das ist das Ende – oder zumindest das, was jahrtausendelang für das Ende gehalten wurde. Unglaublicherweise scheint es das jetzt nicht mehr zu sein. Seit dem Aufkommen der Reanimationswissenschaft in den 1960er-Jahren haben Ärzte den Herzschlag von Menschen nach dem Tod regelmäßig wiederhergestellt und sie damit, wie es in jedem gängigen Lexikon steht, *wiederbelebt* beziehungsweise *ins Leben zurückgebracht*.

Der Tod kann rückgängig gemacht werden, weil er ein Prozess ist und eben kein Moment. Biologisch gesehen, ist der Tod ein Schlaganfall, aber anders als bei einem gewöhnlichen Schlaganfall ist es hier so, dass dem gesamten Gehirn Sauerstoff und Nährstoffe entzogen werden. Der Prozess, in dessen Verlauf Gehirnzellen von einem potenziell reversiblen in einen irreversiblen Zustand der Beschädigung übergehen und Zellen sterben, zieht sich, nachdem der Tod in einer Person begonnen hat, über viele Minuten bis Stunden hin. Bei einem gewöhnlichen Schlaganfall wird ein Teil des Gehirns nur unzureichend mit Blut versorgt. Das ist in der Regel, aber nicht immer, das Ergebnis eines Blutgerinnsels. Im Tod besteht aufgrund der Tatsache, dass das Herz nicht mehr schlägt, ein Mangel in der Versorgung des gesamten Gehirns mit Blut und nicht nur einer bestimmten Gehirnregion. Obwohl die Ursache für eine mangelnde Blutversorgung bei einem Schlaganfall und bei Tod jeweils eine andere ist, kommen in den betroffenen Gehirnzellen die gleichen biologischen Prozesse in Gang, wenn sie unter Sauerstoffmangel leiden. Bei einem Schlaganfall ist die Wahrscheinlichkeit einer dauerhaften Schädigung des betroffenen Gehirnbereichs umso größer, je länger die Blutzufuhr unterbrochen ist. Wir wissen, dass bei jemandem, der einen Schlaganfall hatte und innerhalb von ein paar Stunden in ein mit der richtigen Technik ausgestattetes Krankenhaus gebracht wird, eine CT-Schichtaufnahme gemacht wird, mit deren Hilfe ein Arzt dann versuchen kann, das betreffende Blutgefäß möglichst schnell zu öffnen. Wenn dies gelingt, kann der größte Teil des Hirngewebes gerettet werden. Der Patient kann sich erholen, und eine hohe oder sogar seine ganze Lebensqualität kann wiederhergestellt werden. Sollte es allerdings nicht gelingen und die Unterversorgung des Gehirns zu lange bestehen bleiben, wird der Patient dauerhaft leiden und eine irreversible Schädigung der Gehirnzellen und damit eine Behinderung davontragen. Wenn wir intervenieren, auch nachdem der Tod bereits eingesetzt hat, können wir durchaus etwas bewirken, und deswegen hat sich in Bezug auf das Verstehen des Todes und der Prozesse, die nach dem Tod ablaufen, einiges bewegt.

Wenn Sie also an den Tod als einen Schlaganfall denken, erkennen Sie, dass er, genau wie ein Schlaganfall, rückgängig gemacht werden kann. Dies hat erhebliche Auswirkungen darauf, wie der Tod definiert wird. Wenn jemand sagt: »Meine Tante ist gestorben«, könnten wir ganz harmlos fragen: »Wann genau, also in welchem Moment?« Die Wahrheit ist, dass wir das, rein wissenschaftlich betrachtet, vielleicht gar nicht wirklich wissen. Und wenn mich jemand fragen würde, wann genau der Tod dauerhaft wird, würde ich wieder sagen müssen, dass wir es nicht wirklich wissen. Wir wissen aber sehr wohl, dass die lang gehegte philosophische Vorstellung, es gäbe keinen Weg zurück, nicht ganz stimmt und dass der Tod in einem beträchtlichen Zeitraum nach dem Tod in der Tat noch vollständig reversibel ist.

Da es einen Weg zurück vom Tod gibt, müssen wir jetzt fragen, was mit Geist und Bewusstsein der betreffenden Person – der eigentlichen Essenz des Individuums – in der Zeit passiert, in der sie sich in jenem unbekannten Territorium aufhält. Da es sich um einen ziemlich langen Zeitraum handelt, in dem das, was Ärzte tun (oder auch nicht tun), entsprechende Konsequenzen für die Lebensqualität des Patienten haben wird, ist es wichtig, diese neue »Grauzone« zu verstehen. Die Behandlung, die wir in diesem Zeitraum geben oder zu geben versäumen, kann für den Patienten den entscheidenden Unterschied machen, ob er in ein sinnerfülltes Leben zurückkehrt oder in einem vegetativen Zustand verbleibt. Und schließlich ist da noch die philosophische Vorstellung von dem, was nach dem Tod passiert oder während des sogenannten Lebens im Jenseits. Weil die Person per definitionem die Schwelle des Todes überschritten hat, möglicherweise schon seit ein paar Stunden, befindet sie sich in dem Raum, den einige in der Vergangenheit als das Jenseits bezeichnet haben. Wenn ein solcher Patient wieder ins Leben zurückgeholt wird, was kann er uns dann über den Tod sagen und darüber, was passiert, wenn wir sterben? Hier überschneiden sich objektive, medizinische und wissenschaftliche Errungenschaften, die darauf abzielen, Leben zu retten und Gehirnfunktionen zu erhalten, unweigerlich mit den persönlichen Überzeugungen der Menschen, mit ihren religiösen Vorstellungen oder ihrer allgemeinen Weltsicht.

Zugegeben, es kann eine Herausforderung sein, diese Konzepte zu begreifen, hauptsächlich weil unsere Vorstellung vom Tod traditionell sehr schwarz-weiß ist. In Filmen sehen wir ganz deutlich, wann Menschen tot sind. Jemand schießt mehrmals auf jemand anderen, der Typ fällt um und ist tot. Deshalb wurde jemand, der leblos und bewegungslos war und dessen Herz nicht mehr schlug, klassischerweise für tot gehalten. In der Tat bedienen sich Ärzte immer noch drei einfacher Kriterien, um jemanden für tot zu erklären: kein Herzschlag, keine Atmung und fixe, erweiterte Pupillen (was bedeutet, dass keine Gehirnfunktionen mehr da sind).

Oft sagen mir Leute, darunter auch Ärzte und Wissenschaftler, wenn es gelungen sei, jemanden wiederzubeleben, sei er gar nicht wirklich tot gewesen. Wie konnte ein Individuum tot gewesen sein, wenn es nun wieder lebendig war? Aber es ist nun mal eine Tatsache, dass der Tod nicht das ist, was Sie und ich beschließen, das er ist. Mancher hat vielleicht die philosophische Vorstellung, dass der Tod dann eingetreten ist, wenn eine Person nicht mehr zurückkommen und reden, essen oder Geschichten erzählen kann. Das könnte sogar unsere eigene Überzeugung oder die unseres Arztes gewesen sein, aber das ist nicht der Tod. Nicht die Menschen stellen die Parameter dafür auf, was der Tod ist; die Wissenschaft tut es.

Betrachten wir etwas detaillierter, was der Tod wirklich ist. Biologisch und medizinisch gesehen, sind »Tod« und Herzstillstand Synonyme. Per definitionem sprechen wir von Herzstillstand, wenn das Herz zu schlagen aufhört und die Person zu atmen aufhört. Aufgrund der mangelnden Zufuhr an Sauerstoff und Nährstoffen wird das Gehirn innerhalb von Sekunden heruntergefahren, und der Patient entwickelt fixe, geweitete Pupillen. Der medizinische Fachausdruck für Tod ist Herzstillstand, weil zu diesem Zeitpunkt alle drei Kriterien des Todes (d. h. kein Herzschlag, keine Atmung und fixe, geweitete Pupillen) gegeben sind.

Viele setzen einen Herzinfarkt einem Herzstillstand gleich, aber Tatsache ist, sie sind nicht ein und dasselbe. Jemand könnte sagen: »Mein Onkel hatte einen Herzinfarkt und lebt immer noch. Er wurde aus dem Reich der Toten zurückgeholt.« Aber das ist nicht ganz korrekt. Zu einem Herzinfarkt kommt es, wenn eine Arterie, durch die sauerstoff- und nährstoffreiches Blut zum Herzen gepumpt wird, blockiert ist und das Herz nicht mehr ausreichend versorgt wird. Als Folge davon stirbt ein Teil des Herzmuskels ab. Ein Herzstillstand liegt vor, wenn das Herz aus irgendeinem Grund, der den Tod signalisiert, zu schlagen aufhört. Natürlich kann auch ein entsprechend schwerer Herzinfarkt dazu führen, dass das Herz zu schlagen aufhört. Wenn der Blutfluss zum Herzen ganz blockiert ist, kommt es ebenfalls zum Herzstillstand, wie bei Joe Tiralosi geschehen. Doch im Gegensatz zum Herzinfarkt werden Herz- beziehungsweise Kreislaufstillstand und Tod medizinisch als ein und dasselbe definiert. Es gibt keinen Unterschied.

Ärzte glauben oft, im Falle eines Herzstillstands müsse man Notfall-Reanimationsmaßnahmen anwenden, von denen die

Herz-Lungen-Wiederbelebung (HLW) die einfachste ist, und versuchen, die Person innerhalb von Minuten wieder ins Leben zurückzuholen. Wenn dies nicht gelingt, wird die Person für tot erklärt. Als die moderne Reanimation 1960 erstmals eingeführt wurde, bestand sie in erster Linie aus Herzdruckmassage, Beatmung und der Möglichkeit, das Herz mit Elektroschocks zu bearbeiten. Und das bringen die meisten Menschen eigentlich immer noch mit Reanimationswissenschaft in Verbindung. Aber heute ist die Wissenschaft schon sehr viel weiter.

Nun, nachdem immer längere Kämpfe mit dem Tod ausgefochten wurden, die sich teilweise über Stunden nach seinem Eintreten hinzogen, können Ärzte mehr Menschen nach einem Herzstillstand retten als jemals zuvor. Man hat herausgefunden, dass wenn das Herz einer Person zu schlagen aufgehört hat, wenn die entscheidende Zufuhr von Sauerstoff und nährstoffreichem Blut zum Herzen und allen anderen Organen, einschließlich des Gehirns lahmgelegt ist und die Person für tot erklärt wird, wie wir es kennen, dass dann nicht alle Zellen im Körper sofort absterben. Gehirnzellen, Leberzellen und Muskelzellen bleiben, nachdem das Herz zu schlagen aufgehört hat und der Mensch gestorben ist, noch eine gewisse Zeit, bevor sie irreversibel geschädigt sind. Ihr eigener Sterbeprozess hat gerade erst begonnen und er kann Stunden dauern. Beispielsweise können Wissenschaftler Teile des Gehirns von jemandem, der vier Stunden vorher gestorben ist und bereits in der Leichenhalle liegt, entnehmen und im Labor wachsen lassen, was darauf hinweist, dass diese Zellen nicht irreversibel tot waren. Obwohl diese Zellen nicht arbeiten, sind sie immer noch potenziell lebensfähig. Deswegen können Menschen ihre Organe spenden, und deswegen können diese Organe von einem gesunden Körper immer noch verwendet werden. Um zu funktionieren, sind Zellen darauf angewiesen, dass sie mit Sauerstoff versorgt werden, damit Stoffwechselaktivitäten stattfinden und Energie erzeugt werden kann. Ohne Sauerstoff beginnt für diese Zellen ein Prozess, in dessen Verlauf sie sterben werden, aber sie sind noch nicht gestorben und können immer noch gerettet werden. Allerdings arbeitet das Organ in dieser Zeit nicht, denn seine Zellen bekommen weder Blut noch Sauerstoff. Obwohl das Gehirn nicht funktioniert und die Leber nicht arbeitet, nachdem das Herz zu schlagen aufgehört hat, hat der Prozess des Zelltods in diesen Organen gerade erst begonnen und kann sich, nachdem eine Person für tot erklärt wurde, noch über Stunden hinziehen.

Wo in diesem Prozess ziehen wir also die Grenze, die eine Person überschritten haben muss, damit wir sie für dauerhaft tot erklären? Wo immer wir diese Linie ziehen und sagen, der Tod sei dauerhaft und endgültig, wird sie irgendwie willkürlich sein, denn der Tod ist ein Prozess, und die Grenze, hinter der bestimmte Zellen und Organe dauerhaft sterben, ist ständig in Bewegung, weil die Reanimationswissenschaft immer weiter fortschreitet. Je weiter wir diese Grenze also verschieben können, desto weiter können wir diesen finalen, absolut tödlichen Punkt nach hinten schieben. Im neuen Grenzland der medizinischen Forschung geht es hauptsächlich darum, den Zustand zu verlängern, in dem die Zellen noch lebensfähig sind, und Zeit zu gewinnen, um das Problem zu beheben, das den Herzstillstand ursprünglich verursacht hat.

Die Wiederbelebung von Menschen hat zwei Konsequenzen – genau wie zwei Prozesse an der Raumfahrt beteiligt sind. Erstens, wenn die Zellen zu retten sind, können wir Menschen nicht nur aus den Klauen des Todes befreien und ins Leben zurückholen, nachdem sie in den ewigen Abgrund oder das, was man bisher dafür hielt, gefallen waren, sondern auch sicherstellen, dass sie nicht mit irgendeinem bleibenden Schaden daraus hervorgehen – wie der Astronaut, der mit einer Rakete in den Weltraum gestartet ist und in einer Raumkapsel zurückkehrt. Zweitens, in der gleichen Weise, wie ein Astronaut den Weltraum erforscht und uns dann aus erster Hand sagen kann, was dort vor sich geht, können uns diese Menschen sagen, was im metaphorischen

Raum des Jenseits vor sich geht. Menschen auf der ganzen Welt haben sich darüber ihre eigenen Gedanken gemacht, und zwar in ganz ähnlicher Weise, wie Menschen vor Tausenden von Jahren in den Himmel geschaut und sich gefragt haben, was im Weltraum wohl wirklich vor sich geht. Doch bei diesen Gedanken und Anschauungen handelt es sich oft um etwas ganz Persönliches. Das Gleiche gilt für den Tod.

Einzelne Personen ins Leben zurückzuholen ist nur der erste Schritt zum Überleben. Wenn jemand stirbt und wir diese Person wiederbeleben, müssen Ärzte auch das zugrunde liegende Problem beheben, wenn dieses Individuum am Leben bleiben soll. Wenn jemand einen Herzstillstand erleidet und wir das zugrunde liegende Leiden schnell behandeln können, kann der Tod rückgängig gemacht werden. Wenn beispielsweise jemand in einen Verkehrsunfall verwickelt war, aufgrund eines geplatzten Blutgefäßes heftige Blutungen hatte und an einem Herzstillstand gestorben ist, gibt es Möglichkeiten, diese Person zu retten. Das Problem ist der Blutverlust. Während viele die Niederlage einfach hinnehmen und die Person für »tot« erklären, können wir jetzt möglicherweise ein System etablieren, das den Prozess verlangsamt, in dessen Verlauf die Zellen in den Organen dieser toten Person dauerhaft geschädigt werden, und so langfristige Schädigungen des Gehirns und anderer lebenswichtiger Organe verhindern. Damit schinden wir ein paar Stunden Zeit, in der unsere erfahrenen Chirurgen das blutende Gefäß finden und behandeln, das verlorene Blut ersetzen und das Herz neu starten können – und damit den Tod rückgängig machen. Wenn jemand mit Herzinfarkt ins Krankenhaus eingeliefert wird, weil ein Blutgerinnsel eine Arterie auf einer Seite seines Herzens verstopft hat, können Ärzte den Patienten ganz schnell ins Herzkatheterlabor bringen, das Blutgerinnsel entfernen und ihn sicher ins Leben zurückholen, und zwar mit einem ausgeklügelten Bündel rechtzeitiger medizinischer Eingriffe, einschließlich dessen, was als »Postreanimationstherapie« bekannt geworden ist. Wenn diese Therapie innerhalb der rund 72 Stunden, die auf einen Neustart des Herzens folgen, korrekt angewandt wird, kann sie sogar sicherstellen, dass ein solcher Patient wieder ein normales Leben führen kann.

Für mich ist dies noch erstaunlicher, als in den Weltraum zu reisen und von dort wieder zurückzukommen. Wie viele Menschen profitieren schließlich unmittelbar von der Erforschung des Weltraums? Doch jeder profitiert von den Fortschritten, die in der Reanimationswissenschaft gemacht werden. Und genau wie uns Astronauten, sobald sie zurückgekehrt sind, erklären können, was im Weltraum vor sich geht, können uns diese Menschen, die gestorben sind, sagen, was sie in den ersten paar Stunden ihres Todes erlebt haben.

Klar ist, dass das Wiederbeleben von Menschen seine Grenzen hat, ähnlich wie uns bei Reisen in den Weltraum und der sicheren Rückkehr von dort Grenzen gesetzt sind. In dem schrecklichen Fall, dass bei einem Unfall sämtliche Organe eines Menschen zerstört wurden, können wir nichts mehr für ihn tun, weil es keine Organe mehr gibt, die den Körper unterstützen. Es gibt einfach nichts mehr, wohin dieser Mensch zurückkehren könnte. Wenn der Körper vollständig zerstört ist, kann er nicht wiederhergestellt werden – zumindest bis heute nicht. Allerdings werden diese Grenzen kontinuierlich nach hinten verschoben. Erst sind wir auf dem Mond gelandet und jetzt wollen wir den Mars erforschen. Das Gleiche gilt für die Reanimationswissenschaft. Wir dehnen die Grenzen zwischen Leben und Tod immer weiter in den Bereich hinein aus, der früher für das Jenseits gehalten wurde. Heute sind es drei oder vier Stunden. Morgen könnten es zwölf oder 24 Stunden oder noch mehr sein.

Ein Geweberegenerationsprogramm, in dessen Rahmen Wissenschaftler eifrig daran arbeiten, Systeme zu entwickeln, mit denen man Organe künstlich wachsen lassen kann, gibt es bereits. Im Juli 2011 stellten Ärzte in Schweden eine künstliche Luftröhre aus den Stammzellen eines Mannes her und ersetzten seine vom Krebs befallene Luftröhre durch diese synthetisch erzeugte. Man kann sich vorstellen, dass wir, sagen wir in hundert Jahren, wenn diese Technologie ganz ausgereift ist, vielleicht in der Lage sind, schnell neue Organe zu implantieren und eine Person, die irreversible Schäden davongetragen hat, zu rekonstruieren. Wenn heute jemand eine Krebsart hat, die therapiert werden kann, diese Person die Schwelle des Todes aber leider überschritten hat, bevor der Krebs besiegt werden konnte, kann sie sicher wieder zurückgebracht werden. Und wenn diese Person eine potenziell heilbare Krebsart hat, kann sie therapiert werden und sich erholen. Das ist natürlich nicht der Fall, wenn die Person beispielsweise Lungenkrebs im Endstadium hat, denn derzeit gibt es keine Heilung für letalen Lungenkrebs oder bestimmte Arten von resistenten Lymphomen oder von Leukämie, die refraktär gegen Behandlungen geworden sind.

Im Jahr 2011 behandelte ich eine mutige Frau namens Laura. Sie war 27 Jahre alt und hatte Leukämie. Menschen, die an Leukämie leiden, erleben eine Proliferation ihrer weißen Blutkörperchen, die als Blasten bezeichnet werden, weil sie nicht vollständig ausgebildet sind. Diese Zellen vermehren sich frenetisch, und die Proliferation von nicht funktionierenden Zellen verursacht Schäden an den Organen. Wenn die Zellen voll entwickelt wären, könnten sie die Infektion bekämpfen, aber in diesem Stadium verstopfen sie letztendlich nur das System.

Bei Laura war im Alter von 17 Jahren Leukämie diagnostiziert worden. Obwohl Leukämie manchmal chronisch ist, kann sie in einigen Fällen mit einer Chemotherapie oder durch eine Stammzelltransplantation geheilt werden. Bei Laura war in der Tat eine Stammzelltransplantation vorgenommen worden. Im Verlauf dieses Prozesses hatte sie eine so starke Chemotherapie bekommen, dass ihr Knochenmark fast völlig vernichtet war, was ihren Körper im Grunde davon abhielt, die schlechten weißen Blutkörperchen zu produzieren. Dann übertrugen ihr die Ärzte Stammzellen von einem Familienmitglied, und diese neuen

Stammzellen produzierten gesunde weiße Blutkörperchen. Zwar können bei diesem Verfahren Komplikationen auftreten, etwa eine Infektion, aber bei Laura funktionierte es und sie wurde geheilt.

In den folgenden zehn Jahren führte Laura ein ganz normales Leben. Sie heiratete und hatte eine Tochter. Obwohl Laura die Leukämie und die zermürbenden Behandlungen nie vergaß, war es eher etwas, das ihre Vergangenheit heimsuchte, als ihre Zukunft in eine bestimmte Richtung zu lenken.

Dann, als sie 27 war, kehrten ihre Symptome zurück, wie das verzögerte Nachbeben eines schweren Erdbebens. Sie suchte erneut ihren Onkologen auf. Wie beim ersten Mal verordnete er ihr eine Chemotherapie in mehreren Dosen und bereitete alles für eine weitere Stammzellentransplantation vor. Leider funktionierte dies beim zweiten Mal nicht mehr, und ihre Leukämie wurde refraktär. Das heißt, sie sprach nicht mehr auf die Behandlung an. Der Onkologe teilte ihr und ihrer Familie mit, dass es nichts anderes gab, was getan werden konnte. Aber weil sie eine kleine Tochter hatte, der Schatz ihres Lebens, war Laura bereit, alles Mögliche zu tun, um ihr Leben zu verlängern.

An diesem Punkt kam ich, als ihr Arzt auf der Intensivstation, ins Spiel. Als ich Laura zum ersten Mal sah, war sie körperlich in einer sehr schlechten Verfassung und litt unter signifikantem Untergewicht. Sie hatte sich eine Lungenentzündung zugezogen, weil ihr Immunsystem nicht stark genug war, um die Infektion abzuwehren. Schlimmer noch, die Lungenentzündung erwies sich als absolut resistent gegen sämtliche Antibiotika und breitete sich kontinuierlich aus, weil Laura keine funktionierenden weißen Blutkörperchen hatte, um die Infektion zu bekämpfen. Sie hatte nur »Blasten«, die alle ihre inneren Organe beschädigten. Mittlerweile hatte sie den Punkt erreicht, wo sie kaum noch atmen konnte. Entsprechend ihrem Wunsch, es möge »alles getan werden«, hatte ich ihr einen Beatmungsschlauch eingesetzt und versuchte nun meinerseits, die Infektion zu bewältigen, aber das erwies sich als schwierig, weil sie auf keine Behandlung ansprach. Weil die Infektion nicht zurückgehen wollte, verschlechterte sich Lauras Zustand kontinuierlich.

Es wurde deutlich, dass ihr Herz bald aufhören würde zu schlagen. Theoretisch und basierend auf allem, was wir bisher behandelt haben, wäre es logisch gewesen, sich die folgende Frage zu stellen – wo wir doch wussten, dass ihr Herz aufhören würde zu schlagen und wir genug Zeit hatten, uns auf diesen Moment vorzubereiten: Warum konnten wir ihren Tod nicht einfach rückgängig machen und sie wiederbeleben, nachdem dies geschehen war? Tatsache ist, dass ich zwar wusste, ich würde ihr Herz neu starten können, aber auch, dass das eigentliche Problem ein anderes war: Ihr Herz würde immer und immer wieder aufhören zu schlagen, weil ihre Organe nicht genügend Sauerstoff bekamen. Wir verfügten nicht über die wissenschaftlichen Kenntnisse und Möglichkeiten, die nötig gewesen wären, um das zugrunde liegende Problem zu lösen, also die Ursache für ihren Herzstillstand zu behandeln. Wir konnten die Blasten nicht loswerden und sicherstellen, dass sie normale weiße Blutkörperchen bildete. Ihr Sauerstoffbedarf war aufgrund der Infektion extrem gestiegen. Wir hatten versucht, diesen Bedarf dadurch zu decken, dass wir ihr den Atemschlauch einsetzten. Doch weil sie – aufgrund der unheilbaren Infektion und der Organschädigung durch die Blasten – kränker und kränker wurde, kamen wir schließlich an einen Punkt, an dem wir ihren Sauerstoffbedarf nicht mehr decken konnten. Wir konnten einfach nicht mithalten. Wir wussten, dies würde dazu führen, dass ihr Blutdruck sank, und wenn das passierte, würde sie nicht mehr in der Lage sein, den Sauerstoff, mit dem wir sie durch das Beatmungsgerät versorgten, an ihre Organe weiterzugeben. Sie würde bald darauf in einen Schockzustand fallen, und der würde einen Teufelskreis für ihre Organe in Gang setzen, der erst zu Ende war, wenn ihr Herz aufhören würde zu schlagen: Herzstillstand und Tod.

Aufgrund der Entzündung hatte Laura ein riesiges Ödem, das sich um ihr Herz herum angesammelt hatte und schließlich dazu führte, dass ihr Herz aufhörte zu schlagen. Bei einem normalen Herzstillstand hätten wir einen Schlauch legen und die Flüssigkeit absaugen können, aber wegen des in ihrem Fall zugrunde liegenden Problems hätte dies ihr Leben nicht gerettet. Ihre Familie traf die schmerzliche Entscheidung, die Behandlung abzubrechen, und leider ist sie gestorben. Wir machten nicht einmal den Versuch, ihren Tod rückgängig zu machen. Diese Schlacht war für uns verloren, und zwar lange bevor ihr Herz zu schlagen aufgehört hatte. Wir können den Tod zwar rückgängig machen, doch das macht nur Sinn, wenn wir auch die Mittel haben, um das zugrunde liegende Problem zu lösen. Lauras Fall illustriert das. Selbst wenn es meinen Kollegen und mir gelungen wäre, ihr Herz neu zu starten, wussten wir, dass es wieder stillstehen würde, weil der Krankheitsprozess sie rapide nach unten drückte. Das ist es, was die Menschen verstehen müssen. »Alles zu tun« bedeutet manchmal, tatsächlich zu verstehen, wo medizinische Versorgung einfach sinnlos ist.

Der begrenzende Faktor ist also nicht der Todesprozess selbst, denn der kann rückgängig gemacht und bewältigt werden. Es ist vielmehr der Prozess, der zum Tod führt. Beispielsweise wären während der Escherichia-coli-(HUS-) Epidemie, die Deutschland im Jahre 2011 heimsuchte, viele Menschen gestorben, hätten nicht die richtigen Antibiotika zur Behandlung dieser Infektion zur Verfügung gestanden. Wenn eine überwältigende Infektion, für die eine Behandlungsmöglichkeit entdeckt wurde, das Herz zum Stillstehen gebracht hat, können wir den betreffenden Menschen sicher ins Leben zurückholen, sein Herz mithilfe der Reanimationswissenschaft selbst nach dem Tod neu starten und ihn auf den Weg zu vollständiger Genesung bringen. Das Gleiche gilt auch für Krebs. Für einige Krebsarten stehen uns geeignete Therapien zur Verfügung, für andere nicht. Wir könnten also das Herz einer Person mit Krebs im fortgeschrittenen Stadium, der (wie bei Laura) die Ursache für den Herzstillstand war, wieder neu starten. Doch selbst wenn uns das gelingt, wird es immer wieder stillstehen, weil die Krankheit außer Kontrolle ist und wir keine Möglichkeit haben, die eigentliche Ursache des Herzstillstands zu behandeln. Weil in der Wissenschaft und in der Medizin Fortschritte gemacht wurden, stehen uns heute deutlich bessere Werkzeuge zur Verfügung, um die Ursachen des Todes zu bekämpfen. Es gibt also gewissermaßen Ereignisse, die zum Tod führen, und die Umkehrung des Todes selbst.

Fast jeder Arzt, der es in Notaufnahmen und auf Krankenstationen mit Schwerkranken zu tun hat, kann eine Wiederbelebungsgeschichte erzählen. Ich selbst habe viele solcher Geschichten parat. Gerade neulich, als ich auf meiner morgendlichen Runde durch einen Flur des Stony Brook Medical Centers ging, kam eine Frau auf mich zugerannt und schrie: »Ich glaube, sie ist gestorben!«

Die Frau sprach von ihrer Schwester, die als Patientin auf der Intensivstation lag. Ich eilte schnell in das Zimmer, aus dem die aufgeregte Frau gerade gekommen war. Die fragliche Patientin, die wir Carrie nennen wollen, war um die 20 und litt an einer chronischen Nierenerkrankung. Sie war mit einer schweren Infektion ins Krankenhaus eingeliefert worden.

Ich muss zugeben, dass mich trotz der Eile, die ich an den Tag gelegt hatte, auf der Türschwelle ein klein wenig Skepsis beschlich, ob die Situation wirklich so dringlich war. Diese junge Frau war auf dem Weg der Besserung gewesen, und sie sollte bald aus der Intensivstation entlassen werden. Doch die Befürchtung ihrer Schwester bestätigte sich auf den ersten Blick. Carries Blässe war grau und ging ins Bläuliche über. Ihr Herz hatte aufgehört zu schlagen. Sie war nach sämtlichen gängigen Definitionen tot, genau wie Tiralosi es gewesen war.

Mittlerweile, nur wenige Sekunden nachdem sie gerufen worden waren, standen alle Mitarbeiter, die wir brauchten, im Krankenzimmer, komplimentierten die Familienmitglieder hinaus und machten sich ans Werk. Wir setzten Herzdruckmassage ein, gefolgt von einer Spritze Adrenalin – das reichte. Carrie war wieder da – ähnlich schnell, wie sie gegangen war. Die Farbe kehrte in ihr Gesicht zurück, und bald saß auch ihre Familie wieder an ihrem Bett. Obwohl ich der für ihre Reanimation zuständige Arzt war, fühlte ich mich eher wie ein unbeteiligter Zeuge – ein wenig ehrfürchtig angesichts dessen, was passiert war. Der altehrwürdige Moment des Todes war effizient auf später verschoben worden.

Carries Fall bot nichts Tiefgreifendes hinsichtlich dessen, was sie während ihres Herzstillstands erlebt hatte. In vielen solchen Fällen ist es ähnlich. In Joe Tiralosis Fall jedoch sah ich die Konvergenz der beiden Linien, die ich bei meinen Untersuchungen verfolge – die Wissenschaft der medizinischen Wiederbelebung und das größere, grundlegendere Geheimnis des menschlichen Bewusstseins.

Die Schlagzeile hier lautet: Der Tod selbst ist nicht das Problem. Ihn können die Ärzte wieder rückgängig machen. Wenn die Mitglieder eines medizinischen Teams die richtige Ausbildung und die gesamte Ausrüstung haben, die hier gebraucht wird, können sie sicherstellen, dass viele ihrer Patienten, die einen Herzstillstand hatten und gestorben sind, sicher ins Lebens zurückgeholt werden und keinen Gehirnschaden davontragen. Aber offensichtlich brauchen wir jeden Einzelnen, wenn es darum geht, die Auswirkungen der Reanimationswissenschaft besser zu verstehen. Wenn wir genug in die Reanimationswissenschaft investieren, können wir sicherstellen, dass viel mehr Menschen, die einen Herzstillstand haben und sterben, sicher ins Leben zurückgeholt werden und dann ein sinnvolles Leben führen können, statt unter den Folgen von Schädigungen des Gehirns und anderer lebenswichtiger Organe zu leiden. Eines Tages wird eines dieser Leben Ihres oder meines oder das unserer Mutter, unseres Vaters oder unseres Kindes sein. In Europa und Nordamerika gibt es nach Schätzungen mehr als eine Million Herzstillstände pro Jahr. Das sind Todesfälle, bei denen eine Reanimation versucht wurde. Man kann nur erahnen, wie viele solcher Fälle es auf der ganzen Welt gibt. Daher wird schon eine minimale Verbesserung dazu führen, dass Hunderttausende von Leben und Gehirnen gerettet werden. Damit einher geht eine enorme Reduktion der Kosten und Belastungen für die gesundheitliche Versorgung von Menschen mit langfristigen Gehirnschädigungen. Vielleicht waren wir nie dafür gedacht, die Schwerkraft zu überwinden und zu fliegen oder sogar den Weltraum zu erobern. Doch genau wie wir das getan haben, können wir auch über die Schwelle des Todes hinausgehen. Und deshalb müssen wir daran arbeiten, eine sichere Rückkehr zu gewährleisten.

Hier ein paar Zahlen, die zu denken geben sollten. Allein in den Vereinigten Staaten werden nach Schätzungen von Experten mehr als fünf Milliarden Dollar im Jahr für die Erforschung und Behandlung von Krebs ausgegeben – und schätzungsweise fünf bis sieben Milliarden des Budgets der NASA wurde 2011 in die Erforschung des Weltraums investiert. Doch nur sehr wenige Mittel stehen für Forschungen auf dem Gebiet der Wiederbelebung nach einem Herzstillstand zur Verfügung. Aber genau dafür sollte mehr Geld ausgegeben werden, denn, wie mein Kollege Dr. Charles Deakin von der University of Southampton in England so eloquent dargelegt hat, Herzstillstand ist etwas, was jedem von uns passieren kann, anders als Krebs oder andere Krankheiten, die nur manche Menschen betreffen. Die nicht ausreichende Erforschung von Herzstillstand untergräbt alle anderen Formen der medizinischen Forschung. Wenn sich herausstellt, dass ein Krebspatient heilbar ist, er aber einen Herzstillstand erleidet und wir ihn nicht sicher ins Leben zurückholen können, war der ganze Aufwand für die Krebstherapie umsonst, und ein Leben ist ohne Not verloren gegangen.

Wirklich schade ist, dass es, wenn wir uns die Überlebensraten nach einem Herzstillstand anschauen, enorme Unterschiede von Ort zu Ort und von Krankenhaus zu Krankenhaus gibt. Und mehr noch, selbst in ein und demselben Krankenhaus fallen die Überlebensquoten an Wochenenden und Abenden höchstwahrscheinlich deutlich ungünstiger aus. Berichte von dort, wo ich arbeite, besagen, dass die Chancen für einen Patienten, der in einem nicht klinischen Umfeld einen Herzstillstand hat, eine cardiopulmonale Reanimation (CPR) bekommt und mit dem Krankenwagen ins Krankenhaus gebracht wird, zu überleben und anschließend entlassen zu werden, bei nur zwei bis drei Prozent jährlich liegen. Dies ist eine der niedrigsten Quoten nicht nur in den Vereinigten Staaten, sondern vermutlich auf der ganzen Welt, weil bei zwei oder drei Prozent gar nicht mehr viel Spielraum nach unten bleibt. Bei Herzstillstand, zu dem es innerhalb des Krankenhauses kommt, sieht die Statistik zwar etwas besser aus, aber immer noch nicht großartig. In den USA und Großbritannien liegt der Anteil an Patienten, die einen im Krankenhaus erlittenen Herzstillstand überleben und anschließend als geheilt entlassen werden können, nur bei geschätzten 16 bis 18 Prozent im Jahr. Allerdings kommen viele der Universitätskrankenhäuser, wie etwa unseres, auf eine Überlebensquote von 21 bis 24 Prozent, was wiederum bedeutet, dass viele andere Krankenhäuser deutlich unter 16 bis 18 Prozent liegen müssen. Wie wir noch sehen werden, sind die Gründe für die Diskrepanz der Überlebenszahlen zwischen verschiedenen Gemeinden und Krankenhäusern – sogar im selben Bundesstaat – äußerst komplex.

Darüber hinaus stellt die Umsetzung der neuesten Forschungsergebnisse für die Patientenversorgung immer eine große Herausforderung für alle im Gesundheitswesen Tätigen dar. Hinzu kommt die Tatsache, dass wir es hier mit Menschen zu tun haben, die gestorben sind und wieder zum Leben erweckt wurden. Dieses ziemlich »unnatürliche« Phänomen bringt quasi automatisch mit sich, dass wir anschließend besonders schwer kranke Patienten im Krankenhaus haben, für deren Pflege sowohl enorme Ressourcen erforderlich sind, als auch sehr spezielle Fähigkeiten, die nicht immer erkannt werden und somit auch nicht zur

Verfügung stehen. Der Grund für die Diskrepanz zwischen den Wahrscheinlichkeiten, einen im Krankenhaus und einen außerhalb des Krankenhauses erlittenen Herzstillstand zu überleben, ist wohl vor allem in der Tatsache zu suchen, dass Patienten, die bereits im Krankenhaus liegen, zwar ernsthafter krank sind, als diejenigen, die noch am Gemeinschaftsleben teilnehmen, dass aber andererseits eine fachkundige Behandlung im Krankenhaus schneller verabreicht werden kann, als außerhalb davon. In Richmond, Virginia, wo die Überlebenschancen von Patienten, die außerhalb eines Krankenhauses einen Herzstillstand hatten, ursprünglich ebenfalls bei etwa zwei bis drei Prozent gelegen hatten, wurden Schritt für Schritt und über eine Reihe von Jahren von engagierten Ärzten wie Dr. Mary Ann Peberdy und Dr. Joseph Ornato Maßnahmen eingeführt, die dazu führten, dass sich die Überlebensraten auch in dieser Gemeinde bis auf 18 Prozent erhöhten. Das heißt, von hundert Menschen, die einen Herzstillstand haben, holen sie nun regelmäßig 15 bis 16 Menschen mehr pro Jahr ins Leben zurück. Obwohl dies natürlich sehr beeindruckend ist, gibt es, wie wir später noch sehen werden, Gemeinden, in denen die Überlebenszahlen noch beeindruckender sind. Was den Herzstillstand im Krankenhaus angeht, meldeten einige Krankenhäuser nach Einrichtung eines besonderen »Versorgungssystems« Überlebensraten von 30 bis 40 Prozent. Dies sind nur einige Beispiele für die bedauerlichen Unterschiede, die in der Qualität der Versorgung zu beobachten sind. Viele der im Gesundheitswesen Tätigen sind sich dieses Lotteriespiels in der Pflege durchaus bewusst, und auch der Tatsache, dass dies natürlich Auswirkungen auf die Patienten hat, die mit anderen Bedingungen vorliebnehmen müssen. Doch wenn es um die Pflege nach einem Herzstillstand geht, ist das Problem absolut endemisch.

Bei den Vorwahlen zur US-Präsidentschaftswahl im Jahr 2012 hörte ich einen der Kandidaten sagen, er befürworte, wenn er gewählt würde, die Einrichtung der ersten dauerhaften Raumstation auf dem Mond – eine Meisterleistung, welche die Bedeutung der Vereinigten Staaten hervorheben würde. Das ist zweifellos faszinierend, aber eine etwas »bodenständigere« Meisterleistung zur Betonung der Größe einer jeden Nation wäre, »die Erste« zu sein, die sicherstellt, dass ihre Bürger die beste Betreuung bekommen, indem alles umgesetzt wird, was die Reanimationswissenschaft zu bieten hat. Denn daran mangelt es bisher, wie wir später in diesem Buch noch sehen werden. Als Ergebnis dieser Meisterleistung könnten Hunderttausende von Menschen einen Herzstillstand überleben und trügen, was vielleicht noch wichtiger ist, keine bleibenden Hirnschäden davon. Das wäre wirklich ein riesiger Sprung für die Menschheit.

KAPITEL 3
Die Formel des Lebens

Der Legende nach entdeckte im frühen 15. Jahrhundert ein französischer Chemiker, namens Nicolas Flamel, das Elixier des Lebens. Das Elixier hatte den Ruf, eine Substanz zu sein, die das menschliche Leben um Hunderte von Jahren verlängern konnte. Flamel lebte mit seiner Frau Perenelle in dem Haus, das heute als das älteste aus Stein gebaute Haus in Paris gilt. Dieses graue Steinhaus, das Flamel selbst gebaut haben soll und das ihm als wichtigstes Labor diente, liegt in einer schmalen Straße am rechten Ufer der Seine. Dort arbeitete er bei Kerzenlicht bis spät in die Nacht und braute exotische Zutaten zusammen – alles in dem Bemühen, den flüchtigen Trank zu bekommen, der das individuelle Leben erhalten sollte.

Was Flamel da machte, war ein uraltes Ritual. Die Suche nach einem Elixier des Lebens lässt sich Jahrtausende zurückverfolgen. Hinduistischen Schriften zufolge wurde das Elixier aus den tiefsten Tiefen des Ozeans nach oben gequirlt und *Amrita* genannt. Im Laufe der Jahrhunderte suchten die Alchemisten nach dem Elixier des Lebens, um den Tod hinauszuzögern. Sie waren sich sicher, dass es einen magischen Trank gab, der Menschen nicht nur ein längeres, sondern, so hofften sie, ein ewiges Leben bescheren konnte. Im alten China redete man den Kaisern ein, die richtige Kombination aus Metallverbindungen könne ihnen ewiges Leben schenken. Also befahlen diese ihren Stellvertretern, ihnen Cocktails aus wertvollen Substanzen wie Jade und

Zimt zu mixen und diese mit Blei, mit Quecksilber und sogar mit Arsen zu kombinieren. Doch in den meisten Fällen verlängerten die Kaiser mit der Einnahme dieser Mixturen keineswegs ihr Leben. Im Gegenteil. Sie vergifteten sich versehentlich selbst und kamen so viel schneller zu Tode!

Flamels Ansatz war deutlich gemäßigter. Er arbeitete jahrelang hart an dem Elixier, das er, wie die Legende sagt, aus dem Stein der Weisen erschuf. Der Stein wiederum stand in dem Ruf, Blei in Gold verwandeln zu können, und wenn man ihn in sich aufnahm und verdaute, sollte die daraus resultierende Substanz das Leben um Hunderte von Jahren verlängern. In J. K. Rowlings Bestsellerroman *Harry Potter und der Stein der Weisen* kommt Flamel als Schöpfer des Steins vor, der im Mittelpunkt der Handlung steht. In dem Buch hat sein Elixier ganz klar gewirkt, denn er wurde 665 Jahre alt und seine Frau 658. In Wirklichkeit starb Flamel Berichten zufolge 1418 im Alter von 88 Jahren. Sein Grabstein, in den er geheime alchemistische Zeichen und Symbole eingeritzt hatte, ist heute im Musée de Cluny in Paris ausgestellt. Offensichtlich hat er das Elixier des Lebens nicht gefunden.

Gibt es ein Elixier des Lebens überhaupt und ist es möglich, den Tod zu überwinden? Warum können wir nicht einfach ewig leben oder zumindest, sagen wir, 150 oder 200 Jahre alt werden?

Im Laufe eines normalen Lebens sammeln Menschen, während sie immer älter werden, Toxine in ihrem Körper an, beispielsweise Lipofuszin, das dafür sorgt, dass ihre Haut und ihre Organe langsam, aber sicher verfallen. Wenn Menschen also in die Jahre kommen und um die 90 sind, arbeiten ihre Zellen nicht mehr richtig, weil sich so viele Giftstoffe darin angesammelt haben. Umweltfaktoren tragen ebenso zur Zellalterung bei wie Rauchen und übermäßiger Alkoholkonsum. Menschen, die ein Leben lang rauchen oder zu viel Alkohol trinken, wirken oft älter, als sie in Jahren sind, weil all diese Laster Giftstoffe im Körper zurücklassen, die ein vorzeitiges Altern begünstigen.

Aber im Laufe der Geschichte sind die wenigsten Menschen an Altersschwäche gestorben. Die meisten sterben »vorzeitig« an den Folgen einer Krankheit oder eines Unfalls. Es gibt also zwei Prozesse, die bewirken, dass Menschen sterben. Der natürliche Alterungsprozess und der vorzeitige Prozess, der mit einem Unfall oder einer Krankheit beginnt, etwa mit einem Herzinfarkt oder einem Schlaganfall, der die Körperfunktionen lahmlegt. Obwohl ein Mensch rein theoretisch sehr viel älter werden könnte als 100 oder 150 Jahre, ist es eine Tatsache, dass die meisten Menschen nicht annähernd so alt werden, weil sich in unseren Zellen nach und nach immer mehr Giftstoffe ansammeln und dies in letzter Konsequenz dazu führt, dass sich diese Zellen abschalten. Der sogenannte natürliche Tod ist also die Folge eines biochemischen und stoffwechselbedingten Prozesses in den Zellen und somit auch in den Organen. Doch so oder so ist der Tod nichts Mystisches. Er ergibt sich vielmehr daraus, dass einzelne Zellen und schließlich ganze Organe im Körper ihre Funktion einstellen und damit den umfassenden Zelltod bewirken.

Nun, wenn wir die Alterung von Zellen verhindern könnten, wären wir – rein theoretisch – in der Lage, Leben zu verlängern. Wissenschaftler und Ärzte jeder Couleur arbeiten daran. Einer, der für besonderes Aufsehen gesorgt hat, ist Aubrey de Grey, eine überlebensgroße Persönlichkeit, die Meinungen polarisiert und zahlreiche Debatten ausgelöst hat. Er erforscht die biologischen Aspekte des Alterns und behauptet, er habe einen Prozess entdeckt, der verhindere, dass sich diese schädlichen Toxine in den Zellen ansammeln. Er behauptet weiterhin, eine von ihm entwickelte Strategie zur Reparatur von Gewebe – *Strategies for Engineered Negligible Senescence* (SENS: »Strategien zur Manipulation vernachlässigbarer Alterungsprozesse«) – sei in der Lage, ein sehr langes Leben zu ermöglichen. Er hat sieben verschiedene Zonen des zellulären Zerfalls identifiziert, die durch Stoffwechselprozesse hervorgerufen werden, und glaubt, dass sie durch

SENS bekämpft werden. Damit kann das menschliche Leben weit über alles hinaus verlängert werden, was wir uns vorstellen können. Natürlich ist nicht bewiesen, ob dies tatsächlich funktioniert oder nicht, und weiterhin sterben Tag für Tag Menschen in ihren 80er oder 90er Jahren an Altersschwäche.

Auch wenn die Arbeit, die de Grey und andere auf ihrem Gebiet machen, um die Lebensdauer von Zellen zu verlängern, eines Tages dazu beitragen kann, das Leben von Menschen zu verlängern, die sonst an Altersschwäche sterben würden, ist sie all denen keine Hilfe, die sterben, weil ihr Körper aufgrund einer Krankheit, etwa einer Infektion, eines Schlaganfalls oder eines Herzinfarkts, zusammenbricht. Das ist die Aufgabe der Reanimationswissenschaft.

Der menschliche Körper ist eine unglaublich komplexe Maschine aus verschiedenen Komponenten, die jeweils eine bestimmte Rolle spielen, um ein einwandfreies Funktionieren der Maschine zu ermöglichen. Wie jede Maschine braucht auch der Körper Brennstoff, um Energie zu produzieren, die er dann verwendet, um seine biologischen Aktivitäten, auch als Stoffwechsel bekannt, aufrechtzuerhalten. Dieser Brennstoff kommt in Form von Nahrungsmitteln, die wir essen. Aber Essen allein hält uns nicht am Leben. Nach dem Verzehr müssen die Nahrungsmittel verbrannt und in Energie umgewandelt werden. Dieser Verbrennungsprozess erfordert eine konstante Versorgung mit Sauerstoff, genau wie ein Verbrennungsmotor eine Mischung aus Sauerstoff und Benzin braucht, um zu funktionieren. Der Kraftstoff für den Motor wird aus einem Benzintank zugeführt, der Sauerstoff durch Ventile ansaugt, und wenn beide aufeinandertreffen, findet die Verbrennung statt. Dies erzeugt eine Energie, die es anderen Komponenten, beispielsweise den Rädern, der Servolenkung und den Scheinwerfern, ermöglicht zu funktionieren, aber der Verbrennungsprozess produziert auch Abfallstoffe. Aus einem Auto werden die Abfallstoffe (Abgase) durch den Auspuff weggedrückt. Im menschlichen Körper fungiert der Magen-Darm-Trakt, wie der Benzintank. Er nimmt den Nahrungsbrei aus dem Magen auf, während der Sauerstoff von den Lungen geliefert wird, die wie große Ventile wirken. Der ganze Prozess wird sowohl im Auto, als auch im Körper durch die Zufuhr von Sauerstoff stimuliert. Wenn wir also, ähnlich wie ein Auto, durch erhöhte Aktivität auf Touren kommen, brauchen wir eine deutlich höhere Sauerstoffkonzentration und müssen mehr Kraftstoff verbrennen, damit unsere Zellen und Organe arbeitsfähig bleiben.

Dies ist die Formel des Lebens: Sauerstoff aufnehmen und alle Zellen des Körpers mit diesem Sauerstoff versorgen, und zwar in einer Weise, die so außerordentlich präzise ist, dass sie selbst die Super-Hochleistungscomputer in Autos irgendwie einfach aussehen lässt. Dieses Regulationssystem bekommt von allen Organen ständig und mühelos Feedback darüber, wie viel Sauerstoff in jeder Millisekunde genau benötigt wird, und passt die Sauerstoffversorgung ihren Bedürfnissen so an, dass die Zellen in jedem Organ den Treibstoff in Form von Glukose (das den Nahrungsmitteln, die wir essen, entzogen und im Körper als Glykogen gespeichert wird) verbrennen und Energie erzeugen. Diese Energie treibt dann die komplexe Maschinerie der Billionen Zellen im menschlichen Körper an. Allerdings können wir Sauerstoff nicht im Gewebe speichern. Deshalb können wir nur kurze Zeit sprinten und die Luft nur ein paar Minuten anhalten. Der Grund, warum wir keine große Menge Sauerstoff speichern können, ist, dass Sauerstoff selbst potenziell toxisch für die Zellen ist (im Übermaß verwandelt er sich in ein starkes Oxidationsmittel, wie Wasserstoffperoxid). Deshalb müssen wir kontinuierlich Sauerstoff einatmen, um die Zellen zu ernähren und ihre Funktionen aufrechtzuerhalten, indem wir sie mit genau der richtigen Menge Sauerstoff versorgen.

Die Zellen laufen mehr oder weniger wie eine hochproduktive Fabrik, die spezielle chemische Produkte auf Proteinbasis herstellt, etwa Hormone, die entweder lokal zum Einsatz kommen oder (über das Blut) durch den ganzen Körper geschickt werden, um in weit entfernten Organen, wo sie gebraucht werden, Verwendung zu finden. Genau dafür werden die enormen Mengen an Energie, die durch die Verbrennung von Glukose mithilfe von Sauerstoff zur Verfügung gestellt werden, gebraucht. Genau wie Fabriken haben auch die Zellen zahlreiche kleinere Abteilungen, die sogenannten Organellen, die eng zusammenarbeiten, um alle Produkte zur Verfügung zu stellen, welche die Billionen von Körperzellen brauchen, um am Leben zu bleiben und zu funktionieren. Jede Zelle ist von einer Membran umgeben, die reguliert, was in die Zelle geht und was aus ihr herauskommt, ähnlich wie eine Wand oder ein Grenzwall mit speziellen kleinen Pumpen darin, die Substanzen aktiv in die Zelle und aus ihr heraus pumpen können. Die Pumpen in der Zellmembran saugen ein, was die Zelle braucht – Glukose, die in Energie verwandelt wird (ebenso wie viele andere Materialien) – und wirft hinaus, was sie nicht braucht, etwa Toxine, welche die Zelle vergiften können. Um die Glukose abzubauen, verlassen sich die Zellen auf Sauerstoff. Kleine Bestandteile der Zelle, die Mitochondrien, erzeugen Energie, indem sie Sauerstoff verwenden, um ATP-(Adenosintriphosphat-) Moleküle zu verbrennen. So wird Glukose in den Zellen gespeichert. Bei ATP handelt es sich also um in den Zellen gespeicherte Energiemoleküle. Den Zellen muss also kontinuierlich Energie zugeführt werden, und die bekommen sie aus der Verbrennung von ATP mithilfe von Sauerstoff. Wenn wir die Zellen nicht mit Sauerstoff versorgen, werden sie auch nicht mehr mit Energie versorgt und stellen ihre Funktion ein.

Wenn wir Sauerstoff über unsere Lungen eingeatmet haben, ist er im Blut nahezu unlöslich. Das bedeutet, dass er sich im Blutstrom nicht auflöst (was ein großes Problem darstellen könnte, weil wir pro Sekunde enorme Mengen an Sauerstoff benötigen). Deswegen haben wir rote Blutkörperchen. Rote Blutkörperchen sind wie spezielle Transporter, die Unmengen von Sauerstoff binden und über den Blutkreislauf zu sämtlichen Organen des Körpers tragen können. Die Formel des Lebens (ein Begriff, den mein Kollege und Mentor Dr. David Berlin vom Weill Cornell Medical Center geprägt und oft verwendet hat) zu verstehen heißt, einfach zu verstehen, wie Sauerstoff aufgenommen oder über die Lungen eingeatmet und dann von den roten Blutkörperchen gebunden wird, die eine enorme Menge Sauerstoff durch die Arterien in den ganzen Körper tragen. Beispielsweise kann ein durchschnittlicher Mensch über die Lungen bis zu etwa drei Liter Sauerstoff pro Minute aufnehmen. Ein gut trainierter Athlet kann mehr als fünf Liter (oder weit über eine Gallone, das sind 3,78 Liter) Sauerstoff pro Minute aufnehmen, der dann an die roten Blutkörperchen gebunden und bis in die entferntesten Teile des Körpers transportiert wird. Wenn die roten Blutkörperchen in einen Bereich des Körpers gelangen, wo Bedarf an Sauerstoff besteht, geben sie den an sie gebundenen Sauerstoff ab und nehmen das Kohlendioxid, das als Abfallprodukt der Zellaktivität anfällt, auf und transportieren es ab. Das Kohlendioxid wird anstelle des Sauerstoffs an die roten Blutkörperchen (die Transporteure) gebunden und zurück zu den Lungen gebracht, wo es ausgeatmet wird. Die Lungen arbeiten also ähnlich wie Lüftungsschlitze, die Sauerstoff hereinlassen, wenn wir einatmen, und wie ein Auspuffrohr, wenn wir ausatmen. Weil Kohlendioxid ein Abfallprodukt ist, wäre es Gift für die Zellen, wenn es nicht entfernt würde, ähnlich wie Rauch in einer Fabrik oder Abgase in einem Auto.

Die Menge des an die roten Blutkörperchen gebundenen Sauerstoffs (sowie die kleine Menge, die es tatsächlich schafft, sich im Blut aufzulösen) wird als Sauerstoffgehalt des Blutes bezeichnet. Aber natürlich muss der Sauerstoff, damit er für den Körper von Nutzen sein kann, die Organe, in denen er gebraucht wird, auch erreichen. Selbst wenn eine Person eine Million Liter Sauerstoff aufnehmen könnte und dieser Sauerstoff in ihrem Blut enthalten wäre, wäre er nutzlos für den Körper, wenn er nicht zu den Organen transportiert werden könnte. Um den Sauerstoff auszuliefern, braucht man eine Pumpe – und diese Pumpe ist das Herz. Die Sauerstoffzufuhr errechnet sich aus zwei Faktoren: Sauerstoffgehalt multipliziert mit der Herzleistung (Pumpen des Herzens). Wenn das Herz aus irgendeinem Grund nicht genug Sauerstoff durch den Körper pumpt, um dessen Bedürfnisse zu befriedigen, kann die betreffende Person nicht am Leben bleiben und wird schließlich sterben. Deshalb ist das Herz so wichtig und deshalb können Menschen an Herzkrankheiten sterben. Auch wenn wir zu schnell zu viele rote Blutkörperchen verlieren, etwa aufgrund einer Blutung nach einem Autounfall oder durch eine Schusswunde, sterben wir, weil wir ohne die roten Blutkörperchen, die den Sauerstoffbedarf des Körpers decken, nicht weiterleben können. Das gleiche gilt, wenn die Lungen ihre Funktion einstellen und den benötigten Sauerstoff nicht mehr liefern können. Interessanterweise benötigt der Körper bei einer schweren Erkrankung (etwa einer heftigen Infektion) sehr viel mehr Sauerstoff als sonst. Und weil dieser Sauerstoff nicht geliefert werden kann, stellen die Organe ihre Tätigkeit ein, was zu Organversagen und schließlich zum Tod führt. Wenn unser Herz (das selbst auf eine konstante Versorgung mit Sauerstoff angewiesen ist) versagt, sterben wir, weil das Herz die Pumpe ist, die alle Organe mit Sauerstoff versorgt. Es gibt also tatsächlich eine magische Zutat, die wir zum Leben brauchen und die uns helfen kann, am Leben zu bleiben. Es ist weder Nickel noch Quecksilber oder Arsen. Es ist der gute alte Sauerstoff.

In unserem normalen Leben – wir fahren mit dem Auto zur Arbeit oder sitzen auf der Couch und schauen fern – hält der Körper ein konstantes Gleichgewicht zwischen Sauerstoffbedarf und Sauerstoffversorgung aufrecht. Die roten Blutkörperchen können eine enorme Menge an Sauerstoff an sich binden, nicht nur um den täglichen Anforderungen gerecht zu werden, sondern auch um größere Herausforderungen zu meistern. Tatsache ist, dass wir in vielen Fällen sehr viel mehr als den normalen Sauerstoffgehalt im Blut benötigen. Wenn wir ernsthaft krank werden, etwa eine schwere Infektion haben, die tödlich verlaufen könnte, sind wir oft in einem Teufelskreis gefangen: Wir können nicht genug Sauerstoff liefern, aber die Zellen brauchen mehr als sonst. Das liegt daran, dass die Zellen auf Hochtouren laufen, um die Chemikalien zu produzieren, welche die Infektion bekämpfen. In dem Versuch, die Infektion zu bekämpfen, könnte der Körper beispielsweise plötzlich ein Vielfaches an weißen Blutkörperchen hervorbringen. Die weißen Blutkörperchen sind wie Soldaten, die uns gegen Infektionen durch Bakterien und Viren verteidigen. Viele Chemikalien werden von diesen Zellen in Massen produziert und auf die Bakterien losgelassen, um sie zu vernichten – in einer Weise, die der Kriegführung mit chemischen Waffen nicht unähnlich ist. Deswegen bekommen wir Fieber.

Stellen Sie es sich vor wie Überstunden, die in einer Fabrik gemacht werden, weil ein Land im Krieg anders versorgt werden muss als in Friedenszeiten. Bedenken Sie aber gleichzeitig, dass dieses Land Probleme hat, an die Rohstoffe heranzukommen, die es braucht, um die Versorgung sicherzustellen, die zur Bekämpfung des Feindes – in unserem Fall der Krankheit – nötig ist. Das ist vergleichbar mit der Situation, in der sich Großbritannien im Zweiten Weltkrieg befand. Damals glaubten viele Menschen, das Land stehe kurz vor dem Zusammenbruch. Was den Körper angeht, müssen wir unter so extremen Umständen in der Lage sein, ein entsprechend höheres Sauerstoffniveau sicherzustellen. Doch weil der Körper krank ist, ist er nicht mehr in der Lage, dies zu bewerkstelligen, und das kann den Sauerstoffmangel verschärfen und den anaeroben Stoffwechsel beschleunigen, was schließlich dazu führt, dass die Organe ihre Tätigkeit einstellen.

Wir brauchen also nicht nur eine konstante Versorgung mit Sauerstoff, sondern auch rote Blutkörperchen, die den Sauerstoff transportieren. Deswegen sterben Menschen, wenn sie aufgrund eines Unfalls heftig bluten und sehr schnell in einen kritisch anämischen Zustand kommen. Andere Leiden führen ebenfalls zum Tod, wenn das Herz nicht kräftig pumpen kann und der Blutdruck zu niedrig ist, um den an die roten Blutkörperchen gebundenen Sauerstoff durch die Blutbahn bis zu den Organen zu transportieren. Wenn die Zellen einen Punkt erreichen, an dem sie nicht mehr ausreichend mit Sauerstoff versorgt werden, bezeichnet man dies als Schock. Und das ist ein sehr gefährlicher Zustand. Schock ist die medizinische Bezeichnung für den Punkt, an dem die Zufuhr von Sauerstoff in die Zellen nicht ausreicht, um ihren Bedarf an Sauerstoff zu decken, und die Zellen ihre Funktion daher nicht mehr erfüllen können. Die Mitochondrien, die Hitze und Energie erzeugen, indem sie unter Verwendung von Sauerstoff ATP-Moleküle aufbrechen, können dies nicht länger tun, was zur Folge hat, dass die Energiequelle versiegt. Dies wiederum veranlasst die Zellen, Toxine zu bilden, etwa Milchsäure (die bei Läufern Muskelkrämpfe hervorruft). Der Körper hat ein kluges System, mit dem er Zeit zu gewinnen versucht, um zu verhindern, dass die Zellen komplett herunterfahren, ähnlich wie ein benzinbetriebener Generator den Betrieb einer Fabrik aufrechterhält, wenn der Strom ausfällt. Der Körper beginnt die Milchsäure zu verbrennen (in einem Prozess, der als anaerober Stoffwechsel bezeichnet wird), was ein wenig Energie erzeugt, aber natürlich nicht genug. Der anaerobe Stoffwechsel kann die Zellen für eine relativ kurze Zeitspanne erhalten, aber wenn diese Phase der Milchsäureverbrennung ohne genügend Sauerstoff länger andauert, hört die ganze Zellmaschinerie auf zu arbeiten. Wenn die Sauerstoffzufuhr nicht bald neu gestartet wird, stellen die Zellen ihre Funktion ein – ähnlich wie die Fabrik, die sich kurzfristig auf einen Generator verlässt, der aber bald kein Benzin mehr hat, und nur darauf wartet, dass der Strom wieder eingeschaltet wird.

Damit ist klar, dass die verschiedenen Todesursachen eine Endstrecke gemeinsam haben und in einem Zustand des medizinischen Schocks gipfeln. Charakteristisch dafür ist ein Mangel an zu den Organen geliefertem Sauerstoff, und wenn der nicht rechtzeitig behoben wird, bewirkt er, dass das Herz zu schlagen aufhört, was zu einem Zustand führt, der medizinisch als Herzstillstand bezeichnet wird, was gleichbedeutend mit Tod ist. Ursachen wie starke Blutungen, Krebs, Infektionen, Vergiftungen und Herzinfarkt können alle einen medizinischen Schockzustand herbeiführen, der, wenn er nicht schnell beendet wird, letztendlich dazu führen wird, dass alle wichtigen Organe ihre Funktion einstellen. Wenn dies die Nieren betrifft, hören diese auf zu arbeiten und die Person produziert keinen Harn mehr. Wenn das Gehirn davon betroffen ist, funktioniert es nicht mehr, die elektrische Aktivität kommt innerhalb von Sekunden ebenso zum Erliegen wie die Reflexe im Stammhirn, die uns am Leben halten, indem sie dafür sorgen, dass wir atmen und unser Herz schlägt, und die Person fällt in ein tiefes Koma. Anders als bei einem Verfall der Nieren oder der Leber, der uns nicht sofort tötet, selbst wenn diese Organe ihre Funktion einstellen, ist es, wenn der Sauerstoffmangel das Herz betrifft und das Herz aufhört, Sauerstoff und Nährstoffe durch den Körper zu pumpen. Dann sterben wir sofort. Der Tod tritt in der Regel nur wenige Sekunden, nachdem das Herz zu schlagen aufhört, ein. Die Definition des Todes ist also Folgende: Wenn das Herz eines Menschen nicht mehr schlägt und er auch nicht mehr atmet (weil die Lungen aufgrund eines Mangels an Sauerstoff ihre Funktion eingestellt haben) und wenn die Reflexe an der Basis des Gehirns (Stammhirn) fehlen, was ein Zeichen dafür ist, dass auch das Gehirn aufgrund von Sauerstoffmangel aufgehört hat zu arbeiten. An diesem Punkt reagieren die Pupillen der Person nicht mehr auf Licht und der oder die Betreffende entwickelt das, was als starre oder geweitete Pupillen bezeichnet wird. Deswegen leuchten Ärzte mit einer Taschenlampe in die Augen, um festzustellen, ob jemand noch lebt. Herzstillstand ist ein Synonym für Tod, denn das Herz ist die Pumpe und ohne Pumpe kann das Blut den Sauerstoff, den es enthält, nicht ausliefern.

Der Tod ist also weniger der mystische oder philosophische Vorgang, als der er oft betrachtet wird, sondern eigentlich ein physikalischer und biologischer Prozess. Wenn der Körper keinen Sauerstoff mehr aufnimmt und das Herz kein sauerstoffreiches Blut mehr in die Gewebe pumpt, tritt der Tod ein.

Was genau passiert, nachdem der Tod eingetreten ist? Ich kenne viele Menschen, die einfach sagen würden: »So, das war's. Das ist das Ende.« Aber ist es das wirklich? Stellen wir uns für einen Moment vor, wir könnten in einen Körper nach dem Tod eintreten und beobachten, was vor sich geht. Wir wissen, dass das Herz aufgehört hat, sauerstoffhaltiges Blut, das Elixier des Lebens, durch den Körper zu pumpen. Die Zellen werden also nicht mehr mit Sauerstoff versorgt. Ohne Sauerstoff werden ihre Pumpen heruntergefahren und es wird keine Energie mehr erzeugt. Aber was tatsächlich passiert, ist, dass wir in eine zweite Phase eintreten, in den Zeitraum »nach dem Tod« – das Stadium, das mit dem allmählichen Absterben der Zellen einhergeht, das erst beginnt, wenn wir gestorben sind, und viele Stunden dauert.

Es ist wahrscheinlich, dass den meisten Menschen dieses Konzept nicht vertraut ist. Um zu veranschaulichen, was nach dem Tod mit den Zellen passiert, wenn sie nicht mehr mit Sauerstoff beliefert werden, können Sie sich das Szenario während des Hurrikans Katrina in New Orleans vor Augen führen und welche Vorkehrungen die Stadt getroffen hat, um solche Verwüstungen in Zukunft zu verhindern. Es gibt viele einzelne Häuser in den verschiedenen Stadtteilen von New Orleans. Um die Menschen in diesen Häusern am Leben zu halten, müssen eine bestimmte Temperatur und ein bestimmter Sauerstoffgehalt gewährleistet sein. Auch müssen die Häuser Wasser haben, aber nicht zu viel. Um diese Häuser zu schützen, hat die Stadt auch Schutzwälle errichtet, genau wie das Gehirn einen Schutzmechanismus für seine Zellen hat, die den Blutfluss dorthin reguliert, weil ein zu geringer oder ein zu hoher Blutfluss höchst zerstörerisch sein kann. Während einer Krise reguliert das Gehirn (in einem Prozess namens Autoregulation) die Menge an Blut, die in es hineinfließt, ähnlich wie Deiche den Wasserstand regulieren. Dies verhindert, dass ein plötzlicher Anstieg und vor allem ein plötzliches Absinken des Blutdrucks die Durchblutung stört und damit auch die Sauerstoffzufuhr zum Gehirn.

Dies funktioniert wunderbar, außer in extremen Fällen, wenn etwas (wie eine Infektion oder eine Blutung) den Blutdruck auf ein kritisches Niveau senkt. Unter diesen Bedingungen wird nicht genügend Sauerstoff an das Gehirn abgegeben. Wenn die Sauerstoffversorgung des Gehirns unter einen kritischen Schwellenwert fällt, wird die betreffende Person zunächst fahrig und fällt dann ins Koma. Wenn der Blutdruck noch weiter sinkt, kommt das Gehirn innerhalb von Sekunden vollkommen zum Stillstand. Das ständige Flackern der elektrischen Aktivität, das Kennzeichen eines aktiv funktionierenden Gehirns – wie die Lichter der Stadt, die wir flackern sehen, wenn wir aus dem Nachthimmel auf sie herabschauen – hört einfach auf. Alles verwandelt sich in tödliche Stille. Das Gehirn befindet sich im »Flatline«-Zustand. Wir können diese elektrische Aktivität (oder deren Fehlen) an der Oberfläche des Gehirns messen, und zwar mit einer Maschine namens Elektroenzephalogramm (EEG). Der extremste Zustand, der den Blutfluss zum Gehirn zum Erliegen bringt, ist natürlich ein Herzstillstand oder der Tod, denn er hat zur Folge, dass überhaupt kein Blutdruck mehr da ist, weil das Herz nicht mehr schlägt. Wenn die Selbstregulierung des Blutflusses und damit auch des Sauerstofftransports zum Gehirn nicht mehr funktioniert, schalten die Zellen zuerst in einen Panikmodus und fallen dann nach wenigen Minuten in einen toxischen Aufruhr.

Nun stellen Sie sich vor, dass jede Zelle, ähnlich wie jedes Haus, eine eigene, in die Wand eingebaute Pumpe hat, die reguliert, was reingeht und was raus. Die Gehirnzellen brauchen optimale Bedingungen, um Elektrizität zu erzeugen. Elektrizität wird erzeugt, wenn das Konzentrationsgefälle von Natrium und anderen Substanzen wie Kalzium entsprechend hoch ist (wobei es vor allem außerhalb der Zelle hoch ist und im Innern eher niedrig). Es ist hauptsächlich die Bewegung von Natrium und anderen Chemikalien wie Kalium und Kalzium in die Zellen und aus ihnen heraus, die Elektrizität erzeugt. Wenn wir zu viel Kalzium in den Zellen haben, versagen sie. Diese Pumpen müssen konstant mit Energie versorgt werden um zu arbeiten, und wenn der Mensch stirbt, weil nicht genügend Sauerstoff und ATP gespeichert ist, durchlaufen die Zellen ihren eigenen Sterbeprozess.

Diese Zerstörung und Verwüstung findet während dieses Prozesses in einer bestimmten Reihenfolge statt. Aus medizinischer Sicht sieht es also so aus: Wenn wir die einzelnen Stadien der Verwüstung, die auf den Eintritt des Todes folgen, identifizieren und verstehen, können wir versuchen, die entsprechenden Veränderungsprozesse zu verlangsamen und anzuhalten. Dann können wir auch die Zellen stabilisieren, reponieren und schließlich reparieren und wieder funktionsfähig machen. Dies ist, ganz kurz zusammengefasst, die Wissenschaft und Kunst der Reanimation. Und genau das haben wir gelernt und können es nun in Bezug auf das Gehirn und den Rest des Körpers anwenden, wenn die Versorgung mit Sauerstoff durch die Verwüstungen des Todes und einen Herzstillstand nicht mehr gegeben ist. Das ist keineswegs einfach, aber mithilfe eines guten Pflegesystems durchaus zu schaffen.

Was mit einer Person passiert, die stirbt, ähnelt dem, was mit einer Stadt passiert, wenn sie überschwemmt wird. Ein menschlicher Körper besteht aus Milliarden von Zellen. Diese Zellen funktionieren am besten mit einer geringen Menge Kalzium – ähnlich wie ein Haus am besten mit einer gesteuerten Wasserzufuhr funktioniert. Um das richtige Gleichgewicht zu halten, werden Pumpen benötigt, die das überschüssige Kalzium entfernen. Weil Sauerstoff nicht in den Zellen gespeichert werden kann, geht es bergab, sobald die Sauerstoffzufuhr aufhört. Wenn das Herz aufhört, das sauerstoffhaltige Blut durch den Körper zu pumpen, verbraucht dieser innerhalb von vier Minuten den ganzen gebundenen Sauerstoff sowie die gesamte Energie und die Pumpen beginnen zu versagen.

Im Laufe dieses Prozesses werden verschiedene Toxine aus dem Innern der Zellen freigesetzt. Die Zellen schwellen an, und ihre Membranen, die als Wände fungieren, werden beschädigt. Die ganze Zeit über werden die Zellen immer saurer, schwellen immer mehr an, entzünden sich zunehmend und nehmen immer mehr Schaden. Die Pumpen, die normalerweise regeln, was in die Zellen gelangt und was aus ihnen herauskommt, funktionieren nicht mehr und das Kalzium beginnt die Zellen von außen zu überschwemmen, wodurch sie noch mehr anschwellen und die Zellmembranen zerstören. Die Zellmembranen bekommen Risse und Löcher und noch mehr Kalzium strömt in die Zellen. In diesem Teufelskreis nehmen die Zellen immer mehr Schaden. Die Kalziumakkumulation in den Zellen führt letztlich zu einer bestimmten Form von Toxizität (Exzitotoxizität genannt). Die Zellen gehen schließlich durch ein biochemisches Programm namens Apoptose oder programmierter Zelltod, das sie veranlasst, innerlich ganz still zu schrumpfen oder in einem Prozess namens Nekrose äußerlich zu Bruch zu gehen. Diese Prozesse, in deren Verlauf die Zellen schließlich sterben, sind eine chemische Kettenreaktion, welche die Aktivität chemischer Katalysatoren, genannt Enzyme, voraussetzen. Daher besteht eine Möglichkeit, die schädlichen Auswirkungen des Todes zu bekämpfen, zu stoppen und sogar umzukehren, selbst nachdem der Tod eingetreten ist, darin, diese chemischen Reaktionen zu verlangsamen, indem man die chemischen Katalysatoren im Gehirn und anderen Organen gezielt ins Visier nimmt und ihre Aktivität blockiert. Ohne die Aktionen der Enzyme in den Gehirnzellen und in den Zellen anderer Organe, können sie nicht so schnell »sterben«, denn selbst der Zelltod ist ein chemischer Prozess. Indem Sie diesen chemischen Prozess aufhalten, halten Sie den Zelltod auf oder verlangsamen ihn zumindest.

Genau das passiert auch bei einem gewöhnlichen Schlaganfall. Bei einem Schlaganfall wird den Zellen in einem begrenzten Bereich des Gehirns Sauerstoff entzogen, und sie machen diesen gesamten Sterbeprozess durch. Deswegen tragen manche Schlaganfallpatienten schwere Behinderungen davon. Die Zellen, die von einer mangelnden Sauerstoffversorgung betroffen waren, sind innerhalb weniger Stunden abgestorben. Medizinisch gesehen ist der Tod ein umfassender Schlaganfall, bei dem das gesamte Gehirn von diesem Sauerstoffmangel betroffen ist. Doch auf die gleiche Weise, wie wir die Zerstörung der Gehirnzellen nach einem Schlaganfall begrenzen und sogar umkehren können, wenn wir den Patienten schnell genug behandeln (bei einem gewöhnlichen Schlaganfall, der das Gehirn in Mitleidenschaft zieht, geben die meisten einen Zeitrahmen von etwa viereinhalb Stunden an), können wir auch einen umfassenden Schlaganfall rückgängig machen – und damit den Tod.

Für beide Prozesse gilt: Zellen, die aufgrund mangelnder Durchblutung und mangelnder Versorgung mit wichtigen Nährstoffen und Sauerstoff Schaden genommen haben, arbeiten zwar nicht mehr, aber sie sind noch nicht vollständig zerstört. Wenn also die Durchblutung und die Versorgung mit Sauerstoff und lebenswichtigen Nährstoffen in dieser Zeit wiederhergestellt werden kann, können sich die Zellen teilweise oder vollständig erholen. Für uns, die wir den Tod bekämpfen, geht es also nicht nur darum, den Abbauprozess aufzuhalten, sondern auch, zu verhindern, dass er sich dem Punkt, an dem es kein Zurück mehr gibt, auf kontrollierte Weise annähert. Auch wenn die Zellen des Gehirns und anderer Organe im Laufe dieses Prozesses rapide abbauen – sie sind nach wie vor lebensfähig. Sie arbeiten zwar nicht, weil sie diese schwächende Veränderung durchmachen, aber sie können gerettet, wiederaufgebaut und erneut zum Funktionieren gebracht werden. Wenn wir sie allerdings mehrere Stunden unbehandelt lassen (etwa bei jemandem, der vor vielen Stunden einen Schlaganfall erlitten hat), schrumpfen sie komplett ein und sterben ab. Das ist die medizinische Chance und Herausforderung, die uns heute aufgrund des wissenschaftlichen Fortschritts geboten wird: die Fähigkeit, über den Tod hinauszugehen und sicher zurückzukommen.

Diese Methoden sind für die Reanimationswissenschaft von zentraler Bedeutung. Dies wird von der unglaublichen Erkenntnis illustriert, dass Zellen, die dem Gehirn eines Toten entnommen worden waren, und zwar viele Stunden, nachdem man diese Person in die Leichenhalle gebracht hatte, im Labor weiterwachsen. Im Mai 2001 gelang es Wissenschaftlern am Salk Institute, La Jolla, Kalifornien, Gehirnzellen von Leichen im Labor wachsen zu lassen. Die Wissenschaftler konnten zeigen, dass diese Zellen, entnommen von Menschen, die bereits mehrere Stunden tot waren, nicht nur wachsen, sondern sich auch teilen und spezialisierte Klassen von Gehirnzellen bilden. Diese Wissenschaftler konzentrierten sich bei ihrer Arbeit auf das Züchten von Stammhirnzellen namens neuronale Vorläuferzellen, aber was sie dabei beobachteten, ist ein deutlicher Beweis dafür, dass Gehirnzellen noch viele Stunden, nachdem die Blut- und Sauerstoffversorgung unterbrochen wurde und das Herz zu schlagen aufgehört hat, nach dem Tod also, lebensfähig sind. »Ich finde es bemerkenswert, dass wir alle massenweise Zellen in unserem Gehirn haben, die wachsen und sich differenzieren können, solange wir leben und sogar nach dem Tod«, sagt Fred Gage, Professor am Salk Institute und Leiter dieser Studie.

Ein höchst bemerkenswertes Ergebnis dieser Pionierarbeit ist, dass Gehirnzellen, die man Menschen vier Stunden nach ihrem Tod entnommen hat, im Labor weitergezüchtet werden konnten – was bedeutet, dass sie immer noch lebensfähig waren. Kürzlich traf ich bei einer Konferenz in New York, veranstaltet von der Nour Foundation – eine gemeinnützige und regierungsunabhängige Organisation, die Bedeutung und Gemeinsamkeiten der menschlichen Erfahrung erforscht – und der New York Academy of Sciences, eine Wissenschaftlerin, die mir erzählte, dass sie regelmäßig Gehirnzellen aus Leichen entnimmt und sie im Labor zu Forschungszwecken züchtet (die Menschen, mit denen sie forscht, haben zugestimmt, dass ihnen nach ihrem Tod Zellen entnommen werden dürfen). Noch vier Stunden nach dem Tod kann sie eine Gewebeprobe des Gehirns entnehmen und die Zellen im Labor wachsen lassen.

Schätzungen darüber, wie lange Zellen nach dem Tod ohne Blutversorgung, und daher ohne Sauerstoff, in verschiedenen Organen überleben können, schwanken in Abhängigkeit von Faktoren wie der Art des betreffenden Gewebes und der Umgebungstemperatur. Knochen ist mit bis zu vier Tagen das toleranteste Gewebe. Haut kann bis zu 24 Stunden überleben und Fett bis zu 13 Stunden. Nervenzellen und Hirngewebe (Neuronen) bleiben vermutlich bis zu acht Stunden reversibel. Selbst wenn wir die Variationen berücksichtigen, zeigt uns dies, dass Zellen in einem durchaus signifikanten Zeitraum nach dem Eintreten des Todes wieder ins Leben zurückgeholt werden können.

Eine der wichtigsten Entdeckungen der letzten zehn Jahre, die es uns erlaubt, die chemischen Reaktionen, die nach dem Tod in den Zellen des Körpers und des Gehirns ablaufen, zu stoppen, war die Erkenntnis, wie wichtig es ist, die Zellen kühl zu halten. All diese chemischen Reaktionen lösen im Körper eine Kettenreaktion aus, die, wie alle chemischen Reaktionen, temperaturabhängig ist. Hitze beschleunigt die chemischen Reaktionen, Kälte verlangsamt sie. Das Kühlen von Zellen, denen Sauerstoff entzogen wurde, verlangsamt die Aktivität der Enzyme, welche die chemischen Reaktionen in den Zellen steuern, und reduziert somit die schädlichen Prozesse, die ablaufen, nachdem der toxische Aufruhr eingesetzt hat. Das gibt uns Zeit, die Zufuhr von Sauerstoff in die Zellen neu zu starten.

Im Frühjahr 2011 bekam ich einen Anruf von einem Kollegen aus England. Er erzählte mir eine unglaubliche Geschichte, die dies veranschaulicht. Medizinisch ging es in dieser Geschichte um die Verlangsamung des Abbauprozesses von Zellen ohne Sauerstoffversorgung mit dem Ergebnis, dass ein Mann, der dreieinhalb Stunden tot gewesen war, ins normale Leben zurückkehren konnte. Obwohl dieser Mann dreieinhalb Stunden lang keinen Herzschlag hatte und nicht atmete, überlebte er. Und was noch wichtiger war, er wurde ohne Hirnschädigung aus dem Krankenhaus entlassen, wo andere in seiner Situation nicht einmal überleben. Wie war es ihm gelungen, wieder voll funktionsfähig zu werden, nachdem sein Herz so lange stillgestanden hatte? Und vor allem, was verhinderte, dass seine Zellen nicht vollständig überflutet wurden und er unwiederbringlich starb?

Die Geschichte sagt viel über die Lebensfähigkeit von Zellen, wenn die Zellen gekühlt werden. Der 53-jährige Mann namens Arun Bhasin ging bei 10 °C Außentemperatur zu Fuß von einer Party in East London nach Hause und brach auf dem Weg zusammen. Als ein Passant ihn fand, war er völlig unterkühlt. Der Passant rief einen Krankenwagen. Im Krankenhaus angekommen war der Patient in einem schlechten Zustand. Seine Körpertemperatur war auf 30 °C gesunken, 37 °C sind normal. Als die Ärzte ihn zu behandeln begannen, hatte er einen Herzstillstand.

Doch weil sein Körper bereits abgekühlt war, hatte sich die Stoffwechselaktivität in seinen Zellen verlangsamt. Reines Glück für ihn war die Technik, die in diesem Krankenhaus zur Verfügung stand. Außerdem hatten zwei Experten für Reanimationsmedizin, Dr. Nigel Raghuntah und Russell Metcalfe-Smith, gerade Dienst. Sie schlossen ihn an eine Maschine namens ZOLL AutoPulse an, die ihm automatisch eine durchgängige und qualitativ sehr hochwertige Herzdruckmassage verabreichte, während sie nach der Ursache für den Herzstillstand suchten. Dreieinhalb Stunden später schlug sein Herz wieder.

Arun Bhasin hat nicht nur überlebt, er war auch in der Lage, seine volle Funktionsfähigkeit, ohne irgendwelche kognitiven Beeinträchtigungen, wiederzuerlangen – weil sein Körper kalt war, während sein Herz nicht schlug und seine Zellen nicht mit Sauerstoff versorgt wurden. Als er im Krankenhaus ankam, lag seine Körpertemperatur zwei Grad unter der für diese Situation optimalen Temperatur von 32 °C. Studien zeigen, dass wir mit jedem Grad Celsius weniger Körpertemperatur die Stoffwechselaktivität um etwa sechs Prozent reduzieren. Indem wir den Körper von 37 auf 32 °C abkühlen, vermindern wir die Stoffwechselaktivität und damit die Wahrscheinlichkeit, dass die Gehirnzellen ihren eigenen Tod durchlaufen, um rund ein Drittel. Das heißt, dass die Gehirnzellen, selbst wenn sie nicht funktionieren, weniger wahrscheinlich bleibenden Schaden nehmen, während das Herz stillsteht und sie nicht mit Sauerstoff versorgt. Obwohl Bhasins Körpertemperatur etwas geringer war als empfohlen, wirkte die Tatsache, dass er so kalt war, wie ein Bremsmechanismus auf den Abbau seiner Zellen. Die Kälte erlaubte es dem Kalzium nicht, zu schnell zurückzufahren und die Zellen mit Toxinen zu überfluten. Sie verlangsamte den Prozess der Apoptose und Nekrose, der das Kennzeichen des Zelltods ist, weil sie die Enzyme von ihrer Arbeit abhielt und so die chemischen Reaktionen verhinderte, die ablaufen müssen, um Zellen sterben zu lassen.

Die meisten Berichte über Bhasins Geschichte handeln davon, was für ein Wunder es doch war, dass er überlebt und sein Gehirn keinen Schaden genommen hatte. Nun, das war nicht wirklich ein Wunder – es war angewandte Reanimationswissenschaft. Sein Fall hilft zu verstehen, was Schäden am Gehirn und anderen lebenswichtigen Organen verursacht und wie diese Schäden verhindert werden können. Seine Gehirnzellen wurden durchgehend kühl gehalten. Das bewirkte, dass die zum Zelltod führenden Prozesse deutlich langsamer abliefen, was wiederum seinen Ärzten Zeit gab, das Herz wieder in Gang zu bringen und die Schäden, die durch den Herzstillstand entstanden waren, rückgängig zu machen. Aus diesem Grund legen wir Lebensmittel in den Kühlschrank; die Kälte stoppt den Zerfallsprozess.

Obwohl der Zellabbau nichts Bakterielles ist, verlangsamt das Kühlen der Zellen die Arbeit der Enzyme, welche die entsprechenden chemischen Reaktionen bewirken.

Bhasin hatte, wie bereits gesagt, auch noch den Vorteil, dass für ihn moderne Technik zur Verfügung stand. Das Krankenhaus, in dem er seinen Herzstillstand hatte, nutzte das ZOLL-Auto-Pulse-Gerät für die Herzdruckmassage. Diese Maschine verabreicht standardisierte und gleichmäßige Thoraxkompressionen und schließt damit Fehler aufgrund von menschlichem Versagen und Müdigkeit weitgehend aus. Wieder, auch das wurde bereits gesagt, ist es reine Glückssache, ob man in einem Krankenhaus landet, wo solche Maschinen zur Verfügung stehen oder das im Hinblick auf das Behandeln eines Herzstillstands auf dem neuesten Stand der Technik ist, denn für viele Krankenhäuser trifft das nicht zu.

Die Reanimationswissenschaft entwickelt sich ständig weiter und macht Fortschritte, die geradezu überwältigend sein können. In vieler Hinsicht überholt sie unsere kollektive Psyche, die auf der Vorstellung basiert, dass es einen physischen Moment des Todes gibt. Wir haben unsere feste Vorstellung von Leben und Tod sozusagen geerbt, denn sie wurde im Laufe vieler Jahrhunderte gehegt und gepflegt – von den alten Griechen, über die Renaissance und die Viktorianische Zeit weitergegeben, blieb sie bis heute ungebrochen. Selbst das, was sich in dieser Zeit bis heute in Bezug auf den Tod geändert hat, dringt nur ganz allmählich in unser allgemeines Verständnis vor. Vieles von dem, was wir als real akzeptieren, ist weder gesellschaftlich noch wissenschaftlich determiniert. Doch jetzt bewegen wir uns in diese Grauzone, in die Zeit »nach dem Tod«, die als Folge der Hartnäckigkeit entstanden ist, mit der die Menschheit versucht, den Tod umzukehren, nachdem er eingetreten ist. Und das hat, wie wir noch sehen werden, erhebliche Auswirkungen auf uns alle.

KAPITEL 4

Den Tod rückgängig machen

Im 17. Jahrhundert, dem Goldenen Zeitalter der Niederlande, entstand das, was wir an Amsterdam so schön finden. Stadtplaner beaufsichtigten das Ausheben von Kanälen, mehrere Hundert Kilometer lang. Die drei Hauptkanäle bildeten konzentrische Gürtel um die Stadt und wurden von Märkten, Restaurants und Häuserfluchten gesäumt. Die Romantik der Kanäle wurde durch schmale Wege betont, die es Menschen möglich machten, ganz nah am Wasser entlangzugehen, besonders in dem prachtvollen Bereich, der als Goldener Bogen bekannt ist und wo die großen Stadtvillen stehen. Doch im 18. Jahrhundert, als die Bevölkerungszahl von Amsterdam aufgrund der Einwanderung in die Städte drastisch in die Höhe ging, ergab sich plötzlich ein einzigartiges Problem entlang der gewundenen Kanäle: Eine große Anzahl von Menschen fiel in die Kanäle und ertrank.

Da es keine idiotensichere Möglichkeit gab, Leute vor einem Sturz in den Kanal zu bewahren, begann man nach Wegen zu suchen, um diejenigen zu retten, die nach einem solchen Sturz leblos aus dem Kanal gezogen wurden. Zu der Zeit glaubte man, man könne die durch das Ertrinken mit Wasser gefüllten Lungen mit einem Blasebalg bearbeiten, der sich in der Tat als eine Art Vorläufer des modernen Beatmungsgeräts erwies. Daher bestand, als im Jahr 1767 die Amsterdamer Lebensrettungsgesellschaft gegründet wurde, eine ihrer Lösungen zur Rettung Ertrunkener darin, Blasebälge in regelmäßigen Abständen entlang der Stadtkanäle zu platzieren. Wenn also jemand einen Ertrunkenen entdeckte, konnte er oder sie diese Person aus dem Kanal ziehen und mittels des Blasebalgs wiederbeleben. Es war so ähnlich wie heute, wo Defibrillatoren in Flughäfen und anderen öffentlichen Gebäuden hängen, damit jemand, der einen Herzstillstand hat und stirbt, schnell wiederbelebt werden kann. Die Gesellschaft behauptete jedenfalls, innerhalb von vier Jahren mehr als 150 Menschen gerettet zu haben.

Die Blasebalg-Methode war ein Kind der Aufklärung. In dieser Zeit bereitete die Wissenschaft den Weg für Menschen, die ihr Leben verlängern wollten, indem sie irgendwie versuchten, den Tod rückgängig zu machen. Obwohl man das Leben und den Tod lange Zeit für Gegensätze gehalten und angenommen hat, nur Gott oder einer seiner Propheten könne eingreifen, wenn jemand gestorben war, begannen die Menschen nun, ihr Schicksal mithilfe der Medizin selbst in die Hand zu nehmen, statt es allein höheren Mächten zu überlassen. So merkwürdig uns die Blasebalg-Methode heute auch vorkommen mag, verglichen mit älteren Bemühungen zur Wiederbelebung Toter, war sie ziemlich innovativ. Beispielsweise hat Galen von Pergamon, der legendäre griechische Arzt, Leben mit Wärme in Verbindung gebracht. Die Menschen seiner Zeit taten also alles, was sie konnten, um die Toten aufzuwärmen und sie auf diese Weise »wiederzubeleben«. Sie tauchten die Toten in heißes Wasser und bedeckten sie mit warmer Asche oder erwärmten Exkrementen. In manchen Teilen der Welt hielt man das Stimulieren der Leiche für die ultimative Lösung. Man blies also Rauch in den Anus der toten Person, ein ebenso würdeloses wie erfolgloses Manöver, während andere die Kehle der Leiche mit einer Feder kitzelten. Diese verzweifelten, fast völlig wirkungslosen Verfahren waren bis zur Aufklärung an der Tagesordnung.

Weil in europäischen Städten so viele Menschen vorzeitig durch Ertrinken starben, lag das Hauptaugenmerk auch weiterhin auf Beatmung und auf dem Versuch, Luft in die Lungen zu bekommen. Für diejenigen, die an Land starben, fanden die Rettungsgesellschaften, die mittlerweile in ganz Europa aufgekommen waren, eine andere Technik. Sie taten etwas, was seltsam klingen mag, aber eigentlich sehr innovativ war. Sie legten den Toten mit der Brust nach unten auf ein Fass und rollten es hin und her oder banden ihn in derselben Position auf ein Pferd, sodass er auf und ab prallte, wenn das Pferd in Trab gesetzt wurde. Dies waren im Prinzip vernünftige Behandlungen. Sie zeigten, dass die Menschen eines ganz klar zu begreifen begannen: Brustbewegungen haben etwas mit der Wiederbelebung von Menschen zu tun. Allerdings waren diese obskuren Beatmungsmethoden und Herzdruckmassagen keine Selbstläufer, weil die Rettungsgesellschaften nicht verstanden, dass das Stimulieren des Herzens und dessen Neustart für die Reanimation entscheidend waren.

Von 1767 bis 1949 konzentrierte man sich in der Reanimation auch weiterhin vor allem auf Beatmung. Im Jahr 1858 ging der britische Arzt H. R. Silvester in diesem Punkt noch einen Schritt weiter. In seinem Artikel »A New Method of Resuscitating Still-Born Children, and for Restoring Persons Apparently Drowned or Dead« (»Eine neue Methode zur Reanimation totgeborener Kinder und zur Wiederbelebung offenbar ertrunkener oder toter Personen«) veröffentlicht im *British Medical Journal*, schlug er vor, die Arme des Patienten als Hebel zu benutzen, um Luft in die Brust und aus ihr hinaus zu pumpen und so Hilfe zum Ein- und Ausatmen zu leisten. Was schon bald als »Methode nach Silvester« bekannt wurde, war die erste moderne Herz-Lungen-Wiederbelebungstechnik, die das Augenmerk sowohl auf die Atmung als auch auf die Brustbewegung legte. Im frühen 20. Jahrhundert wurde die Herzmassage eingeführt. Sie sollte menschliche Herzen, die zu schlagen aufgehört hatten, neu starten. Um an das Herz heranzukommen, öffneten die Ärzte die Brust des Patienten und massierten das Herz direkt, weil sie so den Herzschlag wiederherzustellen hofften. Obwohl sie damit in einigen Fällen erfolgreich waren, kam diese Methode selten zum

Einsatz, denn das Aufschneiden der Brust und das Reiben des freiliegenden Herzens stellten eine offensichtliche Gefahr dar. Immer noch hatte niemand die beiden Komponenten zusammengesetzt oder auch nur eine Methode vorgeschlagen, um die Durchblutung aufrechtzuerhalten und gleichzeitig die Lungen künstlich mit Sauerstoff anzureichern, wie es vor all diesen Jahren auf sehr primitive Weise mit der Blasebalg-Methode bewerkstelligt worden war.

Ein großer Durchbruch kam 1949, als James Elam, ein Anästhesist, die Mund-zu-Mund-Beatmung als eine Möglichkeit, die Lungen mit Sauerstoff anzureichern, einführte. Elam hatte historische Berichte über Neugeborene gelesen, die Probleme beim Atmen gehabt hatten und mit Mund-zu-Mund-Beatmung wiederbelebt worden waren. Elam arbeitete in einem Krankenhaus in Minneapolis, nachdem Polio ausgebrochen war. Als er durch eine der Stationen ging, wurde ein kleiner Junge, der blau angelaufen war und nicht mehr atmete, ins Behandlungszimmer gefahren. Instinktiv schnappte sich Elam den Jungen und blies seine Lungen auf. Die Farbe kehrte ins Gesicht des Jungen zurück, und er atmete wieder. Elam machte sich daran, die Mund-zu-Mund-Beatmung als Mittel zur erneuten Anreicherung der Lungen mit Sauerstoff zu studieren, und der Wissenschaftler Peter Safar unterstützte ihn dabei. Nachdem Elam und Safar eine Reihe von Experimenten durchgeführt hatten, wurde die Technik der Mund-zu-Mund-Beatmung als Methode zur Anreicherung der Lungen mit Sauerstoff vom US-Militär angenommen und in den Jahren 1957 und 1958 von der American Medical Association verabschiedet.

Doch erst in den frühen 1960er-Jahren fügten Wissenschaftler und Ärzte die Puzzleteile zusammen und entdeckten, dass geschlossene Brustkompressionen in Kombination mit Mund-zu-Mund-Beatmung eine Person wiederbeleben konnten, die nicht mehr atmete und keinen Herzschlag mehr hatte. Hier spielen zwei Elemente eine Rolle – die künstliche Luftzirkulation und der künstliche Blutkreislauf –, weil eine Person, deren Herz stillsteht, nicht mehr in der Lage ist, mit Sauerstoff angereichertes Blut durch den Körper zu transportieren. Elam und Safar hatten gezeigt, dass Sauerstoff künstlich durch die Lungen einer Person zirkulieren konnte, also ohne Herzschlag (und daher auch ohne Lungenfunktion), nämlich durch einen Beatmungsschlauch. Die künstliche Durchblutung einer Person, deren Herz nicht mehr schlug, trat als Ergebnis eines Versuchs auf den Plan, der in einem Labor der Johns-Hopkins-Universität an narkotisierten Hunden durchgeführt worden war, und zwar von William Kouwenhoven und Guy Knickerbocker. Wie sie herausfanden, genügte es, elektrische Kontakte auf die Brust der Tiere zu drücken, um ihr Blut zum Zirkulieren zu bringen, obwohl das Blut nicht vom Herzen gepumpt wurde. Diese Kraft war tatsächlich stark genug, um einen Pulsschlag zu erzeugen, wo eigentlich keiner war, und daher ein Mittel, um das Blut zirkulieren zu lassen. Zusammen mit James Jude, einem angehenden Chirurgen, fanden Kouwenhoven und Knickerbocker dann heraus, dass sie das gleiche Ergebnis erzielen konnten, wenn sie ihre Hände für die Brustkompressionen benutzten, während der Körper auf dem Rücken lag. Sie hatten eine Möglichkeit gefunden, Blut aus einem stillstehenden Herzen zu pressen und erstmals eine künstliche Durchblutung in Gang zu setzen. Diese experimentelle Technik wurde kurz darauf bei einer Frau ausprobiert, die einen Herzstillstand gehabt hatte und im Krankenhaus gestorben war. Folglich hatte sie keinen Blutdruck und keinen Puls mehr. Normalerweise hätten sie nur eines tun können, nämlich ihre Brust aufschneiden und das Herz rein physisch mit den Händen massieren, aber da sie nicht in einem Operationssaal waren, stand diese Möglichkeit nicht zur Verfügung. Stattdessen brachten sie das neue System der externen Herzdruckmassage zur Anwendung und kombinierten es mit Mund-zu-Mund-Beatmung. Unglaublicherweise waren sie erfolgreich und schafften es, ihr Herz neu zu starten und ihre Atmung wiederherzustellen.

Diese beiden Techniken – die künstliche Luftzirkulation und der künstliche Blutkreislauf – wurden weiterentwickelt und mit einem elektrischen Schock kombiniert, der das Herz neu starten sollte. Dann wurden alle drei Komponenten zusammengefügt, um die Reanimationstechnik zu erschaffen, die heute als moderne Herz-Lungen-Wiederbelebung bekannt ist. Jude, Knickerbocker und Safar präsentierten ihre Methode der medizinischen Gemeinschaft 1960/61 auf einer weltweiten Vortragstour und machten sie in einem 1962 produzierten medizinischen Übungsvideo namens *The Pulse of Life* nachvollziehbar. Im Jahr 1963 billigte die American Heart Association die revolutionäre Technik der kardiopulmonalen Reanimation (CPR) als eine Methode, das Herz einer Person, die einen Herzstillstand hatte und gestorben war, neu zu starten. Zum ersten Mal hatten wir eine Möglichkeit gefunden, den Tod routinemäßig rückgängig zu machen.

Doch obwohl wir CPR mittlerweile für ebenso selbstverständlich halten, wie viele andere neue Entdeckungen in Medizin und Wissenschaft, begegneten einige Leute dieser neuen Methode in den ersten zehn Jahren mit unglaublicher Skepsis. Das ist nicht unähnlich dem, was wir oft angesichts von etwas Neuem in der Wissenschaft beobachten, bis diese neuen Dinge schließlich von genügend Menschen aus der Gruppe der Meinungsmacher und damit von einer sehr viel breiteren Öffentlichkeit als neuester Stand der Wissenschaft angenommen werden. Es passt auch zu dem, worüber wir später noch sprechen werden, und zwar in Bezug auf die Art und Weise, wie Realität von der Gesellschaft definiert und entwickelt wird.

In den späten 1960ern und bis in die 1970er-Jahre wurden sehr viele Informationen über CPR verbreitet, sodass sie sich ab Mitte bis Ende der 1970er-Jahre als effektives lebensrettendes Verfahren weitgehend etabliert hatte. Die Ärzte begriffen allmählich auch, dass eine ganze Reihe von Maßnahmen nötig war, um das Leben eines Menschen zu erhalten, und dass der Patient nicht überleben konnte, wenn in der Kette ein Glied fehlte. Diese frühe Kette bestand in vier Komponenten, die sich zusammenfanden, um die moderne kardiopulmonale Reanimation zu bilden: Herzdruckmassage/Brustkorbkompression, Beatmung, Elektrizität und der Einsatz bestimmter starker Medikamente, sogenannter Vasopressoren, die einen Blutdruck erzeugen, indem sie während des Reanimationsvorgangs die Blutgefäße im Körper zusammenziehen. Das ist im Prinzip das tägliche Brot von Ärzten, die Patienten nach einem Herzstillstand behandeln. Um die fehlende Sauerstoffversorgung der Organe zu überwinden, versuchen wir, eine künstliche Zirkulation zu erzeugen, indem wir Druck auf den Brustkorb ausüben. Und wir versuchen, den Patienten mit Sauerstoff zu versorgen, indem wir, wenn möglich, mit einem Beatmungsgerät Sauerstoff durch seine Lungen leiten, oder, wenn das nicht möglich ist, von Mund zu Mund. In Fällen, in denen das Herz einen abnormalen elektrischen Rhythmus hat, verabreichen wir auch Elektroschocks, um dem Herzen seinen normalen Rhythmus zurückzugeben. Währenddessen geben wir dem Patienten die ganze Zeit Medikamente, um seinen Blutdruck durch Zusammenpressen der Blutgefäße zu regulieren.

Praktisch umgesetzt wurde dies erst mit der Schaffung eines Systems, das heute unter dem Namen »lebensrettende Sofortmaßnahmen« (LSM) bekannt ist und nach wie vor überall gelehrt wird: Mund-zu-Mund-Beatmung im Wechsel mit Brustkorbkompressionen. In Krankenhäusern, wo zur Behandlung der Patienten mehr Know-how und fachliche Kompetenz zur Verfügung steht, wird die Technik weitergeführt. Das Ergebnis ist ein Prozess, der mittlerweile als »erweiterte lebensrettende Sofortmaßnahmen« bekannt ist. Nach Durchführung der lebensrettenden Sofortmaßnahmen wird ein Endotrachealtubus eingeführt, um den Patienten künstlich zu beatmen. Gleichzeitig werden ihm konzentrierte Dosen körpereigener Hormone wie Adrenalin oder Vasopressin verabreicht, um die Blutgefäße zusammenzudrücken und den Blutdruck in einem gewissen Ausmaß zu erhöhen. In Fällen, in denen das Herz ganz zu schlagen aufhört, weil es aus dem Rhythmus geraten ist – ein Problem, das Kammerflimmern genannt wird (das Herz zeigt elektrische Aktivität, aber die ist so arhythmisch, dass sie der Pumpleistung des Herzens nicht förderlich ist) –, können wir mit einem Defibrillator Elektroschocks verabreichen und so versuchen, den normalen elektrischen Rhythmus wiederherzustellen, was wiederum das Herz veranlasst, wieder regelmäßig zu schlagen. Dadurch, dass sie mit lebensrettenden Sofortmaßnahmen begannen und diese Sofortmaßnahmen erweiterten, fanden die Ärzte heraus, dass der Tod rückgängig gemacht werden kann.

Obwohl es in den 1980er-Jahren immer mehr wunderbare Berichte über Menschen gab, die gerettet und den Klauen des Todes entrissen worden waren, gab es auch viele Geschichten von Menschen, die trotz moderner Reanimationsmethoden dem Tod erlagen. Auf jede Person, die gerettet wurde, kamen viele, die nicht überlebten. Offensichtlich waren die Dinge nicht so schön und rosig wie alle gehofft hatten. Eine große Sorge nagte unerbittlich in den Köpfen der Ärzte und an ihrem Gewissen. Während eine effektive kardiopulmonale Reanimation – vor allem, wenn sie mit dem ganzen Know-how und der Souveränität praktiziert wird, die für erweiterte lebensrettende Sofortmaßnahmen aus wiederholten Zyklen von Brustkorbkompressionen, Beatmungen, Defibrillation und Medikamentengabe empfohlen werden – funktionierte und Ärzte, Sanitäter und Krankenschwestern befähigte, Menschen selbst dann noch ins Leben zurückzuholen, nachdem sie ihren Abstieg ins Reich des Todes schon begonnen hatten, war eines auch klar: Wenn die Reanimation verlängert wurde und länger dauerte als zehn bis zwanzig Minuten, waren die Chancen, dass sie Erfolg hatte, sehr gering. Hinzu kommt, dass die Erfolgsaussichten ähnlich schlecht waren, wenn die Reanimation zu spät begonnen wurde, die Person also im Prinzip schon zu lange tot war (das heißt mehr als zehn bis zwanzig Minuten ohne Herzschlag, bevor mit der kardiopulmonalen Reanimation begonnen wurde). Und es gab noch ein anderes Problem: Ärzte waren mittlerweile zwar ziemlich gut darin, das Herz neu zu starten (in der Tat konnten sie das Herz bei der Hälfte aller Menschen, die sie behandelten, neu starten), doch nach all dieser harten Arbeit starben mehr als zwei Drittel derer, die gerettet worden waren, wieder. Regelmäßig verstarben viele Menschen, die zunächst gestorben und wiederbelebt worden waren, in den auf die Reanimation folgenden Stunden und Tagen ein zweites oder drittes Mal, und wenn das passierte, konnten sie nicht erneut wiederbelebt werden. Den Ärzten blieb nichts anderes übrig, als machtlos und hilflos zuzusehen und sich zu fragen, warum dies geschah.

Die Statistiken sahen wirklich nicht gut aus. Obwohl in Krankenhäusern bis zu 50 Prozent derer, die einen Herzstillstand gehabt hatten, wiederbelebt werden konnten, kannte jeder die traurige Wahrheit: Nur etwa 15 Prozent davon würden das Krankenhaus tatsächlich lebend verlassen. Wenn eine Person das Pech hatte, dass ihr Herz außerhalb eines Krankenhauses, beispielsweise zu Hause stehenblieb, waren ihre Überlebenschancen noch schlechter. Bestenfalls etwa fünf Prozent dieser Menschen überlebten so lange, dass sie aus dem Krankenhaus entlassen werden konnten. Laut einer Umfrage, die in vielen größeren Städten der USA durchgeführt wurde, lag die Überlebensrate bei ein bis zwei Prozent und in manchen Orten war sie buchstäblich gleich null. Von denen, die auf wundersame Weise überlebt hatten, etwa Soldaten, denen es gelungen war, vom Schlachtfeld zu hinken, hatte dies am Ende katastrophale Folgen: eine Behinderung, bleibende Hirnschäden oder, noch schrecklicher, die letzte Folge des Überlebens eines Schlaganfalls im gesamten Gehirn (besser bekannt unter dem Fachbegriff *anoxische Hirnschädigung*), die alle am meisten fürchteten – ein bleibendes Wachkoma. Wenn nichts dagegen getan wurde, war dies für viele die letztendlich schwächende Folge des Flächenbrandes, den der toxische Aufruhr in den Gehirnzellen ausgelöst hatte, nachdem das Herz stillgestanden hatte und wieder neu gestartet worden war. Darüber hinaus litten bis zu 50 Prozent der Überlebenden unter Gedächtnisstörungen, Depressionen und sogar posttraumatischen Belastungsstörungen. Dies waren eindeutig schreckliche Statistiken, und solche Ergebnisse verwandelten jede Euphorie, die Ärzte zunächst empfunden hatten, wenn es ihnen gelungen war, das Herz wieder in Gang zu bringen, in blanke Verzweiflung. Während die Menschen in früheren Zeiten einfach starben und nie aus dem Reich des Todes zurückkehrten, hatte man jetzt das Problem, dass Menschen zwar wiederbelebt werden konnten, doch nur um anschließend ein Leben mit bleibenden körperlichen und geistigen Blessuren zu führen.

Es war etwa so, wie wenn eine Gruppe von Wissenschaftlern nach der ersten Begeisterung darüber, dass es gelungen ist, Menschen in den Weltraum zu schicken, merkt, dass es wohl doch nicht ganz so einfach ist, sie von dort sicher wieder zurückzuholen. Es war nicht einfach und bestimmt nicht ohne Risiko. Zu viele Menschen verbrannten beim Wiedereintritt in die Erdatmosphäre, und wenn sie überlebten, trugen sie die körperlichen und geistigen Narben ihrer Reise für immer mit sich herum. Während ihr Spürsinn der Menschheit also nach Jahrhunderten des Ausprobierens Mittel und Wege beschert hatte, über den Tod hinauszugehen und diesen rückgängig zu machen, hat er uns nicht auf den gefährlichen Rückweg vorbereitet. Und während sich alle hauptsächlich auf die Reise in den Weltraum konzentriert hatten, fragten sich nun alle, wie man die Raumfahrer sicher zurückkehren lassen und die deprimierenden Überlebensstatistiken verbessern konnte. Die Antwort kam schließlich aus einer unwahrscheinlichen Quelle hinter dem Eisernen Vorhang.

Im Jahr 1972, mitten im Kalten Krieg zwischen den Vereinigten Staaten und der Sowjetunion und in einer Zeit, in der sich die beiden Länder bei der Erforschung des Weltraums gegenseitig auszustechen versuchten, gelang einem strengen, untersetzten und ziemlich stoischen sowjetischen Wissenschaftler namens Vladimir A. Negovsky ein unglaublicher Durchbruch. In einem von der Fachzeitschrift *Resuscitation* veröffentlichten Artikel schrieb er: »In den ersten Entwicklungsstadien der Reanimationswissenschaft oder ›Reanimatologie‹ [wie er es nannte], konzentrierten sich die Forscher hauptsächlich auf die Erforschung der Pathologie des Todes und auf die Ausarbeitung einer Reihe von Techniken zur Wiederbelebung. Mittlerweile wissen wir einiges über den Abbauprozess der Körperfunktionen, während ein Organismus stirbt, und über ihre Wiederherstellung während der Reanimation.« Wie Negovsky feststellte, gab es viele Hinweise darauf, dass der Organismus nach der Reanimation in einer spezifischen pathologischen Verfassung war, die er »Postreanimationssyndrom« nannte.

Ganz kurz gesagt, hatte Negovsky entdeckt, dass es nicht natürlicher war, den eigenen Tod zu überleben, als in den Weltraum geschossen zu werden und zur Erde zurückzukehren. Wie eine Person, die aus dem Weltraum zurückkommt, ohne geeignete Schutzmaßnahmen beim Wiedereintritt in die Erdatmosphäre verglühen würde, würden auch Menschen, die wiederbelebt und aus dem Reich des Todes zurückgeholt wurden, in dem toxischen Aufruhr verbrennen, der im Körper tobt, nachdem dieser wiederbelebt wurde. Der Grund, warum diese Menschen starben, war in der Tat eine direkte Folge davon, dass sie zunächst einmal wiederbelebt worden waren. Die Reanimation hatte schwerwiegende Folgen, und er hatte begonnen, sie zu entdecken. Bemerkenswert und ironisch zugleich war, als klar wurde: Das System, das die Menschen gerettet hatte, tötete sie tatsächlich wieder.

Negovsky hatte eine einzigartige Erkrankung entdeckt, die nur die zu befallen schien, die eine Reanimation überlebt hatten. Negovskys Arbeit und andere, die darauf folgten, machten deutlich, dass der Mechanismus, der diesem Postreanimationssyndrom zugrunde lag, ein Prozess aus zwei Schritten war. Erstens das, was Ärzte heute als »Ischämie des ganzen Körpers« bezeichnen – das heißt, ein Sauerstoffentzug, der den ganzen Körper betrifft und der vom Stillstehen des Herzens und vom Tod selbst verursacht wird. Zweitens ein Phänomen namens Reperfusionssyndrom, das nur auftrat, nachdem das Herz neu gestartet worden war. Man entdeckte, dass sich Sauerstoff (der die Zellen normalerweise am Leben hält) dann, wenn er in Bereiche zurückkehrt, denen der Sauerstoff zuvor ganz entzogen worden war, oft in eine stark toxische Substanz verwandelte, die, statt die Zellen zu retten, ihren Tod beschleunigte. Dr. Lance Becker, ein bekannter Notarzt von der University of Chicago, der heute an der University of Pennsylvania arbeitet, erkannte dies als ein Forschungsgebiet von größter Bedeutung. Er erklärt, dass man das Thema Sauerstoff so lange für eine ganz einfache und zwingende Binsenweisheit gehalten hat, dass eines völlig außer Frage stand: die Wiederherstellung der Sauerstoffversorgung hat erste Priorität. Doch als er diese vermeintlich wissenschaftliche Theorie einer echten Prüfung unterzog, entdeckte er etwas, das nicht nur ihn, sondern das gesamte medizinische Establishment schockierte. Von ihrer Sauerstoffversorgung abgeschnitten, fallen die Herz- und Gehirnzellen in einen Ruhezustand und sorgen in einer Art vorprogrammiertem Bemühen dafür, dass sie so lange wie möglich lebensfähig bleiben. Wenn die Zelle in diesem Stadium, in dem sie höchst anfällig ist, wieder die volle Sauerstoffzufuhr bekommt, *stirbt* sie tatsächlich *schneller*. Das war das genaue Gegenteil dessen, was alle erwartet hatten. Daher konzentrierten sich viele der späteren Forschungen auf die Frage, wie man diese Ruhephase verlängern und den Sauerstoff langsamer und sicherer wiedereinführen konnte. Man stellte außerdem fest, dass bei Patienten nach einem Herzstillstand der kontinuierliche Abbau der Zellen im ganzen Körper dazu führte, dass die Zellen zahlreiche Chemikalien in den Blutkreislauf abgaben und damit eine massive Entzündung im ganzen Körper auslösten, die so schwer war, dass sie an die Ganzkörperentzündungen erinnerte, die

Menschen bekommen, wenn sie von massiven und tödlichen Infektionen, wie beispielsweise einer schweren bakteriellen Meningitis, heimgesucht werden. Diese massive Entzündung verwüstete alle wichtigen Organe, die davon befallen waren, und führte dazu, dass sich die Lungen mit Wasser füllten und Leben und Nieren versagten. Dem Gehirn und dem Herzen erging es nicht viel besser. Ein Organ nach dem anderen stellte innerhalb von Stunden bis Tagen seine Funktion ein und als schließlich das Herz zu schlagen aufhörte, gab es keine Rückkehr, weil die zugrundeliegende Entzündungsreaktion nicht gestoppt werden konnte.

Die Beziehung zwischen der ursprünglichen Ischämie des ganzen Körpers und dem sekundären Reperfusionssyndrom ist wie die zwischen einem Erdbeben und einem Tsunami. Sehr ähnlich wie ein Erdbeben tötet die ursprüngliche Ischämie des ganzen Körpers, die sich aus dem Herzstillstand ergibt, zwar Menschen, aber das eigentliche Problem für diejenigen, die wiederbelebt wurden, ist der sekundäre massive Tsunami, der die Person verschlingt und alles dahinrafft, was in Sicht ist. Das Ausmaß des Tsunami ist direkt proportional zum Ausmaß des Erdbebens; je stärker das Erdbeben, desto größer der Tsunami.

Nachdem wir gestorben sind und wiederbelebt wurden, werden verschiedene Enzyme und chemische Prozesse, die in den Körperzellen zum dauerhaften Zelltod führen, entweder aktiviert oder inaktiviert. Einzige Ausnahmen sind die Fälle, in denen die Zeitspanne zwischen dem Herzstillstand/Tod und der Reanimation sehr kurz war, oder Fälle, in denen Ärzte richtig eingegriffen haben. In diesem Prozess sind die Zellen zunächst von den Folgen eines längeren Zeitraums ohne Sauerstoff betroffen und dann noch einmal von den Folgen der Oxigenierung. Damit beginnt ihr eigener Todesprozess. Sie müssen gerettet werden, andernfalls setzen sie ihre Talfahrt in Richtung Tod fort. Daher sterben die Zellen, selbst wenn der Herzschlag wieder einsetzt und die Durchblutung wiederhergestellt ist, in einem Prozess der chemischen Reaktionen, zu denen auch die Aktivierung verschiedener Enzyme und Stoffwechselvorgänge gehört, kontinuierlich weiter ab. Diese chemischen und enzymatischen Vorgänge sind ziemlich kompliziert und sehr komplex. Sie beinhalten die Aktivierung von Enzymvorgängen im Inneren der Zellen, die normalerweise zum Tod führen, und zwar in einem Prozess, der entweder Apoptose oder Nekrose heißt. Apoptose ist ein den Zellen sozusagen einprogrammierter Code, der diese veranlasst, »Selbstmord zu begehen«, wenn sie verheerenden Schaden nehmen, was dazu führt, dass sie tatsächlich schrumpfen oder implodieren. Nekrose ist ein Prozess, in dessen Verlauf die Zellen so stark traumatisiert werden, dass die Zellwände explodieren und sich das Innere der Zelle buchstäblich nach außen kehrt. Wenn nichts unternommen wird, um diese Prozesse zu bremsen und umzukehren, wird die Person, deren Herz gerade neu gestartet wurde, wieder sterben. Um zu überleben muss die Person also sowohl das Erdbeben, als auch den Tsunami, ertragen.

Heilung ist generell das Ziel der Medizin. Die Medizin ist oft an der Pathophysiologie der Krankheit interessiert, aber nicht um ihrer selbst willen, sondern weil sie darin ein Mittel zum Erkennen des Gegenteils sieht – den Weg zur Heilung. Wenn wir eine Krankheit studieren, um herauszufinden, wie wir sie heilen können, müssen wir uns mit allen Einzelheiten dieser Krankheit beschäftigen. Im Prinzip müssen sich Forscher nach hinten vorarbeiten und das Gegenteil ihres Zieles im Auge haben. Wenn wir erst einmal herausgefunden haben, worum es sich dabei handelt, ist die Behandlung ziemlich einfach. Wir tun genau das Gegenteil. Es ist jedoch unerlässlich, beide Aspekte gleichzeitig zu verstehen. Sonst ist es eher unwahrscheinlich, dass wir die Heilmethode finden.

Nehmen wir die rheumatische Arthritis, ein Leiden, das die Fingergelenke und andere Körperteile anschwellen lässt. Bevor die medizinische Gemeinde etwas über diese Krankheit wusste, hätten Ärzte wahrscheinlich versucht, das Problem durch Auflegen von Eisbeuteln auf die Knöchel zu lösen. Sie wären einfach davon ausgegangen, damit könne man die Schwellung vermindern – ähnlich wie bei jemandem, der sich versehentlich mit dem Hammer auf die Hand geschlagen hatte. Diese Behandlung wäre natürlich erfolglos geblieben, weil das wahre Problem nicht verstanden worden wäre. Rheumatische Arthritis ist ein Autoimmunproblem, bei dem Zellen die Gelenke angreifen und eine Entzündung verursachen. In der Folge kann es zu Entzündungen der Organe kommen, etwa des Herzens und der Leber, und schließlich zu einer Multisystemerkrankung. Ein Eisbeutel auf den Knöcheln ist offensichtlich nicht geeignet, dies zu heilen. Heute geben wir in diesem Fall Medikamente, die sowohl das Immunsystem stärken als auch die Entzündung im Körper unterdrücken. Dazu sind wir aber nur in der Lage, weil wir die dahinterliegenden Konzepte verstanden haben.

Das Umkehren des Todes erfordert ein ähnliches Verständnis. Wie wir gesehen haben, läuft der Todesprozess in mehreren Phasen ab. Zunächst, bevor der Tod überhaupt eingetreten ist, wissen wir, dass eine Erkrankung oder ein bestimmter Zustand entweder dazu führt, dass die Zellen in den Organen unzureichend mit Sauerstoff versorgt oder, im Fall einer Vergiftung, an der Sauerstoffaufnahme gehindert werden, was dazu führt, dass der Blutdruck auf ein kritisch niedriges Niveau fällt – ein Prozess, den wir als Schock bezeichnen. Wenn hier nicht gegengesteuert wird, führt der Schock dazu, dass die Organe ihre Arbeit einstellen, und wenn das Herz zu schlagen aufhört, spricht man vom Tod, der zu irreversiblen Zellschäden führt und schließlich zum unumkehrbaren Zelltod. Weil wir wissen, dass Zellen noch viele Stunden, nachdem jemand gestorben ist, potenziell in einem Zustand sind, in dem sie gerettet werden können, spiegeln sich die großen Unbekannten dieses Prozesses in folgenden Fragen wider: Wie können wir am besten eingreifen und verhindern, dass die Zellen von jemandem, der gestorben ist, irreversibel geschädigt werden? Wann geht unser Bewusstsein oder das wahre

Selbst verloren? Und was passiert mit diesem Bewusstsein? Wir kennen die Antworten nicht, aber diese Fragen fordern eine Erforschung dessen, was in der Zeit nach dem Tod, und bevor der vollständige und irreversible Zelltod begonnen hat, passiert.

Medizinisch gesehen führen alle Todesursachen, die wir uns vorstellen können, zunächst zu einem Schock und letztendlich zum Tod durch einen von vier physiologischen Prozessen. Der erste setzt ein, wenn nicht genug Blut im System ist. Ein Beispiel hierfür ist eine heftige Blutung aufgrund einer Schussverletzung. Obwohl das Herz bestens pumpt, ist nicht genug Blut da, das gepumpt werden könnte. Der zweite beginnt damit, dass das Herz selbst ausfällt beziehungsweise zu pumpen aufhört, etwa im Falle eines schweren Herzinfarkts. Der dritte Prozess hat etwas damit zu tun, dass sich die Blutgefäße im Körper aufgrund einer schweren Entzündung erweitern und zu weit öffnen. Dadurch wird die Mechanik des Blutkreislaufes gefährlich verändert. Dies geschieht, wenn durch eine überwältigende Entzündung plötzlich Chemikalien im Körper freigesetzt werden, die alle Blutgefäße erweitern und anschwellen lassen, was dazu führt, dass das ganze Blut plötzlich aus dem zentralen Teil des Körpers in die Extremitäten gezogen und damit die Durchblutung eingeschränkt wird. Das passiert auch während einer anaphylaktischen Reaktion, etwa bei einer Erdnuss- oder Schalentierallergie. Der vierte Prozess setzt ein, wenn eine physische Blockade in einem größeren Blutgefäß die Durchblutung behindert. In einer solchen Situation arbeitet das Herz als Pumpe gut, es ist genügend Blut im System und die Blutgefäße, in denen es transportiert wird, erweitern und verengen sich in angemessener Weise, aber ein mechanisches Hindernis verstopft sie an irgendeiner Stelle. Beispielsweise könnte in einem der großen Blutgefäße ein massives Blutgerinnsel sitzen, das die gesamte Blutzirkulation behindert, oder um das Herz herum könnte sich Flüssigkeit ansammeln und dieses so stark zusammendrücken und verengen, dass es nicht mehr pumpen kann. Unabhängig von der Art des Schocks wird dies, wenn es nicht behandelt wird, früher oder später zum Herzstillstand führen.

Doch wie wirksam sind Herzdruckmassagen oder Thoraxkompressionen, wenn es darum geht, die Durchblutung wiederherzustellen und das Schlagen des wirklichen Herzens nachzuahmen? Wir wissen, dass der Blutdruck einer Person, die gestorben ist, ohne Herzdruckmassage gleich null ist – das heißt, dass kein Blut zirkuliert. Wenn die Thoraxkompressionen jedoch wirklich gut gemacht sind – hart und schnell in einer bestimmten Geschwindigkeit und bis zu einer bestimmten Tiefe – können wir einen Blutdruck erzeugen, der zwar niedrig ist, aber besser als gar keiner. Normalerweise erreichen wir einen Blutdruck von bis zu 50 zu 20, in manchen Fällen vielleicht sogar 80 zu 30, wenn jemand unglaublich gut im Anwenden von Herzdruckmassagen ist. Wir dürfen allerdings nicht vergessen, dass ein normaler Blutdruck bei etwa 120 zu 80 liegt, der durch Herzdruckmassage erreichte Blutdruck also zwar besser als nichts, aber immer noch viel zu niedrig ist.

Das Verabreichen starker Medikamente, sogenannter Vasopressoren, welche die Blutgefäße zusammendrücken, hilft auch, den Blutdruck ein wenig in die Höhe zu treiben. In einer an der Ohio State University von Dr. Mark Angelos und seinen Kollegen durchgeführten Studie wurde zehn Personen, bei denen eine Herz-Lungen-Wiederbelebung durchgeführt worden war, Epinephrin (Adrenalin) verabreicht. Bevor es verabreicht worden war, also nur mit den Thoraxkompressionen, lag ihr Blutdruck bei etwa 47 zu 18. Mit einem Milligramm Epinephrin stieg er auf 69 zu 27, was zwar besser, aber immer noch sehr niedrig war. Wichtig ist außerdem, sich klarzumachen, dass beim Blutdruck zwei Werte gemessen werden. Dabei sagt die kleinere Zahl (der diastolische Wert) etwas darüber aus, wie viel Blut tatsächlich im Herzen und im Gehirn ankommt, denn nur wenn die Herzpumpe sich nicht zusammenzieht, kann das Blut in die Herzkammern fließen. Das Gleiche gilt für das Gehirn. Die obigen Werte zeigen, dass sich der diastolische Druck weder durch Herzdruckmassage noch durch Verabreichung wirksamer Medikamente sonderlich stark erhöht hat. Und das wiederum sagt uns, dass nicht genügend Blut im Gehirn oder im Herzen ankommt. Jeder Fernsehzuschauer hat schon das eine oder andere Mal jemanden bei der Anwendung einer Herzdruckmassage beobachtet. Das Wichtigste dabei ist die Qualität der Thoraxkompression: gleichmäßiger Druck, eine bestimmte Tiefe und die richtige Zeitdauer zwischen den Kompressionen. Zahlreiche Studien zeigen, dass Menschen, die eine Herz-Lungen-Wiederbelebung von bestens ausgebildeten Experten bekommen (beispielsweise von denjenigen, die ihre Fähigkeiten auf diesem Gebiet an andere weitergeben), tatsächlich in nur 40 Prozent der Fälle eine angemessene Herzdruckmassage erhalten. Die Realität sieht nämlich leider so aus, dass die meisten Menschen, die in Krankenhäusern oder bei Rettungsdiensten arbeiten, zwar von Experten ausgebildet werden, aber keineswegs so gut sind wie die Experten selbst. Wir stehen also vor einer großen Herausforderung, denn die Qualität der Herz-Lungen-Wiederbelebung ist sehr unterschiedlich und leider oft nicht angemessen.

Eine der überzeugendsten Studien auf diesem Gebiet wurde von Dr. Dana Edelson von der University of Chicago durchgeführt. Sie konzentrierte sich darauf, die Qualität der Herz-Lungen-Wiederbelebung zu verbessern, um bessere Überlebensquoten zu erzielen. Das klingt ziemlich einfach, ist aber in Wirklichkeit kompliziert, weil es in der Regel kein Feedback-System gibt, anhand dessen man feststellen könnte, ob die Herz-Lungen-Wiederbelebung, die im Krankenhaus durchgeführt wurde, die richtige Tiefe und Qualität hatte.

Studien haben gezeigt, dass Sie bei dem Patienten mit einer Herzdruckmassage von bester Qualität theoretisch etwa 25 bis 30 Prozent des Blutflusses wiederherstellen können, den diese Person eigentlich braucht. Dies gilt auch bei Verabreichung wirksamer Vasopressoren wie Epinephrin, weil der Blutdruck immer noch viel zu niedrig ist. Diese Prozentzahl ist noch geringer, wenn die Thoraxkompressionen nicht perfekt ausgeführt werden. Wir wissen auch, dass übermäßiges Einatmen (Hyperventilation) Menschen töten kann, weil das Ausatmen normalerweise länger dauert, als das Einatmen. Die Person, die eine Herz-Lungen-Wiederbelebung durchführt, muss darauf achten, dass ausreichend Zeit bleibt, damit die zugeführte Luft wieder aus der Lunge des Beatmeten austreten kann, um ein sogenanntes *Airtrapping* zu vermeiden.

Airtrapping ist genau das, wonach es sich anhört. Es bedeutet, dass die Luft im Brustkorb »gefangen« bleibt, wodurch der Druck dort immer mehr steigt. Die erste Folge der Tatsache, dass der Druck in der Brusthöhle zu hoch ist, besteht darin, dass alle Organe Druck bekommen und somit der Blutfluss zum Herzen stark eingeschränkt wird (im Herz kommt also viel zu wenig Blut an). Die zweite Folge hat etwas damit zu tun, dass zu stark beatmet und dabei zu viel Kohlendioxid eingeblasen wird. Das ist in einem bestimmten Ausmaß sogar nötig, denn wir brauchen auch eine gewisse Menge Kohlendioxid im Blutkreislauf. Kohlendioxid ist unter anderem entscheidend dafür, ob die Gefäße, in denen das Blut zum Gehirn transportiert wird, weit offen oder eher verengt sind, denn auf diese Weise wird der Blutfluss reguliert. Wenn Sie sich zwei Blutgefäße als Autobahn vorstellen, bestimmt das Kohlendioxid die Anzahl der Fahrspuren, beziehungsweise wie frei die Autobahn ist. Wenn zu viel Kohlendioxid eingeblasen wird, verengen sich die Blutgefäße. Und wenn das geschieht, ist der Blutfluss zum Gehirn und damit dessen Versorgung mit Blut plötzlich deutlich geringer als bestenfalls 30 Prozent, die durch eine erstklassige Herz-Lungen-Wiederbelebung zu erreichen sind, weil die Autobahn nicht frei ist. Dieses Problem wurde lange Zeit nicht als solches erkannt, weil die Überlebensquoten jahrelang derart schlecht waren, doch nun, wo wir uns darauf konzentrieren, wie man die Ergebnisse verbessern könnte, ist dies einer der Brennpunkte.

In einem Fall, in den ich an einem der Krankenhäuser, in denen ich gearbeitet habe, involviert war, wurde ich in die Notaufnahme gerufen, weil ein 59-jähriger Mann, der für tot erklärt worden war, in Wirklichkeit noch lebte! Die Ärzte, die ihn behandelt hatten, hatten seiner Frau gesagt, er sei verstorben, doch als sein Leichnam hergerichtet wurde, begann er wieder zu atmen. Höchstwahrscheinlich war er überbeatmet (hyperventiliert) worden, was dazu geführt hatte, dass sich Luft und daher auch ein entsprechender Druck in seinem Brustraum angesammelt beziehungsweise aufgebaut hatte. Dieser Druck wiederum hatte während der Herz-Lungen-Wiederbelebung auch die Venen gequetscht, in denen das Blut zum Herzen zurückfließt und auf diese Weise die Durchblutung behindert. Nachdem man damit aufgehört und ihn für tot erklärt hatte, war die Luft aus seiner Brust entwichen und seine Blutgefäße hatten die Chance gehabt, wieder zurückzuspringen Das Blut konnte wieder zum Herzen fließen und das begann wieder zu schlagen. Wenn die Auswirkungen des *Breath Stacking* nicht erkannt werden, kann dieses den Tod beschleunigen, was dann in der medizinischen Literatur als »Tod durch Hyperventilation« bezeichnet wird.

Eine ähnliche Situation habe ich mit einem zehnjährigen Jungen erlebt. Der Junge war vor einer Operation narkotisiert worden, und er hatte einen Herzstillstand gehabt. Seine Ärzte versuchten verzweifelt, ihn wiederzubeleben, aber er reagierte nicht. Wieder hämmerten sie ihm die Luft so frenetisch in die Brust, dass sie nicht mehr entweichen konnte und sein Herz keine Chance hatte zu reagieren. Nach vierzig Minuten hielten sie kurz inne, um den Jungen in einem letzten verzweifelten Versuch, ihn zu retten, an ein Beatmungsgerät anzuschließen. In dieser kurzen Zeit, als er nicht so massiv beatmet wurde, entwich die Luft aus seinem Brustraum, und das Herz kam zur Ruhe und fing wieder an zu schlagen.

Diese beiden Fälle zeigen, was passiert, wenn jemand von den Toten zurückgeholt wird. Sie zeigen auch, dass unser Erfolg gefährdet sein könnte, wenn wir nicht auf kleinste Details achten. Das Problem hat viel damit zu tun, dass wir es hier mit einer sehr stressigen Situation zu tun haben, aber Feedback-Systeme, um Ärzte zu bewerten und darüber zu informieren, wie gut die Herz-Lungen-Wiederbelebung durchgeführt wird und ob es Abweichungen von der optimalen Qualität gibt (und das kommt sehr häufig vor), werden in Krankenhäusern nicht routinemäßig eingesetzt. Damit beschäftigt sich die Studie von Dana Edelson. Edelson verwendete einen speziellen Defibrillator von der Firma Phillips, der während der Herz-Lungen-Wiederbelebung (HLW) Daten sammelt und speichert. Dieses Gerät liefert ein sofortiges Feedback und ermöglicht Ärzten, den gesamten Prozess danach zu überprüfen. Während der HLW gibt es Sprachbefehle, die dem Anwender beispielsweise sagen, dass er tiefer drücken soll, damit mehr Zeit zwischen den einzelnen Kompressionen bleibt. Auch andere Hersteller, beispielsweise ZOLL, stellen diese Technologien zur Verfügung, aber von den meisten werden sie nicht routinemäßig genutzt.

Edelson fand heraus, dass die Rate der neu gestarteten Herzen in ihrem Krankenhaus anfangs bei 45 Prozent lag, aber nachdem sie die Ärzte in den grundlegenden Wiederbelebungstechniken geschult und das Feedback-System eingesetzt hatte, erhöhte sich eben diese Rate auf fast 60 Prozent. Sie fand auch heraus, dass es Probleme mit der Beatmung gab. In nur 38 Prozent der Fälle beatmeten Ärzte ihre Patienten in angemessener Weise. In den restlichen Fällen unterbeatmeten sie die Patienten oder sie übertrieben es und riefen damit das Phänomen des *Breath Stacking* hervor, ein wichtiger Faktor bei der Verhinderung eines Herz-Neustarts. Edelson schaffte es, ihren Mitarbeitern beizubringen, wie man Patienten besser beatmet. Doch selbst danach lieferten diese Mitarbeiter noch in der Hälfte der Fälle keine korrekte Beatmung – das war kein perfektes, aber ein viel besseres Ergebnis.

Weil bekannt ist, dass die Qualität der Herzdruckmassage so

stark schwankt, haben viele Hersteller Geräte für diesen Zweck entwickelt. Verschiedene Geräte, wie beispielsweise LifeStat, Lucas und ZOLL AutoPulse, helfen bei der Herz-Lungen-Wiederbelebung. Lucas arbeitet mit einem Kolben, der die Brust zusammendrückt. ZOLL AutoPulse ist ein batteriebetriebenes Gerät, das mit einem Gurt auf der Brust befestigt wird und gleichmäßige Thoraxkompressionen liefert. LifeStat ist ein Gerät mit Doppelfunktion, das Thoraxkompressionen liefert und gleichzeitig beatmet. Weil seine Pumpwirkung durch Druck aus einem Sauerstofftank verursacht wird, nimmt das Gerät den überschüssigen Sauerstoff aus dem Tank und fungiert auch als Beatmungsgerät. Es liefert also letztlich qualitativ hohe Thoraxkompressionen und eine Beatmung von ebenso hoher Qualität und vermeidet das Problem des *Breath Stacking* mit anschließendem Tod durch Hyperventilation. Es dauert auch nur kurze Zeit, es dem Patienten anzulegen.

Ein anderes sehr hilfreiches Gerät wird für die extrakorporale Membranoxygenierung (ECMO), ein extrakorporales Lungenersatzverfahren, verwendet. Im Prinzip funktioniert das ECMO-Gerät wie eine Herz-Lungen-Maschine. Es liefert Sauerstoff und eliminiert Kohlendioxid, bis das Herz neu gestartet werden kann und/oder solange eine traumatisierte Lunge ruhiggestellt werden soll. Zur Vermeidung einer drohenden Schädigung der Organe wird der Patient an das ECMO angeschlossen und sein Blut wird aus dem Körper gepumpt, extrakorporal durch das Gerät geleitet (wo es künstlich mit Sauerstoff versorgt und von überschüssigem Kohlendioxid befreit wird) und schließlich wieder in den Körper zurückgepumpt. Dieses Verfahren ist in Südostasien weit verbreitet, insbesondere in Südkorea und Japan, wo es Ärzten in siebzig bis neunzig Prozent der Fälle gelungen ist, das Herz neu zu starten – im Gegensatz zu der üblichen Bestleistung von zwanzig bis fünfzig Prozent in den USA und anderswo. Allerdings wird es in den USA oder Europa nur als letzte Therapiemöglichkeit und nicht standardmäßig eingesetzt.

Wie so oft, wenn es um Reanimation geht, gibt es in der praktischen Anwendung große Unterschiede.

Wenn der elektrische Rhythmus des Herzens aufgrund eines Herzinfarkts oder einer anderen Ursache kurzgeschlossen wurde, kann es in seinen Rhythmus zurückgeschockt werden. Das muss allerdings schnell geschehen. Mit jeder Minute Verzögerung erhöht sich das Risiko, dass ein Neustart des Herzens nicht mehr möglich ist, um fünf bis zehn Prozent. Deswegen gibt es heutzutage in so vielen öffentlichen Gebäuden Defibrillatoren, und jeder ist aufgefordert zu lernen, wie man sie benutzt und wie man eine Herzdruckmassage durchführt. Möglichst früh mit der Behandlung zu beginnen, kann von entscheidender Bedeutung sein.

Aber der Neustart des Herzens ist nur der Anfang. Entscheidende Schritte müssen folgen, um sicherzustellen, dass das Herz nicht wieder stehenbleibt. Der Blutdruck muss wiederhergestellt werden, damit das Gehirn ordnungsgemäß mit Sauerstoff versorgt wird. Dies ist für die Wiederbelebung eines Patienten entscheidend. Der sogenannte systolische Druck (die erste, höhere Zahl des gemessenen Blutdruckwerts) wird dadurch erzeugt, dass das Herz Blut von sich wegdrückt, und gibt Auskunft über die sogenannte Ejektionsleistung des Herzens. Der sogenannte diastolische Druck (die zweite, niedrigere Zahl) entsteht bei der Erschlaffung des Herzmuskels und ist sozusagen der Basisdruck, dem die Gefäße ständig ausgesetzt sind und der sie elastisch macht. Es genügt nicht, dass der systolische Druck zurückkehrt, der diastolische muss auch wieder da sein, denn in dieser Phase fließt das Blut ins Gehirn und zurück ins Herz.

Wenn der Herzstillstand noch länger anhält und das Gehirn der Person noch weiter anschwillt, brauchen wir einen höheren Druck, damit mehr Blut ins Gehirn gelangen kann. Jetzt geht es also darum, einen normalen Blutdruck nicht nur zu erreichen, sondern darüber hinauszugehen, damit genügend Blut in das geschwollene Gehirn gepumpt wird. Solange nur eine minimale Blutmenge ins Gehirn gelangt, befindet sich dieses im *Low-*

Flow- oder *Flatline*-Zustand. Untersuchungen, die unter Verwendung von EEGs – sie messen die Elektrizität, die während der Reanimation nach einem Herzstillstand als Marker der Gehirnfunktion abgegeben wird – durchgeführt wurden, haben gezeigt, dass das Gehirn noch einige Zeit nach dem Neustart des Herzens, und nachdem die Person wieder einen normalen Blutdruck zu haben scheint, im *Flatline*-Zustand verweilt. Dies beantwortet auch die Frage, warum es unwahrscheinlich ist, dass sogenannte Nahtoderfahrungen (oder, wie ich sie nenne, tatsächliche Todeserfahrungen, wenn sie während eines Herzstillstands auftreten) einfach mit chemischen Veränderungen zu erklären sind, die während eines Herzstillstands oder sogar kurz danach im Gehirn auftreten, denn das Gehirn funktioniert nicht. Es kann ein paar Stunden dauern, bis in diesen beschädigten Gehirnzellen erstmals wieder eine elektrische Aktivität und Funktion aufflackert.

In einer 1996 von Dr. Malcolm Fisher und seine Kollegen vom Universitätsklinikum Bonn in Deutschland durchgeführten Studie mit Katzen, hielten sie das Herz von 14 Tieren 15 Minuten lang an und machten dann eine Herz-Lungen-Wiederbelebung. Als nächstes verabreichten sie den Katzen hohe Dosen Adrenalin und schockten ihre Herzen auf normal zurück. Das Ergebnis war, dass der durchschnittliche Blutdruck der Katzen vor dem Herzstillstand normal bei 107 lag, und ihr zerebraler Perfusionsdruck (der Druck, unter dem das Blut steht, das im Gehirn ankommt) war 101. Das entspricht in etwa dem, was auch bei Menschen normal ist. Als sie die Herzen der Tiere stoppten, eine Herz-Lungen-Wiederbelebung durchführten und ihnen eine hohe Dosis Adrenalin verabreichten, stieg ihr Blutdruck auf 65 bis 77, aber der zerebrale Perfusionsdruck war nur 37 beziehungsweise ein Drittel von dem, was er sein sollte. Dies zeigt uns wieder einmal, dass der Patient trotz allem, was wir tun, immer noch in einem sehr niedrigen *Flow*-Zustand ist, und es gibt sehr wenig, was wir tun können, damit genug Blut ins Gehirn gelangen kann.

Obwohl Negovsky das Postreanimationssyndrom 1972 erstmals beschrieben hatte, wurde es erst 2008 sehr viel besser verstanden, und die ersten internationalen Richtlinien für die optimale medizinische Behandlung von Postreanimationssyndromen wurden veröffentlicht. Ich erfuhr von ihnen, als ich im Dezember 2008 mit dem berühmten Reanimationsexperten Dr. Jerry Nolan Kaffee trank. Ich arbeitete zu der Zeit in London und traf ihn, um mit ihm über meine Forschungen über das Gehirn während eines Herzstillstands zu diskutieren. Er erwähnte, dass in ein paar Wochen neue, gemeinsam von der American Heart Association und dem European Resuscitation Council, sowie vom Australian and New Zealand Council on Resuscitation, der Heart and Stroke Foundation of Canada und den Resuscitation Councils of Asia und South Africa formulierte Reanimationsrichtlinien herausgegeben würden. Und er war überzeugt, dass diese Richtlinien, wenn sie richtig zusammengestellt waren, Gehirn- und Organschädigungen während eines Herzstillstands minimieren konnten. Allein die Tatsache, dass ich dies so nebenbei beim Kaffeetrinken erfahren habe, unterstreicht die eklatanten Mängel des Systems. Obwohl diese Leitlinien veröffentlicht sind, werden sie nicht systematisch verbreitet und befolgt, weil Ärzte nicht automatisch von ihrer Existenz erfahren und sie nicht unbedingt durchgesetzt werden.

Diese Richtlinien von 2008 und die etwas umfangreicheren von 2010 geben Auskunft darüber, was Ärzte in der Reanimationsgemeinde gut machen, zeigen aber auch, was sie noch besser machen könnten, um die Überlebensraten zu steigern. Die Forschungsfelder können in zwei Zeiträume aufgeteilt werden. Die erste und allgemein bekannteste Phase ist die Zeit zwischen dem Stillstehen des Herzens und dem ersten Versuch, es neu zu starten. Für Joe Tiralosi dauerte diese Phase siebenundvierzig Minuten, für Arun Bhasin mehr als drei Stunden. Wenn Ärzte in dieser Zeit eine korrekte Herz-Lungen-Wiederbelebung durchführen, können sie das Herz oft wieder zum Schlagen bringen. Doch wenn das Herz wieder schlägt, kommt ein noch wichtigerer Zeitabschnitt, die Postreanimationsphase.

Etwas ganz Wichtiges ist in den letzten zehn Jahren verstanden worden: Ein wichtiger Grund, warum die Überlebensraten nach Herzstillstand so niedrig sind, ist der, dass der Postreanimationsphase, den 24 bis 72 Stunden, nachdem das Herz neu gestartet worden war, nicht genug Aufmerksamkeit geschenkt wurde. Natürlich freuen sich Ärzte, wenn es ihnen gelungen ist, das Herz eines Patienten wieder zum Schlagen zu bringen, aber die Freude ist von kurzer Dauer, wenn der Patient am nächsten Tag trotzdem stirbt. In den zweiundsiebzig Stunden, die auf einen Herzstillstand folgen, ist die Wahrscheinlichkeit, noch einen Herzstillstand zu haben, sehr hoch, weil massive Schädigungen stattfinden. Bei der Konzentration auf die Postreanimationsphase handelt es sich um eine entscheidende Veränderung, die gegenwärtig stattfindet. Wir wissen mittlerweile, dass wir nicht nur einer dieser beiden Phasen unsere ganze Aufmerksamkeit schenken dürfen, sondern uns auf beide zusammen konzentrieren müssen. Dieser neue Ansatz wird die Überlebenschancen derjenigen, die einen Herzstillstand haben, deutlich verbessern.

Die wichtigste Entdeckung (und ein zentraler Teil der Richtlinien von 2008 und 2010), die in der Postreanimationsphase eine große Hilfe darstellt, ist die Hypothermie (Unterkühlung), denn sie verschafft Zeit während eines Herzstillstands. Dass neuerdings vermehrt auf Kühlung gesetzt wird, ist ein Ergebnis der Tatsache, dass Ärzte und Wissenschaftler in sich gegangen sind. Indem wir die Probleme erkennen, können wir sie allmählich korrigieren und so die Überlebensraten verbessern.

Studien zeigen, dass es in der Postreanimationsphase drei Todesursachen gibt, die etwa gleich häufig auftreten: fortschreitende Schädigung des Gehirns, fortschreitende Schädigung des Herzens, sowie eine massive Entzündung des ganzen Körpers, die zu multiplem Organversagen führt. Bei diesen drei Ursachen handelt es sich um Komplikationen, die als Begleiterscheinungen der

Bemühungen auftreten, einen Menschen, der bereits gestorben ist, wieder ins Leben zurückzuholen. Es gibt aber noch einen vierten wichtigen Faktor, der nicht außer Acht gelassen werden kann: die ursprüngliche erste Todesursache, also der Grund, aus dem die Person gestorben war, bevor sie reanimiert wurde. Solange dieses Problem nicht behoben ist, wird es auch weiterhin Organ- und Zellschädigungen verursachen und damit immer wieder zum Tod führen, bis es entweder behoben ist oder die Ärzte die Reanimation einstellen. Das Hauptproblem im Gehirn ist eine Schwellung, ein sogenanntes Gehirnödem, verursacht durch einen längeren Zeitraum ohne angemessene Sauerstoffzufuhr. Da das geschwollene Gehirn von innen gegen den Schädel drückt, werden die Gehirnzellen gequetscht. Das Ergebnis ist eine sekundäre oder verzögerte Ischämie, bei der das Gehirn in den nächsten vierundzwanzig Stunden nicht ausreichend mit Sauerstoff versorgt wird. Auch wenn das Herz wieder schlägt und der Patient am Leben ist, stellen die Ärzte, wenn sie das Gehirn untersuchen, fest, dass es völlig unzureichend mit Blut versorgt wird. Das Ergebnis ist, dass die Gehirnzellen (die nach etwa acht Stunden absterben) weiterhin durch einen Sterbeprozess gehen.

Sobald wir den Feind erkannt haben, können wir ihn behandeln. Weil das Gehirn geschwollen ist, müssen wir den Blutdruck auf höher als normal bringen, um die Schwellung zu überwinden und Blut ins Gehirn zu bekommen. Das andere, was wir tun müssen, ist sicherzustellen, dass der Patient keinen Krampfanfall hat, weil wir versuchen, die Stoffwechselaktivität der Gehirnzellen zu reduzieren. Wenn die Zellen überaktiv sind und nicht den Sauerstoff bekommen, den sie brauchen, sterben sie früher. Das passiert, wenn eine Person einen Krampfanfall hat, nachdem sie sich ursprünglich von einem Herzstillstand erholt hatte. Wir versetzen sie also in eine Art Winterschlaf oder verlangsamen ihren Stoffwechsel durch Kühlung.

Kühlung bewirkt eine ganze Reihe von Dingen. Zunächst reduziert sie die Schwellung und den Druck. Sie vermindert auch die Aktivität in den Zellen und fährt so die Katalysatoren herunter, die den Prozess des Zelltodes vorantreiben. Dies wirkt anfänglich so, als bremse man den Prozess ab, in dessen Verlauf die Zellen sterben. Daher müssen wir in einer Situation, in der wir das Gehirn (aufgrund des physikalischen Widerstandes durch die Schwellung) mit nur etwa 50 Prozent des erforderlichen Sauerstoffs versorgen können, den Sauerstoffbedarf der Gehirnzellen senken, damit das, was wir liefern können (selbst wenn es nicht viel ist), dem gleichkommt, was die Gehirnzellen für ihren Stoffwechsel brauchen. Das ist der Faktor, der für die Rettung der Gehirnzellen entscheidend sein kann: Das Blut und damit die Sauerstoffversorgung müssen an ihre Bedürfnisse angepasst werden. Das macht es den Zellen möglich, in eine Art Halbwinterschlaf zu fallen und so genügend Sauerstoff zu bekommen, um am Leben zu bleiben und den Weg in Richtung Tod zu verlassen.

Diese Behandlung gilt mittlerweile als der große Retter des Gehirns nach einem Herzstillstand. Dies wurde kürzlich am Fall von Dr. Kelly Sawyer veranschaulicht, einer Notärztin, die im Rahmen ihrer Magisterarbeit an der Virginia Commonwealth University die Auswirkungen des Kühlens nach einem Herzstillstand erforschte. Sie arbeitete auch als Stipendiatin in der Herznotfallversorgung und war Teil eines Teams unter der Leitung von Dr. Mary Ann Peberdy und Dr. Joseph Ornato, das Hypothermie vor Ort anbietet, Patienten reanimiert und sie anschließend ins Krankenhaus bringt. Im letzten Monat ihrer Stipendiatenzeit wurde Dr. Sawyer am Knie operiert. Dabei bestand das Risiko, dass sich ein Blutgerinnsel bildet. Sie hatte auch tatsächlich bald Schmerzen in dem betreffenden Bein, merkte aber nicht, dass es ein Blutgerinnsel war. Dann, im Juni 2011, an dem Tag, an dem die Frist zur Einreichung von Forschungsberichten für das nationale Meeting der American Heart Association ablief, kam sie in ihr Klinikinstitut. Auf dem Weg vom Parkplatz zum Gebäude brach sie zusammen. Glücklicherweise holten zwei Krankenschwestern, die gerade auf dem Weg zur Arbeit waren, sofort Hilfe. Der Rettungsdienst kam schnell und fuhr sie um die Ecke in die Notaufnahme.

Die beiden Notärzte, die sich schon gefragt hatten, wo Dr. Sawyer wohl steckte, weil sie ihre Forschungsergebnisse mit ihr diskutieren wollten, wurden darüber informiert, dass sie einen Herzstillstand gehabt hatte, und eilten in die Notaufnahme, um sie zu reanimieren. Sie riefen das Kardiologie-Team dazu, das sofort eine Ultraschalluntersuchung machte und ein Blutgerinnsel im Herzen fand, das die Durchblutung behinderte und damit auch die Versorgung der Lunge und des Herzens mit Sauerstoff blockierte. Das ist normalerweise potenziell tödlich, weil die fehlende Durchblutung aufgrund eines mechanischen Hindernisses und einer entsprechenden Blockade im System das Herz stillstehen lässt.

In diesem Stadium verlor Dr. Sawyer immer wieder das Bewusstsein. Ihr Herz hatte schon mehrmals aufgehört, Blut zu pumpen, und die Notärzte setzten Herzdruckmassage zu ihrer Wiederbelebung ein. Sie waren kurz davor, sie an die ECMO-Maschine (eine Art Herz-Lungen-Maschine, die weiter oben schon näher beschrieben wurde und die in Japan häufig, in den USA und Europa aber nur sehr selten bei Herzstillstand eingesetzt wird) anzuschließen, aber dann schafften sie es auch so, sie vorübergehend zu stabilisieren. Dann wurde sie in den Operationssaal gefahren, wo man ihre Brust öffnete und ein großes Blutgerinnsel, eine sogenannte Sattelembolie, fand, das die Zufuhr von Sauerstoff in ihre Lungen und von Blut in die linke Hälfte ihres Herzens blockierte. Dann wurde sie 24 Stunden auf der Intensivstation weitergekühlt um sicherzustellen, dass ihre Zellen keinen Schaden nahmen, und schließlich nach und nach wieder aufgewärmt. Sechs Tage später war die Sedierung für sie beendet. Dr. Sawyer ist seitdem einer der wenigen Ärzte, deren Arbeit tatsächlich zur Rettung ihres eigenen Lebens und Gehirns beigetragen hat. Anfangs spürte sie, dass sie beeinträchtigt und noch nicht stabil genug auf den Beinen war. Doch nach 14 Tagen konnte sie aus dem Krankenhaus entlassen werden. Mithilfe von Physiotherapie erholte sie sich allmählich vollständig, und ich traf sie zum ersten Mal auf der nationalen Konferenz, wo sie Ärzten und Wissenschaftlern aus der ganzen Welt ihre Arbeit über die Auswirkungen der Hypothermie vorstellte. Unglaublich, denn ohne eben diese Auswirkungen, hätte sich Dr. Sawyers Gehirn vermutlich nie wieder erholt.

In der Postreanimationsphase müssen wir auch mit einem geschwächten Herzen umgehen. Während eines Herzstillstands erlebt das Herz einen massiven Infarkt und seine Zellen werden für Minuten oder Stunden am Stück nicht ausreichend mit Sauerstoff versorgt. In Folge davon wird der Herzmuskel betäubt und zieht sich nicht richtig zusammen. Und selbst wenn wir das Herz neu starten, ist es oft sehr schwach und pumpt das Blut nicht stark genug. Folglich müssen wir bestimmte Medikamente verabreichen, die das Herz stärker schlagen lassen, um den Blutdruck zu erhöhen. Sobald wir dies erkennen, können wir dem Patienten spezielle Medikamente geben, die das Herz über die 24 Stunden hinwegretten, die es braucht um sich zu erholen.*

* Wenn sie es mit einem kritisch niedrigen Blutdruck und einem klinischen Schock zu tun haben, verordnen Ärzte und Krankenschwestern in der Regel Blutdruck erhöhende Medikamente, die vor allem dadurch wirken, dass sie die Blutgefäße zusammenziehen und so den Blutdruck erhöhen. Diese Medikamente helfen in Fällen, in denen sich eine schwerkranke Person in einem Schockzustand befindet, etwa aufgrund einer umfassenden Infektion und Anaphylaxie, denn in solchen Fällen ist das Herz selbst in der Regel nicht schwach. Das Problem besteht vielmehr darin, dass die Blutgefäße aufgrund der massiven Entzündung zu stark erweitert und undicht sind. Nach einem Herzstillstand ist das Problem jedoch, dass das Herz schwach ist und zusätzlich eine massive Entzündung vorliegt. Der Schock wurde durch eine Kombination aus beidem verursacht. Oft handelt es sich bei den starken Medikamenten, die eingesetzt werden, um den Blutdruck des Patienten zu erhöhen (Noradrenalin, Phenylephrin) um genau die gleichen, die zur Behandlung von Infektionen und Anaphylaxie verwendet werden. Und das bleibt häufig unerkannt. Wenn in solchen Fällen hochwirksame Medikamente gegeben werden, die den Blutdruck erhöhen, indem sie die Blutgefäße verengen, macht dies die Situation also nur noch schlimmer. Allein das Verengen der Blutgefäße wirkt sich paradoxerweise so aus, dass der Blutdruck noch mehr sinkt, weil es die Arbeit des ohnehin →

In diesem Zusammenhang ist Folgendes interessant: Forscher, die 1997 in Frankreich eine Untersuchung an Leichen durchführten, haben herausgefunden, dass fast 80 Prozent der Menschen, die einen Herzstillstand hatten, zuvor an einer nicht diagnostizierten Herzerkrankung litten, die einen Herzinfarkt verursacht hatte. Bei diesen Menschen stellte man Obstruktionen in den zum Herzen führenden Blutgefäßen fest, die nicht erkannt worden waren, bis das Herz zu schlagen aufhörte. Aus diesem Grund gehört es in vielen Ländern mittlerweile zum vorgeschriebenen Behandlungsstandard, dass Patienten, die aus keinem offensichtlichen Grund einen Herzstillstand hatten, zur Herzkatheterisierung ins Herzkatheterlabor gebracht werden müssen. Wenn dies nicht geschieht und eine Obstruktion vorliegt, die den Herzstillstand verursacht hat, wird die Person nach der Reanimation höchstwahrscheinlich wieder sterben. Das wird allerdings nicht durchgängig gemacht, und viele Einrichtungen haben ihre eigenen Kriterien, nach denen sie Patienten ins Herzkatheterlabor bringen. Ganz allgemein kann man sagen, dass dies in westeuropäischen Ländern eher geschieht als in den USA, wo Ärzte eine konservativere Herangehensweise

→ geschwächten Herzens noch schwerer macht. Das Herz versagt schnell, weil es das Blut nicht gegen den Widerstand der eng zusammengedrückten Blutgefäße von sich wegdrücken kann. Der Blutdruck sinkt noch weiter und schließlich steht das Herz wieder still. Das Problem ist in diesem Fall, dass sich der Blutdruck ohne Medikamente, die das Herz veranlassen, sich zu verengen und stärker zu schlagen, nicht verbessern wird. Es wird dann häufig angenommen, die Person könne nicht gerettet werden, denn der viel zu niedrige Blutdruck und der Schock seien normale Folgen des Herzstillstands und könnten nicht verbessert werden. Dann beschließt man oft, den Familien nahezulegen, über den Verzicht auf lebensverlängernde Maßnahmen nachzudenken, damit der Patient in Frieden sterben kann, weil eine weitere Behandlung sinnlos wäre. Dies zeigt wieder einmal die gesamte Komplexität der Betreuung von Patienten mit Postreanimationssyndrom und wie nötig und wichtig es ist, Expertenteams zu haben, die mit diesen komplizierten medizinischen Fällen umgehen können. Es gibt jedoch keine diesbezüglichen gesetzlichen Vorschriften und daher wird normalerweise auch nichts davon umgesetzt, weil es in den Krankenhäusern einfach nicht bekannt ist und man dort aufrichtig glaubt, alles Menschenmögliche für den Patienten getan zu haben.

haben. Von US-amerikanischen Ärzten werden oft folgende legitime Bedenken vorgebracht: Wenn Patienten, die »bereits tot« sind und daher kaum eine Chance haben, wiederbelebt zu werden, ins Herzkatheterlabor gebracht werden, könnte die Krankenhausverwaltung letztlich die Ärzte zur Verantwortung ziehen und sogar die Schließung des Herzkatheterlabors in ihrer Einrichtung anordnen, weil ihnen ihre jährliche Gesamtsterblichkeitsrate möglicherweise sehr hoch vorkommt. Das Problem liegt im System, denn bei der Auswertung der jährlichen Gesamtsterblichkeitsdaten für jedes Krankenhaus unterschieden die staatlichen Verwaltungsorgane der Vereinigten Staaten nicht immer zwischen dem unglücklichen Tod stabiler Patienten, die man ins Herzkatheterlabor gebracht hatte, und Patienten, die nach einem Herzstillstand, also nachdem sie bereits gestorben waren, dort behandelt wurden, um ihnen möglicherweise ihr Leben zurückzugeben.

Eine Entzündung im Körper kann in der Postreanimationsphase ebenfalls zur Todesursache werden. Weil der ganze Körper geschwollen ist, schreit er nach einer angemessenen Sauerstoffversorgung. Nun müssen wir lediglich messen, ob die Organe genügend Sauerstoff bekommen. Wenn die Organe zu wenig Sauerstoff bekommen, können sie in den Schockzustand zurückfallen und ein zweites Mal sterben. Daher muss die Sauerstoffzufuhr in den ersten Stunden wiederhergestellt werden, damit die Organe keinen dauerhaften Schaden nehmen.

Zahlreiche Studien haben gezeigt, dass Kühlung den Abbau der Zellen bei Herzstillstand-Patienten verlangsamt und verhindert, dass der Todesprozess zu schnell final wird. Die erste Studie, die sich mit der therapeutischen Hypothermie beschäftigte, wurde im Jahr 1959 veröffentlicht. Sie zeigte, dass sich von den Patienten, die einen Herzstillstand überlebt hatten (aber anschließend im Koma lagen) und die auf 31 bis 32 °C gekühlt worden waren – selbst wenn die Ärzte sie erst nach zwischen drei Stunden und acht Tagen kühlten, weil sie sich nicht sicher waren, wie sie mit der Reanimation fortfahren sollten – 50 Prozent gut erholten, wohingegen sich von denen, die nicht gekühlt worden waren, nur 15 Prozent erholten.

In den 1960er-Jahren wurde das Kühlen bei Herzstillstand eingesetzt und viele der damaligen medizinischen Leitlinien wiesen Ärzte an, die Patienten mit Eis zu kühlen. Doch weil sie nicht wussten, wie man das richtig macht, richtete die Kühlung manchmal mehr Schaden an, als sie nützte, und die Ärzte wandten sie nicht mehr an. Das Hauptproblem bei der Verwendung von Eis bestand in der Gefahr, die Zieltemperatur zu überschreiten. Wenn die Körpertemperatur auf unter 32 °C sinkt, besteht die Gefahr, dass es zu Komplikationen kommt. Es ist also wie mit jeder Behandlung: Ein Zuviel oder Zuwenig kann ihre Wirksamkeit beeinträchtigen.

Im Jahr 2002 wurden zwei umfangreiche Studien in zwei aufeinanderfolgenden Ausgaben des *New England Journal of Medicine* veröffentlicht, die beide deutlich machten, welche Vorteile eine Kühlung nach einem Neustart des Herzens hatte. Die Schlüsselstudie wurde von Dr. Fritz Sterz und seinen Kollegen in Wien, Österreich, durchgeführt. Sie schauten sich 275 Menschen an, deren Herz nach einem Herzstillstand neu gestartet worden war. Diese Menschen wurden in zwei Gruppen eingeteilt: 137, die gekühlt worden waren und 138, die man nicht gekühlt hatte. Sie zeigte, dass 55 Prozent der Personen, die gekühlt worden waren, ein gutes neurologisches Ergebnis hatten. Bei denen, die nicht gekühlt worden waren, waren es nur 39 Prozent. Sie fanden auch heraus, dass die Sterblichkeitsrate nach sechs Monaten bei denen, die gekühlt worden waren, 41 Prozent betrug aber 55 Prozent bei denen, die nicht gekühlt worden waren. Basierend auf diesen Forschungen profitierte eine von jeweils sechs gekühlten Personen von dieser Behandlung.

Es ist wichtig zu verstehen, dass eine Studie mit 275 Patienten nach wissenschaftlichen Standards sehr klein ist. Obwohl die Studie zeigte, dass Patienten von dem Kühlungsprozess profitierten, hätte eine größere Studie wahrscheinlich noch bessere Ergebnisse gebracht.

Um die Spekulationen über das Eis auszuräumen kommen heutzutage hauptsächlich zwei anspruchsvolle Kühlmethoden zur Anwendung. Die Erste arbeitet mit Kissen, die am Körper befestigt werden und durch die kaltes Wasser zirkuliert. Diese Kissen haben ein eingebautes Thermometer, das dafür sorgt, dass die Temperatur, wenn sie einmal auf 32 bis 34 °C gefallen ist, auch in diesem Bereich bleibt. Die zweite Methode besteht im Einführen von Kathetern in den Körper. Die Katheter werden in die Blutgefäße gesetzt, sodass die Person tatsächlich von innen gekühlt wird, was sogar noch besser ist. Mit diesem Verfahren kann man den Körper schneller kühlen und die Temperatur genauer regulieren. Ein anderes neuartiges und noch weniger gebräuchliches Verfahren sorgt für Kühlung, indem den Personen eine schnell verdunstende Kühlflüssigkeit direkt in die Nase gesprüht wird. Dieser Bereich des Körpers fungiert als Wärmeaustauscher und kühlt das Gehirn, weil er ja direkt unter dem Gehirn liegt. Doch wie die ersten paar Stunden in Joe Tiralosis Fall beweisen, können auch Eisbeutel gute Dienste leisten, wenn gerade keine moderneren Methoden zur Verfügung stehen.

Wenn die Kühlung in ein umfassendes Behandlungsprogramm für die Zeit nach der Reanimation integriert ist, wird dies die Überlebensraten deutlich erhöhen. Das zeigt eine Studie, die 2007 von einer Gruppe von Forschern in Norwegen durchgeführt wurde. In dieser Studie achteten die Forscher weniger auf die Zwischenphase nach dem Herzstillstand, also auf die Qualität der Herzdruckmassage, auf die Beatmung oder die verabreichten Medikamente, sondern konzentrierten sich auf die Phase nach der Reanimation. Sie hatten beschlossen, sich ganz darauf zu konzentrieren, die Auswirkungen des Postreanimationssyndroms möglichst gering zu halten, und zwar unabhängig von allem, was ihre Kollegen in der Notaufnahme zur Anwendung gebracht hatten. Sie wollten die schrecklichen Statistiken verbessern, nach denen zwei Drittel der Herzen, die neu gestartet worden waren, wieder stehenblieben. Sie führten erstmals ein System ein, um Patienten in der Postreanimationsphase zu behandeln. Wenn ein Patient auf die Intensivstation kam, hatten die Forscher eine ganze Liste mit Schritten, die nun einer nach dem anderen unternommen werden mussten. Kurz, sie formalisierten die Postreanimationstherapie, indem sie die verschiedenen Behandlungen, die sich als wirksam erwiesen hatten, zur Anwendung brachten. Sie fingen mit Hypothermie an. Jeder Patient mit Herzstillstand wurde gekühlt, um den Prozess des Zelltodes zu verlangsamen. Alle Patienten, bei denen die Ursache für den Herzstillstand nicht offensichtlich war, wurden ins Herzkatheterlabor gebracht und auf bisher unbekannte Obstruktionen in den Blutgefäßen, rund um das Herz, untersucht. Außerdem wurden die Sauerstoff- und Kohlendioxidwerte ebenso ständig kontrolliert wie der Blutdruck.

Die Ergebnisse waren höchst aufschlussreich. In einer über zwei Jahre angelegten Studie mit 69 Patienten erhöhte sich die Überlebensrate von 26 auf 56 Prozent. Außerdem erlebten 91 Prozent beziehungsweise 31 von den 34 Überlebenden eine vollständige neurologische Erholung, während es zuvor nur 50 Prozent gewesen waren. Es hatte sich also nicht nur die Überlebensrate mehr als verdoppelt, eine überwältigende Zahl von Überlebenden hatte aufgrund der in der Postreanimationsphase eingesetzten Verfahren auch keinerlei Hirnschäden davongetragen.

Kühlung ist die revolutionärste Weiterentwicklung, die in der Reanimationsmedizin im Laufe der letzten 20 Jahre stattgefunden hat. Wissenschaftler haben festgestellt, dass Organe und Zellen unterschiedlich schnell absterben, und zwar in Abhängigkeit von ihrer relativen Unempfindlichkeit gegenüber Sauerstoffmangel. Die Niere ist hier toleranter als die Leber, und die Hornhaut des menschlichen Auges kann beispielsweise noch sieben Tage post mortem lebensfähige Zellen liefern. Weil der Abbau der Zellen aufgrund von Sauerstoffmangel ein dynamischer Prozess ist, kann er verlangsamt und sogar rückgängig gemacht werden – womit auch der Tod rückgängig gemacht wird.

Nehmen Sie an, ein Kind fällt auf dem Basketballfeld um und stirbt. Wenn der Rettungswagen nun mit Kühlmöglichkeiten ausgerüstet wäre, könnten die Sanitäter das Kind sofort kühlen und ins Krankenhaus bringen, wo die Ärzte feststellen könnten, was den Herzstillstand verursacht hat, das Problem beheben – und damit das Leben des Kindes retten.

Der gesamte Prozess ist sehr davon abhängig, wie viel Zeit benötigt wird, um die Ursache zu beheben. Wenn das Problem innerhalb von Minuten oder in manchen Fällen auch Stunden gelöst werden kann, können wir die Person heute aus den Klauen des Todes befreien. Künftige Fortschritte in Medizin und Technologie versprechen sogar noch mehr. Vielleicht sind wir in den nächsten zehn bis zwanzig Jahren sogar in der Lage, bei geliebten Menschen viele Stunden oder sogar Tage, nachdem sie ihren anscheinend letzten Atemzug getan haben, die zugrunde liegende Ursache zu reparieren und so sicherzustellen, dass sie in ein normales Leben zurückkehren können.

Fazit: Wenn der Kühlprozess und die Postreanimationsbehandlung korrekt durchgeführt werden, kann der Patient ohne Hirnschädigung ins Leben zurückkehren. Kühlung und optimale Postreanimationsbehandlung machen einen entscheidenden Unterschied zwischen denen, die nach einem Herzstillstand eine Hirnschädigung davontragen, und denen, bei denen dies nicht der Fall ist. Wenn sie gekühlt werden, können alle Zellen, die eine Zeitlang ohne Sauerstoff waren, in den Normalzustand zurückkehren.

Im Juni 2001 berichtete die Abteilung für Notfallmedizin an der Gunma University Graduate School of Medicine in Maebashi (Präfektur Gunma), Japan, von einem Fall, der den erfolgreichen Einsatz von Kühlung in Kombination mit dem ECMO-Gerät verdeutlicht. Patient war eine 30 Jahre alte weibliche Person, die man um 8:32 Uhr in einem Wald gefunden hatte, wo sie aufgrund einer Überdosis Medikamente die ganze Nacht im Kalten gelegen hatte. Sie war tot. Ihre Körpertemperatur war von 37 auf 20 °C gesunken, was bedeutet, dass sie schon einige Stunden dort lag, denn die Körpertemperatur sinkt nach dem Tod um ein bis zwei Grad pro Stunde. Das medizinische Team war um 8:49 Uhr zur Stelle, machte Herz-Lungen-Wiederbelebung und schockte ihr Herz mit einem automatisierten externen Defibrillator, aber sie blieb tot.

Als die Frau um 9:22 Uhr im Krankenhaus ankam, lag ihre Körpertemperatur immer noch bei 20 °C und ihre Pupillen waren gleich groß und reagierten nicht auf Licht. Die Ärzte in der Notaufnahme machten eine Herz-Lungen-Wiederbelebung, führten einen Atemschlauch ein und schlossen sie an ein automatisches Beatmungsgerät an, während sie kontinuierliche Thoraxkompressionen bekam. Adrenalin, Amiodaron und Lidocain wurden injiziert, um das Herz wieder zum Schlagen zu bringen. Trotz aller Bemühungen, sie allmählich wieder aufzuwärmen, blieb die Körpertemperatur der Frau unverändert. Daraufhin schlossen die Ärzte sie an ein ECMO-Gerät an, um eine optimale Sauerstoffversorgung zu gewährleisten.* Nach sechsstündiger Behandlung lag ihre Körpertemperatur wieder bei 32 °C und ihr Herz schlug wieder. Obwohl sie noch sechs weitere Stunden, nachdem man sie tot aufgefunden hatte, körperlich tot war, erholte sich die Patientin und war schließlich in der Lage, das Krankenhaus zu Fuß und ohne Organ- und Gehirnschaden zu verlassen. Weil sie in der Zeit, in der ihr Herz stillstand, in einer natürlich kalten Umgebung gelegen hatte, waren ihre Zellen nicht in dem Maße bleibend geschädigt worden, wie

* Diese Technologie wird in Südostasien sehr viel häufiger eingesetzt als in den USA und Europa.

die von jemandem, der in einer wärmeren Umgebung stirbt, und konnten, sobald sie wieder mit Sauerstoff versorgt wurden, ihre Arbeit wieder aufnehmen.

Es kann zwar heute schon eine Menge getan werden, um den Tod rückgängig zu machen, aber die Zukunft ist vielleicht noch faszinierender. Auf den Konferenzen der American Heart Association, an denen ich 2010 und 2011 teilnahm, wurden beispielsweise Vorträge über die Entwicklung spezieller Infusionen von Sauerstoffmolekülen gehalten. Die Sauerstoffmoleküle werden dabei in die Mitte eines größeren Moleküls platziert, das sie dann in alle Organe transportiert, auch wenn die Lungen und das Herz nicht arbeiten. Im Prinzip laden die Forscher ein winzig kleines Fettkügelchen mit Sauerstoff auf und injizieren es. Indem sie Millionen dieser winzigen, mit Sauerstoffmolekülen beladenen Fettkügelchen in Form einer speziellen Lösung injizieren, sind Ärzte möglicherweise in der Lage, Menschen, die bereits gestorben sind, künstlich zu oxygenieren. Wir können Luft nicht direkt ins Blut injizieren, aber wenn wir diese Fettlösung in die Blutbahn spritzen, gelangen die Fettkügelchen in die Lunge und andere Organe wie das Gehirn, wo die Kapillare sehr klein und eng sind. Dort öffnen sich die Fettkügelchen, setzen den Sauerstoff frei und versorgen so die Organe mit Sauerstoff. Dadurch wird der Prozess des Zellabbaus, der mit dem Tod der Person eingesetzt hat, verlangsamt. Dies wird gerade in Tierversuchen getestet, und die Studien sind so vielversprechend, dass das Verfahren vielleicht auch bei Menschen zur Anwendung kommt. Das ist ein Teil dessen, was die nahe Zukunft bringen mag. Wenn Ärzte in der Lage sind, Patienten zu kühlen und ihnen eine Lösung zuzuführen, die sie künstlich mit Sauerstoff versorgt, vor allem wenn sie zusammen mit anderen Medikamenten injiziert wird, welche die zum Tod führende Wirkung der Enzyme in den Gehirnzellen blockiert, werden die Gehirnzellen nicht so schnell absterben, selbst wenn die Patienten bereits tot sind. Im Wesentlichen heißt das, die Individuen bleiben zunächst in der Grauzone nach dem Tod, und ein irreversibles Absterben der Gehirnzellen kann sehr viel länger vermieden werden.

Zwei Studien, durchgeführt von Dr. Robert Neumar, gegenwärtig Professor der Abteilung Notfallmedizin an der Medizinischen Hochschule der University of Michigan und seinen Kollegen, bieten einen Blick in die Zukunft und zeigen, wie wir vielleicht in der Lage sein werden, die Geschwindigkeit zu drosseln, mit der die chemischen Katalysatoren oder Enzyme im Gehirn die Zellen in ihren eigenen permanenten Tod steuern. In beiden Studien konzentrierten sich die Forscher auf das Enzym Calpain, das am Prozess der Apoptose beteiligt ist, der nach dem Tod eines Menschen zum Zelltod führt.

In der ersten Studie stellten Neumar und sein Team die Hypothese auf, sie könnten, wenn sie das Enzym Calpain vor dem Aktivwerden blockierten, das Eintreten irreversibler Gehirnschädigungen verzögern, die bei Ratten stattfinden, wenn sie nur mangelhaft mit Sauerstoff versorgt werden. In einer Rattengruppe unterbrachen sie die Sauerstoffzufuhr zum Gehirn etwa zehn Minuten lang und simulierten so im Prinzip das, was bei einem Herzstillstand passiert. Als Nächstes injizierten sie den Ratten ein Medikament, das die Aktivität der Calpain-Enzyme blockiert. Den Ratten einer Kontrollgruppe injizierten die Forscher eine Mischung, in der das Medikament nicht enthalten war. Bei den Ratten, die den direkten Enzymblocker bekommen hatten, war die Gehirnschädigung nach 72 Stunden sehr gering. Wenn es den Forschern also gelänge, ein solches Medikament für Menschen zu entwickeln, könnten wir es injizieren und würden so die Hirnschädigung während und nach einem Herzstillstand deutlich mindern und die Geschwindigkeit der Progression vom reversiblen zum irreversiblen Zelltod im Gehirn, nachdem jemand gestorben ist, verlangsamen.

In der zweiten Studie injizierten Neumar und seine Kollegen Ratten, deren Gehirn eine Weile nicht mit Sauerstoff versorgt worden war, eine andere Form des Moleküls, das die Aktivität derselben Enzymgruppe, der Calpaine, hemmt. Sie fanden heraus, dass bei den Ratten, denen das Medikament verabreicht worden war, die Gehirnzellen länger überlebten. Die Forscher gingen noch einen Schritt weiter, indem sie die Ratten bestimmte Aktivitäten ausführen ließen. Sie stellten fest, dass die mit dem Medikament behandelten Ratten besser funktionierten, weil bestimmte Bereiche ihres Gehirns in einem besseren Erhaltungszustand waren.

In beiden Studien wurde ein Enzym isoliert und es zeigte sich: Wenn wir dieses Enzym gezielt ansteuern können, sind wir vielleicht in der Lage, die Geschwindigkeit zu reduzieren, mit der sich die Gehirnzellen vom reversiblen zum irreversiblen Tod bewegen. Dies ist also ein möglicher Weg zu einer medikamentösen Behandlung, die das Gehirn von Menschen, die gestorben sind, am Leben erhält. Aber in der Praxis und wenn man sich eher auf heute als auf morgen konzentriert, besteht das größte Problem in der Verbreitung hoher Behandlungs- und Pflegestandards auf der Grundlage dessen, was wir bereits wissen, weil es in diesem Kapitel bis ins Detail behandelt wurde. In der Tat hat sich eine flächendeckende Umsetzung der optimierten medizinischen Versorgung, die auf mehr Überlebende und weniger Hirnschädigungen nach einem Herzstillstand abzielt, als sehr schwierig erwiesen, was an der mangelnden Koordination zwischen den unterschiedlichen medizinischen Bereichen liegt, die hier involviert sind. Die Entdeckungen, die hier kurz skizziert wurden, werden nicht insgesamt zu besseren Überlebensraten und weniger Hirnschädigungen führen, solange es keine enge Abstimmung zwischen den verschiedenen medizinischen Disziplinen gibt, die hier beteiligt sind, und solange tatsächlich so qualitativ hochwertig behandelt wird, wie es nötig ist. Andernfalls werden wir auch weiterhin mit einer Versorgung leben, die eher Glückssache ist, und das Beste hoffen müssen, wenn uns das Unvermeidliche passiert.

KAPITEL 5

Das Waisenkind

Charles Lindberghs historischer Flug über den Atlantik kam teilweise durch eine Wette zustande. Der New Yorker Hotelier Raymond Orteig setzte 25.000 US-Dollar Belohnung für die erste Person aus, die zwischen New York und Paris fliegen würde, und einige Piloten standen Schlange, weil sie das Risiko eingehen wollten. Während Lindberghs erfolgreicher Transatlantikflug mit der Spirit of St. Louis im Mai 1927 gut dokumentiert ist, weiß kaum jemand, dass vier seiner Konkurrenten starben. Zwei wurden bei einem Testflug in Virginia getötet. Die anderen versuchten die Reise von Frankreich aus, verschwanden aber, nachdem sie Grönland überquert hatten. Natürlich war eine solche Reise in einem Flugzeug aus Holzplanken, die mit Draht und Leinen zusammengehalten wurden, eine höchst gefährliche Angelegenheit.

Kommerzielle Flugreisen innerhalb der USA waren zu dieser Zeit fast genauso gefährlich. Die Flugzeuge waren zwar stabiler, aber es gab noch kein flächendeckendes System, welches das Fliegen insgesamt sicherer machte. Beispielsweise gab es keine einheitliche Vereinbarung über die Zusammenarbeit von Piloten und Crewmitgliedern, die Flughäfen waren primitiv (oft nicht mehr als ein großes Feld), und die Kommunikation war ebenso beschränkt wie die Auffassung darüber, wie mit Fragen der Sicherheit an Bord umzugehen sei. Wenn zum Beispiel die Türverriegelung undicht wurde und die Sicherheit damit gefährdet war, setzte der Pilot die Reise vermutlich einfach fort, statt eine Checkliste durchzugehen und Flughöhe, Kabinendruck und Fluggeschwindigkeit entsprechend anzupassen, um eine Notlandung vorzubereiten. Folglich trugen die Passagiere, die an Bord einer Maschine gingen, die Verantwortung für ihr Leben mehr oder weniger selbst. Zwischen 1926 und 1927 kam es in den USA zu vierundzwanzig Abstürzen von kommerziellen Flugzeugen, die für alle Insassen tödlich endeten. Die Lage verschlechterte sich in den folgenden beiden Jahren sogar noch. Kommerzielle Fluggesellschaften hatten siebenundsechzig tödliche Abstürze zu verzeichnen. Auf dreitausend Flugreisende kam ein Toter – siebentausend Todesfälle pro Jahr allein durch Flugzeugabsturz. Das ist eine atemberaubende Zahl, wenn man bedenkt, dass die Rate der durch Flugzeugunfälle verursachten Toten zwischen 2000 und 2010 nur einen von acht Millionen betrug, und da sind die Toten vom 11. September 2001 bereits berücksichtigt.

Dort, wo die Luftfahrtindustrie damals steckte, nämlich in den Kinderschuhen, steht die Versorgung nach einem Herzstillstand und einer Wiederbelebung heute, und zwar im Hinblick auf die Durchsetzung eines optimierten Systemmanagements und natürlich entsprechender Sicherheitsmaßnahmen. Die Flugzeuge wurden im Laufe der 1920er-Jahre zwar immer zuverlässiger und sicherer, aber das allgemeine Systemmanagement vor Ort ließ nach wie vor zu wünschen übrig. Also blieb die Zahl der Todesfälle entsprechend hoch. In ganz ähnlicher Weise wurden neue Wiederbelebungstechniken, die Mitte der 1960er-Jahre entdeckt worden waren, etwa die geschlossene Herzdruckmassage und die künstliche Beatmung von Mund zu Mund, isoliert eingesetzt und nicht als Teil eines flächendeckenden, integrierten Behandlungssystems, bei dem jedem entscheidenden Glied dessen, was wir als »Rettungskette« bezeichnen, die gleiche Aufmerksamkeit geschenkt wird. Aber sobald in der Luftfahrt eine bessere Ausrüstung mit einem flächendeckenden und systematischen Programm verknüpft wurde, das bessere Flugzeugkonstruktionen ebenso einschloss wie bessere Materialien, eine bessere Aerodynamik, bessere Fahrwerke, Inspektionsteams am Boden, richtige Flughäfen (statt einfacher Felder), Radar, Crew-Management und -Teamarbeit sowie ein Checklisten-Sicherheitssystem, sanken die Todesfallraten schnell – auf einen Toten von 450.000 Flugreisenden in den 1960er-Jahren und dann auf einen Toten von zwei Millionen Flugreisenden in den 1980er-Jahren.

Die Luftfahrt und die Reanimationswissenschaft haben vieles gemeinsam. Beide sind neue Entdeckungen, die Menschen in die Lage versetzt haben, etwas zu überwinden, das auf immer unmöglich schien – eine hochfliegende Fantasie oder ein Traum, der nie auch nur im Bereich des Möglichen gelegen hatte. Was Luftfahrt und Reanimationswissenschaft vor allem anderen gemeinsam haben, ist, dass sie beide ein höchst komplexes, anspruchsvolles und integriertes Managementsystem brauchen, das, wenn es ausfällt, unweigerlich zu Todesfällen oder verheerenden Behinderungen führt – auch wenn das Versagen nur auf einen Irrtum zurückzuführen ist.*

Heute halten wir das Fliegen für selbstverständlich. Es ist nichts Neues mehr für uns. Wenn wir in einem modernen Flugzeug sitzen und in mehreren Tausend Metern Höhe Tausende von Kilometer quer über den Erdball fliegen, sind wir uns vermutlich nicht einmal annähernd der menschlichen Mühe, Opfer, Beharrlichkeit und Hingabe bewusst, die letztendlich zu dieser wirklich unglaublichen Errungenschaft geführt hat. Aber im Jahr 1903 wurde nach vielen mehr oder weniger missglückten Versuchen der alte Menschheitstraum vom Fliegen mithilfe einer Maschine, die schwerer ist als Luft, endlich wahr, und zwar an einem abgelegenen, windigen Strand in North Carolina. In

* Dieser Vergleich wurde von vielen gezogen, darunter Drs. Joseph Ornato und Mary Ann Peberdy aus Richmond, Virginia.

Wirklichkeit war dieses Ereignis selbst alles andere als weltbewegend. Eine »Flugmaschine«, erbaut von zwei Brüdern, schaffte es, die Schwerkraft zu überwinden und nur etwa zwölf Sekunden lang ein wenig über dem Boden zu fliegen. Das war ziemlich weit von dem entfernt, was wir mittlerweile erreicht haben, aber dennoch unglaublich wichtig. Ausgehend von diesem kleinen Ereignis, ist es uns nun gelungen, die Schwerkraft mithilfe einer Maschine zu überwinden, die sehr viel schwerer ist als Luft, und zu fliegen, wohin wir wollen, sogar in den Weltraum. Jeder, der sich Leonardo da Vincis Entwürfe für Flugmaschinen angeschaut hat, hat sicher ein Gefühl dafür bekommen, wie sehr diese Vorstellung die Fantasie unserer Vorfahren angeregt haben muss. Und nur etwas mehr als sechzig Jahre, nachdem die Gebrüder Wright ihren ersten Flug mit ihrem primitiven Flugzeug unternommen hatten, entwickelten wir Flugzeuge und Triebwerke, die nicht nur sicher mehrere Tausend Meter über dem Boden fliegen können, sondern auch mit Überschallgeschwindigkeit, und die im Hyperschallflug die höchsten Punkte in der Stratosphäre und sogar auf dem Mond erreichen. Die Herausforderungen waren unglaublich, aber was in diesem Zeitraum erreicht wurde, zeugt von der unglaublichen Entschlossenheit, mit der Menschen jede Herausforderung meistern, wie unmöglich sie auch erscheinen mag.

Im Gegensatz dazu haben wir in den fast sechzig Jahren, die auf die Entdeckung der modernen Reanimation durch Pioniere wie Safar, Jude, Knickerbocker und Kouwenhoven folgten, nicht annähernd die gleichen Fortschritte auf diesem Gebiet gemacht. Und in der Tat, trotz der Tatsache, dass wir enorme Fortschritte in der Medizin und in den Naturwissenschaften gemacht haben und heute über Herzkatheterlabore, moderne Beatmungsgeräte und hochwirksame Blutdruckmedikamente verfügen, um Menschen am Leben zu halten, haben sich unsere langfristigen Überlebensraten nach einem Herzstillstand in diesem Zeitraum nicht nennenswert verbessert. Das ist wirklich erstaunlich, aber absolut wahr. Als ich diese Statistik zum ersten Mal zu Gesicht bekam, konnte ich es schlicht nicht glauben. Ich dachte, das sei unmöglich. Ich schaute tatsächlich in den Studien nach, die seit den 1950er- und 1960er-Jahren bis zum heutigen Tag gemacht worden waren, und stellte fest, dass es zwar traurig war, aber auch wahr.* Wenn ich das auf Konferenzen oder bei Vorträgen erzähle, bleibt auch den Zuhörern interessanterweise immer der Mund vor Staunen offenstehen. In vieler Hinsicht ist die Reanimationswissenschaft das genaue Gegenteil der Luftfahrt. Das heißt, obwohl die Reanimation nach einem Herzstillstand eine unglaublich innovative wissenschaftliche Entdeckung ist und auf diesem Gebiet in den letzten sechzig Jahren enorme Fortschritte gemacht wurden, fehlt es an einem ausgeklügelten und entsprechend gut koordinierten Managementsystem. In der gegenwärtigen Reanimationswissenschaft spiegelt sich die Geschichte einer bestenfalls begrenzten und oft missglückten allgemeinen Umsetzung und Einführung der höchsten Standards in Kombination mit einem Mangel an externen Vorschriften wider. Sie zeigt auch, was mit einem Krankheitszustand passiert, der alle Grenzen überschreitet und daher nicht in das Fachgebiet einer Gruppe von medizinischen Spezialisten fällt, etwa das der Kardiologen, der Neurologen oder der Notärzte. Folglich treibt keine dieser Gruppen die höchsten Behandlungsstandards in unseren Krankenhäusern und Kommunen entsprechend voran.

Asthma hat ein Zuhause in der Lungenheilkunde. Krebs ist die Domäne der Onkologie. Parkinson gehört zu den Neurologen. Aber der Herzstillstand ist ein Waisenkind, und zwar deshalb, weil er die Grenzen vieler Spezialgebiete überschreitet, denn er ist der Tod. Und der Tod kommt zwar in allen Fachgebieten der Medizin vor, aber er untersteht niemandem. Das mag

* Natürlich gibt es »Inseln«, auf denen sich die Behandlung deutlich verbessert hat, aber ganz allgemein hat sich an den Ergebnissen nichts geändert.

die meisten medizinischen Laien überraschen, die der Ansicht sind, ein Herzstillstand und eine Herzattacke seien ein und dasselbe, aber wie wir gezeigt haben, ist dies nicht der Fall. Kardiologen sind auf die Herzattacke spezialisiert, die auftritt, wenn der Blutfluss zum Herzen durch ein blockiertes Blutgefäß unterbrochen wird, aber sie sind in der Regel nicht im ganzen Spektrum der Reanimation geschult, denn das erfordert Know-how über sehr viel mehr, als nur das Herz. Sie schließt beim Neustart des Herzens viele feine nichtkardiale Facetten in Kombination mit exzellenten Postreanimationsbehandlungen ein, die in den Verantwortungsbereich eines Intensivmediziners fallen sollten, sowie Gehirnmanagement, das eigentlich in den Zuständigkeitsbereich eines Spezialisten für neurologische Intensivmedizin fällt. Ein Kardiologe ist kein Experte für Intensivmedizin, die auch die Behandlung komplexer Lungen- und Atemstörungen einschließt, während der Intensivmediziner sich nicht mit den Feinheiten der Kardiologie auskennt, und normalerweise ist keiner von beiden vollkommen mit den Details des Gehirnmanagements vertraut. Natürlich ist der Spezialist für neurologische Intensivmedizin nicht gleichzeitig auch ein Experte für das Herz und die Lungen.

Allein das führt zu Qualitätsschwankungen in der Behandlung. Aus diesem Grund wird der gleiche Patient, sogar in derselben Institution, nicht selten unterschiedlich behandelt, je nachdem, wer gerade für ihn zuständig ist und auf welche Intensivstation die Person gebracht wird, etwa die medizinische, die kardiologische, die chirurgische oder die neurologische. Das gilt für die großen Institutionen, aber auch in kleineren kommunalen Krankenhäusern mit weniger Ressourcen kann die Qualität der Behandlung variieren. Hinzu kommt, dass Menschen versehentlich einen Herzstillstand bewältigen wollen, ohne dabei die neuesten Empfehlungen, Entdeckungen oder Richtlinien zu befolgen, weil sie sich ihrer Existenz vielleicht gar nicht voll und ganz bewusst sind oder noch nicht einmal wissen, wie man sie umsetzt, was ebenfalls zu den enormen Schwankungen in der Qualität der Versorgung beiträgt. Ich habe diese Schwankungen selbst gesehen. Das hat mich angetrieben, in diesem Bereich hart zu arbeiten, und das war es auch, was mich motivierte, dieses Buch zu schreiben und auf einige Bereiche hinzuweisen, die verbessert werden müssen, damit wir sehr viel mehr Leben und Gehirne retten können.

Heute hat, was die Sicherheit angeht, in der Luftfahrt eine absolute Kehrtwende stattgefunden, und die meisten von uns fühlen sich in einem Flugzeug völlig sicher. Moderne Flugreisen sind statistisch gesehen sogar die sicherste Form des Massentransports – und das gilt selbst für Flüge quer über den Atlantik und Grönland. Flugzeugabstürze sind allerdings immer noch ein Thema, über das landes- oder sogar weltweit berichtet wird, allein schon wegen der Anzahl der davon betroffenen Personen, während selbst die schlimmsten Autounfälle in der Regel nur in den lokalen Nachrichten Erwähnung finden. Aber es ist eine Tatsache, dass Fliegen deutlich sicherer ist als Autofahren. Bedenken Sie, dass das National Transportation Safety Board der USA für das Jahr 2008 1,27 Todesfälle pro 100 Millionen in einem Auto zurückgelegte Meilen gemeldet hat. Im Gegensatz dazu gab es bei den 20 von den kommerziellen Fluglinien gemeldeten Unfällen für dieses Jahr keinen einzigen Todesfall. Das heißt: null Todesfälle pro 100 in einem Flugzeug zurückgelegte Meilen. Nach Angaben des National Safety Council stehen die Chancen, an den Folgen eines Verkehrsunfalls zu sterben, bei einer durchschnittlichen Lebensdauer 1 zu 85 beziehungsweise 1 zu 6.584 pro Jahr. Im Gegensatz dazu stehen die Chancen, bei einem Flugzeugabsturz zu sterben, 1 zu 5.862 im Laufe eines durchschnittlich langen Lebens beziehungsweise 1 zu 455.516 im Jahr.

Fliegen ist heute sehr viel sicherer, als es zu Lindberghs Zeiten war, weil es mittlerweile zahlreiche Fortschritte und Weiterentwicklungen in der Konstruktion von Flugzeugen, bei den Navigationsinstrumenten und bei den Sicherheitsabläufen am Boden und in der Luft gegeben hat. Aber der Hauptgrund, warum Fliegen heute die sicherste Art des Transports ist, hat etwas mit der Entwicklung von Schritt-für-Schritt-Protokollen für die Wartung und den Betrieb von Flugzeugen zu tun, zu denen auch gehört, dass viele Leute in sämtlichen Phasen eines Fluges nahtlos als Team zusammenarbeiten. Aufgrund dieser bis ins Kleinste durchdachten Prozesse können Fehler gefunden und korrigiert werden, bevor sie Leben in Gefahr bringen und zwar sowohl am Boden als auch während des Fluges. Die vielen Gefahren des täglichen Flugverkehrs – wie Fremdkörper, Blitz, Eis, Motorschaden, Vogelschlag, Vulkanasche, irreführende Informationen, kriminelle Handlungen und menschliches Versagen – können durch ein System aus Checklisten und Abläufen gemildert werden, das von den Fluggesellschaften eingeführt wurde und von Behörden, wie der Federal Aviation Administration in den Vereinigten Staaten, der Civil Aviation Authority in Großbritannien, dem Luftfahrt-Bundesamt in Deutschland und ähnlichen Organisationen auf der ganzen Welt durchgesetzt wird.

Diese Abläufe gleichen einer Kette mit vielen Gliedern, und wenn eines oder zwei dieser Glieder fehlen, kann das Ergebnis katastrophal sein. Denken Sie an den tödlichen Absturz der Concorde des französischen Konzerns Air France im Jahr 2000, der letztlich dazu führte, dass die Concorde im Liniendienst überhaupt nicht mehr eingesetzt wurde. Die Ermittler fanden heraus, dass mehrere Schritte in der Sicherheitskette nicht beachtet worden waren. Die Maschine war eine ganze Tonne über ihr Maximalgewicht hinaus beladen worden und ihr Schwerpunkt kippte nach hinten, statt zentriert zu bleiben. Außerdem war die Kraftstoffverteilung nicht korrekt, und das Benzin verlagerte sich während des Rollens und überfüllte den fünften Kraftstofftank. Minuten bevor die Concorde abhob, verlor ein anderes Flugzeug unterwegs einen kleinen Streifen Metall auf der Piste, aber dieser Fremdkörper blieb liegen, weil eine vorgeschriebene Asphaltinspektion unterblieb. Als die Concorde abhob, fuhr sie über das

Metallstück, das gegen den fünften Kraftstofftank geschleudert wurde und eine Schockwelle auslöste, die dazu führte, dass der Kraftstofftank aufriss. Das herausspritzende Benzin entzündete sich, und das Feuer zerstörte einen der Flügel, machte die Maschine im Flug instabil und brachte sie letztlich zum Absturz.

Um einen Eindruck vom Zustand der Reanimationsmedizin zu bekommen, stellen Sie sich einmal vor, das Risiko zu fliegen sei immer so groß, wie es in den 1920er-Jahren war, und jeder hielte diese Tatsache für selbstverständlich, denn »nun, es war schon immer riskant zu fliegen«. Überdies variierten die Standards der Piloten und der verschiedenen Crews, die gebraucht werden, um die Voraussetzungen für die Flüge zu erfüllen, nicht nur von Fluggesellschaft zu Fluggesellschaft stark, sondern sogar innerhalb ein und derselben Fluggesellschaft. Allerdings gäbe es keine externe Regelung für die Sicherung der Standards und keine entsprechende Überwachung. Und sogar in einem Betriebsklima, in dem neue wissenschaftliche Entdeckungen gemacht werden, die dazu beitragen könnten, dass die Flüge immer besser und sicherer werden, würden sie entweder einfach nicht umgesetzt oder nur stückchenweise auf manchen Flügen und auf anderen nicht. Stellen Sie sich zum Beispiel vor, einige Flughäfen oder Fluggesellschaften hätten nach der Entdeckung der Radarstrahlen einfach weiterhin ohne Radargeräte gearbeitet oder sie nur auf einigen Flügen eingesetzt und auf anderen nicht, weil manche Leute an Radargeräte »glaubten« und andere nicht, auch wenn ihre Vorteile wissenschaftlich anerkannt waren und ihr Einsatz von den verschiedenen nationalen und internationalen Luftfahrtbehörden empfohlen wurde.

Stellen Sie sich weiterhin vor, es gäbe zwar externe Organisationen, die entsprechende Empfehlungen herausgeben könnten, aber keine Behörde, die dafür sorgen würde, das die höchsten Standards, sei es der Einsatz von Radargeräten oder bestimmte Anforderungen an die Ausbildung des Flugpersonals, auch durchgesetzt werden. Die Entscheidung, Mitarbeiter entsprechend auszubilden oder Radargeräte und andere Hilfsmittel einzusetzen, bliebe Einzelpersonen, wie den Piloten oder den Managern der Fluggesellschaften beziehungsweise einzelner Flughäfen überlassen, und ihre Entscheidung, all das einzusetzen oder nicht, würde natürlich eine Vielzahl von Themen widerspiegeln: Wissen, Erfahrung, Kompetenz, finanzielle Zwänge und so weiter.

Obwohl das gerade Geschilderte in der Luftfahrtindustrie zum Glück weitgehend undenkbar ist, beschreibt es genau die Situation, mit der wir es in der Reanimationswissenschaft zu tun haben. Ohne Zweifel sind die meisten unserer Ärzte bemerkenswert und vorbildlich, genau wie unsere Piloten. Die Vorstellung, ein einzelner Pilot könne nicht nur ein Flugzeug steuern, sondern müsse auch alles wissen, was es über Radar, Flugzeugkonstruktion, Materialien, den Betrieb eines Flughafens, die Schaffung von Landesystemen und so weiter zu wissen gibt, und sollte das letzte Wort über all diese für die erfolgreiche Luftfahrt wichtigen Komponenten haben, würde uns absurd vorkommen. Auch die Medizin ist mittlerweile so differenziert, dass es unmöglich wäre, von einem Arzt oder Krankenhausmanager zu erwarten, dass er alles weiß, was es über Medizin zu wissen gibt. Und deswegen könnte ich selbst von einem noch so bemerkenswerten Arzt unmöglich erwarten, dass er sämtliche Nuancen der Reanimationswissenschaft beherrscht, denn genau wie ein Flug mittlerweile sehr viel mehr ist, als sich in einem einfachen Flugzeug aus Holz kurze Zeit ein paar Meter über den Boden zu erheben, ist auch Reanimation sehr viel mehr als Herzdruckmassage, Beatmung, Elektroschocks für das Herz und die Gabe von Medikamenten.

Während wir also schon längst herausgefunden haben, dass der Erfolg in der Luftfahrt nur durch Schaffung eines einheitlichen Systems zustande kam – eines Systems, das alle wichtigen Komponenten in den Phasen vor dem Flug, während des Fluges und nach dem Flug zusammenbringt und die Luftfahrt so zur sichersten Form des Massentransports auf der ganzen Welt gemacht hat, haben wir die komplexen Behandlungssysteme, die notwendig sind, um die Probleme, die vor, während und nach einem Herzstillstand auftreten, in den Griff zu bekommen, nicht flächendeckend eingeführt. Dies gilt für unsere Krankenhäuser ebenso, wie für unsere Rettungsdienste und Gesundheitseinrichtungen. Es ist die große Herausforderung, vor die wir uns heute gestellt sehen. Es ist etwa so, wie zu sagen: Wir wissen, wie man bessere Flugzeuge baut, und wir haben großartige Piloten, aber leider sterben immer noch genauso viele Menschen in Zusammenhang mit einem Flug. Das Problem hat nichts mit Piloten oder Flugzeugen zu tun, sondern nur damit, dass wir alle anderen wichtigen Komponenten – gute Landesysteme, Radargeräte, Crew-Management und so weiter – nicht in ein effizientes System integriert haben.

Die Reanimationswissenschaft könnte einiges von der Luftfahrtindustrie lernen. Piloten verbringen Stunde um Stunde in Simulatoren, bevor sie ein echtes Flugzeug fliegen. Sie üben das Krisenmanagement, und zwar gemeinsam mit Flugbegleitern und Notfallpersonal. Wenn es also tatsächlich zu einer Katastrophe kommt, wissen sie bis ins Detail, was sie zu tun haben, und damit erledigt sich ein Großteil der Vermutungen und Unsicherheiten ganz von selbst. Im Gegensatz dazu gibt es in der Reanimationswissenschaft nur ein relativ grundlegendes Trainingsprogramm für Ärzte – die erweiterten lebensrettenden Sofortmaßnahmen (ACLS). Wie ich bereits erwähnt habe, trainieren Ärzte in dieser Ausbildung grundlegende Teamarbeit und Kooperationskompetenz und lernen, wie man Herzdruckmassagen durchführt, die Atmung des Patienten unterstützt, sein Herz schockt und Medikamente richtig verabreicht.

Diese Kurse haben ihre Grenzen. Zunächst einmal entspricht das allgemeine Niveau des Trainings mehr oder weniger den wesentlichen Entdeckungen, die in den 1960er- und 1970er-Jahren gemacht wurden, denn es klammert die ganzen anderen komplexen Behandlungen, die ebenfalls dazugehören und auch nötig sind, wenn man diesen Zustand erfolgreicher behandeln will, lich hält. Von denen im Geist wurde mir gesagt, ich sei schwanger gewesen. Vorher hatte ich gar nicht gewusst, dass ich schwanger war; ich dachte nur, ich hätte Bauchschmerzen. Mir wurde gesagt, die Seele des Kindes sei ursprünglich einverstanden gewesen, geboren zu werden, habe dann aber ihre Meinung geändert ... und dass sie davor ein sehr traumatisches Leben gehabt hatte und es einfach nicht ertragen konnte, sich gleich wieder in ein irdisches Leben zu stürzen. Mit Liebe und Ermutigung wäre das vielleicht in Zukunft wieder möglich. Ich bat darum, diese Seele sehen und ihr erklären zu dürfen, dass sie von meinem Mann und mir Liebe bekommen hätte. Wir hatten uns schon seit längerer Zeit ein weiteres Baby gewünscht. Es folgte so etwas wie eine Zeit der Unschlüssigkeit, und man kann nur annehmen, dass die betreffende Seele konsultiert wurde. Nach einer kleinen Pause sprachen wir miteinander. Arme Seele, ihre Angst war deutlich zu spüren. Doch umgeben von den Brüdern des Lichtes, die sie mit ihrer Liebe unterstützten, fühlte sie sich sicher. »Eines Tages«, lautete die Botschaft der Brüder. »Hab Geduld mit ihr.«

Ich wurde nach vorn bewegt und traf schließlich den großen Gott vieler Religionen, eine schöne Erfahrung, und ich kann nur sagen, dass ich jetzt voll und ganz verstehe, warum der heilige Paulus sich so gewünscht hat, bei ihm zu sein, in der Gegenwart von so viel bedingungsloser Liebe, Humor ... Verständnis ... Ich musste gar nicht sprechen – Gedanken waren völlig ausreichend. Es war, als sei alles eins und teile sein Wesen; seine Ausstrahlung war überall. Bis zum heutigen Tag blicke ich mit einem Hochgefühl auf diese Erfahrung zurück.

Ich war sehr betrübt, und es machte mir Sorgen, ein 18 Monate altes Baby zurückzulassen. Wer würde sich um es kümmern? Mein Mann war weg, und vom Rest meiner Familie lebte keiner in meiner Nähe. [Gottes] Mitgefühl war so stark, seine Liebe und Fürsorge waren so groß, und durch seine Gnade bekam ich die Erlaubnis zurückzukehren. Mir wurde gesagt, ich hätte zu einem späteren Zeitpunkt in meinem Leben, wenn meine Kinder erwachsen seien, eine ganz besondere Mission zu erfüllen. Er wusste schon, dass ich noch ein anderes Kind haben würde.

Ich erinnere mich nicht an viel von meiner Rückkehr. Nur, dass ich an der Decke des Raumes schwebte und zwei Krankenschwestern rechts und links von mir dabei beobachtete, wie sie mit Infusionen und Kanülen hantierten. Es gab einen Ruck, und ich driftete ab in etwas, das ich nur als Schlaf beschreiben kann.

Ich hatte noch nie etwas über Nahtoderlebnisse oder außerkörperliche Erfahrungen gelesen, Begriffe, die heute dafür gebraucht werden. Zwei Jahre später wurde mein Sohn geboren, sehr krank, aber bis zum heutigen Tag habe ich das Versprechen gehalten, das ich ihm damals in der geistigen Welt gegeben habe – dass ich ihn bedingungslos lieben würde, solange er mich brauchte. Ich habe ein Heim voller Liebe geschaffen, und als Familie arbeiten wir zusammen, um einander und die Welt zu lieben – ein kleiner Spiegel dessen, was ich in jenem Land des Lichtes erlebt habe. Seit dieser Erfahrung habe ich keine Angst mehr vor dem Tod und glaube ganz sicher AN EIN JENSEITS.

Das außergewöhnlichste Merkmal dieses Falles war die Interaktion zwischen der Frau und dem Lichtwesen und wie diese ihr Leben verändert hat. Obwohl seit diesem Erlebnis viele Jahre vergangen waren, war es in ihrer Erinnerung immer noch sehr lebendig. Als ich sie kennenlernte, erzählte sie mir, sie habe sich während des Beurteilungsprozesses unwohl gefühlt und bereut, bestimmte Chancen in ihrem Leben nicht ergriffen zu haben. Sie beschrieb diese als Situationen, in denen sie eine positive Wirkung auf andere hätte haben können, dem aber nicht nachgegangen war. Sie erzählte mir auch, dass sie es nicht mehr ertragen könne, anderen Schaden zuzufügen, denn sie hatte den Schmerz gespürt, den sie bei anderen verursacht hatte. Jetzt war sie überzeugt, es sei das Wichtigste im Leben, jede Gelegenheit wahrzunehmen, um andere zu unterstützen, auch wenn dies manchmal die schwierigere Option ist. Diese Antwort verdeutlicht die positive Transformation, die manche Menschen nach einem Nahtoderlebnis durchlaufen, vor allem diejenigen, die einem Lichtwesen begegnet sind.

Dieser Fall war in vielerlei Hinsicht ähnlich wie der Fall eines Amerikaners namens Steve, auf dessen komplexes Nahtoderlebnis ich viele Jahre später stieß. Das, woran sich diese Frau erinnerte, und das, was Steve erlebt hatte, lieferten einige echte Erkenntnisse bezüglich der Frage, was bei einem Lebensrückblick eigentlich passiert. Wie Steve erklärte, hatte er nach einem Asthmaanfall, der seinen Tod verursacht hatte, ein ungewöhnliches Erlebnis. Er beschrieb es so:

»ALLES WAR VON dieser hellblau-grauen Farbe umgeben. Ich merkte, dass ein Wesen neben mir war. Ich konnte seine Anwesenheit spüren. Es war eine beruhigende und tröstende Präsenz, aber auch die Anwesenheit von Macht und Größe. Ich spürte, dass alles in Ordnung war. Dann begann mein Leben vor mir abzulaufen, die Schlüsselmomente meines Lebens. Aber gleichzeitig erlebte ich alles noch einmal aus der Sicht anderer Menschen, und das war eine Wucht, denn du fühlst ihren Schmerz, du spürst den Stich, du empfindest die Verletzung [die du anderen durch dein Handeln zugefügt hast]. Es war schrecklich, zu erkennen, dass ich nicht die Person war, für die ich mich gehalten hatte, und an dem Punkt schickte mir das Wesen Botschaften, um mir zu erklären, dass alles in Ordnung war. Es war das, was Menschen tun, und MENSCHEN MACHEN FEHLER.«

Am interessantesten war, dass der Lebensrückblick dieses Mannes, ganz ähnlich dem der britischen Dame, das erneute Durchleben vergangener Ereignisse aus der Sicht anderer Menschen beinhaltete. Im Prinzip hatte Steve alle Schmerzen und jedes Ungemach, die er anderen Menschen zugefügt hatte, hautnah durchlebt, und zwar so, als füge nun ihm jemand genau das Gleiche zu. So war sein eigenes Wesen zum Richter seiner früheren Taten und seines Verhaltens geworden, und ein externes Urteil war nicht mehr nötig.

Alles war klar und offensichtlich. Angesichts der nun bloßgelegten Teile seines Lebens war Steve schockiert, wie schlecht er andere Menschen behandelt hatte. Er war zeitweise hinterlistig gewesen, hatte Menschen verletzt und schlichtweg angelogen. All das hatte er damals vor sich selbst gerechtfertigt, indem er sich sagte, diese Leute hätten es nicht anders verdient. Doch während dieses Erlebnisses spürte er den durch seine Taten verursachten Schmerz der anderen selbst. Die Tatsache, dass er gezwungen war, diese Ereignisse noch einmal zu erleben, führte dazu, dass er seine früheren Ansichten infrage stellte. Er gelangte zu der Erkenntnis, dass es ein Fehler gewesen war, so zu leben, und er spürte, dass das, was er getan hatte, »erniedrigend und schrecklich« war.

Als Steve wieder zu Bewusstsein kam, hatte er große Schmerzen. Er war vom Hals abwärts gelähmt, und man teilte ihm mit, sein Zustand sei nicht reversibel. Aber glücklicherweise erholte er sich später und konnte seine volle Beweglichkeit zurückgewinnen. Später beschrieb er, warum ihm nicht gefiel, was er während seines Nahtoderlebnisses gesehen hatte. Es ging vor allem um das, was er während seines erstaunlichen Lebensrückblicks durchgemacht und daraus gelernt hatte. Er erklärte: »Ich erlebte diese Ereignisse [das bezieht sich auf seine Taten] von meinem eigenen Standpunkt aus. Ich schaute sie mir nicht nur an, ich durchlebte sie noch einmal. Und gleichzeitig erlebte ich sie auch vom Standpunkt anderer Menschen aus. Ich war sie. Ich machte die Erfahrung aus ihrer Sicht noch einmal, und gleichzeitig (wie das ging, weiß ich nicht) machte ich sie auch von einer höheren Wirklichkeit aus und erlebte so die ganze Wahrheit der Sache. Ich sah meine eigenen Lügen und sah, wie ich mich selbst betrogen hatte, indem ich mich davon überzeugte, es sei in Ordnung, bestimmte Dinge zu tun, denn die Leute hätten es nicht anders verdient. Dann erlebte ich die emotionalen Auswirkungen, die das auf andere Menschen hatte. Ich fühlte ihren Schmerz. Ich spürte ihre Betroffenheit. Aber gleichzeitig erkannte ich, dass sie Opfer ihrer eigenen Lügen und Selbsttäuschungen waren, und so fühlte ich mich im Endeffekt wie ein Versager und hatte das Gefühl, nicht die Person zu sein, für die ich mich gehalten hatte. Es war demütigend. Ich fühlte mich wirklich schrecklich, und es war absolut erniedrigend.« Er betonte, dass »dieses Urteil ganz aus mir selbst kam [aus dem eigenen Wesen]. Es kam aus keiner äußeren Quelle, aber dieses Wesen, das in mir war, schickte mir auch tröstliche Botschaften – Gott sei Dank! –, und eine davon war, es sei alles in Ordnung, weil ich ja nur ein Mensch war.« Die ganze Erfahrung, sagte er, habe ihm das Gefühl gegeben, er bekomme nun eine zweite Chance, ein sinnvolleres Leben zu führen. Er spürte, dass er jetzt eine Chance hatte, Dinge zu ändern, sodass »beim nächsten Lebensrückblick nicht wieder das Gleiche passieren würde oder sie zumindest sagen würden: ‚Er hat es versucht.'« Nach seinem Nahtoderlebnis war er eine fürsorgliche, ehrliche und positive Person geworden. Kurz, er wollte, wie er halb im Scherz hinzufügte, sichergehen, dass er das nächste Mal, wenn er stirbt und sein Leben bewertet wird, eine bessere Note bekommt!

Eine weitere Erfahrung, die mir später unterkam, war die der Wirkung, die das Nahtoderlebnis eines Patienten auf seinen Arzt hatte, den bekannten US-Herzchirurgen Dr. Mehmet Oz, der am Columbia Medical Center in New York praktizierte und später eine eigene Fernsehshow hatte. Der Patient, sein Name war George, brauchte eine Herzoperation, aber sein Chirurg, Dr. Oz, zögerte, weil er dachte, sein Patient würde an der Operation selbst sterben. Doch George war bereit, das Risiko einzugehen, und überredete ihn, die Operation doch zu machen. Während der Operation kam es zu Komplikationen. George hatte heftige Blutungen, bis sein Herz schließlich zu schlagen aufhörte. Er hatte einen Herzstillstand und starb. Dr. Oz und sein Team arbeiteten fieberhaft, um den Mann zu retten. Sie versuchten, die Blutung zu stillen und das Herz neu zu starten. Mit großer Mühe gelang ihnen das, und George wurde schließlich auf die Intensivstation gebracht. Doch in den nächsten drei Tagen hörte er nicht auf zu bluten und blieb dem Tod gefährlich nahe.

Doch am Ende konnte die Blutung gestoppt werden, und er erholte sich allmählich wieder. Eines Tages, als George das Bewusstsein wiedererlangt hatte und sein Zustand wieder stabiler war, wurde Dr. Oz auf die Intensivstation gerufen.

George erklärte seinem Chirurgen, er habe sich gefühlt, als sei er in einem »tiefen, dunklen« Raum gewesen, und er habe nach oben geschaut, um »das helle Licht zu sehen«. Er erklärte: »Ich begann, vor ihm wegzusinken ... ich driftete weiter und weiter ab, und ich wusste, ich würde sterben, wenn ich dieses Licht aus dem Augen verlor.«

Um sich selbst zu retten, war er auf das Licht zugegangen. Aber er sagte, er habe zu keinem Zeitpunkt Angst gehabt. Er hatte einfach die bewusste Wahl getroffen, das Licht erreichen zu wollen. Als das geschehen war, sagte er, habe er sich aufgerichtet und sei aufgewacht. Georges Erfahrung nach seiner dramatischen Operation bewirkte, dass sich sein Chirurg, Dr. Mehmet Oz, fragte, was geschieht, wenn wir sterben, und ob es eine Form von Leben nach dem Tod gibt. Sie brachte ihn auch dazu, Menschen wie Lauralynn, Steve, George und mich in sein Fernsehprogramm einzuladen, und so habe ich alle diese Leute kennengelernt.

Obwohl es keine Möglichkeit gab, diese oder irgendeine andere Behauptung zu überprüfen, waren die Nahtoderlebnisse sehr real für diejenigen, die sie erfahren hatten. Abgesehen davon, dass sie sich an das Erlebnis erinnern konnten, beschrieben sich Menschen durchgängig als in der Lage, klar und deutlich mit gut strukturierten Denkprozessen. Die Menschen behielten auch während des Nahtoderlebnisses weitgehend das gleiche Bewusstsein und die gleiche Persönlichkeit. Das heißt, die Menschen, die durch diese Erfahrung gegangen waren, blieben auf dem gleichen Wissens- und Verständnisniveau und waren während der Erfahrung im Prinzip genau »dieselben« wie davor, obwohl die Erfahrung selbst anschließend oft zu einer positiven Veränderung führte.* Wenn ich in lockerer Runde mit anderen darüber diskutierte, was wohl passiert, wenn wir sterben, habe ich Leute manchmal sagen hören: »Das finde ich heraus, wenn ich sterbe.« Aber diese Nahtoderlebnisse lassen vermuten, dass wir nach dem Tod nicht plötzlich »alles wissen« oder ein größeres kognitives Verständnis entwickeln. Die Tiefe unserer Wahrnehmung bleibt so, wie sie war, bevor wir gestorben sind. Das mag auch der Grund dafür sein, dass die Interpretation des Erlebnisses von den früheren Überzeugungen und dem Verständnis der betreffenden Menschen abhängig ist.

Wenn es darum geht, die Rolle zu bestimmen, die feste Vorstellungen über das Leben, den Tod und das, was geschieht, wenn wir sterben, spielen, war die am meisten faszinierende und wahrscheinlich schlüssigste Gruppe, die untersucht wurde, die der Kinder, die ein Nahtoderlebnis hatten. Ich fand zwei faszinierende Fälle, die alles in den Schatten stellten.

An den ersten kam ich über die Großmutter eines Jungen namens John, die etwas über meine Arbeit gelesen hatte und Kontakt mit mir aufnahm. Als John noch nicht ganz drei Jahre alt war, hatte er einen Herzstillstand gehabt. Seine Großmutter erzählte, John sei blau geworden, als sein Herz aufgehört hatte zu schlagen. Er wirkte völlig leblos. Der ganze Raum war in Aufruhr, als Leute anfingen, auf seiner Brust herumzudrücken, und verzweifelt versuchten, sein Herz wieder in Gang zu bringen. Der Krankenwagen kam schnell und brachte ihn ins Kran-

* Damit meine ich, dass Menschen nicht schlagartig ein höheres Wissen hinsichtlich ihrer Wahrnehmungen entwickeln. Sie erleben bestimmte Dinge und wie sie diese interpretieren, hängt von dem Kenntnisstand ab, den sie hatten, bevor sie gestorben sind.

kenhaus. Auf dem Weg dorthin gelang es den Sanitätern glücklicherweise, sein Herz neu zu starten. Johns Familie atmete auf, und das Leben ging weiter.

Monate später, nachdem John aus dem Krankenhaus entlassen worden und in sein normales Leben zurückgekehrt war, spielte er eines Nachmittags mit seiner Großmutter. Ganz spontan sagte er: »Oma, als ich gestorben war, habe ich eine Frau gesehen.« Seinen Eltern gegenüber hatte er das nicht erwähnt, doch im Laufe der nächsten Monate sprach er immer wieder mitten im Spiel sehr tiefgründig, aber mit den Worten eines Kindes über seine Erfahrung. Er sagte: »Als ich im Auto vom Doktor gefahren bin, ist der Gurt aufgegangen, und ich habe alles von oben gesehen.« Er sagte auch: »Wenn man stirbt, ist es nicht das Ende … eine Frau ist gekommen, um mich abzuholen … da waren auch noch viele andere, die bekamen neue Kleider, aber ich nicht, weil ich nicht wirklich tot war. Ich sollte ja wieder zurückkommen.«

Johns Eltern war aufgefallen, dass er immer und immer wieder das gleiche Bild malte. Als er älter wurde, wurde das Bild komplexer. Er zeichnete sich selbst über seinem Krankenbett schwebend und über eine Schnur mit einem Ballon verbunden. Als er gefragt wurde, was der Ballon zu bedeuten habe, sagte er: »Wenn du stirbst, siehst du eine helle Lampe … und die hat eine Schnur, mit der du verbunden bist.« Es gab keinen Zweifel, dass er versuchte, so gut er konnte, ein Nahtoderlebnis zu beschreiben, das auch eine außerkörperliche Erfahrung einschloss. Interessanterweise erinnerte er sich, genau wie die Frau mit der Eileiterschwangerschaft, an eine Art Schnur, die ihn mit seinem Körper verbunden hatte.

Ein paar Jahre später hatte ich es mit einem anderen Fall zu tun, der gleichermaßen fesselnd war. Es ging um einen dreieinhalbjährigen Jungen namens Andrew. Er wurde mit einem Herzproblem ins Krankenhaus eingeliefert und musste sich einer Operation am offenen Herzen unterziehen. Etwa zwei Wochen nach der Operation begann Andrew seine Eltern zu fragen, wann er zu dem »sonnigen Ort mit all den Blumen und Tieren« zurückkehren könne. Seine Mutter versicherte ihm, sie würden wieder in den Park gehen, sobald es ihm besser gehe. Er sagte: »Nein, ich meine nicht den Park. Ich meine den sonnigen Ort, wo ich mit der Frau war.« Als er gefragt wurde, welche Frau er meine, antwortete er: »Die Frau, die schweben kann.«

Seine Mutter entgegnete, sie verstehe nicht, was er meinte, und entschuldigte sich dafür, dass sie wohl vergessen habe, wo dieser sonnige Ort war. Er sagte: »Du warst nicht mit mir dort. Die Frau ist gekommen und hat mich dorthin gebracht. Sie hat meine Hand genommen, und wir sind nach oben geschwebt. Du warst draußen, als mein Herz wieder ganz gemacht wurde. Das war okay, die Frau hat ja nach mir gesehen ... sie war sehr nett zu mir ... ich hatte gar keine Angst. Alles war ganz hell und bunt, aber ich wollte zurückkommen und dich wiedersehen.«

Sie fragte ihn, ob er geschlafen habe, wach war oder träumte, als er zurückkam. Er antwortete: »Ich war wach, aber ich war oben an der Decke, und als ich nach unten schaute, lag ich in einem Bett mit den Armen an der Seite, und die Ärzte machten etwas an meiner Brust. Alles war ganz hell, und ich bin wieder zurückgeschwebt.«

Etwa ein Jahr nach Andrews Operation schaute er sich mit seiner Mutter eine Fernsehsendung an, in der die Herzoperation eines Kindes gezeigt wurde. Als die Bypass-Maschine ins Bild kam, war Andrew ganz aufgeregt und erklärte: »Ich hatte auch so eine Maschine.« Seine Mutter sagte, sie glaube nicht, dass er das wissen könne, aber Andrew bestand darauf. Seine Mutter wies darauf hin, dass er ja während der Operation geschlafen habe und deshalb keine Maschinen habe sehen können, doch er sagte: »Ich weiß, dass ich geschlafen habe, aber ich konnte es sehen, als ich von oben heruntergeschaut habe.« Sie befragte ihn dazu, und er antwortete: »Das habe ich dir doch gesagt, als ich mit der Frau nach oben geschwebt bin.«

Später, in einer ganz anderen Situation, zeigte Andrews Mutter ihm ein Foto ihrer eigenen Mutter, die bereits verstorben war. Und Andrew sagte: »Das ist sie. Das ist diese Frau.« Die Frau, von der er erzählte, war seine eigene verstorbene Großmutter.

Die Erlebnisse von John und Andrew sind insofern bemerkenswert, als sie in vielen Details dem entsprechen, was Forscher auch in Berichten über Nahtoderlebnisse von Erwachsenen gefunden haben. Was Kinder über ihre Nahtoderlebnisse erzählten, war einfacher als die Beschreibungen der Erwachsenen, und die Kinder waren in ihrer Fähigkeit, alles zu erklären, was sie erlebt hatten, eingeschränkt, aber dennoch hatten sie anscheinend die gleichen entscheidenden Erlebnisse gehabt, von denen auch Erwachsene berichteten. Für viele Wissenschaftler und medizinische Forscher, mich eingeschlossen, zeigte dies, dass diese Erfahrungen etwas Einheitliches an sich hatten, das wissenschaftlich untersucht werden konnte.

Zu der Zeit, als ich Nahtoderlebnisse zu untersuchen begann, gab es eine Konsistenz im transformierenden und positiven Unterton der Erfahrungen, die Menschen beschrieben, und zwar unabhängig von ihrem religiösen oder kulturellen Hintergrund – ein Faktor, der nicht nur die Erfahrungen aller vereinheitlichte, sondern das Nahtoderlebnis genau ins Reich der wissenschaftlichen Forschung platzierte. Die Erfahrung schien universell zu sein und auf das hinzuweisen, was wir erleben, nachdem wir die Grenze zum Tod überschritten haben – ein Spiegel des kognitiven und mentalen Zustands, in dem sich Menschen in diesem frühen Stadium des Todes befinden. Ausnahmen bildeten meiner persönlichen Erfahrung nach die Menschen, die einen Selbstmordversuch unternommen hatten. In diesen Fällen berichteten die Menschen, die überlebt hatten, von einigen sehr unangenehmen, traumatischen und schmerzlichen Erfahrungen, die nicht zu dem passten, was diejenigen erlebt hatten, die unfreiwillig oder eines natürlichen Todes gestorben waren.

Ich habe mehr als fünfhundert Fälle von Menschen gesammelt, die eine nahe Begegnung mit dem Tod hatten und anschließend wieder ins Leben zurückgebracht wurden, darunter auch Kinder, von denen das jüngste drei Jahre alt war. Durch meine persönliche Verbindung zu Patienten und das Studium der umfangreichen Literatur zu von Dritten gemachten Forschungen bin ich zu dem Schluss gekommen, dass der Begriff Nahtoderlebnis oder Nahtoderfahrung wissenschaftlich problematisch ist und geändert werden sollte, wenn er in Zusammenhang mit Menschen erwogen wird, die medizinisch betrachtet die Grenze zum Tod überquert hatten und ins Leben zurückgeholt wurden (zum Beispiel diejenigen, die nach einem Herzstillstand wiederbelebt wurden).

Das Hauptproblem ist, dass dieser Begriff zu vage ist. Zu einer großen Kontroverse ist es gekommen, weil die akzeptierte Definition dessen, was für »Nahtod« gehalten wird, aus offensichtlichen Gründen mehrdeutig und unklar ist. Was bedeutet es, wenn man sagt, jemand sei dem Tod »nah«? Hatte die Person einen Herzinfarkt, einen Schlaganfall oder eine schwere Infektion? Und was ist mit jemandem, der in einen medizinischen Schockzustand gefallen ist? Die Wahrheit ist, dass man keine dieser Personen als »dem Tod nah« definieren kann. Genau wie ein Flugzeug, das schnell an Höhe verliert und auf einen unvermeidlichen Absturz zusteuert, von einem erfahrenen Piloten gerettet werden kann, können auch wir jemanden, der schnell auf den Tod zusteuert und damit dem Tod nah ist, sozusagen an der Hand nehmen und von dieser Unausweichlichkeit wegführen. Die Frage sollte nun lauten: Ist die Person gestorben oder nicht?

Obwohl diese Patienten vermutlich als dem »Tod nah« betrachtet werden können, sind die Ursachen, die zu einer »Nahtodsituation« führen, gewaltig – ähnlich wie die Ursachen, die ein Flugzeug in eine »Nahabsturz-Situation« bringen können. Und was noch wichtiger ist, auf dem Gebiet des »Nahtods« gibt es, genau wie auf den Gebiet des »Beinahe-Absturzes«, eine enorme Bandbreite von Möglichkeiten. Als in einer »Nahabsturz-Situation« befindlich könnten wir beispielsweise jedes Flugzeug bezeichnen, das die Kontrolle verliert und 300 Meter an Höhe verliert, oder jedes Flugzeug, das zur Erde stürzt, aber Sekunden bevor es auf dem Boden auftrifft, wieder hochgezogen wird. Der enorme Unterschied zwischen diesen beiden Situationen ist offensichtlich. Das Gleiche gilt für den Begriff »Nahtod«, der zudem auch noch wissenschaftlich vage und ungenau ist. Wir könnten ihn auf jeden Patienten anwenden, dessen Tod verhindert wurde, bevor er »abstürzte«, und Ärzte sind ziemlich gut darin, diese »Abstürze« nicht stattfinden zu lassen. Auf der Intensivstation ist das Alltag. Es gibt in der Tat keine genaue Definition von »Nahtod« in der Medizin. Sobald in der Wissenschaft etwas unpräzise und vage ist, bietet sich eine Gelegenheit für Meinungsverschiedenheiten, sowie eine breite Vielfalt von Meinungen und Kontroversen, was durchaus sinnvoll ist, denn ohne ausreichende Präzision und eine klare Definition diskutieren Menschen die Dinge am Ende unterschiedlich. Es ist also durchaus sinnvoll, zu widersprechen!

Das hat die Diskussion teilweise angeheizt, und die Meinungen wurden, vor allem von den Medien, aufgeteilt – in die der sogenannten Gläubigen und die der Skeptiker.

Wir brauchen eine neue und präzise Bezeichnung, um das Phänomen genauer zu definieren, zumindest in Bezug auf diejenigen, die tatsächlich gestorben sind und wiederbelebt wurden, um so eine angemessene wissenschaftliche Erforschung und eine entsprechend genaue Diskussion zu ermöglichen. Eine präzise Bezeichnung würde auch die Emotionen reduzieren, die Menschen mit dem Thema verbinden, denn der Tod ist immer und für jedermann ein extrem emotionales Thema. Es ist schwer, rational zu denken, wenn ein Thema und eine wissenschaftliche Diskussion emotional besetzt sind. Im Gegensatz zu der Vielzahl von Ereignissen, die in einer Nahtodsituation vage betrachtet werden können, verstehen wir die Biologie des Herzstillstands einfach aus. Mediziner, Krankenschwestern, Pfleger und Rettungspersonal lernen, wie man die grundlegenden Komponenten anwendet, die ohne Zweifel sehr wichtig sind, aber nur einen Bruchteil des Wissens widerspiegeln, das hier gebraucht wird. Als Einführungskurs in die Reanimationswissenschaft, in dem man die grundlegenden Fähigkeiten lernt, die für einen Neustart des Herzens gebraucht werden, was natürlich sehr wichtig ist, ist der Kurs zu elementar.

Das andere große Problem ist, dass Mediziner, die es jederzeit mit einem Herzstillstand zu tun haben könnten, diese Kurse noch nicht einmal absolvieren *müssen*. Manche gehen einfach davon aus, dass sich ein Arzt allein aufgrund der Tatsache, dass er in Kardiologie, Intensivmedizin oder Notfallmedizin ausgebildet wurde, mit allen Nuancen der Reanimation auskennt und sie anwenden kann. Patienten, die einen Herzstillstand hatten, sind per definitionem die kränksten Patienten in jedem Krankenhaus. Viele von ihnen leiden an multiplem Organversagen, weil die Organe zu wenig Sauerstoff bekommen haben und sich in einem medizinischen Schockzustand befinden. Sie leiden oft an Gehirn-, Herz-, Nieren-, Leber- und Lungenversagen, Infektionen und vielem mehr.

Das Training in einem Fachbereich der Medizin macht einen noch nicht zum Experten für alle Feinheiten sämtlicher Fälle von Herzstillstand, denn diese Feinheiten sprengen die Grenzen vieler Fachbereiche. Das Wissen, das hier gebraucht wird, ist reales, praktisches und kein theoretisches Wissen. Während wir ein so hohes Maß an Wissen nicht von Sanitätern, Krankenschwestern oder Ärzten im Praktikum erwarten können, die vielleicht als Erstes zugegen sind, wenn es zu einem Herzstillstand gekommen ist, müssen sie alle in der Lage sein, die grundlegenden Behandlungen sehr effektiv durchzuführen und die Patienten anschließend auf spezialisierte Stationen zu bringen, wo umfassende Systeme zur entsprechenden Behandlung nach einem Herzstillstand zur Verfügung stehen. Derzeit sind diese Systeme und die entsprechenden Krankenhäuser noch nicht flächendeckend vorhanden. Theoretisch ist es sehr einfach, ein Leben zu retten, aber in der Praxis ist es sehr schwer. Die Kurse sind so angelegt, dass sie allen Ebenen gerecht werden, und oft nehmen Menschen mit sehr unterschiedlichen Fähigkeiten daran teil. Beispielsweise macht eine Krankenschwester, die in einer ambulanten Hautklinik arbeitet und es noch nie mit einem schwerkranken Patienten zu tun hatte, denselben ACLS-Kurs wie ein Kardiologe, Chefarzt und medizinischer Direktor einer Notaufnahme oder ein Chefarzt für Intensivmedizin, der es jeden Tag mit Menschen zu tun hat, die dem Tod näher sind als dem Leben. Dies macht deutlich, dass das, was in diesen Kursen gelehrt wird, einerseits sehr wichtig ist, andererseits aber auch zu einfach, um mehr als einen Teil des Problems abzudecken.

Kurse mit dem Titel »Lebensrettende Sofortmaßnahmen« enthalten in der Regel ein paar einfache Rollenspiele und simulierte Fälle, aber die sind nicht ausführlich oder detailliert genug. Außerdem kann man einfach nicht erwarten, dass sich die Kursbesucher sämtliche Details des Kurses merken, geschweige denn sämtliche Inhalte, schon gar nicht, wenn der Lebensrettungskurs im Abstand von zwei bis drei Jahren stattfindet. Viele Studien haben gezeigt, dass entscheidende Fähigkeiten schon innerhalb weniger Wochen bis Monate nach dem Kurs nicht mehr verfügbar sind. Das haben wir an meinem eigenen Krankenhaus selbst erlebt. Wir haben einen Kurs für unsere Notärzte konzipiert. Nachdem ihn letztes Jahr alle absolviert hatten, testeten wir unsere Notärzte einen Monat später und mussten leider feststellen, dass sie das meiste davon wieder vergessen hatten. Als Folge davon haben wir nun einen detaillierten, einmal im Monat stattfindenden Reanimationskurs namens *Reanimation Plus* zusammengestellt. Deswegen üben Piloten immer und immer wieder sehr lange in Simulatoren, bevor sie sich endlich ins Cockpit eines Passagierflugzeuges setzen. Leider haben wir in der Medizin kein derart gut organisiertes System. Manche Individuen nehmen an, es genüge, einen medizinischen Abschluss oder eine bestimmte Qualifikation zu haben, aber das reicht eben nicht. Es ist nur der Anfang.

Eine Analyse, durchgeführt im Jahr 2011 von einer der großen Universitätskliniken der USA, ergab, dass von allen Patienten, die einen Herzstillstand hatten und (basierend auf den eigenen Kriterien dieser Institution) eigentlich eine Hypothermie-Behandlung hätten bekommen sollen, nur 40 Prozent diese Behandlung auch wirklich bekamen und dass die Gesamtüberlebenszahlen in dieser Gruppe noch niedriger waren. Auf die Frage, warum sie diese Behandlung nicht angewandt hatten, sagten viele Ärzte, sie hätten einfach nichts von diesen Empfehlungen gewusst oder seien sich nicht darüber bewusst gewesen, wie gut dokumentiert die Wirksamkeit dieser Behandlung sei, und sie wären sich nicht sicher gewesen, ob sie daran glauben sollten. Oder es fehlte ihnen die Erfahrung, um entsprechend souverän damit umzugehen. Es handelte sich dabei unter anderen um Kardiologen, Notärzte, Intensivmediziner und Chirurgen – eine breite Palette von Ärzten, viele davon höchst versiert und alle Angestellte eben dieser Institution. Obwohl diese Klinik (wie übrigens auch viele andere) ein zugelassenes »Hypothermie-Protokoll« hat, in dem ganz klare Empfehlungen gegeben werden, wer diese Behandlung bekommen soll, wurde dieses Protokoll nicht umgesetzt. Damit kommen wir zurück zu einer der wichtigsten Herausforderungen: Weder diese Institution noch irgendeine andere hat den eindeutigen Auftrag, diese Behandlung zur Verfügung zu stellen, weil es keine staatliche Stelle gibt, die ihre Anwendung durchsetzen könnte. Das bleibt letztlich einzelnen Ärzten mit unterschiedlicher Fachkompetenz, verschiedenem Wissensstand und einem unterschiedlich hohem Erfahrungsniveau überlassen. Von Managern in der Krankenhausverwaltung kann man auch nicht erwarten, dass sie ein solches Protokoll durchsetzen, denn sie verfügen weder über das entsprechende Wissen oder die Erfahrung, noch werden sie von staatlichen Stellen dazu aufgefordert. In diesem Fall schien der Erhalt einer Hypothermie-Behandlung davon abhängig zu sein, wo in der Klinik (also auf welcher Station) der Patient mit Herzstillstand betreut wurde, was wiederum auf einen Mangel an allgemeinem Verständnis hinweist. Die American Heart Association (AHA) und entsprechende Organisationen auf der ganzen Welt sprechen der Hypothermie ihre höchste Empfehlung aus. Bedenken Sie, dass diese Zufälligkeit bei der Behandlung von Herzinfarktpatienten nicht vorkommt. Bei der Behandlung von Herzinfarkten ist es Standard, das blockierte, zum Herzen führende Blutgefäß so schnell wie möglich zu öffnen (im Idealfall innerhalb von sechzig Minuten, um langfristige Schäden zu vermeiden). Daher haben Krankenhäuser sogenannte »Tür-zu-Nadel«- beziehungsweise heute eher »Tür-zu-Ballon-Zeiten« (das heißt, die Zeit von der Einlieferung des Patienten bis zur Auflösung des Blutgerinnsels durch entsprechend wirksame Medikamente oder durch eine Herzkatheterisierung mit Ballondilatation). Das liegt daran, dass ein Herzinfarkt einen medizinischen Elternteil hat (die Kardiologie) und dass er von den Aufsichtsbehörden auf die Tagesordnung gesetzt wurde, die Statistiken über »Tür-zu-Ballon«- beziehungsweise »Tür-zu-Nadel«-Zeiten sammeln und Krankenhäuser schwer bestrafen, wenn sie diese Zahlen nicht liefern. Stellen Sie sich vor, wie sich alle aufregen würden, wenn vierzig Prozent der Herzinfarkt-Patienten in unseren Krankenhäusern nicht ins Katheterlabor gebracht würden oder wenn man ihnen keine starken Blutgerinnsel auflösenden Medikamente geben würde, nur weil ein paar Ärzte nichts über entsprechende Empfehlungen wissen oder weil sie sich nicht darüber bewusst sind, wie gewichtig die Beweise für die Wirksamkeit der empfohlenen Behandlung sind, und daher nicht daran glauben oder weil sie das Gefühl haben, nicht über genügend Erfahrung zu verfügen, um souverän damit umgehen zu können!

Dass Herzstillstand in allen Fachgebieten vorkommt und zudem mit der lang gehegten Vorstellung verbunden wird, dass er im Prinzip das Ende ist und man ohnehin nicht viel tun kann, weil er letztendlich schon immer nicht besonders gut ausgegangen ist (so als sage man, dass Fliegen ja schon immer eine riskante Sache war), sowie mit der Tatsache, dass er in kein bestimmtes medizinisches Fachgebiet (etwa die Kardiologie) gehört, bedeutet für die Patienten, dass sie manchmal nicht alles bekommen, was eigentlich für sie zur Verfügung stehen könnte, wenn man bedenkt, welche Anforderungen die internationalen Richtlinien stellen. Wir haben eine echte Chance, vom System der Fluggesellschaften zu lernen, denn obwohl ein Herzstillstand eine komplexe Sache ist, kann ein funktionierendes System zu seiner Behandlung etabliert werden, wenn wir sämtliche Details der Behandlung vor, während und nach dem Herzstillstand berücksichtigen und integrieren. Mit ausreichenden Mitteln und kontinuierlichen Schulungsprogrammen, sowie einem detaillierten Checklistensystem wie das, was die Fluggesellschaften vor dem Flug, während des Fluges und bei der Landung einsetzen, könnte ein umfassendes System die verschiedenen Disziplinen integrieren, und externe Bevollmächtigte könnten dafür sorgen, dass Dinge auf eine bestimmte Weise gemacht werden, etwa in der Weise, wie Regierungsbehörden die Luftfahrtindustrie beaufsichtigen. Offensichtlich gibt es einen Bedarf dafür, und obwohl von bestimmten Gruppen innerhalb der medizinischen Gemeinde entsprechende Maßnahmen getroffen werden, wird wenig erreicht werden, solange es keine angemessenen und speziell dafür vorgesehenen Ressourcen sowie externe Regelungen und Mittel zu deren Durchsetzung gibt, die eine Versorgung auf höchstem Niveau für alle gewährleisten.

Medizinserien wie *Grey's Anatomy* oder *Medicopter117* sind im Fernsehen mittlerweile sehr beliebt. Und wenn Ärzte dort eine Herz-Lungen-Wiederbelebung anwenden, dann meistens höchst erfolgreich. Eine Studie mit dem Titel »*Cardiopulmonary Resuscitation on Television – Miracles and Misinformation*« (»Herz-

Lungen-Wiederbelebung im Fernsehen – Wunder und Fehlinformationen«), durchgeführt von Susan Diem und ihren Kollegen am Durham Veterans Affairs Medical Center in Durham, North Carolina, und veröffentlicht im *New England Journal of Medicine,* ergab, dass die Erfolgsrate der im Fernsehen durchgeführten Herz-Lungen-Wiederbelebungen sehr viel höher ist, als im wirklichen Leben. Während das einerseits etwas ist, womit man schon aus dramaturgischen Gründen rechnen muss, ist es auch eine Tatsache, dass die Wirklichkeit für solche Sendungen ordentlich zurechtgebogen werden muss, denn im wirklichen Leben liegt die Erfolgsquote von Herz-Lungen-Wiederbelebungen bei weniger als 20 Prozent, wenn sie im Krankenhaus durchgeführt werden, und noch sehr viel niedriger, wenn dies außerhalb eines Krankenhauses geschieht. Im Fernsehen dagegen lag die Erfolgsquote bei fast 70 Prozent. Noch erschütternder ist, was wir bereits angesprochen hatten, nämlich dass sich diese Erfolgsquote seit den 1950er-Jahren nicht wirklich verbessert hat – eine unerhörte Statistik angesichts der ganzen Fortschritte, welche die Medizin in den letzten sechs Jahrzehnten gemacht hat. Wie kann das sein?

Was genau sind die Dinge, die umgesetzt werden müssen, damit Menschen überleben können? Die American Heart Association hat eine »Überlebenskette«, die mit einer Brücke verglichen werden kann. Ähnlich wie bei einer Brücke, wo jeder einzelne Abschnitt am richtigen Platz sein muss, damit man sicher hinübergehen kann, ist es auch bei der Wiederbelebung. Stellen Sie sich vor, Sie versuchen die Golden Gate Bridge in San Francisco zu überqueren, wenn dort auch nur ein oder zwei Segmente fehlen! Das hätte verheerende Folgen. Bei der Wiederbelebung fehlen oft viele Abschnitte. Und doch muss jeder Abschnitt eingehalten werden beziehungsweise vorhanden sein, wenn die Kette funktionieren soll, weil sonst das Ergebnis beeinträchtigt wird, wie fortlaufende Studien belegen, die in den von der American Heart Association, dem European Resuscitation Council und anderen Körperschaften auf der ganzen Welt veröffentlichten internationalen Richtlinien detailliert beschrieben werden. Im Jahr 2005 betrug die Gesamtüberlebensrate bei Herzstillstand außerhalb eines Krankenhauses in Arizona vier Prozent (und elf Prozent bei nachgewiesenem Herzkammerflimmern – das ist der Typ Herzstillstand, der gut auf Schockbehandlung mit einem Defibrillator anspricht und in der Regel am einfachsten zu behandeln ist). Die Überlebensraten stiegen mit der kontinuierlichen Umsetzung jedes einzelnen Glieds in der Überlebenskette. Und im Jahr 2009 lag die Gesamtüberlebensrate bei zehn Prozent (30 Prozent bei nachgewiesenem Herzkammerflimmern).

Die Überlebenskette beginnt, wenn Hilfe eintrifft. Dieser Faktor spielt immer eine Rolle, egal wo jemand einen Herzstillstand hat, aber in einem Krankenhaus sollten Ärzte innerhalb von fünf Minuten bei dem betreffenden Patienten sein können. Außerhalb des Krankenhauses hängt alles vom jeweiligen Rettungsdienst ab, und auch dessen Ziel ist es, nach Empfang eines entsprechenden Notrufs innerhalb weniger Minuten zur Stelle zu sein. Obwohl Ärzte in einem Krankenhaus schnell da sein sollten (oder Sanitäter in einer Gemeinde), sind die Ergebnisse eben immer nur so gut wie die Behandlung. Das beginnt mit der Qualität der Herzdruckmassage. Perfekte Thoraxkompressionen können nur zwischen 25 und 30 Prozent der Zirkulation erzeugen, die stattfindet, bevor das Herz zu schlagen aufhört. Die Sauerstoffzufuhr ist daher bestenfalls ein Drittel von dem, was eine Person bekommt, deren Herz noch schlägt. Aus der Perspektive der Körperzellen ist das nicht genug, um die Progression aus einem Zustand des potenziell reversiblen in einen des irreversiblen Zelltods in den Organen zu verhindern, aber es ist besser als nichts und kann die Geschwindigkeit, in der Zellen sterben, verlangsamen.

Herz-Lungen-Wiederbelebung ist eine schreckliche Plackerei. Gleichmäßige Kompressionen in Zwei-Minuten-Abständen zu verabreichen, ist schwierig, selbst für diejenigen, die gut darin ausgebildet und in Bestform sind. In der Praxis wechselt sich das medizinische Personal in den hektischen Minuten der Reanimation bei der Verabreichung der Herzdruckmassagen am Patienten ab. Manche arbeiten dabei effektiver und sind besser ausgebildet als andere. Das Hauptproblem ist, dass die Leute, die eine Herz-Lungen-Wiederbelebung geben, irgendwann müde werden, was dazu führt, dass die Beständigkeit nachlässt. In der Regel kann niemand länger als eine oder zwei Minuten effektive Herzdruckmassagen geben. Zahlreiche Studien haben gezeigt, dass weder Ärzte noch Krankenschwestern oder Sanitäter Herzdruckmassagen von optimaler Qualität liefern können, auch wenn sie entsprechend ausgebildet sind.

In einer Studie wurde festgestellt, dass, wenn man Menschen, die gut im Verabreichen von Herzdruckmassagen ausgebildet waren – sogar Ausbilder, die selbst Kurse gaben –, für einen Einsatz im Krankenwagen einteilte, sie weniger als 40 Prozent der Zeit in der Lage waren, effektive Herzdruckmassagen zu geben. Dieser Studie zufolge ermöglichte nur der Einsatz einer automatisierten Maschine das Verabreichen von mehr als 90 Prozent effektiven Thoraxkompressionen. Eins ist klar: Wenn jemand minderwertige Herzdruckmassagen gibt, ist es sehr viel wahrscheinlicher, dass der Patient entweder nicht überlebt oder einen Gehirnschaden davonträgt, weil ihm nicht genügend Sauerstoff zugeführt wird. Wenn die Qualität nicht perfekt ist, ist per definitionem auch die Sauerstoffversorgung geringer. Während Herzdruckmassagen kontinuierlich sein sollten, mit Pausen von etwa zehn Sekunden alle paar Minuten, haben Studien gezeigt, dass die Pausen oft sehr lang sind und Tiefe sowie Geschwindigkeit der Thoraxkompressionen nicht ausreichend sind. Qualitativ gute Herzdruckmassagen setzen voraus, dass die Person, die sie gibt, körperlich stark genug ist, um dies zu leisten. Wenn jemand, der 1,50 Meter groß ist und 45 Kilo wiegt, Herzdruckmassagen zu geben versucht, ist es fast unmöglich, dass er oder sie das richtige Qualitätsniveau auch nur eine Minute lang aufrechterhalten kann. Menschen glauben, dass sie die Herzdruckmassagen richtig ausführen und alle Bewegungen passen, aber sie sind nicht effektiv. Und weil es kein einheitliches System der Qualitätssicherung gibt, können Ärzte Herzdruckmassagen ausführen, ohne zu wissen, wie effektiv sie eigentlich sind. Das ist ein wichtiger Teilbereich, der fast überall fehlt.

Obwohl wir mittlerweile die Technologie haben, die uns ein Feedback zur Qualität der Herz-Lungen-Wiederbelebung geben kann – was in den 1960er-, 1970er- oder 1980er-Jahren nicht der Fall war – sind Krankenhäuser oder Ambulanzteams nicht verpflichtet, sie auch zu nutzen. Das ist etwa so, als fliege ein Pilot ohne Höhenmeter. Wenn der Pilot im Dunkeln fliegt und nicht weiß, in welcher Höhe sich sein Flugzeug befindet, kann es sein, dass er einen Berg rammt. Kein Pilot würde ein solches Risiko eingehen. Daher sollte es nun, nachdem Feedback-Systeme für die Qualität der Herz-Lungen-Wiederbelebung entwickelt wurden, für jeden, der eine Herz-Lungen-Wiederbelebung durchführt, ob im Krankenhaus oder im Rettungswagen, selbstverständlich sein, diese auch einzusetzen. Gegenwärtig werden sie nur in sehr geringem Ausmaß von wenigen Einzelpersonen oder Krankenhäusern eingesetzt – und oft im Rahmen von Forschungsprojekten. Doch wie Dr. Dana Edelsons Studie an der University of Chicago gezeigt hat, können die Ergebnisse deutlich verbessert werden, wenn diese Feedback-Geräte zum Einsatz kommen.

In Anbetracht dieser Erkenntnisse konnten wir die Verwaltung unseres Krankenhauses überzeugen, einige automatische Herzdruckmassage-Geräte anzuschaffen, damit wir Herzdruckmassagen in optimaler Qualität verabreichen konnten. Diese Geräte können mit Systemen kombiniert werden, die Feedback zu eben dieser Qualität geben. Obwohl drei automatische Herzdruckmassage-Geräte, nämlich Lucas, LifeStat und AutoPulse, auf dem Markt sind, werden sie nur von wenigen tatsächlich genutzt. Wir führten LifeStat ein, denn dieses Gerät verabreicht nicht nur Herzdruckmassagen, sondern reguliert auch die Atmung. Ein Teil des Problems besteht darin, dass nicht genügend Forschungsergebnisse zur Verfügung stehen, um die Krankenhäuser von der Notwendigkeit zu überzeugen, HLW-Feedback-Maschinen oder automatische Herzdruckmassage-Geräte einzusetzen. Die AHA- oder ERC-Leitlinien für die Wiederbelebung von Patienten, die veröffentlicht (aber nicht durchgesetzt) werden, sprechen sich nicht ausdrücklich für oder gegen diese Geräte aus. Das lässt das Krankenhauspersonal sozusagen in der Luft hängen. Wir fanden heraus, dass wir mit unserer Maschine fünfundsiebzig Prozent der Herzen neu starten konnten im Vergleich zu fünfundvierzig Prozent, wenn die Herzdruckmassagen von Hand durchgeführt wurden, und diese Verbesserung stand offenbar in unmittelbarer Verbindung zur Fähigkeit des Geräts, mehr Sauerstoff zu liefern und den Blutfluss zum Gehirn, zum Herzen und zu den anderen Organen zu erhöhen. Wir versuchen jetzt, das System im gesamten Krankenhaus zu etablieren.

In der Herz-Lungen-Wiederbelebung ist die Anzahl der Atemhübe genauso wichtig wie die Herzdruckmassage – zu viele Atemhübe können den betreffenden Menschen sogar töten, und zwar aufgrund des als Airtrapping bekannten Phänomens, das ich bereits angesprochen habe. Deswegen sprachen manche Forscher vom Tod durch Hyperventilation. In vielen Fällen verabreichen Leute zu viele Atemhübe, eine Tatsache, die Dr. Dana Edelson in ihrer Studie darstellt. Sie fand darin heraus, dass die Patienten, obwohl acht bis zehn Atemhübe pro Minute empfohlen werden, in Wirklichkeit oft 35 bis 40 Atemhübe pro Minute erhielten. Deshalb können ohne ein System, das die Anzahl der Atemhübe reguliert, einige Leben nicht gerettet werden, und dann geht man einfach davon aus, dies liege daran, dass die Person einen Herzstillstand hatte. Bei der Reanimation kommt es wirklich darauf an, dass man jedes einzelne Detail beachtet. Die richtige Beatmung ist jedoch ein weiterer Abschnitt in der Brücke zur Genesung, der oft fehlt. Das LifeStat-Gerät hat den Vorteil, dass es Thoraxkompressionen und Atemhübe in genau der Quantität und Qualität liefern kann, die gebraucht wird und den Menschen damit die Arbeit abnimmt.

Während der Reanimation gibt es noch einen Faktor, der beim Patienten beachtet werden muss und zwar eine Abnormalität des Herzens. Die kann nur dadurch behandelt werden, dass man dem Herzen einen Schock versetzt. Mit jeder Minute Verzögerung beim Identifizieren dieser gestörten Rhythmen erhöht sich die Mortalität um etwa fünf bis zehn Prozent. Wenn dieses Problem nicht erkannt und behandelt wird, kommen diese unregelmäßigen Rhythmen schließlich ganz zum Erliegen, erkennbar an der sogenannten Nulllinie im EKG. Das bezeichnet man als Asystolie, und die ist eindeutig viel schwerer zu behandeln, als ein abnormaler Rhythmus. Mittlerweile stehen moderne Defibrillatoren zur Verfügung, etwa die R-Serie von ZOLL, die es Ärzten ermöglichen, den exakten Herzrhythmus zu sehen, und das sogar während die Thoraxkompressionen in vollem Gange sind (*See-through*-Technologie). Auf diese Weise können sie Schockbehandlungen sofort und ohne jede Verzögerung verabreichen, wenn sie gebraucht werden. Wieder ist es so, dass diese Systeme bis jetzt noch nicht flächendeckend eingesetzt werden. In Wirklichkeit nimmt man also in der Regel und im besten aller Fälle mindestens ein paar Minuten Verzögerung in Kauf. In unserem Krankenhaus versuchen wir, diese Technologien einzusetzen, um ein nahtloses und vollkommen automatisiertes Behandlungssystem zur Verfügung zu stellen. Wir haben auch versucht, Kontakt mit unseren örtlichen Rettungsdiensten aufzunehmen, um einige der Lektionen, die wir im Krankenhaus gelernt haben, an sie weiterzugeben, damit wir alle gemeinsam zur Schaffung eines stromlinienförmigen Dienstleistungssystems beitragen können, das qualitätsorientiert arbeitet, und zwar von dem Moment an, in dem das Herz des Patienten stillsteht, bis er im Krankenhaus ankommt, und dann weiter bis zu seiner Entlassung aus der Intensivstation.

In den Vereinigten Staaten stellen Rettungsdienste unter Umständen ein größeres Problem dar, als vielen Menschen bewusst ist. Suffolk County, New York, wo ich arbeite, gehört zu den eher wohlhabenden Bezirken der Vereinigten Staaten, und doch hat es eine der schlechtesten Überlebensraten bei Herzstillstand außerhalb des Krankenhauses, nämlich nur zwei bis drei Prozent. Das Problem hat viel damit zu tun, dass buchstäblich um die hundert verschiedene Rettungsgesellschaften ihre Dienste anbieten, die meistens von hochmotivierten, aber freiwilligen Mitarbeitern ausgeführt werden, die ihren Lebensunterhalt mit anderen Jobs verdienen. Das zu erfahren, hat mir die Augen geöffnet, weil ich ursprünglich in London aufgewachsen bin und dann in New York City gelebt habe, bevor ich nach Suffolk County gezogen bin. Keine der Städte, in denen ich vorher gelebt habe, hat einen Rettungsdienst auf freiwilliger Basis. Ich hatte noch nie gehört oder auch nur in Erwägung gezogen, dass ein Rettungsdienst, der mit lebensbedrohlichen Situationen wie Herzstillstand, in denen jede Minute zählt, umgehen muss, mit Freiwilligen besetzt sein könnte, doch genau das ist in unserer Region der Fall. Unser Landkreis hängt sogar Werbeplakate für Feuerwehr- und Rettungswagen-Einsatzkräfte auf, die mutig verkünden: »Arbeite für die Ehre und nicht für einen Gehaltsscheck.«

Die Frage ist: Wie können wir über Mitarbeiter verfügen, die, obwohl sie erstaunliche und bemerkenswerte Individuen sind, allein aufgrund der Tatsache, dass sie selbstlos ihre Zeit zur Verfügung stellen und für die »Ehre« arbeiten, dieses wichtige Ehrenamt mit ihren wirklichen Berufen in Einklang bringen müssen, weil sie ihre Rechnungen ebenso bezahlen müssen, wie die Hypothek für ihr Haus und alles, was dem Wohl ihrer Familie dient? Einer von ihnen erzählte mir kürzlich, dass es in der Praxis oft so abläuft: Wenn ein Notruf eingeht, ist er oft zu Hause bei seiner Familie. Dann fährt er erst einmal ins Zentrum des Rettungsdiensts, wo die Krankenwagen stationiert sind, und dann in seinem Krankenwagen zum Einsatzort. Darüber hinaus kommt es nicht selten vor, dass ein Rettungsteam in einem bestimmten geografischen Gebiet nicht in einer bestimmten Zeit zusammengestellt werden kann oder dass der Notruf erst gar nicht entgegengenommen wird. Wenn der Notruf, der von der Leitzentrale an eine bestimmte Station geschickt wurde, nicht in einer bestimmten Zeit beantwortet wird, wird er automatisch an den nächsten Rettungsdienst in einem anderen geografischen Gebiet weitergeleitet, bis er schließlich beantwortet wird. Dadurch ergeben sich unter Umständen viele Minuten Verspätung. Als Reaktionszeit statistisch erfasst wird aber nur die Zeit, die der Rettungsdienst, der den Notruf schließlich angenommen hat, vom Annehmen dieses Anrufs bis zum Eintreffen am Ort des Notfalls braucht, und nicht etwa die Zeit, die vergangen ist, seit der Notruf zum ersten Mal aufgegeben wurde.

Ich möchte keiner von diesen Organisationen zu nahe treten, aber mit so vielen Rettungsdiensten, die in einem Bezirk auf freiwilliger Basis arbeiten, ist es deutlich schwieriger, ein einheitliches System für den Umgang mit Herzstillstand zu etablieren. In den Vereinigten Staaten gibt es, verteilt auf die verschiedenen Staaten, mehr als dreitausend Bezirke, und die meisten davon verlassen sich (wie Suffolk County) zur Bewältigung eines großen Anteils ihrer Notfälle auf die ehrenamtlichen Mitarbeiter verschiedener Rettungsdienste. Es ist kaum zu glauben, dass wir uns in einem der reichsten Länder der Welt keinen einheitlichen Rettungsdienst leisten, dessen Einsatzkräfte alle bezahlt werden. Wir erwarten doch auch nicht, dass unsere Ärzte und Krankenschwestern auf freiwilliger Basis arbeiten, und von den Einsatzkräften auf einem Kontrollturm am Flughafen würden wir das auch nicht erwarten. Aber wir erwarten es von Rettungskräften und Sanitätshelfern.

Die FDNY (Feuerwehr von New York) in New York City, das siebenmal mehr Einwohner hat als Suffolk County und nur etwa sechzig Kilometer davon entfernt liegt, hat gezeigt, dass ein zentralisiertes System mit angestellten Mitarbeitern besser funktioniert. In New York City, zum Beispiel, kühlen die Mitarbeiter der Rettungsdienste die Patienten mittlerweile sofort, um den Zellverfall zu verlangsamen, und wie Dr. John Freese, der diesem System den Weg bereitet hat, berichtet, hat dies die Aussichten der Patienten deutlich verbessert. Die FDNY arbeitet permanent an einer Reihe neuer Standards für lebensrettende Maßnahmen. Sie besteht auch auf der Anwendung bestimmter, vom Krankenhaus herausgegebener Richtlinien, damit die Arbeit der Sanitäter nicht vergebens war, sobald sie den Patienten in die Notaufnahme gebracht haben. Auch in London und Paris gibt es ein effizientes System, das in meinen Augen sogar noch besser ist, weil zu den Rettungsteams, die es mit einem Herzstillstand zu tun bekommen, immer auch ein Notarzt gehört und die Patienten so schnelle Hilfe und Kompetenz auf einem höheren Niveau bekommen.

Der Weg zur Verbesserung der Erfolgsraten bei Herz-Lungen-Wiederbelebung (HLW) außerhalb des Krankenhauses ist recht unkompliziert. Es muss mehr »Passanten-HLW« geben (das heißt, HLW, verabreicht von normalen Bürgern, die Zeuge eines Herzstillstands werden und zwar bevor das Rettungspersonal eintrifft). Die Herz-Lungen-Wiederbelebung sollte also besser sofort beginnen und nicht erst nach dem Eintreffen der Sanitäter. Dies erfordert mehr Training in der Gemeinde, wie es beispielsweise in Seattle stattgefunden hat. Defibrillatoren in der ganzen Gemeinde zu verteilen ist auch wichtig – noch eine Initiative, die in Seattle begann. Rettungswagen müssen prompt eintreffen, in weniger als fünf Minuten, und das Rettungspersonal muss Herzdruckmassagen von hoher Qualität verabreichen können, ob das nun manuell geschieht oder mithilfe von transportablen Geräten, die das einheitlicher und regelmäßiger erledigen können und ohne die Probleme, die durch menschliches Versagen oder Müdigkeit entstehen und auf die in vielen Forschungsberichten, etwa denen von Drs. Dana Edelson und Benjamin Abella, hingewiesen wurde. Menschen können ihrer Gemeinde helfen, indem sie sich regelmäßig in einfachen lebensrettenden Sofortmaßnahmen ausbilden lassen. Entsprechende Kurse im eigenen Wohnort oder in unmittelbarer Nähe davon zu finden ist in den Vereinigten Staaten relativ einfach, indem man die American Heart Association (www.heart.org) oder das Rote Kreuz (www.redcross.org) kontaktiert. In Deutschland ist der Nachweis, dass man an einer sogenannten *Unterweisung in lebensrettenden Sofortmaßnahmen* (früher: *Sofortmaßnahmen am Unfallort*) teilgenommen hat, Voraussetzung für den Erwerb einer einfachen Fahrerlaubnis. Bei den Fahrerlaubnisklassen C und D ist sogar eine noch höherwertige Ausbildung in Erster Hilfe notwendig. Angeboten wird sie von verschiedenen Rettungsorganisationen wie dem Deutschen Roten Kreuz (www.drk.de), dem Arbeiter-Samariter-Bund (www.asb.de), den Maltesern (www.malteser.de), den Johannitern (www.johanniter.de) und anderen. In der Schweiz bietet der Schweizerische Samariterbund (www.samariter.ch) entsprechende Kurse an, in Österreich das Rote Kreuz (www.roteskreuz.at).

Die Verbesserung so grundlegender Kenntnisse und Fertigkeiten kann zu einem Anstieg der Überlebensraten von null bis 21 Prozent in der Gemeinde führen. In der Tat kommt Dr. Graham Nichol von der University of Washington, Seattle, in einer seiner Studien zu dem Schluss, dass wir, wenn alle Gemeinden der Vereinigten Staaten das Seattle-Modell übernehmen würden, pro Jahr 15.000 mehr Überlebende eines Herzstillstands hätten. Das ist eine unglaublich große Zahl. In zehn Jahren käme man so auf immerhin 150.000 Überlebende. Ich glaube sogar, dass wir noch viel mehr retten könnten, weil sich diese Zahlen nur auf Herzstillstand-Fälle außerhalb des Krankenhauses beziehen (das heißt, auf die Fälle, in denen Menschen starben und Wiederbelebungsversuche nur so lange gemacht wurden, bis die betreffenden Personen ins Krankenhaus eingeliefert wurden). Es gibt aber noch viele weitere Fälle in den Krankenhäusern selbst. Die Optimierung und Standardisierung der Behandlung im Krankenhaus ist einer der wichtigen Bereiche, in denen Verbesserungen ebenfalls dringend notwendig sind und wo sich diese enorm auf das Überleben und die anschließende Lebensqualität der Betroffenen auswirken könnten.

Fortschritte gab es in einigen Orten. Wohl wissend, dass Kühlung mittlerweile die beste Praxis ist, hat das FDNY in New York City beschlossen, dass es nicht sicher ist, die Patienten in Krankenhäuser zu bringen, die diese Behandlung nicht anbieten. Folglich ordnete das FDNY an, dass ab dem 1. Januar 2009 jedes Krankenhaus, das Patienten mit Herzstillstand aufnimmt, ein genau festgelegtes Hypothermie-Programm haben muss. Diese Aktion führte dazu, dass sämtliche Krankenhäuser von New York City die Kühlung zur Nachbehandlung eines Herzstillstands einführten (ein Beispiel dafür, wie externe Faktoren eine Organisation beeinflussen können). Davor war die Kühlung eher Stückwerk – einige Krankenhäuser hatten sie und andere nicht –, und selbst nach dieser Initiative wurden die Patienten in manchen Abteilungen einzelner Krankenhäuser gekühlt und in anderen nicht. Das liegt daran, dass manche Ärzte, obwohl sie mit den bahnbrechenden Studien von 2002 vertraut waren, der Kühlung von Patienten im Krankenhaus immer noch skeptisch gegenüberstanden und niemand sie durchsetzte.

Die Studien zeigten deutlich, dass eine von sieben Personen, die mit Kühlung behandelt wurden, einen klaren Vorteil hatte. Dies summiert sich zu einer enormen Zahl von Menschen. Wenn Sie eine Stichprobe von 350.000 Menschen betrachten (die geschätzte jährliche Gesamtzahl der Herzstillstandsfälle in den Vereinigten Staaten), hätten Sie möglicherweise bis zu 50.000 weitere Überlebende.* Viele Ärzte beschlossen jedoch, den Patienten im Krankenhaus die Behandlung nicht zu geben, weil die Studien an Patienten durchgeführt worden waren, die einen

* In Wirklichkeit wären es vermutlich weniger, denn unter den 350.000 Fällen wären natürlich auch Patienten mit nicht mehr behandelbaren Krankheiten, wie Krebs im Endstadium.

Herzstillstand außerhalb des Krankenhauses gehabt hatten. Und, rein praktisch gesehen, wäre es nun unethisch, eine Studie nur für Patienten zu entwickeln, die im Krankenhaus einen Herzstillstand haben, und der Hälfte davon die Kühlung zu verweigern. Daher wird es eine solche Studie niemals geben, denn die Vorteile der Kühlung liegen klar auf der Hand.

Das gleiche Dilemma haben wir in der Pädiatrie. Studien zur Kühlung wurden nicht speziell an Kindern durchgeführt, weil es generell heikel ist, Forschungsstudien mit Kindern durchzuführen. Als Folge davon werden manche Ärzte Kindern, die einen Herzstillstand hatten, die Kühlung vorenthalten, und zwar mit dem Argument, es seien keine Studien speziell an Kindern durchgeführt worden und daher gäbe es nicht genügend Daten, die diese Behandlung bei Kindern unterstützen. Aber noch einmal für mich und viele meiner Kollegen: Dieses Vorenthalten macht keinen Sinn, wenn man die Gründe für den Einsatz der Kühlung versteht. Zahlreiche Studien belegen, welche Vorteile diese Behandlung für Tiere, Neugeborene und Erwachsene hat. Das Gehirn und andere Organe von Neugeborenen und pädiatrischen Patienten unterscheiden sich nicht signifikant von den Organen Erwachsener. In meinem Krankenhaus hatten wir einen Fall, wo zwei Jungen, einer 19 und der andere 16, in eine Jauchegrube gefallen und von den giftigen Gasen betäubt worden waren. Die Sanitäter brauchten 20 Minuten, um sie zu retten. Als die Jungen im Krankenhaus ankamen, waren sie beide in einem sehr schlechten Zustand und hatten sämtliche Komplikationen eines Herzstillstands erlitten. Rein didaktisch betrachtet, hätte der 16-jährige per definitionem keine Hypothermie bekommen sollen, der 19-jährige aber sehr wohl. Noch einmal: Das ist rein willkürlich und wenig sinnvoll. Wie ich bereits erwähnte, müssen in der Postreanimationsphase außer der Hypothermie viele andere wichtige Dinge berücksichtigt werden, darunter eine frühzeitige Herzkatheterisierung, eine Optimierung der Blutdruckregulierung (diese Patienten brauchen oft einen Blutdruck, der höher ist als üblich, um Blut ins Gehirn zu bekommen), das Verhindern von Anfällen, denn Schätzungen zufolge kommt es bei etwa einem Viertel der Patienten zu Anfällen, die langfristige Hirnschäden zur Folge haben, ein Sauerstoffniveau, das eher niedriger ist als normal, weil zu viel Sauerstoff toxisch für das Gehirn ist, und schließlich das Gewährleisten einer normalen Kohlendioxidmenge im Blut (andernfalls beeinflusst es den Blutfluss zum Gehirn, der, wenn er zu niedrig oder zu hoch ist, Schädigungen des Gehirns hervorrufen kann).

Im Jahr 2009 förderte die American Heart Association eine Konferenz namens Cardiac Arrest Survival Summit und gab in einem Bericht mit dem Titel *»Implementation Strategies for Improving Survival After Out-of-Hospital Cardiac Arrest«* (»Einführung von Strategien zur Verbesserung der Überlebensraten nach einem Herzstillstand außerhalb des Krankenhauses«) gemeinsame Empfehlungen für die Behandlung von Menschen, die einen Herzstillstand hatten. Dieser Bericht beschäftigt sich auch mit den Schwierigkeiten bei der Einführung optimaler Behandlungs- und Pflegestandards für jedermann. Das Ziel war, die neuesten Entdeckungen und Anwendungen, die sich in Untersuchungen als die besten erwiesen hatten, in die gewöhnliche Praxis zu übersetzen, um sicherzustellen, dass sie verstanden wurden, und festzulegen, wie sie umzusetzen waren. Viele Teilnehmer an der Konferenz waren führend auf dem Gebiet der Reanimationswissenschaft, etwa der Vorsitzende Dr. Robert Neumar, und was genauso wichtig ist, hier kamen Vertreter zahlreicher Disziplinen zusammen, die an sämtlichen Stadien der Versorgung nach einem Herzstillstand beteiligt sind. Zusätzlich zu den auf Intensivmedizin und Reanimationswissenschaft spezialisierten Ärzten nahmen auch Vertreter der Versicherungsgesellschaften und der Behörden sowie Sanitäter, Krankenschwestern, finanzielle Unterstützer, Wissenschaftler und interessierte Laien an der Konferenz teil. Es war eine konzertierte Anstrengung, alle einzubeziehen, die irgendetwas mit Herzstillstand zu tun haben, denn die einzige Möglichkeit, die Aussichten für die Patienten zu verbessern, besteht darin, alle Beteiligten zusammenzubringen.

Die Konferenz beschäftigte sich vorrangig mit der zentralen Frage, warum die Überlebensraten in den Vereinigten Staaten und auf der ganzen Welt so unterschiedlich waren und warum nicht mehr Menschen wiederbelebt werden, am Leben bleiben und ohne Hirnschädigung nach Hause geschickt werden konnten, wie Joe Tiralosi. Die Teilnehmer gingen auf viele kritische Fragen ein. »Die unterschiedlichen Ergebnisse nach einem Herzstillstand können offenbar nicht vollständig mit unterschiedlichen Merkmalen der Patienten erklärt werden«, stellte der Konferenzbericht fest. »Vielmehr legt die hohe Überlebensrate, die in manchen Gemeinden beobachtet wurde, nahe, dass OHCA [Herzstillstand außerhalb des Krankenhauses] eine behandelbare Erkrankung ist und dass ihr Ausgang von der Wirksamkeit der Behandlung abhängen könnte. Eine ständige und umfassende Überwachung aller OHCA-Fälle und der entsprechenden Ergebnisse vom Herzstillstand bis zur Entlassung aus dem Krankenhaus ist notwendig, um Verbesserungsmöglichkeiten zu erkennen, sodass alle Gemeinden höhere Überlebensraten erreichen können. Das Fehlen eines nationalen Überwachungssystems behindert diese Anstrengungen, und die verfügbaren Ressourcen reichen nicht aus, um es dauerhaft zu unterstützen.«

Das Problem ist nicht nur der Herzstillstand, sondern hat auch viel mit Medizin zu tun. Das Thema heißt Umsetzung von Wissen, was im Wesentlichen bedeutet, dass Forschungsergebnisse in die Tat umgesetzt werden. Der Prozess der Umsetzung von Wissen hängt von jedem Einzelnen ab, angefangen mit denen, welche die Forschung finanzieren, über die Ärzte, die Patienten nach einem Herzstillstand behandeln, bis zu einer breiten Öffentlichkeit. Weil die Rollen der Beteiligten jedoch nicht klar definiert sind, haben Studien gezeigt, dass die Umsetzung des

Wissens oft willkürlich, langsam und unvorhersehbar vor sich geht, selbst in den kapitalkräftigsten Bereichen der Medizin – was für ein »Waisenkind«, wie den Herzstillstand, alles nur noch schlimmer macht.

Natürlich können Schritte unternommen werden, um die Überlebensraten zu erhöhen, doch die müssen auf breiter Basis umgesetzt werden. Und so schwierig das auch sein mag, es ist möglich. Gegenwärtig gibt es eine Körperschaft namens *International Liaison Committee on Resuscitation* (ILCOR), bestehend aus Experten aus aller Welt. ILCOR verfügt über mehr als 200 Ärzte, die Experten in Sachen Herzstillstand sind und in mühevoller Kleinarbeit sämtliche Daten auswerten, die in der Forschungsliteratur über Herzstillstand veröffentlicht wurden. Sie treffen sich alle fünf Jahre und diskutieren über die internationalen Leitlinien zur Behandlung von Herzstillstand. Sobald diese Leitlinien von ILCOR angenommen sind, werden sie gebilligt, veröffentlicht und von zahlreichen nationalen und internationalen Körperschaften, wie der American Heart Association (AHA) in den USA, dem European Resuscitation Council in Europa sowie dem Australian and New Zealand Council on Resuscitation, der Heart and Stroke Foundation of Canada, der InterAmerican Heart Foundation, dem Resuscitation Council of Asia und dem Resuscitation Council of Southern Africa verbreitet. Wenn Ärzte allerdings nicht wissen, wie sie an die Leitlinien herankommen können, sind sie offensichtlich nicht besonders hilfreich. Doch wie auch immer, es handelt sich um Leitlinien und nicht um Vorschriften oder Anordnungen, und daher gibt es keine Behörde, die sicherstellt, dass sie befolgt werden. In der Tat hält man sich in nur wenigen oder vielleicht in gar keinem Krankenhaus, das ich kenne, jederzeit voll und ganz an sämtliche Empfehlungen für die Phasen vor, während und nach einem Herzstillstand. Der Bericht der AHA-Konferenz konstatiert: »Das Institute of Medicine hat erkannt, dass in der Notfallmedizin eine standardisierte Reihe von Maßnahmen zur

Beurteilung der Leistungsfähigkeit des Versorgungssystems für Notfälle und traumatisierte Patienten in allen Gemeinden ebenso fehlt, wie die Möglichkeit, diese Leistung an staatenübergreifenden und nationalen Leistungsparametern zu messen. In dieser Hinsicht ist der Herzstillstand mit anderen akut lebensbedrohlichen Erkrankungen durchaus vergleichbar. Man braucht Orientierungswerte, damit man weiß, dass man sich dem Standard annähert.

In den Vereinigten Staaten setzt eine Organisation namens *Joint Commission for Health* Qualitätsstandards für die medizinische Versorgung in Krankenhäusern. Die Kommission schaut sich bestimmte Erkrankungen an und erklärt sie zu messbaren Einheiten, etwa die Häufigkeit von Infektionen auf Intensivstationen in Krankenhäusern, aber leider decken sie nicht alle wichtigen Krankheiten oder Komplikationen ab. Herzstillstand gehört traditionell nicht zu den messbaren Einheiten der Joint Commission. Für die Krankenhäuser war es also nicht zwingend notwendig, sich an die von der AHA oder irgendeiner anderen Körperschaft herausgegebenen Empfehlungen zu halten. Zum Glück startete die Joint Commission im Jahr 2010 schließlich eine Initiative, um Kernaspekte der Herzstillstand-Behandlung in Krankenhäusern zu messbaren Einheiten zu machen. Doch statt einfach daran zu arbeiten und, was noch wichtiger ist, alle von ILCOR aufgestellten Empfehlungen umzusetzen, die in den USA vom AHA gebilligt und in gesonderten Leitlinien verbreitet wurden (im Jahr 2008 mit Schwerpunkt Postreanimationsbehandlung und noch einmal im Jahr 2010 zum ganzen Spektrum der Behandlung vor, während und nach einem Herzstillstand), arbeitete die Kommission an einer kleinen Anzahl von Elementen. In der Tat begann die Joint Commission mit neun Elementen, die ihre Mitglieder für wichtig hielten, darunter auch der Einsatz von Hypothermie, doch leider ordneten sie ihren Gebrauch nur für Erwachsene an, die außerhalb des Krankenhauses einen

Herzstillstand hatten. Auch Kinder und Neugeborene wurden nicht berücksichtigt.

Wenn, rein hypothetisch gesprochen, das Herz eines 35 Jahre alten Mannes im Innern eines Krankenhausgebäudes stehen bleibt, besteht – basierend auf dieser Norm – keine Verpflichtung für das Krankenhaus, diesem Patienten eine Hypothermie-Behandlung zu geben. Wenn das Herz desselben Mannes jedoch auf der Straße vor dem Krankenhaus stehen bleibt, muss das Krankenhaus ihm diese Behandlung geben. Oder wenn das Herz einer 17-jährigen Person zu schlagen aufhört, ob in der Öffentlichkeit oder im Krankenhaus, gibt es keine zwingende Notwendigkeit, ihr eine Hypothermie-Behandlung zu geben. Aber wenn das Herz derselben Person einen Tag nach ihrem 18. Geburtstag auf der Straße vor dem Krankenhaus stehen bleibt, ist das Krankenhaus verpflichtet, ihr eine Hypothermie-Behandlung zu geben – allerdings nicht, wenn das Herz erst zu schlagen aufhört, nachdem die Person in die Notaufnahme dieses Krankenhauses eingeliefert wurde. Bei den neun Elementen fehlen auch einige der wichtigsten und elementarsten Empfehlungen, etwa dazu, wann die Herzdruckmassagen beginnen sollen, und, ganz wichtig, zu deren Qualität. Wie wir gesehen haben, macht es wenig Sinn, Herzdruckmassagen zu geben, die nicht von hoher Qualität sind, doch wie sollen die Krankenhäuser wissen, ob sie die Qualität verbessern müssen oder nicht, wenn sie nicht verpflichtet sind, sie ständig zu überprüfen? Die Kommission klammerte auch das kritische Thema Überbeatmung aus. Wenn man es übertreibt, kann das Beatmen, wie bereits diskutiert, sogar zum Tod führen, weil es den Neustart des Herzens verhindert. Stattdessen konzentrierte sich die Joint Commission auf das Einsetzen eines Atemschlauchs, ohne das Augenmerk darauf zu legen, wie viele Atemhübe durch den Schlauch gegeben werden. Weitere wichtige Bereiche, denen keine Aufmerksamkeit geschenkt wird, sind die Kompetenz der Mitarbeiter in der Bereitstellung von Behandlung und Pflege nach einer Reanimation, der Einsatz eines besonderen Qualitätsparameters namens »endexspiratorisches Kohlendioxid« (ein Indiz für die allgemeine Qualität der Blutzirkulation und daher der Herzdruckmassagen): die Zeit, die vergeht, bis die Patienten eine Herzkatheterisierung bekommen, die Regulation des Blutdrucks, die Verhütung von Anfällen, die Menge des verabreichten Sauerstoffs sowie die Kohlenstoffkonzentration im Blut. Die Nichtbeachtung jedes einzelnen dieser Faktoren kann verheerende Folgen haben.

Leider haben die Mitglieder der Joint Commission seit Einführung der neun Elemente und nach einigen Diskussionen die ursprünglichen neun Elemente auf vier reduziert. Anfänglich waren die tatsächlichen Überlebenszahlen Bestandteil der neun Elemente, aber mittlerweile gehören sie nicht mehr dazu. Wenn es also noch nicht einmal verpflichtend ist, dass Institutionen tatsächliche Überlebenszahlen herausgeben, wie können wir dann danach streben, die Versorgung zu verbessern? Wenn manche Institutionen nur auf 15 Prozent Überlebende kommen, während andere 30 bis 40 Prozent erreichen, wäre es schwierig, Bereiche zu identifizieren, die verbessert werden müssen. Die vier Elemente, auf die man sich schließlich einigen konnte, sind die Schockbehandlung des Herzens, das Legen eines Atemschlauchs, die Kühlbehandlung für Erwachsene, die einen Herzstillstand außerhalb des Krankenhauses hatten, und schließlich das Beibehalten der richtigen Temperatur bei diesen Patienten. Ziel ist es, diese Elemente nach einer kurzen Pilotphase 2013 fest einzuführen. Obwohl die Tatsache, dass sich die Joint Commission auf ein Minimalprotokoll einigen konnte, durchaus lobenswert ist und besser als nichts, ist es sehr unwahrscheinlich, dass die Elemente dieses Protokolls einen entscheidenden Unterschied für die Ergebnisse machen, weil sie die Schwächen im System nicht berücksichtigen.

Leider werden die politischen Entscheidungsträger in dem Glauben gelassen, dass so etwas wie eine externe Regelung tatsächlich existiert, doch offensichtlich ist diese Regelung höchst unzureichend; das Lotteriespiel in Behandlung und Pflege geht also einfach weiter. Es ist, als stelle man Standards für die Luftfahrt auf, ohne einige der wichtigsten, von den weltweit führenden Autoritäten aufgeworfenen Sicherheitsfragen und die Ergebnisse veröffentlichter Forschungsstudien zu berücksichtigen. Weil Herzstillstand ein Waisenkind ist, für das sich niemand so richtig zuständig fühlt, wurden viele wichtige Fragen in Zusammenhang mit den Ergebnissen seiner Behandlung bisher noch nicht vollständig berücksichtigt. Unter dem Strich gibt es keine nationalen oder internationalen Standards.

Als Fernsehzuschauer wurde die ganze Welt zweimal kurz hintereinander Zeuge eines Herzstillstands – Fälle mit unterschiedlicher Behandlung und unterschiedlichem Ausgang. Der erste, Fabrice Muamba, ein 23 Jahre alter Profifußballer, spielte für die Bolton Wanderers gegen Tottenham in einem live übertragenen FA-Cup-Viertelfinale, als er plötzlich auf dem Spielfeld zusammenbrach. Sein Herz hatte aufgehört zu schlagen. Er war tot. Entsetzt beobachtete die ganze Welt vor den Fernsehern, was nun geschah. Die Sanitäter versuchten ihn auf dem Spielfeld wiederzubeleben. Dr. Andrew Deaner, ein Kardiologe des Londoner Chest Hospitals, der sich zufällig unter den Zuschauern befand, rannte auf das Spielfeld, um zu helfen. Nachdem Muambas Herz etwa zehn Minuten lang nicht mehr geschlagen hatte, beschlossen die Sanitäter, ihn in das örtliche Krankenhaus zu überführen. Dr. Deaner bestand jedoch darauf, dass Muamba in sein Krankenhaus und auf seine Intensivstation gebracht werde und nirgendwo anders hin, obwohl sein Krankenhaus weiter weg lag. Ich beobachtete die Ereignisse im Fernsehen und war entsetzt wie alle anderen auch, wäre aber gleichzeitig gern selbst dort auf dem Spielfeld gewesen. Ständig sagte ich zu meiner Frau: »Ich hoffe, sie machen das Richtige. Hoffentlich kühlen sie ihn.«

Muambas Herz stand fast anderthalb Stunden lang still, bevor es in Dr. Deaners Krankenhaus neu gestartet wurde. Muamba bekam eine Hypothermie-Behandlung und zum Erstaunen aller erholte er sich wieder und konnte das Krankenhaus einen Monat später, neurologisch völlig intakt, verlassen. Ich fragte mich, warum Dr. Deaner so darauf bestanden hatte, dass Muamba in sein Krankenhaus gebracht wurde. Er war sich vermutlich nicht sicher, welche Pflege Muamba anderswo bekommen würde, aber zumindest war er sich sicher, dass er ihm auf seiner eigenen Station eine bessere Betreuung bieten konnte. Wenn Muamba woanders und von einer anderen Gruppe von Ärzten behandelt worden wäre, hätte man vermutlich früher aufgehört, sein Herz neu starten zu wollen, als sich die anderthalb Stunden zu nehmen, die es nun einmal dauerte. Für gewöhnlich versucht man es nicht länger als zehn oder zwanzig Minuten, und bei einem jungen Menschen würde man 60 Minuten schon für eine sehr lange Zeit halten. Doch bei Muamba versuchten sie es weiter und konnten ihn nach entsprechender Postreanimationsbehandlung seiner Familie und der ganzen Welt zurückgeben.

Fast vier Wochen später, am 14. April 2012, als sich Muamba gerade anschickte, das Krankenhaus wieder zu verlassen, passierte das Gleiche in Italien. Piermario Morosini, ein 25-jähriger Profi-Fußballer, spielte für Livorno in einem Spiel gegen Pescara und kollabierte in der 31. Minute. Sein Herz hörte, genau wie das von Muamba, plötzlich auf zu schlagen, und er starb vor laufenden Fernsehkameras. Die anderen Spieler waren am Boden zerstört und weinten hemmungslos, während die Sanitäter versuchten, Morosini wiederzubeleben. Einem Bericht zufolge war es wohl zu Verzögerungen gekommen, weil der Krankenwagen nicht sofort ins Stadion fahren konnte. Der Eingang war von parkenden Polizeiautos blockiert gewesen. Dennoch wurden Morosini noch auf dem Spielfeld einige Herz-Lungen-Wiederbelebungen verabreicht, bevor er schließlich im Krankenwagen ins örtliche Krankenhaus gefahren wurde. Wenig später wurde er für tot erklärt. Dr. Leonardo Paloscia, der

Kardiologe in dem Krankenhaus, in das Morosini gebracht wurde, sagte: »Wir konnten nichts mehr für ihn tun. Es war alles vergebens, auch nach etwa anderthalb Stunden intensivmedizinischer Betreuung hat sein Herz nicht einmal wieder geschlagen.«

Als ich das hörte, fiel es mir schwer, einzuschätzen, was er mit »nichts mehr« meinte. Hatte Morosini anderthalb Stunden lang Herz-Lungen-Wiederbelebung in der benötigten Qualität bekommen? Studien haben gezeigt, dass die meisten Menschen die erforderliche Qualität nicht dauerhaft halten können. Und was war mit der erforderlichen Beatmungsfrequenz – war sie beibehalten worden? Es gibt noch viele andere Details, die einen Unterschied machen können, und natürlich war ich in diesem Fall nicht über alle informiert, doch eines war klar: Hätte man diesen jungen Mann in dasselbe japanische Krankenhaus gebracht wie die junge Frau, die an einer Medikamentenüberdosis gestorben war, wäre er an ein ECMO-Gerät angeschlossen worden. Das ist eine Art Herz-Lungen-Bypass, der die künstliche Durchblutung und Sauerstoffversorgung bietet, die nötig ist, um die Organe zu erhalten, selbst wenn das Herz nicht mehr schlägt. Das gibt den behandelnden Ärzten sehr viel mehr Zeit, die Ursache des Herzstillstands ausfindig zu machen und zu beheben. Hätte der Patient dann noch eine ähnlich gute Postreanimationsbehandlung bekommen, wie Muamba, wäre er wahrscheinlich ohne Hirnschädigung davongekommen und hätte vielleicht sogar wieder spielen können. Wieder ist es schwer zu sagen, aber das Team in Italien hat höchstwahrscheinlich das Beste getan hat, was es unter den gegebenen Umständen tun konnte – und genau deswegen muss ein einheitliches Behandlungs- und Versorgungssystem entwickelt werden. Wenn ECMO in Japan und Südkorea hilfreich ist, dann auch in Italien. Das ist nicht anders als mit Radar: Wenn er in Japan und Südkorea hilfreich ist, dann auch in Italien. In der Luftfahrt haben wir diese Unterschiede nicht, bei der Reanimation nach einem Herzstillstand schon. Das macht den

Unterschied, der darüber entscheidet, ob eine Person ins Leben zurückkehrt und eine andere nicht.*

Der traurigste Teil der ganzen Geschichte war, dass Morosini eine behinderte Schwester hatte, die finanziell und emotional vollkommen auf die Unterstützung dieses jungen Mannes angewiesen war, weil ihre Eltern sieben Jahre zuvor gestorben waren. Sie hatten noch einen anderen Bruder gehabt, aber auch der war gestorben. Der Schwester war also nur Piermario Morosini geblieben. Nach seinem Tod hatte sie niemanden mehr, der sich um sie kümmerte. Dies ist also nicht nur die Geschichte von Morosinis Tod, sondern auch die Geschichte von dessen Auswirkungen auf seine Schwester. Wir müssen somit dieselben Behandlungs- und Pflegestandards für alle entwickeln, damit Sie und Ihre Mutter, Ihr Vater, Ihr Bruder, Ihre Schwester, Ihr Partner oder Ihre Kinder am Ende keine Behandlung nach dem Zufallsprinzip bekommen. Deswegen müssen wir uns von überholten Vorstellungen verabschieden und die höchsten Standards umsetzen, während wir weiterhin naturwissenschaftliche Forschungen darüber anstellen, was mit uns passiert, wenn wir sterben. Vergessen wir nicht, dass ein Herzstillstand etwas ist, das uns früher oder später alle betrifft. Er ist unausweichlich.

Solange die Krankenhäuser Reformen nicht umsetzen und keine einheitliche Checkliste zum Abarbeiten haben, wird sich die Zahl der nach einem Herzstillstand Überlebenden nicht erhöhen. Der Bericht der AHA-Konferenz schließt mit den Worten: »Die Organisation des Behandlungssystems scheint größere Auswirkungen auf das Überleben zu haben, als bestimmte Patientenfaktoren. Die Einrichtung und Aufrechterhaltung eines effektiven Systems zur optimalen medizinischen Notfallversorgung ist eine höchst komplexe Angelegenheit. Systeme mit einer guten Ergebnishistorie oder Systeme, in denen gewisse Verände-

* In der Tat gibt es diese Unterschiede sogar in ein und derselben Gemeinde in ein und demselben Land.

rungen zu besseren Ergebnissen geführt haben, zu untersuchen, gibt uns Gelegenheit, die besten Praktiken zu identifizieren, die dann großflächig zum Einsatz kommen.« Mit anderen Worten, das Problem ist nicht, dass die Patienten, die einen Herzstillstand haben, sehr krank sind und es vermutlich nicht schaffen. Sobald es vor Ort ein entsprechendes System gibt, steigen ihre Überlebenschancen.

Abgesehen davon, dass wir unsere Systeme und die Techniken zu ihrer Umsetzung flächendeckend verbessern müssen, wirft die Tatsache, dass wir den Tod manchmal umkehren können, eine faszinierende Frage auf. Wir wissen, dass Zellen, Gehirnzellen eingeschlossen, auch wenn sie nicht mehr funktionieren, noch Stunden nach dem Tod lebensfähig bleiben (in dem Sinne, dass sie, wenn sie mit Sauerstoff und Nährstoffen versorgt werden, ihre Funktion zurückgewinnen können) und dass der Tod selbst, medizinisch betrachtet, ein umfassender Schlaganfall ist, der das gesamte Gehirn betrifft (auch als anoxische Hirnschädigung bekannt) und dazu führt, dass eine Person innerhalb von wenigen Sekunden in ein tiefes Koma fällt. Doch was passiert unterdessen mit unserem Geist und unserem Bewusstsein (der Entität, die von den Griechen als »Psyche« oder »Seele« bezeichnet wurde) oder, einfacher ausgedrückt, unserem »wahren Selbst«? Wird es sofort nach dem Tod ausgelöscht, oder lebt es nach dem Tod noch eine gewisse Zeit weiter? Und wenn ja, wie lange?

KAPITEL 6

Wie es ist, zu sterben

Wie fühlt es sich an, über den Tod hinauszugehen? Was passiert in der Zeit, nachdem wir gestorben sind, aber bevor alle Zellen in unserem Körper irreversibel geschädigt sind und einen Punkt erreicht haben, von dem an sie das Leben nicht mehr unterstützen können? Wenn wir diese Schwelle überschreiten könnten, was würden wir anderen über diese Erfahrung erzählen und was würden sie von uns denken? Würden Sie uns überhaupt glauben?

In der Eröffnungssequenz von Clint Eastwoods Film *Hereafter – Das Leben danach* stirbt eine Frau auf dramatische Weise, und wir bekommen eine intuitive Vorstellung davon, wie es sich anfühlen könnte, zu sterben. Der Film beginnt mit wechselnden Szenen. In der einen schlendern ein junges Mädchen und eine Frau lässig über einen lokalen Markt in einer thailändischen Küstenstadt, in der anderen wacht der Freund der Frau in ihrem Zimmer in einem Strandhotel gerade auf. Ein unheimliches Gefühl legt sich über diese normalen Ereignisse, als der Freund über das Wasser schaut und sieht, wie sich in der Ferne eine riesige Welle bildet. Plötzlich ist ein gewaltiges Brausen zu hören, und ein Tsunami verschlingt die ganze Ferienanlage. Als der Schwall Wasser durch die Straßen rast und alles zerstört, was ihm in den Weg kommt, suchen die Frau und das Mädchen Schutz, aber es nützt nichts. Sie werden beide von der massiven Welle verschluckt und mit den Trümmern weggetragen.

Als die Frau ertrinkt, kämpft sie bis zum letzten Atemzug. Es ist schrecklich, sich das anzuschauen – bis zu dem Punkt, an dem sie tatsächlich stirbt. Visionen von Menschen, die durch eine, von einem tröstlichen Licht erfüllte Arena wirbeln, beginnen sich zu formen, und ein Bild von der Frau und dem Mädchen, mit dem sie einkaufen war, rückt ins Blickfeld. Die Frau macht ganz klar eine positive und transformierende Erfahrung. Nachdem sich der Tsunami wieder gelegt hat, wird der leblose Körper der Frau aus dem Wasser gezogen. Die Sanitäter versuchen eine Herz-Lungen-Wiederbelebung bei ihr, aber eine erfolgreiche Reanimation scheint aussichtslos. Also wenden sie sich dem nächsten Opfer zu. Sekunden später beginnt die Frau wieder zu atmen und kehrt ins Leben zurück. Obwohl sie ganz offensichtlich tot war, behauptet sie, Bilder aus ihrem Leben gesehen zu haben. Sie hatte eine Vision der Erfahrungen, die man machen kann, nachdem der Prozess des Todes bereits begonnen hat.

Die Tatsache, dass sich Clint Eastwood in einem von einer großen Filmgesellschaft produzierten Film offen mit der Frage auseinandersetzt, was passiert, nachdem wir gestorben sind, zeigt, dass diese Erfahrung Teil der Massenkultur und des allgemeinen Denkens geworden ist. Eastwood liefert keine Erklärung dieser Szene, aber das ist auch nicht nötig. Mithilfe der starken und bewegenden Bilder kann das Publikum erleben, was es heißt, zu sterben. Es sieht die Frau, die eine tröstliche Lichtvision hat, bevor sie ins Leben zurückkehrt. Im Laufe des Filmes wird deutlich, wie sich ihr Leben durch diese Erfahrung positiv verändert.

Mittlerweile sind regelmäßig Menschen gestorben und ins Leben zurückgekehrt und konnten uns erzählen, was sie in dieser frühen Phase des Todes erlebt haben. Ihre Erlebnisse sind ziemlich einheitlich und haben viele gemeinsame Elemente. Wie die Szene in *Hereafter* nahelegt, haben Menschen diese Erfahrung in der Regel als transformierend und positiv beschrieben. Ihr Leben hat sich durch die Erfahrung deutlich verbessert, und als Folge davon sind sie nach eigener Aussage mehr altruistisch und weniger materialistisch, weniger egozentrisch und haben weniger Angst vor dem Tod.

Es ist schwierig, genau zurückzuverfolgen, wann wir uns dieser Erfahrungen bewusst geworden sind, aber höchstwahrscheinlich hatte es etwas mit der Entdeckung des neuen Feldes der Wiederbelebung im Jahr 1960 und seiner zunehmenden Akzeptanz in der medizinischen Gemeinde in den 1960er- und 1970er-Jahren zu tun. Nach dem Aufkommen der Reanimationswissenschaft Mitte der 1970er-Jahre gab es deutlich mehr Menschen, die nach einem Herzstillstand erfolgreich wiederbelebt worden waren. Das Interesse der wissenschaftlichen Gemeinde und der allgemeinen Bevölkerung an diesen Erfahrungen steigerte sich im Jahr 1975, als Raymond Moody, Psychiater und Professor für Philosophie, seinen Bestseller *Life After Life* (dt. Titel: *Leben nach dem Tod*) veröffentlichte. Moodys Buch war die erste umfassende Studie über die menschliche Erfahrung während des Sterbeprozesses. Er sammelte und verglich die Berichte von 150 Überlebenden einer nahen Begegnung mit dem Tod und bezeichnete ihre Erfahrungen als »Nahtoderlebnisse«. Er definierte ein Nahtoderlebnis als »eine klinische Situation, die normalerweise, also ohne medizinische Intervention, zum Tod des Individuums geführt hätte«.

Moody stellte fest, dass es, obwohl nicht jeder das Gleiche erlebt, viele immer wiederkehrende Merkmale gibt. Die häufigsten Erfahrungen, die Menschen beschrieben, waren Gefühle wie Frieden, Glück und Freude, sowie die absolute Schmerzfreiheit. Manche berichten, dass sie eine außerkörperliche Erfahrung hatten. Es fühlte sich an, als seien sie von ihrem physischen Körper getrennt gewesen und hätten sich selbst von oben betrachtet. Manche hatten einen sofortigen panoramaartigen Rückblick auf ihr Leben, in dem sie alles, was sie gesagt und getan hatten, noch einmal erlebten, während andere von einer Begegnung mit verstorbenen Verwandten berichteten, die anscheinend gekommen waren, um sie willkommen zu heißen. Andere erinnerten sich, ein helles Licht gesehen zu haben und durch einen Tunnel gegangen zu sein, und in manchen Fällen trafen sie ein Lichtwesen, das ein Gefühl der bedingungslosen Liebe und des absoluten Mitgefühls ausstrahlte. Oft hatten sie das Gefühl, ein wunderschönes Land zu betreten, aber viele erzählten auch von einem Punkt, den sie nicht überschreiten konnten, denn sonst hätten sie nicht ins Leben zurückkehren können. Oft sagten Leute, sie seien nur widerwillig in dieses Leben zurückgekehrt, weil das, was sie erlebt hatten, unglaublich schön gewesen sei. Worte können die Schönheit dessen, was sie gesehen hatten, nicht wirklich beschreiben. Besonders bemerkenswert ist, dass eine solche Erfahrung die Einstellungen, Überzeugungen und Werte vieler Menschen dramatisch und dauerhaft verändert hat. Sie hatten ein neues Gefühl für den Sinn und den Wert ihres Lebens und von nun an auch weniger Angst vor dem Tod. Bei denen, die sich später besonders positiv veränderten, wie beispielsweise Joe Tiralosi, handelte es sich meist um diejenigen, denen ein Lichtwesen begegnet war.

Heute versteht man unter Nahtoderlebnissen im Allgemeinen die oft sehr lebendigen und realistischen, manchmal das ganze Leben verändernden Erfahrungen, die Menschen machen, die dem Tod physiologisch sehr nah waren oder die Schwelle des Todes bereits überschritten hatten, etwa nach einem Herzstillstand. Zu Beginn seines Buches gibt uns Moody ein Beispiel für ein vollständiges Nahtoderlebnis mit sämtlichen bekannten Merkmalen. Er betont, dass dies nicht die Erfahrung einer bestimmten Person wiedergibt, sondern dass es sich eher um das Modell eines Nahtoderlebnisses handelt, beziehungsweise um eine Zusammenstellung der Merkmale, die häufig in Berichten über Nahtoderlebnisse vorkommen.

EIN MANN STIRBT, und als er den Punkt der größten physischen Anspannung erreicht, hört er seine eigene Todeserklärung durch seinen Arzt. Er fängt an, ein unangenehmes Geräusch zu hören, ein lautes Klingeln oder Brummen, und fühlt sich gleichzeitig, als würde er sich sehr schnell durch einen langen, dunklen Tunnel bewegen. Anschließend befindet er sich plötzlich außerhalb seines eigenen Körpers, aber immer noch in der gleichen Umgebung wie vorher und sieht seinen eigenen Körper aus einiger Entfernung, wie ein Beobachter. Mit aufgewühlten Gefühlen beobachtet er von dieser eigenartigen Position aus die Wiederbelebungsversuche. Nach einer Weile fängt er sich und beginnt, sich besser an seinen eigenartigen Zustand zu gewöhnen. Er bemerkt, dass er immer noch einen »Körper« hat, der allerdings eine ganz andere Beschaffenheit mit ganz anderen Kräften hat als der physische Körper, den er zurückgelassen hat. Bald kommt es zu anderen Eindrücken. Andere Gestalten kommen, um ihn zu treffen und ihm zu helfen. Er erkennt die Geister von verstorbenen Freunden und Verwandten, und ein Liebe und Wärme ausstrahlender Geist, ein Wesen aus Licht, wie er es noch nie gesehen hat, erscheint. Jenes Wesen stellt ihm, ohne Worte, eine Frage, die ihn sein Leben bewerten lässt. Es hilft ihm dabei, indem es ihm eine schnelle, panoramahafte Rückschau der wichtigsten Ereignisse seines Lebens zeigt. An einer Stelle erscheint es ihm, als würde er eine Art Barriere oder Grenze erreichen, die scheinbar die Linie zwischen dem irdischen und dem nächsten Leben darstellt. Trotzdem wird ihm bewusst, dass er zur Erde zurückkehren muss, da die Zeit für seinen Tod noch nicht gekommen ist. Er wehrt sich, denn er ist noch gebannt von seinen Erfahrungen vom Jenseits und möchte nicht zurück. Er ist von seinen intensiven Gefühlen von Glück, Liebe und Frieden überwältigt. Trotz seiner Einstellung vereint er sich doch irgendwie wieder mit seinem physischen Körper und überlebt.

Später versucht er, anderen von seinen Erfahrungen zu berichten, hat jedoch Probleme dabei. In erster Linie kann er keine menschlichen Worte finden, die ausreichend wären, diese überirdischen Ereignisse zu beschreiben. Außerdem bemerkt er, dass andere ihm mit Spott begegnen. So gibt er es auf, Menschen davon zu erzählen. Dennoch beeinflussen die Ereignisse sein Leben tief greifend, vor allem seine Ansicht über den Tod und seine BEZIEHUNG ZUM LEBEN.

Moody beobachtete, dass von den vielen Menschen, die ein Nahtoderlebnis hatten, nicht alle die gleichen Dinge erlebten, und auch die Reihenfolge, in der die Ereignisse stattfanden, variierten. Ferner stellte er fest, dass während sich einige Leute an nur zwei oder drei Merkmale ihres Nahtoderlebnisses erinnerten, andere von sehr detaillierten Erfahrungen berichten konnten.

Nach der Veröffentlichung von *Life After Life* wurde das Thema Nahtoderlebnisse sehr kontrovers und heftig diskutiert. Viele Leute behaupteten zwar, dass diese Erlebnisse einen Einblick ins Jenseits bieten, aber andere (Mitglieder der wissenschaftlichen Gemeinde) waren vorsichtiger und behaupteten, es seien bestenfalls Halluzinationen und schlimmstenfalls Erfindungen, die der Popularität des Buches geschuldet waren. Aber als die Forscher die Berichte im Detail zu studieren begannen, fanden sie sehr wenig, was als Beweis für diese Ansichten gewertet werden konnte, nicht zuletzt, weil viele der Berichte viel älter waren, als aus den 1970er-Jahren, also gar nichts mit der Veröffentlichung von Moodys Buch zu tun haben konnten. In der Tat waren einige der Berichte schon Jahrzehnte alt, und in der überwiegenden Mehrzahl der Fälle hatten die beteiligten Personen jede Art von öffentlicher Aufmerksamkeit abgelehnt und ihre Erlebnisse nur mit Forschern geteilt. Oft hatten sie noch nicht einmal mit ihren Freunden und Familienmitgliedern darüber gesprochen. Interessant ist auch, dass es zwar Aufzeichnungen über kognitive Erfahrungen einer Begegnung mit dem Tod gibt, die über Jahrtausende zurückverfolgt werden können, dass diese Erfahrungen aber erst ab den 1970er-Jahren sehr viel ausführlicher beschrieben und damit in breiteren Gesellschaftsschichten immer beliebter wurden.

Als ich 1997 mit meinen eigenen Forschungen zu Nahtoderlebnissen begann, gab es eine große Debatte, die das Mysterium noch undurchsichtiger machte. Das lag vor allem daran, dass die Erlebnisse und Gefühle, von denen Menschen berichteten, wenn sie einzeln befragt wurden, auch bei Menschen auftreten konnten, die dem Tod nicht begegnet waren. Beispielsweise sahen keineswegs nur diejenigen, die dem Tod sehr nahe gekommen waren oder die Schwelle zum Tod sogar überschritten hatten, ein helles Licht oder machten eine friedvolle und transformierende Erfahrung. Der andere Störfaktor war, dass der Begriff Nahtod äußerst missverständlich und vage war, und wie bei allem, was in der Wissenschaft schlecht definiert ist, ergaben sich daraus viele Diskussionen und Meinungsverschiedenheiten. Dennoch führte das Interesse der Öffentlichkeit und der Wissenschaft zu einer umfassenden historischen und wissenschaftlichen Untersuchung dieser Erfahrungen und der Faktoren, die sie verursachen können, und löste eine lebhafte Debatte aus, die Wissenschaft, Psychologie, Religion und sogar Kultur umfasste.

Nachdem ich mit meiner Arbeit begonnen hatte, bekam ich Hunderte von Briefen von Menschen, die behaupteten, ein Nahtoderlebnis gehabt zu haben. Ich fing an, die Behauptungen der Leute zu studieren, die den Kriterien entsprachen, die Moody in *Life After Life* aufgestellt hat, und erforschte diese Fälle dann näher. Erwachsene hatten eine breite Palette von Erfahrungen, und sie zu überprüfen war entscheidend bei der Suche nach einem wissenschaftlichen Prozess zur Untersuchung und Interpretation der Nahtoderlebnisse von Patienten, deren Krankengeschichte und Behandlung bis zum Eintreten des Todes bekannt war. Das Auswerten und Vergleichen der Erfahrungen eines möglichst breiten Querschnitts von Patienten wäre ein erster Schritt, um zu erfahren, was mit Menschen passiert, die sterben oder zumindest eine enge Begegnung mit dem Tod haben und dann wieder ins Leben zurückgeholt werden.

Eines der am häufigsten beschriebenen Merkmale waren Gefühle der Ruhe und des Friedens, die während der gesamten Erfahrung andauerten. Eine Frau, die an einer gynäkologischen Blutung litt, sagte, sie sei von einem hellen Licht umgeben gewesen, glücklich, friedvoll und habe kein bisschen Angst gehabt.

Sie erinnerte sich, dass sie von »oben an der Decke des Krankenzimmers auf ihr Bett geschaut« habe (das sehr weit unter ihr zu stehen schien) und dass sie gesehen habe, wie »die Ärzte und Schwestern die Person bearbeiteten, die dort unten lag«. Damit ist laienhaft gesagt, dass sie eine außerkörperliche Erfahrung hatte.

Das Gefühl, eine außerkörperliche Erfahrung gemacht zu haben, war bei Menschen, die Nahtoderlebnisse hatten, vorherrschend. Eine Mehrheit beschrieb das Gefühl, sich vom eigenen Körper getrennt zu haben und in der Lage gewesen zu sein, das Geschehen unter sich schwebend in einem außerkörperlichen Zustand zu betrachten. Sie verglichen das mit dem Ablegen eines schweren Kleidungsstücks oder mit dem Häuten eines Tieres, das sich frei wegbewegt und seine alte Haut einfach hinter sich lässt. Interessanterweise beschrieben Menschen ihr »Selbst« durchweg als den Teil, der oben war, und nicht etwa als den Körper, der unten lag (was nahelegt, dass sie das Selbst mit der Entität assoziierten, die sich vom Körper getrennt hatte). Mit anderen Worten würde es ein Individuum so ausdrücken: »Ich war an der Decke und habe von oben auf meinen Körper geschaut.« Fast durchgängig haben Menschen berichtet, dass sie sich sehr friedvoll fühlten und überhaupt nicht beunruhigt waren, als sie sich selbst sterben sahen.

In den vielschichtigsten Fällen von außerkörperlicher Erfahrung waren die Betroffenen in der Lage, sich sehr detailliert an das zu erinnern, was während des Erlebnisses mit ihrem Körper geschah, vor allem, weil die meisten angaben, es von oben gesehen zu haben. Eine Frau erzählte, sie sei über ihrem Bett geschwebt, habe die Ärzte beobachtet, wie sie an ihr arbeiteten, und habe gehört, was sie dabei sagten. Nachdem sie alles überlebt hatte, besuchte sie der Chirurg und erzählte ihr von der Wiederbelebungsprozedur. Die Frau sagte, sie kenne die Details bereits, denn sie habe gehört, wie er während der Operation darüber gesprochen habe. Der Arzt tat ihre Erinnerung mehr oder weniger ab, indem er sagte, sie müsse gehört haben, wie eine Krankenschwester darüber sprach, als sie wieder bei Bewusstsein war.

Abgesehen von einer Erinnerung an ganz bestimmte Details und der Wahrnehmung des Selbst als des Teils, der sich vom Körper gelöst hat, illustriert der Fall dieser Frau auch die übliche, ungläubige Reaktion seitens der Ärzte und des Pflegepersonals, wenn der Patient ihnen erzählt, was sie während des Reanimationsprozesses getan und gesagt haben. Das medizinische Personal lehnt die Vorstellung, der Patient könne irgendetwas gesehen haben, oft rundweg ab, weil die Person ja nicht bei Bewusstsein war. Dennoch gibt es viele ähnliche Fälle, in denen Menschen, die allem Anschein nach medizinisch tot waren, das, was um sie herum passierte, später korrekt beschreiben konnten.

Später fand ich noch viele andere Fälle mit sehr ähnlichen Merkmalen wie die, die ich in Großbritannien gesammelt hatte. Beispielsweise berichtete in den USA eine Frau namens Lauralynn, professionelle Tennisspielerin in der Ausbildung, sie sei zu einer routinemäßigen Operation, die nach Auskunft ihrer Ärzte 20 Minuten dauern sollte, ins Krankenhaus gegangen. Leider wurde während der Operation ihre Bauchaorta durchstochen. Sie verlor extrem viel Blut, hatte einen Herzstillstand und starb. In diesem Moment fand sie sich an der Decke wieder und sah ihren Körper unten auf dem Operationstisch liegen. Von dort oben beobachtete sie, wie das OP-Team fieberhaft an ihrem Körper arbeitete. Sie erinnert sich an sehr aufgeregte Menschen, war aber selbst nicht sicher, was hier falsch gelaufen war. Sie sagte, sie habe keine Schmerzen und keine Angst gehabt. Sie wusste, dass alles wieder in Ordnung kommen würde.

Dann beschrieb Lauralynn, wie sie sich an einem Ort der völligen Dunkelheit wiederfand. Sie beschrieb diesen Zustand als »angenehm, friedvoll und ruhig« und erinnerte sich, ein helles, warmes Licht am Horizont gesehen zu haben, das sie lockte. Sie wollte in dieses Licht gehen. »Es war ein Ort der bedingungslosen Liebe, ein Ort, den ich nie wieder verlassen wollte.«

Lauralynn beschrieb auch, dass sie ihren Schwager getroffen hatte, der sieben Monate zuvor an Krebs gestorben war. Er nahm sie mit auf eine Reise und half ihr, ihr Leben zu verstehen. Am Ende der Reise sagte er, nun sei es Zeit für sie, ins Leben zurückzukehren. Sie wollte nicht zurückkehren, aber er bestand darauf. Er sagte: »Du musst zurückkehren. Du musst deine Lebensaufgabe erfüllen.« Damit, sagt Lauralynn, wurde sie in ihren Körper zurückgezogen.

Ihr Leben hat sich von da an jedoch völlig verändert. Sie sagte, sie habe sich nach dieser Erfahrung »wie ein Fremder in einem fremden Land« gefühlt. Sie fühlte sich auch desorientiert und konnte nicht begreifen, warum alle ständig von einem Ort zum anderen und von einer Aufgabe zur nächsten rannten. Die größte Veränderung bestand für sie in der Erkenntnis, dass es im Leben darum geht, sich anderen Menschen zum Geschenk zu machen. Sie sagte, von da an habe sie versucht, jeden einzelnen Tag so zu leben, als sei es ihr letzter.

Eines der durchgängigsten Merkmale von Nahtoderlebnissen war der Tunnel, den die betroffenen Menschen sahen. Der wurde allerdings sehr unterschiedlich beschrieben. Manche beschrieben ihn einfach als einen langen, dunklen Tunnel; andere sagten, er habe mehr wie ein Kaleidoskop mit Farben an den Seiten ausgesehen. Eine Person beschrieb den Tunnel als »dunkel an der Decke und am Boden, aber nicht fest. Die Seiten waren wie gefliest – und von den Fliesen waren manche rot, gelb und grün, und die anderen waren schwarz. Und alle glänzten.« Nachdem ich viele Fälle studiert hatte, in denen von einem Tunnel berichtet wurde, wurde mir klar, dass alle im Grunde ein und dieselbe

Sache beschrieben. Um diesen Punkt zu unterstreichen, will ich noch erwähnen, dass Menschen, die sich an den Tunnel erinnerten, oft ein helles Licht an dessen Ende gesehen haben, das sie als warm und einladend interpretierten.

Viele Menschen erwähnten, neben dem hellen Licht ein leuchtendes Wesen, ein Wesen aus Licht gesehen zu haben. Dieses Wesen wurde sowohl von religiösen als auch von nicht religiösen Menschen als Verkörperung von Liebe, Barmherzigkeit und Mitgefühl beschrieben und war in ihren Augen absolut perfekt. Manche identifizierten dieses Lichtwesen mit Gott; andere dachten, es sei eine religiöse Figur wie Jesus, und wieder andere interpretierten es als ein einfaches, nicht an eine bestimmte Religion gebundenes Wesen aus Licht. Für manche spielte dieses Wesen die Rolle eines liebevollen Erziehers, der Mitgefühl ausstrahlte, über die Person wachte und sie noch einmal durch ihr bisheriges Leben führte. In der Rückschau sahen die Menschen ihr ganzes Leben und durchlebten alles, was sie getan hatten, noch einmal, nur dass sie jetzt das Gefühl hatten, ihre eigenen Handlungen völlig zu durchschauen. Das ganz klar vorherrschende Merkmal der gesamten Erfahrung war ein tiefes Gefühl der alles durchdringenden Liebe und des Wohlwollens. Die Liebe, die von diesem Lichtwesen ausging, war sehr viel intensiver als alles, was von anderen Menschen (etwa von verstorbenen Familienmitgliedern) ausging, denen die Betroffenen während ihres Nahtoderlebnisses begegneten, oder als irgendetwas, das ihnen bis dahin im Leben begegnet war. Manche beschrieben auch, dass sie den Schmerz und den Kummer spürten, die sie anderen im Laufe ihres Lebens absichtlich oder unabsichtlich zugefügt hatten. Nachdem sie überlebt hatten, legten viele sich selbst gegenüber das Gelübde ab, von nun an zu versuchen, andere nicht mehr mit Worten und Taten zu verletzen, was letztlich dazu führte, dass sie das Leben als Chance sahen, anderen eine Quelle der Güte zu sein, und zwar unabhängig von deren religiösem oder kulturellem Hintergrund.

Einige Menschen, die den Tunnel sahen, gingen hindurch. Die Beschreibungen dieser Empfindung reichten von Einzelpersonen, die aus eigener Kraft durch den Tunnel gegangen waren, bis zu anderen, die sagten, dass sie von einer unbekannten Kraft hindurchgezogen wurden. Mehrere Menschen, die durch den Tunnel gegangen waren, erinnerten sich, an einem wunderschönen, gartenähnlichen Ort angekommen zu sein. In vielen Fällen wurde das Gefühl, durch einen Tunnel zu gehen, von anderen Merkmalen eines Nahtoderlebnisses begleitet, etwa der Begegnung mit einem Lichtwesen oder dem Sehen eines verstorbenen Verwandten am Ende des Tunnels. Eine Person, die einen anaphylaktischen Schock gehabt hatte und deren Antwort typisch für diese Gruppe war, schrieb: »Ich ›starb‹ und sah all die alten Verwandten, die schon von uns gegangen waren. Da war ein langer Tunnel, und alle diese Leute riefen mich, ich solle mich ihnen anschließen. Ich ging langsam auf sie zu.«

Manche Leute erzählten zwar, sie hätten eine Stimme gehört oder eine Person gesehen, die ihnen sagte, sie sollten nicht weitergehen oder umkehren, und andere sagten, sie hätten selbst entschieden, nicht weiterzugehen. Doch für die überwältigende Mehrheit war die treibende Kraft, die sie umkehren ließ, die Notwendigkeit, sich um andere zu kümmern, vor allem um ihre Kinder. Eine Frau, die beschrieb, wie sie über ihrem Bett geschwebt war und die Ärzte beobachtet hatte, schrieb: »Ganz oben auf der rechten Seite des Raumes nahm ich einen Tunnel aus Licht wahr, aber ich wollte nicht hindurchgehen. Ich hatte gerade mein kleines Mädchen bekommen und wollte zurückgehen, um mich um sie zu kümmern und um meinen Mann und meine Eltern. Ich erinnere mich, dass ich nach unten driftete, zurück in meinen Körper und zurück, so qualvoll zurück.« Andere beschrieben das Erreichen eines ähnlich symbolischen Punktes ohne Wiederkehr, etwa eines Holztors, eines Baches oder Flusses, von dem sie wussten, dass sie nicht darüber hinausgehen würden, weil eine Rückkehr unmöglich wäre.

Erinnerung war ein signifikanter Teil dieser Erfahrungen. Nach einem erheblichen Insult des Gehirns, etwa durch eine Kopfverletzung oder einen Schlaganfall, oder nach einer Veränderung des Sauerstoff- und/oder Kohlendioxidgehalts des Blutes oder des Glukosespiegels findet normalerweise ein Gedächtnisverlust statt, das heißt, man kann sich an die Zeit vor und nach dem Trauma nicht erinnern. Bei dem Zeitraum, an den man sich nicht erinnert, kann es sich um ein paar Minuten handeln, aber auch um Tage oder sogar Wochen. Der Gedächtnisverlust ist auf ein Ungleichgewicht in den normalen biologischen Abläufen zurückzuführen, die für die Gehirnfunktionen erforderlich sind. Das Ausmaß des Gedächtnisverlusts ist von der Schwere des Hirntraumas abhängig. Das könnte der Grund dafür sein, dass Menschen unterschiedliche Erinnerungen an das Nahtoderlebnis und die Ereignisse, die dazu führten, haben.

In einem Fall erinnerte sich das Opfer eines Verkehrsunfalls, in einen Tunnel gezogen worden zu sein und dem widerstanden zu haben, aber es konnte sich nicht daran erinnern, wie es zu dem Unfall gekommen war oder dass man es im Krankenhaus behandelt hatte. Trotz des Gedächtnisverlusts rund um das Ereignis war seine Erinnerung an das Nahtoderlebnis vollständig. Joe Tiralosi jedoch hatte keinerlei Erinnerung an das, was sich in den 45 Minuten ereignet hatte, in denen er klinisch tot gewesen war. Er erinnerte sich nicht, einem unglaublich herzlichen, liebevollen Wesen begegnet zu sein, das ihn getröstet und ihm die Angst vor dem Tod genommen hatte. Er erinnerte sich auch nicht, durch einen Tunnel gegangen zu sein oder einen himmlischen Ort gesehen zu haben, doch auch er ging interessanterweise mit einer lebensbejahenden Einstellung aus der Erfahrung hervor.

Der vollständigste Nahtoderlebnisbericht aus der ersten Gruppe, die ich untersuchte, kam von einer Frau, die im Detail von der Begegnung mit einem »perfekten Wesen« erzählte, das sie durch die Erfahrung begleitet hatte. Als ich sie befragte, sagte sie, es falle ihr schwer, das tiefe Mitgefühl, die Liebe und die Freundlichkeit, die von dem Wesen ausgegangen waren, zu vermitteln. Die Frau, die an schweren inneren Blutungen, verursacht durch eine Eileiterschwangerschaft, gelitten hatte, war zusammengebrochen, nachdem sie eine Freundin zu Hilfe gerufen hatte. Sie erzählte:

ICH STAND PLÖTZLICH neben mir, schaute auf eine Schnur, die mich mit meinem Körper verband, und dachte, wie dünn und zart sie doch war. Jemand war neben mir. Ich fühlte mich sicher und ermutigt, meinem Begleiter zu vertrauen, der mir zu verstehen gab, dass die Schnur keine Bedeutung habe und ich mir keine Gedanken über ihre Zerbrechlichkeit machen solle. Ich wurde ins Licht geführt. Es war eine Art Leere, in der ich plötzlich fliegen konnte, oder soll ich sagen, ich hatte kein Gewicht – eine sehr eigenartige Erfahrung. Während der ganzen Reise schaute ich mich immer wieder um, weil ich sichergehen wollte, dass mein Begleiter bei mir war, aber gegen Ende der Reise war ich einfach damit zufrieden, immer weiterzugehen und anzukommen.

Als ich das Licht erreicht hatte, wurde ich dort von anderen Lichtwesen begrüßt und sehr freundlich aufgefordert, mir einen Rückblick auf mein Leben anzuschauen. Bei dieser Erfahrung wurden meine Handlungen nicht von anderen beurteilt, vielmehr beurteilte ich mich selbst. Meine Präsenz konnte in meinen Geist schauen, und ich hatte keine Möglichkeit, meine Gedanken zu verbergen. Sanft wurde mir deutlich gemacht, wie meine Fehler andere verletzt hatten, indem ich spürte, was andere als Folge meiner Handlungen erlebt hatten. Ich war verwirrt, weil mir dies alles so seltsam vorkam. Das Wort »Tod« wurde nie erwähnt, aber dennoch begriff ich irgendwie, dass ich an dem geistigen Ort war, wo sich die frisch Verstorbenen aufhalten.

Viele Fragen kamen mir in den Sinn: *wie, warum*? Ich hatte nur Bauchschmerzen gehabt – nichts, was man für lebensbedroh-

und des tatsächlichen Todes sehr genau. Das ist etwa so, wie wir die Folgen des tatsächlichen Absturzes eines Flugzeugs vom Himmel, etwa das Auseinanderbrechen des Flugzeugs, das Formieren der Trümmer und so weiter, sehr gut verstehen, egal, was den Absturz ausgelöst hat. Der Erfahrung einen anderen, genaueren Namen zu geben würde uns auch in die Lage versetzen, das Beweismaterial mit ganz neuen Augen zu sehen und das Erlebnis klarer zu definieren. Daher ist der Hauptgrund, aus dem ich den Begriff mittlerweile ablehne, tiefgründiger.

Als Arzt weiß ich, dass Menschen, die einen Herzstillstand hatten, nach dem derzeitigen medizinischen Wissensstand nicht dem Tod nah waren. Sie waren *tot*. Nach allem, was wir gegenwärtig physiologisch und aus Experimenten wissen, sollte das Gefühl, ohnmächtig auf einem Tisch zu liegen ohne Herzschlag und ohne messbare Gehirnfunktion, für den Patienten zu jedem Zeitpunkt des Todesprozesses dasselbe sein. Wie bereits dargestellt, ist die Physiologie in Minute eins, wenn die Reanimation noch sehr gut möglich ist, oder viel später, nachdem der Tod dauerhaft und irreversibel geworden ist, bestens bekannt und standardisiert.

Aus diesem Grund denke ich, dass das Nahtoderlebnis, wenn es in Zusammenhang mit einem Herzstillstand und dem objektiven Todeszeitraum auftritt, genauer als tatsächliches Todeserlebnis oder TTE bezeichnet werden sollte. Jeder, der stirbt, verliert sein Bewusstsein mit der Unmittelbarkeit eines Hammerschlags, und die elektrische Aktivität im Gehirn kommt innerhalb von etwa zehn Sekunden zum Erliegen. Wissenschaftlich gesehen, sollten Menschen, die das Bewusstsein unter diesen Umständen verlieren, per definitionem nicht in der Lage sein, sich vollkommen klar, detailliert und chronologisch korrekt an ihre Erlebnisse zu erinnern und über ihre Erfahrungen zu berichten. Und in der Tat erinnert sich die überwiegende Mehrheit der Patienten, die eine Schädigung des Gehirns davontragen, an nichts, was unmittelbar vor oder nach diesem Vorfall passiert ist. Doch irgendwie erfreuen sich Menschen, die diese bewussten mentalen Prozesse im Zeitraum des klinischen Todes für sich beanspruchen, der unerklärlichen Fähigkeit, sich an Details zu erinnern, von denen sie absolut keine Ahnung haben sollten.

Aus diesem Grund denke ich, dass uns diese Erfahrung den Weg zu einer neuen wissenschaftlichen Theorie des denkenden Geistes weisen könnte. Viele Wissenschaftler glauben, dass elektrische und chemische Zündungen auf der Ebene der Neuronen alle unsere kognitiven Prozesse bewirken. Aber Patienten, deren Gehirn nach dem Tod im Nulllinien-Zustand war, behaupten, sich an Details dessen zu erinnern, was passiert war, während sie bewusstlos auf dem Tisch lagen. Und noch unglaublicher ist, dass sie behaupten, ihr Körper habe unter ihnen gelegen, während ihr Bewusstsein und ihr »Selbst« auf einer Ebene unter der Decke schwebten.

Zu diesen überraschend präzisen Beobachtungen scheint es zu kommen, wenn Patienten später Details korrekt beschreiben, die sie nur gesehen haben konnten, während sie sich außerhalb ihres Körpers aufhielten. In einem Fall, der im Rahmen einer großen wissenschaftlichen Studie in *The Lancet,* einer angesehenen medizinischen Fachzeitschrift, veröffentlicht wurde, gibt der niederländische Kardiologe Pim van Lommel, der extensive Forschungen zum Thema Nahtoderlebnisse betrieben hat, den Bericht eines Patienten wieder, der in dem Krankenhaus, in dem er arbeitet, während eines Herzstillstands Bewusstsein sowie mentale und kognitive Funktionen beibehalten hatte. Als die Kollegen mit ihren Wiederbelebungsbemühungen begannen, machten sie sich auch daran, einen Atemschlauch durch den Mund des Mannes einzuführen. Als die Kiefer des Mannes geöffnet wurden, um den Atemschlauch einführen zu können, lockerten sich die Zähne im Oberkiefer. Er trug ein Gebiss. Die Krankenschwester entfernte es schnell und setzte ihre Arbeit fort. Nach 90 Minuten stetiger Bemühungen war der Herzschlag des Mannes wiederhergestellt, und er war ausreichend stabilisiert.

Eine Woche später wurde der Mann von der Intensivstation auf die Herzstation verlegt, und die Krankenschwester, die während seiner Operation assistiert hatte, sah ihn nach seiner Genesung zum ersten Mal wieder. Die Schwester betrat sein Zimmer, um ihm Medikamente zu verabreichen, und hatte nicht die Absicht, ihm zu verraten, dass sie an seiner Reanimation beteiligt gewesen war. Aber der Patient erkannte sie. Das war erstaunlich genug. Er war die ganze Zeit, in der er sich in seinem Zimmer auf der Intensivstation aufgehalten hatte, bewusstlos gewesen, im Koma sogar, in das er als Folge der mangelnden Durchblutung seines Gehirns nach dem Aussetzen seines Herzens gefallen war. Und doch erzählte der Patient der Schwester, er habe gesehen, wie sie sein Gebiss entfernt hatte. Insgesamt beschrieb der Patient den Rollwagen neben seinem leblosen Körper, die Schublade, in die sie sein Gewiss geworfen hatte, und den kleinen Raum, in dem man ihn wiederbelebt hatte.

Van Lommel führte anschließend seine eigenen Untersuchungen durch, und ihm blieb zugegebenermaßen der Mund offen vor Staunen über die unerklärliche Erinnerung des Patienten an diese Details. Der Mann erzählte van Lommel: »Ich schwebte unter der Decke und versuchte, alle wissen zu lassen, dass ich noch am Leben war. Ich hatte nämlich Angst, sie würden aufhören, mich wiederzubeleben.« Lange Zeit glaubte van Lommel nicht an solche Erfahrungen, aber Zeugnisse wie diese überzeugten ihn davon, dass sie echt waren.

Dr. Mario Beauregard, ein kanadischer Neurowissenschaftler, führte zwischen 2008 und 2010 am Hôpital Sacré-Cœur, einem Forschungskrankenhaus der Université de Montréal, eine Studie mit Patienten durch, die einen Herz-Kreislauf-Stillstand in tiefer Hypothermie durchmachten. Es handelte sich um Patienten, die man von 37 auf unglaubliche 18 °C heruntergekühlt hatte, bis zu einem Punkt, an dem das Gehirn seine Arbeit einstellt und die Ärzte die Durchblutung stoppen können, ohne dass es zu bleibenden Schäden kommt. Der Körper ist so kalt und in den Zellen findet so wenig Stoffwechselaktivität statt, dass sie keinen Schaden nehmen, auch wenn sie unter akutem Sauerstoffmangel leiden, weil der Körper nicht durchblutet wird. Das gibt den Chirurgen Zeit, sicher am Patienten zu arbeiten, ohne dass irgendeine Durchblutungsaktivität stattfindet. Biologisch ist dies das Gleiche, was mit jemandem passiert, der gestorben ist. Dieser chirurgische Eingriff wurde vorgenommen, um Aortendefekte bei Patienten zu reparieren, die nicht an eine Herz-Lungen-Maschine angeschlossen werden konnten. Die Hauptzielsetzung von Beauregards Studie war, das Vorherrschen von bewussten mentalen Ereignissen während des Herz-Kreislauf-Stillstands in tiefer Hypothermie einzuschätzen. Von den 33 Patienten, deren Fälle untersucht wurden, berichteten drei über bewusste mentale Aktivität und wurden für die Studie befragt. Eine Patientin berichtete, eine außerkörperliche Erfahrung gemacht zu haben.

Diese Frau, die gerade ein Kind geboren hatte, musste sofort operiert werden, um die aufsteigende Aorta zu ersetzen. Nach Beauregard hatte die Frau die Mitglieder des OP-Teams weder gesehen noch mit einem von ihnen gesprochen und es war ihr auch nicht möglich gewesen, die Maschinen hinter dem Kopfteil des OP-Tischs zu sehen, als man sie in den Operationssaal gefahren hatte. Sie hatte eine Vollnarkose bekommen, und ihre Augen waren mit einen Spezialklebeband verschlossen worden. Dennoch behauptete sie, an einem Punkt während der Operation eine außerkörperliche Erfahrung gemacht zu haben. Sie erzählte, dass sie von einem Blickwinkel außerhalb ihres Körpers gesehen hatte, wie eine Krankenschwester dem Chirurgen das chirurgische Besteck reichte. Sie hatte auch die Anästhesie- und Echokardiografie-Geräte hinter ihrem Kopf wahrgenommen. Beauregard konnte verifizieren, dass ihre Beschreibungen der Krankenschwester und der Maschinen korrekt waren. Darüber hinaus berichtete die Frau, während des Erlebnisses Gefühle des

Friedens und der Freude erfahren und ein helles Licht gesehen zu haben.

Dies ist zwar ein Einzelfall, aber er illustriert, dass bewusste mentale Aktivität während eines Herz-Kreislauf-Stillstands möglich ist. Und das ist biologisch gesehen genau das, was passiert, wenn wir sterben.

Solche Geschichten von Menschen, die sich ganz präzise an etwas erinnern, das sich in einer längeren Phase der Bewusstlosigkeit nach Einsetzen des Sterbevorgangs ereignet hat, bilden einen großen Teil der Erfahrungen, von denen auf der ganzen Welt berichtet wird. Das wirft die Frage auf: Handelt es sich hier um reale Erfahrungen? Vielen Menschen liefern diese Geschichten Stoff für religiöse und philosophische Debatten. Manche Wissenschaftler tun sie vielleicht als ungewöhnliche Halluzinationen ab, aber für viele, die sich eingehender damit auseinandergesetzt haben, öffnen sie ein Fenster zu Bewusstheit und mentaler Aktivität im Zustand des Todes. Sie binden uns paradoxerweise alle aneinander und befreien uns so weit, dass wir uns daranmachen können, das Geheimnis, was mit dem menschlichen Bewusstsein passiert, nachdem wir gestorben sind, wissenschaftlich zu erforschen.

KAPITEL 7

Der Elefant im Dunkeln

Der Elefant im Dunkeln ist eine berühmte Geschichte, die vermutlich in Indien entstanden ist und von der es Varianten in vielen Kulturen gibt. Eine davon stammt von Rumi, einem persischen Dichter des 13. Jahrhunderts. Eines Tages hören ein paar Menschen in Indien, die noch nie einen Elefanten gesehen haben, dass ein solches Tier in ihre Stadt gebracht wurde. Aufgeregt eilen sie dorthin, um diese herrliche Kreatur zum ersten Mal zu sehen. Das Problem ist nur, dass es Nacht ist und extrem dunkel. Unverdrossen wollen sie den Elefanten zum ersten Mal erleben, komme, was da wolle, aber weil es dunkel ist und sie absolut nichts sehen können, beschließen sie, das Tier mit ihren Händen zu erfühlen, um festzustellen, wie es aussieht.

Eine Person berührt den Rüssel des Elefanten: »Er ist wie ein Wasserspeier.« Die Zweite bekommt ein Ohr zu fassen: »Er ist ein riesiger Fächer.« Ein anderer reibt sich am Bein des Elefanten und findet: »Er ist eine Säule.« Und noch einer streicht ihm mit der Hand über den Rücken: »Nein, keiner von euch hat recht, er ist in Wirklichkeit ein Thron.« Weil sie es noch nie zuvor mit einem Elefanten zu tun gehabt hatten und weil sie ihn nicht ganz sehen konnten, zogen sie ihre Schlüsse auf der Basis des wenigen, was sie durch Berührung wahrnehmen konnten. Sie konnten das, was sie fühlten, nicht in seiner Gesamtheit verstehen, weil der Elefant viel mehr war als das, was jeder Einzelne wahrgenommen hatte.

Ähnlich ist es mit allem Neuen, was Menschen präsentiert wird. Einzelne Menschen sehen die Welt mit ihren ganz eigenen Augen und machen sich auf der Grundlage dessen, was sie wissen oder für wahr halten, ein Bild von einem Thema. *Der Elefant im Dunkeln* gibt uns einen Einblick in das, was uns einschränkt, wenn wir Aussagen über Wahrheit und Realität eines bestimmten Themas machen wollen. Diese Geschichte macht auch deutlich, wie diese Einschränkungen unsere Fähigkeit, eine Expertenmeinung abzugeben, beeinflussen, wenn wir nur unzureichende Informationen haben, ob wir uns dieser Unzulänglichkeiten nun bewusst sind oder nicht. Darüber hinaus unterstreicht sie die Bedeutung von Toleranz und Respekt für unterschiedliche Meinungen. Vielleicht weil der Mensch nie gedacht hätte, dass es möglich sei, die Schwelle zum Tod zu überschreiten und anschließend wieder zurückzukehren und das Erlebnis zu beschreiben, kann man sich vorstellen, dass die Reaktionen auf die ersten Berichte über derart ungewöhnliche Erfahrungen sehr ähnlich waren wie die der Leute, die in Indien versucht haben, den Elefanten im Dunkeln zu »sehen«. In den mehr als 30 Jahren, seit diese Erfahrungen zum ersten Mal beschrieben wurden, haben viele versucht, sie zu »begreifen«, und anschließend aus ihrer Perspektive beschrieben, worum es sich handelt. Bevor diese Erlebnisse so bekannt geworden sind, glaubten einige Menschen aufgrund ihres kulturellen oder persönlichen Hintergrunds an den Fortbestand irgendeiner Art von Existenz nach dem Tod, wohingegen andere nicht an eine solche Möglichkeit glaubten. Immer mehr Menschen beschrieben etwas, das dem sehr ähnlich war, was schon vorher über das sogenannte Jenseits erwähnt worden war. Diese Entwicklung begann, als die Welt zum ersten Mal auf die Erfahrungen von Menschen aufmerksam wurde, die man wiederbelebt hatte, nachdem sie gestorben waren.

Bevor Raymond Moody eine breite Öffentlichkeit – und damit auch die wissenschaftliche Gemeinde – erstmals darauf aufmerksam machte, dass Menschen, die tatsächlich gestorben waren, bestimmte Erfahrungen gemacht hatten, wusste man nichts über dieses Phänomen. Abgesehen von dem einen oder anderen merkwürdigen und anekdotischen Fall, hatte davor noch nie jemand etwas über Nahtoderlebnisse gesehen oder gehört, und im Großen und Ganzen waren diese Erlebnisse nicht Teil des öffentlichen Bewusstseins oder des allgemeinen Sprachgebrauchs. Als diese ersten Berichte über mystisch klingende Erfahrungen herauskamen – mystisch klingend, weil die Wissenschaft sie noch nicht erforscht hatte –, interpretierten die Leute sie basierend auf ihren eigenen Vorstellungen von Leben und Tod und gaben ihnen auf der Grundlage ihrer eigenen Ansichten eine ganz bestimmte Bedeutung. Was immer die Leute ihnen auch zuschrieben, diese Erlebnisse führten uns in ein unbekanntes Territorium, das wir vor dem Aufkommen der modernen Reanimationswissenschaft nicht hätten betreten können.

Wann immer wir uns in unserem Leben etwas anschauen, ist unsere Fähigkeit zu »sehen« in ihrer Gesamtheit keineswegs absolut. Wir können nicht jede Permutation ausloten, weil unsere Wahrnehmungsebenen nicht ausreichen, um alles zu begreifen, was uns präsentiert wird. Tatsache ist, dass unser dreidimensionales Gehirn und die Kräfte der Wahrnehmung, die aus dem Gehirn kommen, sehr begrenzt sind. Wir können noch nicht einmal alles sehen, was in einem Raum vorhanden ist. Wir können die elektromagnetischen Wellen sehen, die von Objekten im sichtbaren Bereich des elektromagnetischen Spektrums ausgehen, aber Wellen, die von Objekten jenseits des sichtbaren Lichtspektrums ausgehen, können wir nicht ohne Weiteres wahrnehmen. Daher nehmen wir an, dass sie nicht existieren, obwohl bestimmte Tiere in der Lage sind, weit mehr wahrzunehmen als wir. Menschen schauen sich auch ein und dasselbe Ereignis an und interpretieren es ganz unterschiedlich, und zwar aufgrund ihrer persönlichen Wahrnehmungsfähigkeiten, die oft einen sehr begrenzten Ausschnitt der gesamten Wirklichkeit zu einer bestimmten Sache widerspiegeln.

Was mit Nahtoderlebnissen passierte und mit der Art, wie Menschen darauf reagierten, als ihnen davon berichtet wurde, ist Rumis Geschichte sehr ähnlich. Wenn jemand beispielsweise immer geglaubt hat, dass alles, was existiert, einschließlich der menschlichen Erfahrung, mit den physikalischen Prozessen erklärt werden kann, die Menschen zu einer gegebenen Zeit kennen und verstehen, dann bestimmt das die Sicht der Person auf alles im Leben, einschließlich dieser Erfahrungen. Das ist die sogenannte reduktionistische Ansicht. Jenseits davon kann es nichts geben. Daher wird die Person nach Möglichkeiten suchen, etwas Neues, was ihr präsentiert wird (etwa die Erlebnisse, die in der Zeit nach dem Tod stattfinden), basierend auf ihren persönlichen Überzeugungen und Denkmodellen zu erklären. Das Problem ist nur, dass es in jeder Epoche so viele Dinge gibt, die wir noch nicht entdeckt haben, und bis wir sie entdecken, mag alles, was damit zu tun hat, magisch, fremd und sogar mystisch klingen. Es kann zum Beispiel sein, dass das, was wir zeitweise entdecken, völlig neu ist und nicht auf das reduziert werden kann, was wir auf der Basis dessen, was die Wissenschaft der Zeit erforscht hat, verstehen. Zurück zur Geschichte mit dem Elefanten. Wenn man nicht bereit ist zu akzeptieren, dass es ein völlig neues Tier namens Elefant geben könnte, sondern einfach versucht, den Elefanten als »Fächer«, »Wasserspeicher«, »Säule« und »Thron« zu definieren, kann man die ganze Wahrheit nicht erfahren. Eine Person mit einer solchen Geisteshaltung könnte beispielsweise sagen: Da der Sauerstoffgehalt im Blut von jemandem, der dem Tod nah ist, extrem niedrig ist, während der Kohlendioxidspiegel steigt, muss einer dieser Faktoren der Verursacher der Erfahrung sein, und würde demnach zu dem Schluss kommen, dass es sich bei dem Erlebnis um eine Halluzination handeln muss. Wie der Mensch, der den Elefanten für einen Wasserspeier gehalten hat und ihn nicht in seinem Gesamtkontext interpretieren konnte, zieht vielleicht auch diese Person Rückschlüsse über die Erfahrung, indem sie nur einen kleinen Teil davon interpretiert und nicht alle Beweise aufnimmt.

Das Gleiche gilt für andere spontane Interpretationen der Erfahrungen, die Menschen nach einem Herzstillstand machen. Manche Menschen wenden psychologische Theorien auf die Erlebnisse an und interpretieren sie beispielsweise als psychologische Reaktion auf die Angst vor dem Tod. Diese Interpretation hat ihre Grenzen, weil sie nicht erklärt, was im Gehirn eines Menschen vor sich geht, der einen Herzstillstand hatte und starb. In diesen Fällen kann sie eindeutig keine ausreichende Erklärung liefern, denn Menschen, die einen Herzstillstand hatten, wie etwa Joe Tiralosi, wissen nicht, wann es passiert. Also hatten sie keine Zeit, sich etwas psychologisch Angenehmes vorzustellen, das ihnen im Tod tröstlich gewesen wäre. Wenn wir die Ansichten derer in Betracht ziehen, die solche Erlebnisse als Halluzinationen bezeichnen, hervorgerufen durch einen Mangel an Sauerstoff und mehr nicht, gibt es viele Probleme. Das geringste Problem ist, dass Menschen, die jeden Tag in der Notaufnahme an den Auswirkungen von Sauerstoffmangel leiden, keine Erfahrungen machen, die dem ähnlich sind, woran sich Menschen aus der Zeit nach dem Herzstillstand erinnern. In der Tat ist Hypoxie (Sauerstoffmangel) eines der häufigsten Probleme, mit denen es Ärzte in Intensivstationen und Notaufnahmen auf der ganzen Welt zu tun haben. Beispielsweise haben viele Patienten eine Lungenentzündung oder Asthma oder andere schwere Atemprobleme, die alle dazu führen können, dass der Sauerstoffgehalt im Blut auf ein unglaublich niedriges Niveau sinkt, aber dennoch erleben diese Menschen nichts, was in irgendeiner Weise dem ähnlich ist, was als Nahtoderlebnis bezeichnet wird. In der Tat kann eine mangelhafte Versorgung des Gehirns mit Sauerstoff Delirium, Verwirrung und Koma hervorrufen. Doch Menschen, die ein Nahtoderlebnis haben, verfügen über klare, gut strukturierte Denkprozesse mit Urteilsvermögen und Erinnerungsbildung, und das ist genau das Gegenteil von im Delirium sein.

Kurz, die Gesamtheit des Phänomens kann nicht einfach mit einer Theorie erklärt werden. Alles muss in Betracht gezogen und entsprechend eingeschätzt werden, um ein vollständiges Bild von der Bedeutung der Erfahrungen zu bekommen.

Menschen, die schwer krank sind, machen potenziell viele verschiedene Arten von Erfahrungen, aber es ist nicht sinnvoll, alle diese Erlebnisse in einen Topf zu werfen und als ein und dieselbe Sache zu bezeichnen. Dies löst eine Menge Diskussionen und Debatten aus – manche davon sind sicher ganz gesund –, aber keine umfassende Untersuchung der Situation. Deswegen glaube ich zum Beispiel, dass wir zu Forschungszwecken in Fällen, in denen Menschen einen Herzstillstand hatten und reanimiert wurden, den Begriff *Nahtoderlebnis* in *tatsächliches Todeserlebnis* ändern müssen, denn wir können genau sagen, was in der Herzstillstandphase mit der Physiologie des Körpers geschieht. Die Vorstellung, dass jemand, der an Meningitis leidet, die gleiche Erfahrung macht wie jemand, der nach einem Autounfall fast verblutet ist, oder jemand mit einem tatsächlichen Herzstillstand, ist nicht genau und spezifisch genug. Anfängern sei gesagt, dass die Biologie dabei sehr unterschiedlich ist. Es mag Ähnlichkeiten geben, aber es ist nicht das Gleiche, genau wie ein Elefant, ein Nashorn und ein Flusspferd für jemanden, der noch nie eines dieser Tiere gesehen hat, viele Ähnlichkeiten haben mögen. Aber für diejenigen, die mehr darüber wissen, sind die Unterschiede sehr deutlich. Deswegen müssen wir klar definieren, worüber wir eigentlich reden.

Berichte von Menschen, die sich, nachdem sie dem Tod ganz nah waren, daran erinnerten, eine interessante, ungewöhnliche Erfahrungen gemacht zu haben, reichen Tausende von Jahren zurück, auch wenn man sie in alten Zeiten nicht als Nahtoderlebnisse bezeichnete. Den vielleicht ältesten Hinweis auf eine ähnliche Erfahrung finden wir in Platons *Der Staat*, geschrieben im 4. Jahrhundert vor Christus. Hier erleidet ein gewöhnlicher Soldat auf dem Schlachtfeld beinahe tödliche Verletzungen, kehrt aber in der Leichenhalle ins Leben zurück. Er beschreibt eine Reise von der Dunkelheit ins Licht, auf der er von Führern begleitet worden war, einen Moment, in dem er beurteilt wurde, Gefühle des Friedens und der Freude und Visionen von außerordentlicher Schönheit und großem Glück.

Andere historische Beispiele, die Jahrhunderte später aufgezeichnet wurden, spiegeln wider, was Platon geschrieben hatte. Eines der überzeugendsten ist ein Kunstwerk von Hieronymus Bosch, eines berühmten niederländischen Malers des 15. Jahrhunderts. In seinem Bild mit dem Titel *Aufstieg ins himmlische Paradies* malte Bosch offenbar eine Szene, die Moody später als typisches Nahtoderlebnis beschrieb: Engel begleiten verstorbene Menschen durch einen Tunnel in ein helles Licht. Es ist nicht klar, was Bosch selbst erlebt oder ob ihm jemand von einem solchen Erlebnis berichtet hatte, aber jemand, der mir in den späten 1990er-Jahren seine eigenen Erfahrungen beschrieb, sagte über dieses Bild: »Das sieht sehr ähnlich aus wie das, was ich gesehen habe.«

Im Jahr 1892 wurde die erste wissenschaftliche Studie veröffentlicht, für die Menschen befragt worden waren, die eine enge Begegnung mit dem Tod gehabt hatten. Durchgeführt hatte sie Albert Heim, ein angesehener Schweizer Geologe und Bergsteiger, der im Laufe seines Lebens zahlreiche wissenschaftliche Auszeichnungen für seine geologischen Forschungen in den Alpen bekommen hatte. Heim selbst hatte einen beinahe tödlichen Unfall beim Bergsteigen überlebt. Während des Unfalls hatte er sich als ganz ruhig und ohne Angst vor dem Tod erlebt, und am Ende war er mit einer ganz neuen und sehr positiven Einstellung zum Leben daraus hervorgegangen. Fasziniert von seiner eigenen Erfahrung, sammelte er dreißig Berichte aus erster Hand von Überlebenden ähnlicher Unfälle und verglich sie miteinander, obwohl ihm noch nicht klar war, dass es sich um das handelte, was Moody fast ein Jahrhundert später als Nahtoderlebnis bezeichnen würde. Heim stellte fest, dass er und alle anderen Überlebenden ähnliche Erfahrungen gemacht hatten. Im Angesicht des Todes spürten sie weder Trauer noch Angst, Schmerz oder Verzweiflung, sondern wurden eher von einer Welle der Ruhe und Gelassenheit überschwemmt, die absolute Klarheit hervorrief.

Bevor Berichte über psychische und kognitive Erfahrungen in unmittelbarer Todesnähe in den 1970er-Jahren weitere Verbreitung fanden, hatte fast noch niemand etwas über das Phänomen gehört, dass man in Todesnähe derart tief greifende Erfahrungen machen konnte, obwohl es zahlreiche Fälle gab, in denen Menschen von genau solchen ungewöhnlichen Erlebnissen berichteten. Einer der berühmtesten Menschen, der über ein solches Erlebnis sprach, war der Psychologe Carl Jung. In seinem Buch *Erinnerungen, Träume, Gedanken* schreibt er über die Erfahrung, die er während eines Unfalls im Jahr 1961 gemacht hat. Es gibt noch viele andere historische Berichte, und obwohl es bei der Untersuchung dieser Aufzeichnungen unmöglich ist, genau zu bestimmen, wie nah die jeweilige Person dem Tod wirklich war, scheinen sie im Großen und Ganzen den Erlebnissen ähnlich zu sein, über die Moody in seiner Sammlung von Fällen berichtet, sowie dem, was anderen, etwa mir selbst, erzählt wurde und später durch Studien bestätigt werden konnte.

In den 1980er-Jahren tauchten allmählich auch Berichte von Menschen auf, die sogenannte negative Nahtoderlebnisse gehabt hatten. Diese Menschen berichteten von einer schrecklichen Leere, von Dämonen und zombieähnlichen Kreaturen, von Folter und anderen unangenehmen Erfahrungen. Es war nicht klar, ob dies alles stattgefunden hatte, als die betreffenden Personen dem Tod nah waren, oder ob diese Erlebnisse etwas mit den Symptomen einer schweren Krankheit zu tun hatten, etwa einem Überschuss an Kohlendioxid im Blut, der manchmal solche Erlebnisse hervorrufen und einen sehr negativen Einfluss auf die betreffende Person haben kann. Das war ein weiteres Beispiel dafür, wie Erfahrungen, die nicht eindeutig definiert sind, vielleicht einfach unter der Überschrift *Nahtoderlebnis* zusammengefasst wurden.

Beispielsweise war hier noch nicht einmal klar, ob die Betreffenden wirklich dem Tod nah waren, und es ist auch wenig sinnvoll, die Erlebnisse von Menschen, die unter dem Einfluss verschiedener Medikamente und Krankheiten standen, in einen Topf zu werfen und ihnen allen denselben Namen zu geben. Jede Krankheit hat ihre ganz eigene Biologie, und jedes Medikament sowie jede Kombination von Medikamenten wirkt ganz präzise – und kann die Erfahrungen der Menschen daher auf jeweils andere und ganz besondere Weise beeinflussen.

In den späten 1970er- und in den 1980er-Jahren wurde das, was Moody als Nahtoderlebnisse bezeichnet hatte, in einem begrenzten Rahmen erforscht.

Wissenschaftler verlegten sich auf die Charakterisierung der verschiedenen Merkmale dessen, was Menschen erleben, wenn sie dem Tod nah sind, oder nach einem Herzstillstand, wenn Menschen tatsächlich gestorben waren und wiederbelebt wurden, und wollten mehr über die Natur der Erfahrung herausfinden und auch darüber, wie oft sie auftrat. Zur damaligen Zeit hatten die Forscher noch nicht erkannt, wie wichtig es war, zwischen den verschiedenen Umständen zu unterscheiden, unter denen die jeweilige Erfahrung stattgefunden hatte. Daher wurden alle Erlebnisse, die in Zusammenhang mit einer sogenannten engen Begegnung mit dem Tod stattgefunden hatten – oft von den Patienten selbst als solche bezeichnet und nicht immer bestätigt durch medizinische Berichte oder Befragungen der jeweils beteiligten Ärzte – als ein und dasselbe klassifiziert. Der beste Bericht zur Häufigkeit von Nahtoderlebnissen stammte aus einer Gallup-Umfrage, durchgeführt im Jahr 1982 in den Vereinigten Staaten. Diese Umfrage kam zu dem Schluss, dass etwa acht Millionen Menschen oder vier Prozent der Bevölkerung schon einmal ein Nahtoderlebnis gehabt hatten, was viele für einen erstaunlich hohen Anteil hielten. Leider wurden keine weiteren Erhebungen durchgeführt, um diese Ergebnisse zu bestätigen, und es gab auch keine umfassenden Daten aus anderen Ländern.

Obwohl offensichtlich war, dass weitere Forschungen nötig waren, um vollständig zu verstehen, wie weit verbreitet das Nahtoderlebnis in der Gesellschaft war, zeigte die Gallup-Umfrage von 1982, dass es sehr viel häufiger vorkam, als die meisten Menschen gedacht hatten. Forscher machten sich daran, die Menschen zu befragen, die nach eigenen Angaben ein Nahtoderlebnis gehabt hatten. Sie brachen sie herunter auf Kategorien, die Einfluss auf die Gedanken und Gefühle von Menschen haben, wie Kultur, Religion, Persönlichkeit, Intelligenz und Medikamentengebrauch oder Drogenkonsum. Es ging ihnen darum, festzustellen, ob bestimmte Menschen eher prädisponiert für eine solche Erfahrung waren als andere und ob unterschiedliche Menschen ein ähnliches Phänomen erlebten. Der Schlüssel läge dann in den Verbindungen – oder im Fehlen von Verbindungen – zwischen den Gruppen.

Um zu bestimmen, ob ein Nahtoderlebnis ein medizinisches und wissenschaftliches Thema war, wurden Studien durchgeführt, mit denen erforscht werden sollte, ob es Unterschiede in den Erlebnissen von Menschen aus verschiedenen Kulturen und Hintergründen gab. Waren die Angehörigen einer bestimmten Religion anfälliger dafür, etwas zu sehen, was ihrem Glauben nach auf den Tod folgte? Übertrug sich eine bestimmte Vorstellung vom Jenseits auf das Nahtoderlebnis? Und was war mit denen, die keine religiösen Überzeugungen hatten? Ähnelten ihre Erfahrungen denen von Menschen, die an ein Leben nach dem Tod glaubten?

Zu verstehen, welchen Einfluss verschiedene Kulturen und Religionen auf Nahtoderlebnisse hatten, wenn überhaupt, war entscheidend für die Frage, ob diese Erfahrungen überhaupt wissenschaftlich untersucht werden konnten. Wenn es tatsächlich so war, dass alle diese Erlebnisse bereits bestehende Ansichten von Menschen widerspiegelten, würde dies vielleicht die Auffassung unterstützen, dass Nahtoderlebnisse etwas mit dem Hintergrund der betreffenden Person zu tun hatten und eben kein universales Phänomen waren, das über persönliche, kulturelle und religiöse Ansichten hinausging. Wenn allerdings Menschen aus verschiedenen Gesellschaftsschichten dieselben Dinge erlebten, war das Nahtoderlebnis eher eine »universale« menschliche Erfahrung, die unabhängig von der Kultur, der Überzeugung und der Religion von allen geteilt wurde, wie etwa die Liebe zu unseren Kindern. Dann war es eine universelle Erfahrung, die höchstwahrscheinlich die meisten von uns durchlaufen, wenn wir eines natürlichen Todes sterben.

In den 1980er-Jahren fanden Forscher heraus, dass historische Ereignisse, die Nahtoderlebnissen sehr ähnlich sind, aus verschiedenen Kulturen und Religionen, etwa aus Bolivien, Argentinien und von den nordamerikanischen Indianern sowie aus buddhistischen und islamischen Texten überliefert sind. Auch aus China, Sibirien und Finnland gibt es Berichte über solche Erfahrungen, die teilweise Tausende von Jahren alt sind. In neuerer Zeit wurden solche Erlebnisse auch in anderen Teilen der Welt beschrieben, etwa in Indien, Südamerika und dem Nahen Osten, obwohl das Phänomen relativ wenig, wenn überhaupt, öffentliche Aufmerksamkeit bekam. Die häufigsten Merkmale waren bei allen Menschen, sowie an allen Schauplätzen und in allen Epochen die gleichen: eine außerkörperliche Erfahrung; die Wiedervereinigung mit verstorbenen Lieben; die Vision eines hellen Lichtes, einhergehend mit Freude und Frieden, und das Erleben einer Grenze oder Trennungslinie zwischen den Lebenden und den Toten.

In den Fällen, in denen sich Menschen aus nicht westlichen Kulturen an solche Erlebnisse erinnerten, waren die zentralen Merkmale zwar durchgängig vorhanden, aber die Interpretation der Erfahrung schien die religiösen und kulturellen Ansichten der jeweiligen Menschen, zu reflektieren. Menschen aus verschiedenen Teilen der Welt können also ein friedliches Gefühl gehabt und einen Tunnel, ein helles Licht oder ein Lichtwesen gesehen haben, aber sie gaben diesem Licht eine jeweils andere

Bedeutung – eine Bedeutung, die in unmittelbarem Zusammenhang mit ihrem kulturellen und religiösen Hintergrund stand. In einer im Jahr 1985 durchgeführten Studie wurden die Erlebnisse von 16 Indern mit denen von Amerikanern verglichen, und es stellte sich heraus, dass die Inder oft Yamraj begegnet waren, dem indischen König des Totenreichs, während das bei den Amerikanern nicht der Fall war. Die gleiche Erfahrung, aber unterschiedliche Interpretationen.

Aus der Häufung aller verschiedenen Studien wurde klar, dass die entscheidenden Merkmale dessen, was Moody als Nahtoderlebnis bezeichnet hat, im Laufe der Geschichte und quer durch zahlreiche Kulturen und religiöse Gruppen immer wieder verzeichnet wurden und dass andere Phänomene wie Visionen auf dem Sterbebett auch viele Ähnlichkeiten mit Nahtoderlebnissen haben, besonders im Hinblick auf kraftvolle Visionen von verstorbenen Verwandten, die das Individuum willkommen heißen. Diejenigen, die verschiedenen religiösen Glaubensrichtungen angehörten, hatten die gleichen Erlebnisse wie die Atheisten. Die Schlussfolgerung, die daraus gezogen wurde, war, dass obwohl bereits bestehende Ansichten, einschließlich kultureller Vorstellungen und ob man einem bestimmten religiösen Glauben angehörte, einen Einfluss auf die Interpretation dessen, was die Person während des Erlebnisses gesehen hat, gehabt haben könnten, dies kein entscheidender Faktor dafür war, ob man ein Nahtoderlebnis hatte, oder für die Art der Erfahrung an sich.

Getrennt und unabhängig von Religion und Kultur wurden auch Persönlichkeitsmerkmale untersucht. In den1980er-Jahren untersuchten mehrere Forscher, ob Menschen mit einer bestimmten Persönlichkeitsstruktur mit größerer Wahrscheinlichkeit ein Nahtoderlebnis hatten. Eine Studie konzentrierte sich auf den Intelligenzquotienten. Sie verglich extrovertierte Menschen und solche mit hohem IQ mit denjenigen, die eher neurotisch und angstgesteuert waren. Doch man fand keine signifikanten Unterschiede. Eine andere Studie aus dem Jahr 1984 untersuchte das

Ausmaß der Aufmerksamkeit, die Tendenz sich aufzuregen, die Angst vor dem Tod, die Suche nach Gefahr und die psychotische Persönlichkeit. Wieder fand die Studie keine signifikanten Unterschiede zwischen den beiden Gruppen, was darauf hinweist, dass ein Nahtoderlebnis nicht von einer bestimmten Art von Persönlichkeit abhängig ist.

Weil Erwachsene mehr Wissen und mehr Lebenserfahrung haben, nahm man an, dass sie eher als andere Mitglieder der Gesellschaft beschreiben, was sie über die Vorgänge beim Sterben gelernt haben. Die in den Studien befragten Kinder waren oft zu jung, um sich eine Meinung über das, was passiert, wenn wir sterben, oder gar den Tod selbst eine Meinung gebildet zu haben. Diese Gruppe war aber eindeutig die beste Stichprobe, wenn es um die Frage ging, ob die Erfahrungen von Menschen während eines Nahtoderlebnisses auf bereits bestehenden, erlernten Vorstellungen basierten oder ob sie über kulturelle und religiöse Ansichten und Persönlichkeitsmerkmale hinausgingen und tatsächlich universelle menschliche Erfahrungen waren.

Forschungen, die in den 1980er-Jahren mit Kindern durchgeführt wurden, zeigten, dass viele in der Tat Nahtoderlebnisse beschrieben hatten, und ihre Erfahrungen hatten viele Merkmale mit denen von Erwachsenen gemeinsam – die Trennung vom eigenen Körper, das Beobachten von Ereignissen, ein friedliches Gefühl und das Sehen eines hellen Lichtes oder von Lichtwesen. Der Unterschied war, dass all das mit dem Wortschatz eines Kindes beschrieben wurde, oft beim Spiel und manchmal über mehrere Monate. Obwohl ihre Interpretation dessen, was sie gesehen hatten, auf ihrer eigenen Verstandesebene stattfand, war klar, dass sie ähnliche Erfahrungen gemacht hatten wie die Erwachsenen. Noch signifikanter war die Tatsache, dass einige der befragten Kinder erst zwei oder drei Jahre alt waren, als sie ihre Erfahrungen machten. Diese Gruppe war auf jeden Fall zu jung, um eine Vorstellung vom Tod oder vom Jenseits zu haben, und doch beschrieben sie ganz ähnliche Erlebnisse, wie die Erwachsenen.

Basierend auf diesen Studien kamen die Forscher zu dem Schluss, dass Nahtoderlebnisse alle Grenzen der Kultur, der Religion, der Persönlichkeit und sogar des Alters durchbrachen. Heute akzeptieren Wissenschaftler weitgehend, dass Nahtoderlebnisse wirklich existieren. Ein nach wie vor strittiger Punkt ist ihre Bedeutung.

Als klar wurde, dass Nahtoderlebnisse in ganz ähnlicher Weise quer über alle nur vorstellbaren Grenzen auftraten, begannen wenige Wissenschaftler und Forscher parallel nach Erklärungen zu suchen und verschiedene Theorien zur Ursache der Erfahrungen auszutesten. Die meisten der früheren Untersuchungen waren in bestimmten Bereichen durchgeführt worden und nicht gemeinsam mit anderen Teilen der Erfahrung ausgewertet worden.

Eine frühere Erklärung besagte, dass Nahtoderlebnisse Halluzinationen seien, eine Reaktion auf die Veränderungen, die zum Zeitpunkt des Todes im Gehirn ablaufen. Obwohl die Nahtoderlebnisse denjenigen, die sie gehabt hatten, ganz real vorkamen, glaubten einige Forscher, dass physiologische und chemische Veränderungen, die in Zusammenhang mit dem Sterbeprozess auftreten, möglicherweise Halluzinationen hervorriefen und daher für die ungewöhnlichen Erfahrungen verantwortlich seien. Zu diesen Veränderungen gehörte ein Mangel an Sauerstoff im Gehirn, eine erhöhte Menge an Kohlendioxid, die Freisetzung von Endorphinen (körpereigene Opiate) und eine besondere Art von Anfällen, bekannt als Temporallappenepilepsie, eine Art Gewitter im Gehirn.

Die Veränderungen im Gehirn beruhen weitgehend auf der Tatsache, dass die Verarbeitung visueller Reize ebenso wie andere tiefe Erfahrungen in bestimmten, bekannten Bereichen des Gehirns stattfindet. Während diese Areale in den meisten Fällen normal stimuliert werden und zu normalen Erfahrungen führen, kann ihre Aktivierung in einem Krankheitszustand, der Halluzinationen verursacht, auch zu Visionen führen, die nichts mit irgendeiner Realität zu tun haben – was die Definition von Halluzination ist. Eine abnormale Stimulation derselben Areale mit chemisch aktiven Substanzen, etwa Drogen wie LSD, kann ebenfalls zu Visionen und Erlebnissen führen, die nicht der objektiven äußeren Wirklichkeit entsprechen. Jemand, der nach der Einnahme von LSD denkt, dass er fliegt, fliegt nicht wirklich. Im Analogieschluss hieße es, dass jemand, der Visionen eines sogenannten Jenseits hat, auch nicht wirklich das Jenseits sieht. Doch diese Art zu denken ist vielfach eingeschränkt.

Zunächst einmal werden alle menschlichen Erfahrungen, ob real oder halluzinatorisch, von einer bestimmten Anzahl begrenzter Bereiche des Gehirns vermittelt, die an beiden Arten von Erfahrung beteiligt sind. Die Aktivierung bestimmter Bereiche des Gehirns kann nicht über die Realität einer Erfahrung bestimmen. Die Aktivierung eines bestimmten Bereichs bedeutet also nicht etwa, dass etwas eine Halluzination ist, und die eines anderen, dass es real ist. Das Gefühl intensiver Liebe beispielsweise wird von denselben Gehirnarealen vermittelt, und zwar unabhängig davon, ob jemand in der Illusion lebt, Liebe zu erfahren, oder ob er wirklich verliebt ist. Das Gleiche gilt für jemanden, der die Erfahrung macht, ein Licht zu sehen. Ob derjenige nun tatsächlich ein Licht sieht oder sich nur vorstellt, ein Licht zu sehen, es sind dieselben Gehirnareale, die hier beteiligt sind. Daher besteht die erste Einschränkung darin, dass eine festgestellte Aktivierung in irgendeinem Bereich des Gehirns uns nicht sagen kann, ob die Erfahrung real ist oder nicht. Dennoch haben Forscher, die mögliche Unterschiede in der Gehirnaktivität von Menschen mit und ohne Nahtoderlebnis festgestellt haben, sehr schnell behauptet, dass es sich bei der Erfahrung um eine Halluzination gehandelt haben musste. Das ist bestenfalls eine wissenschaftlich schwache Position, weil die Realität oder jede andere Erfahrung nicht durch chemische Veränderungen im Gehirn bestimmt werden kann.

Um zu erklären, wie Veränderungen im Gehirn zum Zeitpunkt des Todes Halluzinationen hervorrufen können, stellte Dr. Susan

Blackmore, eine bekannte britische Psychologin und eine der frühen Erforscherinnen von Nahtoderlebnissen, die sogenannte *Dying-Brain*-Hypothese auf. Diese Theorie besagt, dass ein Mangel an Sauerstoff, der während des Sterbeprozesses im Gehirn auftreten kann, eine unkontrollierte Aktivität in den für das Sehen und das visuelle Vorstellungsvermögen zuständigen Gehirnarealen bewirken könnte. Diese Aktivität könnte dann wiederum die Illusion auslösen, ein Licht und einen Tunnel zu sehen.

Die *Dying-Brain*-Theorie bezieht sich darauf, wie Gehirnzellen hinsichtlich der visuellen Wahrnehmung arbeiten. Im Alltag kommt der größte Teil dessen, was wir wahrnehmen, aus dem mittleren Teil unseres Gesichtsfelds und relativ wenig aus den peripheren Gesichtsfeldern. Deswegen benutzen wir unser zentrales Gesichtsfeld für Aktivitäten, bei denen man sich konzentrieren muss, etwa das Lesen von Texten. Im Gehirn und im Auge sind sehr viel mehr Zellen für das Analysieren von Informationen aus dem zentralen Gesichtsfeld vorgesehen (weil es das ist, was wir für eine detaillierte und konzentrierte Sicht brauchen) als für Informationen aus den peripheren Gesichtsfeldern. Blackmore sagte also, wenn wir sterben, könnte ein relativer Mangel an Sauerstoff bewirken, dass alle am Sehen beteiligten Zellen im hinteren Teil des Gehirns gleichzeitig aktiv werden. Weil jedoch sehr viel mehr Zellen mit der Verarbeitung von Wahrnehmungen aus dem zentralen Gesichtsfeld beschäftigt sind als mit solchen aus den peripheren Gesichtsfeldern, könnten die Gesamtaktivität und das gleichzeitige Feuern aller Zellen die Illusion von sehr viel hellem Licht im Mittelpunkt unseres Gesichtsfelds und zur Peripherie hin abnehmender Helligkeit erzeugen. Sie stellte die Hypothese auf, dass die Illusion eines Tunnels mit einem hellen Licht im Zentrum dadurch entsteht, dass alle Menschen so viel mehr Zellen haben, die der Verarbeitung von visuellen Eindrückten aus dem zentralen Gesichtsfeld dienen, und deutlich weniger, je weiter von der Mitte das Gesichtsfeld entfernt ist.

Diese Theorie hat jedoch viele Einschränkungen. Wenn sie korrekt wäre, sollte jeder Mensch, bei dem der Sauerstoffgehalt im Blut unter ein bestimmtes Niveau sinkt, früher oder später diese Illusion entwickeln und einen Tunnel und/oder ein helles Licht sehen. In der Praxis berichten Patienten mit niedrigem Sauerstoffgehalt im Blut aber nicht davon, dass sie ein Licht, einen Tunnel oder irgendeines der typischen Merkmale eines Nahtoderlebnisses gesehen haben. In jedem Krankenhaus der Welt und auf jeder Intensivstation kümmern sich Ärzte um Patienten, die an den Auswirkungen von Sauerstoffmangel oder Hypoxie leiden, seien sie nun akut oder chronisch. Dies wird als hypoxisches Lungenversagen bezeichnet, und ein Intensivmediziner wie ich hat vermutlich schon hunderte oder vielleicht sogar tausende solcher Patienten behandelt. Menschen mit einem kritisch niedrigen Sauerstoffpegel im Blut beschreiben keine klaren, wohlstrukturierten Denkprozesse mit genauen Erinnerungen. Wie bereits erwähnt, erleben sie entweder gar nichts, weil sie im Koma liegen, oder wenn die Hypoxie weniger schwerwiegend ist, sind sie akut verwirrt und beginnen, um sich zu schlagen. Aber sie beschreiben sicher nichts, was einem Nahtoderlebnis ähnelt. Man kann sicher sagen, dass sich Millionen Menschen auf der ganzen Welt zu irgendeinem Zeitpunkt im Jahr in diesem Zustand befinden und keine solchen Erlebnisse haben. Es gibt auch eine große Menge an wissenschaftlicher Literatur über Untersuchungen zu den Auswirkungen von Hypoxie, ob sie nun in Krankenhäusern auftritt oder bei Bergsteigern in sehr großer Höhe. Wieder haben sie kein einziges Merkmal mit Nahtoderlebnissen gemeinsam. In der Tat tauchen diese Erfahrungen als Folge eines Sauerstoffmangels in wissenschaftlichen Studien gar nicht auf, obwohl die Auswirkungen von Sauerstoffmangel in Tausenden von Studien untersucht wurden.

Es gibt aber noch viele andere Gründe, aus denen dies unwahrscheinlich ist. Manche bringen das Argument vor, dass diese Erlebnisse nicht von einer relativen Verringerung der Sauerstoffmenge hervorgerufen werden, sondern der Tatsache geschuldet sind, dass die Sauerstoffzufuhr zum Gehirn völlig zum Erliegen kommt, weil die Durchblutung zusammenbricht, etwa bei einem Herzstillstand oder im Tod. Das wird als Anoxie bezeichnet (Hypoxie ist eine relative Verringerung der Sauerstoff, während Anoxie das vollständige Fehlen von Sauerstoff ist). Unter diesen Umständen verlieren Patienten sofort das Bewusstsein, wenn das Herz aufhört zu schlagen, und fallen ins Koma. Die Schaltkreise im Gehirn stellen innerhalb von Sekunden ihre Tätigkeit ein, was klare geistige Aktivität, Denkprozesse und Gedächtnisbildung eigentlich unmöglich machen sollte. In den letzten Jahren wurde eine Reihe von wissenschaftlichen Untersuchungen bei Patienten durchgeführt, die einen Herzstillstand erlitten und überlebt hatten. Per definitionem hatten sie in der Zeit bis zu ihrer Wiederbelebung alle an Anoxie gelitten, denn bei allen war der Kreislauf zusammengebrochen, als ihr Herz aufgehört hatte zu schlagen. Wären diese Erfahrungen nur eine Auswirkung der Anoxie gewesen, hätten alle (oder zumindest die überwiegende Mehrheit) diese Erfahrungen machen müssen, weil sie alle dasselbe Problem hatten. Und schließlich führt ein Mangel an Sauerstoff nicht dazu, dass Gehirnzellen aktiv werden. Wie wir später noch diskutieren werden, bewirkt er, dass die Zellen ihre Tätigkeit einstellen und schließlich absterben. Abgesehen von der Tatsache, dass das Aufspüren einer chemischen Veränderung im Gehirn uns nichts darüber sagt, ob ein Erlebnis real ist oder eine Halluzination, ist es unwahrscheinlich, dass das Erlebnis selbst von einem Mangel an Sauerstoff hervorgerufen wird.

Auch wenn sie aus theoretischer Sicht plausibel zu sein scheint, kann die Sauerstoffmangeltheorie Nahtoderlebnisse aus praktischer Sicht nicht erklären. Verschiedene Forscher aus unterschiedlichen Fachgebieten haben versucht, anhand diverser chemischer Veränderungen zu erklären, wie diese Erlebnisse zustande kommen. Die Sauerstofftheorie ist zwar die bekannteste, aber auch die Theorien um andere chemische Veränderungen, die diese Erlebnisse als Halluzination oder Illusion erklären sollten, haben ähnliche Einschränkungen. Es ist bekannt, dass wenn das Gehirn stirbt, verschiedene chemische Veränderungen stattfinden. Viele chemische Substanzen nehmen zu, und andere werden weniger. Wir wissen beispielsweise, dass unsere Zellen auf eine Situation, in der unser Blutdruck drastisch sinkt (wenn wir in die gefährliche Phase eines medizinischen Schocks eingetreten sind), reagieren, indem sie riesige Mengen Adrenalin in den Blutkreislauf freisetzen. Das ist ein letzter verzweifelter Versuch des Körpers, den Blutdruck aufrechtzuerhalten und zu erhöhen und so ein Kreislaufversagen zu verhindern. Wir wissen auch, dass nach Eintritt des Todes der Kalziumspiegel in den Gehirnzellen enorm ansteigt, während er außerhalb der Gehirnzellen fällt. Aber abgesehen von der Tatsache, dass uns keine chemische Veränderung in irgendeinem Teil des Gehirns etwas über die Realität des menschlichen Erlebens sagen kann, weder über das sogenannte Nahtoderlebnis noch über sonst eine Erfahrung, ist das andere Schlüsselproblem mit jeder Theorie, die sich ausschließlich auf chemische Veränderungen im Gehirn konzentriert, dass sie die Physiologie dessen, was bei einem Herzstillstand mit der Gehirnfunktion insgesamt passiert, nicht berücksichtigt. Das ist der »Elefant«, über den wir sprechen, während die einzelnen Veränderungen der »Fächer« oder die »Säule« oder der »Thron« sind. Über die Menschen, die objektiv gestorben waren und deren Herz aufgehört hatte zu schlagen, wissen wir, dass aufgrund der enormen Veränderungen, die in ihrem Gehirn stattfinden, bei ihnen keine messbare Hirnaktivität feststellbar ist (wie in Kapitel 3 skizziert). Das Gehirn geht in einen Nulllinien-Zustand und bleibt darin, allgemein gesprochen, selbst bei denen, die eine Herz-Lungen-Wiederbelebung hinter sich haben, weil nur relativ geringe Mengen Blut wirklich ins Gehirn gelangen können, selbst mit diesen Wiederbelebungsmaßnahmen. Dieser Mangel an Gehirnfunktion setzt sich manchmal noch viele Stunden nach dem Neustart des Herzens fort, weil das Gehirn geschwollen ist und der Druck im Innern des Schädels mittlerweile so hoch ist, dass er verhindert, dass das Blut leicht ins Gehirn fließt, selbst wenn das Herz wieder pumpt.

Die andere wesentliche Einschränkung jeder chemischen Theorie ist die ihr zugrundeliegende Annahme, es müsse sich bei dem Erlebnis um eine Halluzination handeln. Denken Sie, damit ich dies besser erklären kann, an eine andere, sehr verbreitete menschliche Erfahrung, nämlich Depression. Wir wissen, dass eine Depression mit zahlreichen chemischen Veränderungen in Gehirn einhergeht, aber als Ärzte kämen wir nie auf die Idee, einem Patienten, der an einer ausgewachsenen Depression leidet, zu sagen, er bilde sich das nur ein oder es sei einfach nur eine Illusion oder Halluzination. Können Sie sich vorstellen, dass ein Arzt sagen würde: »Nun, obwohl Ihre Depression für Sie real zu sein scheint, und ich zweifle nicht daran, dass sie Ihnen real erscheint, ist sie nur eine Illusion, ein Trick des Geistes«? Offensichtlich muss ein Arzt nicht selbst eine tiefe Depression durchlebt haben, um zu akzeptieren, dass sie vorkommt und dass sie für jemanden, der sie durchmacht, sehr real ist. In derselben Weise kann ich, obwohl ich wie viele andere Ärzte noch nie ein Nahtoderlebnis hatte, diese Erfahrung nicht einfach abtun. Sie ist real für diejenigen, die sie erlebt haben, genau wie eine Depression für diejenigen, die sie erlebt haben, real ist. Ich glaube, viele würden zustimmen, dass das Auffinden einer chemischen Veränderung nicht bedeutet, dass eine bestimmte Erfahrung nicht real ist, und sie kann uns auch nicht sagen, ob sie real ist, genauso wenig wie uns Chemikalien im Gehirn von jemandem, der gerade eine Depression durchmacht, etwas über die Realität oder das subjektive Erleben der betreffenden Person sagen können. Wir akzeptieren sie als real, weil sie für die Person, die sie durchlebt, real ist. Jede menschliche Erfahrung wird durch eine chemische Veränderung im Gehirn vermittelt, aber dadurch, dass wir diese Veränderung identifizieren, können wir die Realität der Erfahrung weder negieren noch beweisen.

Weil die Funktion des Gehirns so komplex ist, suchten die Wissenschaftler, die Nahtoderlebnisse erforschten, nach weiteren Chemikalien, die zur *Dying-Brain*-Theorie beitragen konnten – der Theorie, die besagt, dass eine chemische Veränderung in einem oder mehreren Teilen des Gehirns, die an menschlichen Erfahrungen, Empfindungen und Gefühlen beteiligt sind, ein als real empfundenes Erlebnis hervorbringen kann, das aber eine Art Halluzination ist. Medikamente, die kurz vor dem Tod verabreicht wurden, scheinen eine offensichtliche Erklärung zu bieten, aber in der medizinischen Literatur findet sich kein Hinweis, der diese Möglichkeit unterstützt. Studien haben gezeigt, dass viele Nahtoderlebnisse stattfanden, ohne dass den Betreffenden überhaupt Medikamente verabreicht worden waren oder dass Menschen mit Nahtoderlebnissen die gleichen Medikamente eingenommen hatten wie Menschen, die keine solchen Erfahrungen gemacht hatten.

Die Wissenschaftler begannen auch, nach dem Gehirnareal zu suchen, wo die Erfahrung vielleicht stattfand. Manche Wissenschaftler stellten die Hypothese auf, dass es bestimmte Bereiche im Gehirn geben könnte, die das Nahtoderlebnis vermitteln. Es ist bekannt, dass bestimmte Medikamente/Drogen wie Amphetamin, Ketamin und Phencyclidin ziemlich komplexe Halluzinationen hervorrufen können. Diese Stoffe lagern sich an bestimmte Rezeptoren im Gehirn an und aktivieren diese – was eine entsprechende Wirkung hat. Wenn sich beispielsweise Ketamin und/oder Phencyclidin anlagern und die Rezeptoren aktivieren, kann das Halluzinationen hervorrufen. Im Wesentlichen stimulieren diese Medikamente dieselben Teile des Gehirns, die auch aktiviert werden, wenn wir im normalen Alltagsleben etwas sehen. Dies liegt wiederum daran, dass wir, wenn etwas einen Teil des Gehirns stimuliert, der an der Wahrnehmung einer bestimmten Erfahrung beteiligt ist, vielleicht nur eine partielle Vorstellung von dieser Erfahrung haben, ähnlich wie jemand vielleicht in die ganze Welt verliebt ist, wenn er entsprechend viel Alkohol getrunken hat.

Das stellt natürlich nicht die Liebe in Abrede, die er oder sie für jemanden empfindet, wenn er oder sie nicht unter dem Einfluss von Alkohol steht. Abgesehen davon, kann, nur weil Alkohol ein Gefühl der Liebe bei manchen Menschen hervorrufen kann, nicht davon ausgegangen werden, dass die Liebe, die jemand für jemand anderen empfindet, grundsätzlich eine Halluzination ist oder dass die Liebe, die Menschen während eines Nahtoderlebnisses empfinden, nicht real, halluzinatorisch oder illusorisch ist, nur weil das Gefühl der Liebe in Menschen manchmal durch Alkohol hervorgerufen wird. Analog kann das Erleben eines hellen Lichtes, der Liebe oder eines schönen Ortes während eines Nahtoderlebnisses nicht einfach als wissenschaftlich irrelevant abgetan werden, nur weil andere Umstände oder sogar die Verabreichung bestimmter Medikamente ebenfalls Gefühle der Liebe und des Lichtes oder Ähnliches auslösen können. In Anbetracht der Tatsache, dass Drogen jedes beliebige Gefühl und jede Empfindung auslösen können, die wir als Erfahrung deuten können, müssten wir so ziemlich alle menschlichen Erfahrungen als halluzinatorisch oder illusorisch definieren.

Die Quintessenz ist, dass keine im Gehirn stattfindende chemische Veränderung festlegen kann, ob eine Empfindung oder ein Gefühl real ist oder nicht. Die Hirnregionen, die an einem Gefühl oder einer Emotion beteiligt sind, nehmen vermutlich nicht wahr, wie sie aktiv geworden sind, sondern nur, dass etwas sie aktiviert hat. Einfach ausgedrückt: Ob jemand unter einer Depression leidet, weil er einen geliebten Menschen verloren hat, oder als Nebenwirkung eines Medikaments – die chemische Veränderung, die im Gehirn stattfindet und die Nervenzellen in Mitleidenschaft zieht, die an der Depression beteiligt sind, findet in denselben Hirnregionen statt. Aus diesem Grund können wir Menschen heute Antidepressiva verschreiben. Diese Medikamente passen den Chemikalienspiegel im Gehirn so an, dass die Bedingungen weniger günstig für die Depression und günstiger für Glücksempfindungen sind. Wieder sagt das reine Identifizieren einer chemischen Veränderung nichts über die Realität eines Erlebnisses aus, und das Gleiche gilt für alles andere, das die gleichen Emotionen stimulieren kann.

Dr. Karl Jansen, ein neuseeländischer Hirnforscher und Experte für die Auswirkungen von Drogen auf das Gehirn, untersuchte die Auswirkungen von Ketamin und behauptete, dass Nahtoderlebnisse als eine Halluzination auftreten könnten, und zwar durch Aktivierung derselben Gehirnareale, wie bei Menschen, die schwerkrank sind oder unter Sauerstoffentzug leiden. Diese Theorie zu testen war eine andere Sache. Ihre wesentliche Einschränkung war die gleiche wie bei der Sauerstofftheorie. Die Identifizierung eines spezifischen Rezeptors oder einer bestimmten Chemikalie bestimmt nicht über die Realität oder Nicht-Realität des Erlebnisses, und der Rezeptor, von dem wir hier sprechen (der NMDA-Rezeptor) findet sich in vielen Teilen des Gehirns und ist an vielen anderen Erfahrungen und Aktivitäten beteiligt, etwa am Abrufen von gespeicherten Erinnerungen, ohne Halluzinationen hervorzurufen. Daher würde es nicht ausreichen, anzunehmen, dass ein Erlebnis allein aufgrund dieser Aktivität eine Halluzination oder real ist.

Ein weiteres Hindernis für die Prüfung dieser, wie aller chemisch basierten Theorien, ist Folgendes: Nachdem der Tod eingetreten ist, schaltet das Gehirn ab. Dann sind die Gehirnzellen zwar nicht in ihrem üblichen Zustand, durchlaufen aber ihren ganz eigenen Sterbeprozess. Sie sind schwer gestört und nicht in einem Zustand, in dem sie Denkprozesse übermitteln könnten, während bei jemandem, der Drogen oder Medikamente genommen hat und halluziniert, das Gehirn funktioniert und die Zellen nicht absterben, weswegen derjenige diese Visionen überhaupt erleben kann. Wenn Sie jemandem, der einen Herzstillstand hatte und dessen Gehirn nicht arbeitet, LSD oder Ketamin verabreichen, sollte dieser Patient nicht in der Lage sein, irgendeine geistige Aktivität hervorzubringen, seien es Halluzinationen oder sonst etwas, weil man ein funktionierendes Gehirn braucht, um überhaupt irgendwelche Denkprozesse zu erzeugen. Das ist ein Beispiel für ein theoretisches Modell, das zwar auf den ersten Blick interessant zu sein scheint, sich aber überhaupt nicht auf das anwenden lässt, was im wirklichen Leben passiert.

Das andere Problem mit der Theorie war, dass die Halluzinationen von Menschen, die Drogen/Medikamente konsumiert hatten, den Visionen, die von Menschen, die ein Nahtoderlebnis hatten, beschrieben wurden, nicht wirklich ähnlich waren. Natürlich kann jede menschliche Erfahrung gewisse Ähnlichkeiten mit anderen Erfahrungen haben, aber das heißt nicht, dass sie gleich sind. Es gibt letztlich nur eine begrenzte Anzahl von individuellen Erfahrungen, wie Glück, Trauer, Freude, Euphorie und Depression, die Menschen machen können. Oft machen wir vielleicht sehr komplexe Erfahrungen, die eine Kombination aus allen diesen Gefühlen beinhalten, und folgern daraus, dass unterschiedliche Erfahrungen bestimmte gemeinsame Merkmale haben. Jemand könnte beispielsweise unter einer Vielzahl von Bedingungen ein Licht sehen oder sich sogar beschwingt und glücklich fühlen. Man könnte jedoch schwerlich behaupten, dass nur weil wir Freude, Glück und sogar Euphorie bei einem Erlebnis wie der Geburt eines Kindes, nach dem Bestehen einer Prüfung in der Schule oder selbst unter dem Einfluss bestimmter Drogen (oder Alkohol) empfinden, die Freude, das Glück und die Euphorie, die wir im täglichen Leben erfahren, nicht real sind.

In Zusammenhang mit der Dying-Brain-Theorie wurde auch Kohlendioxid, als möglicher Verursacher dieser Erlebnisse, vorgeschlagen. Mit anderen Worten, Nahtoderlebnisse könnten durch eine Veränderung im Kohlendioxidgehalt hervorgebracht werden. Das Hauptproblem mit diesen Gedankengängen ist, dass Veränderungen des Kohlendioxidspiegels im Blut ebenfalls sehr häufig vorkommen – genauso häufig wie Sauerstoffmangel. Jeder, der an einem Emphysem, einer chronisch obstruktiven Lungenerkrankung oder irgendeiner Erkrankung der Lungen leidet, hat oft eine stark erhöhte Kohlendioxidkonzentration im Blut, aber auch diese Menschen haben keine Nahtoderlebnisse. Obwohl sich eine Vielzahl von Studien unter anderem mit Veränderungen des Kohlendioxidgehalts im Blut beschäftigt haben, weist keine darauf hin, dass Menschen mit erhöhtem Kohlendioxidspiegel auch Nahtoderlebnisse haben. Außerdem haben es Experten für Lungenerkrankungen mit vielen Menschen zu tun, die an solchen Erkrankungen leiden, aber nicht davon berichten, ein Nahtoderlebnis gehabt zu haben.

Eine andere auf dem Gehirn basierende Theorie besagte, dass das Nahtoderlebnis eine Art Anfall sei. Einige Forscher vertraten die Ansicht, dass die komplexen Visionen, die bei Nahtoderlebnissen auftreten, auf die Aktivität im Temporal- oder Schläfenlappen des Gehirns zurückgehen, dem Gehirnareal, in dem visuelle und auditive Reize verarbeitet werden. Wenn das der Fall wäre, könnten Nahtoderlebnisse möglicherweise mit einer Erkrankung namens Temporallappenepilepsie in Verbindung gebracht werden, weil sich gezeigt hat, dass die Aktivität in diesem Bereich des Gehirns zu komplexen Halluzinationen führen kann. Während eines epileptischen Anfalls kommt es zu abnormaler elektrischer Aktivität in einem bestimmten Teil des Gehirns, die zu Veränderungen im ganzen Körper führen kann. Wenn es beispielsweise eine erhöhte elektrische Aktivität in den Gehirnarealen gäbe, die für Arm- und Beinbewegungen verantwortlich sind, wäre das Resultat ein Zucken der Arme und Beine, also das, was Menschen normalerweise mit epileptischen Anfällen assoziieren. Daraus folgte, dass wenn es eine abnormale Veränderung der elektrischen Aktivität in den visuellen Hirnarealen gäbe, Menschen vielleicht Lichtblitze oder andere visuelle Bilder sehen würden. Aus diesem Grund ist es möglich, bei bestimmten Arten von Epilepsie Halluzinationen zu haben, und dazu gehört auch die Temporallappenepilepsie.

Die Tatsache, dass einige Menschen mit Temporallappenepilepsie von Halluzinationen berichteten, die einige Merkmale mit einem Nahtoderlebnis gemeinsam hatten, brachte manche Forscher dazu, anzunehmen, dass ein Nahtoderlebnis auch eine Folge einer abnormalen Funktion in diesem Bereich des Gehirns sei. Aber wieder gab es einfach nicht genug Beweise, um eine endgültige Schlussfolgerung zu ziehen, weil jedes einzelne Merkmal eines Nahtoderlebnisses in ganz verschiedenen Situationen auftauchen kann. Es kann sein, dass Sie in Ihren Träumen ein helles Licht sehen oder beim Musikhören ein extremes Glückserlebnis haben. Wenn ein Nahtoderlebnis als eine Folge von Überaktivität im Temporallappen aufgetreten ist, etwa aufgrund eines Sauerstoffmangels, würden wir auch einige der anderen Merkmale von Überaktivität im Temporallappen erwarten, etwa Déjà-vu-Erlebnisse. Allerdings tauchten diese Merkmale nicht bei Menschen auf, die Nahtoderlebnisse hatten.

Trotz der Tatsache, dass diese auf das Gehirn bezogenen Theorien – die Dying-Brain-Theorie, die Aktivierung von NMDA-Rezeptoren und die Temporallappenepilepsie – und andere weniger bedeutende wie die Freisetzung von Endorphinen, die stattfindet, wenn der Körper unter großem Druck steht, von Wissenschaftlern entwickelt und erforscht wurden, waren sie nicht unabhängig voneinander oder sogar gemeinsam für das Phänomen der Nahtoderlebnisse verantwortlich.

Wissenschaftler erforschten auch psychologische Möglichkeiten. Es besteht die Chance, dass ein Nahtoderlebnis, obwohl es ein echtes Ereignis zu sein scheint, tatsächlich nur eine Reihe von Gedanken ist, eine Reaktion auf den Stress im Angesicht des Todes. Einfach ausgedrückt, wenn Menschen denken, dass sie gleich sterben müssen, stellen sie sich Ereignisse so vor, wie sie erwarten, dass sie ablaufen würden. Diese Todesangsterlebnisse wären das Produkt der sozialen, kulturellen und religiösen Überzeugungen der betreffenden Person. Demnach würden sich Menschen, die glauben, dass ein helles Licht, auf das sie im Tod zugehen, sie rettet, und die glauben, am Ende im Himmel zu sein, damit beruhigen, dass sie ein Bild ihres angeordneten Nirwanas heraufbeschwören. Die wesentliche Einschränkung dieser Theorie ist, dass Menschen, die wie Joe Tiralosi einen Herzstillstand und ein solches Erlebnis hatten, bereits klinisch tot und bewusstlos waren. Sie hatten gar keine Zeit, sich etwas Angenehmes vorzustellen, weil sie nicht einmal wussten, was passieren würde.

Bei Weitem am strittigsten und am schwierigsten zu analysieren ist die Erklärung, die auf der Vorstellung basiert, das, was Menschen in Bezug auf ihre Nahtoderlebnisse behaupten, könne real sein. Das ist jedoch genau das, was die überwiegende Mehrheit der Menschen, die ein Nahtoderlebnis hatten, behauptet. Vielleicht waren diejenigen, die ein außerkörperliches Erlebnis hatten und behaupteten, Ärzte und Krankenschwestern von oben bei der Arbeit an ihrem eigenen Körper gesehen zu haben, wirklich außerhalb ihres Körpers gewesen, obwohl das etwas wäre, was die Wissenschaft nicht wirklich erklären könnte. Vielleicht war es weder eine Illusion noch eine Halluzination.

Die Experten, die Nahtoderlebnisse für echte Erfahrungen halten, argumentieren so: Weil diese Erfahrungen auf der ganzen Welt ähnlich beschrieben wurden, ist es unwahrscheinlich, dass es sich dabei um Halluzinationen handelt. Wenn es welche wären, würde man erwarten, dass Menschen aus verschiedenen Kulturen unterschiedliche Erfahrungen machen, weil ihre Erinnerungen und damit ihre Halluzinationen davon abhängig wären, was sie im Laufe ihres Lebens gelernt haben. Ein weiteres Argument gegen die Annahme, dass Nahtoderlebnisse rein psychologische oder halluzinatorische Erfahrungen sind, ist, dass sie auch von Kindern beschrieben werden, die viel zu jung sind, um eine Vorstellung vom Tod oder vom Leben nach dem Tod zu haben. Und schließlich haben Menschen davon berichtet, dass sie in der Lage waren, an der Decke schwebend oder aus einer gewissen Entfernung Dinge zu sehen, über die sie nichts gewusst haben konnten. Das sind Bereiche, die einer sehr viel anspruchsvolleren Erforschung bedürfen.

In jüngsten Studien wurde versucht, sich noch weitergehend mit dem Thema Nahtoderlebnis zu beschäftigen, aber weil dieser Begriff so schlecht definiert ist und so häufig missbraucht wird, weichen die Studien oft sehr von den medizinischen und wissenschaftlichen Aspekten dessen, was beim Sterben geschieht, ab. Nahtoderlebnisse sind ein so zentraler Streitpunkt, dass jede Studie zu ihren möglichen Ursachen viel öffentliche Aufmerksamkeit bekommt. Die meisten dieser Studien versuchen, eine Verbindung zwischen Nahtoderlebnisse, und einigen »niederen« Gehirnfunktionen herzustellen, um die Nahtoderlebnisse letztlich als Halluzinationen abzutun. Wissenschaftlich betrachtet, teilen sie die gleichen Einschränkungen mit anderen Theorien, die davon ausgehen, dass man, indem man eine bestimmte chemische Veränderung identifiziert, bestimmen kann, ob ein Erlebnis real ist oder nicht.

Für eine dieser Studien, veröffentlicht im Jahr 2006 in der Fachzeitschrift Neurology, wurden Schlafmuster und Nahtoderlebnisse untersucht, und man kam zu dem Schluss, dass sie in Verbindung stehen könnten. Die Studie unter der Leitung von Dr. Kevin Nelson von der University of Kentucky trug den Titel *»Does the Arousal System Contribute to the Near Death Experience?«* (»Trägt das Arousal-System zum Nahtoderlebnis bei?«). Nelson arbeitete mit einer Stichprobe von 55 Menschen, die in einer Internetumfrage behauptet hatten, ein Nahtoderlebnis gehabt zu haben, und verglich sie mit einer Kontrollgruppe von 55 Menschen, die in einem Krankenhaus arbeiteten. Die Studie ergab, dass die 55, die Nahtoderlebnisse gehabt hatten, bestimmte, tagsüber auftretende Symptome hatten, die darauf hinwiesen, dass sie an Veränderungen in den Gehirnarealen litten, die etwas mit Schlaf zu tun haben – einfach ausgedrückt, eine Schlafstörung.

Eine andere Studie auf diesem Gebiet, die große Aufmerksamkeit bekam, trug den Titel *»Carbon Dioxide May Explain ›Near Death Experiences‹«* (»Kohlendioxid könnte ›Nahtoderlebnisse‹ erklären«). Für diese im Jahr 2010 in der Zeitschrift *Critical Care* veröffentlichte Studie waren Menschen untersucht worden, die einen Herzstillstand gehabt hatten, und man stellte fest, dass diejenigen, die ein Nahtoderlebnis gehabt hatten, etwas höhere Kohlendioxidwerte hatten. Es gibt mehrere Probleme mit den Schlussfolgerungen der *Critical-Care*-Studie. In erster Linie ist es wie mit allen anderen Theorien. Eine chemische Veränderung, die man bei einer Gruppe von Menschen identifiziert hat, sagt nichts darüber aus, ob ihre Erfahrungen real oder nicht wissenschaftlich sind. Darüber hinaus könnte eine erhöhte Kohlendioxidkonzentration auch ein Marker für höherwertige Reanimationsmethoden sein. Deshalb würde man vielleicht erwarten, dass Menschen, die erfolgreich wiederbelebt wurden, höhere Kohlendioxidwerte haben. Zweitens, nur weil man in dieser Stichprobe erhöhte Kohlenstoffwerte gefunden hat, heißt das nicht, dass dies die Ursache für das Nahtoderlebnis war. Und schließlich treten erhöhte Kohlendioxidwerte, wie bereits erläutert wurde, in Krankenhäusern sehr häufig auf. Wenn eine Kohlendioxidvergiftung dafür verantwortlich ist, wie kommt es dann, dass Menschen, die mit erhöhten Kohlendioxidwerten in die Notaufnahme kommen, keine Nahtoderlebnisse haben?

Menschen schieben die Grenzen extrem weit hinaus, um dem Kind einen Namen zu geben, und oft ist es wohl einfach so, dass sie den Zustand als etwas bezeichnen, was er nicht ist. Das läuft darauf hinaus, dass klare und strenge Definitionen von großer Bedeutung sind, aber leider ist weder der Begriff *Nahtoderlebnis* noch der Begriff *außerkörperliche Erfahrung* streng genug definiert, was letztlich bedeutet, dass Menschen irgendetwas, das gewisse Ähnlichkeiten damit hat, als Nahtoderlebnis bezeichnen können. Das ist einer der Hauptgründe, aus dem ich dafür plädiere, dass Forscher ihre Anstrengungen auf Menschen konzentrieren, die einen Herzstillstand hatten und daher objektiv die Schwelle zum Tod überschritten haben. Unter diesen Umständen sind die biologischen Prozesse im Gehirn und in anderen Organen wohlbekannt. Es ist die pathologische Physiologie des Herzstillstands. Ohne diesen Fokus laufen wir Gefahr, das Gesamtbild aus den Augen zu verlieren (wie wir es bei den Behauptungen, Kohlendioxid sei für Nahtoderlebnisse verantwortlich, gesehen haben). Um dies zu verdeutlichen, nahmen die Forscher für eine Studie gesunde Menschen und setzten ihnen spezielle Brillen auf. Darin sahen sie ein Bild, generiert von einer Kamera, die hinter ihnen positioniert war. Die Probanden, die sich freiwillig für die Studie gemeldet hatten, konnten also nur das Bild sehen, das ihnen von der Kamera gezeigt wurde, die auf ihren eigenen Rücken gerichtet war. Die Leute mussten dann stundenlang auf das Bild ihres eigenen Rückens schauen. Nach einer Weile hatten sie sich so an das Bild gewöhnt, dass sie das Gefühl hatten, von hinten auf sich selbst zu schauen. Die Forscher hatten eine optische Täuschung erschaffen, die diesen Menschen ganz real erschienen war. Dann gaben die Forscher vor, die Kamera mit einem Hammer zu attackieren. Die Leute waren bestürzt, weil sie plötzlich das Gefühl hatten, dass sie jemand von hinten angriff. Obwohl es im Hinblick auf eine Erklärung dafür, wie eine optische Täuschung mithilfe einer Kamera erzeugt werden kann und wie sich unsere Augen daran gewöhnen können, Dinge ganz anders zu sehen, faszinierend ist, scheint dieses Experiment nicht viel über die außerkörperlichen Erfahrungen auszusagen, die von den Forschern untersucht worden waren. Es war fast so, als hätten die Forscher hier etwas untersucht, das absolut nichts mit einer außerkörperlichen Erfahrung zu tun hatte, und es dann als außerkörperliche Erfahrung bezeichnet. Dennoch kamen die Forscher zu dem Schluss, dass sie eine außerkörperliche Erfahrung im Labor nachgestellt hatten – und dass es nur eine Illusion gewesen war. Natürlich hat das nicht einmal annähernd etwas mit dem zu tun, was jemand durchmachen würde, der schwer krank ist, einen Herzstillstand hatte, wiederbelebt wurde und dann beschreibt, dass er in einer außerkörperlichen Erfahrung Gespräche mitangehört oder Ereignisse gesehen hat. Außerdem hatte niemand tatsächlich ein außerkörperliches Erlebnis oder zumindest keines, das diejenigen von uns, die es untersucht haben, gesehen haben. In Zusammenhang mit einer außerkörperlichen Erfahrung beschreibt die betreffende Person, wie sie sich in ihrer Wahrnehmung als von ihrem Körper getrennt erlebt hat und wie sie nach unten schaute. Und dann berichtet sie bis in sämtliche Details von Ereignissen, die wirklich stattgefunden haben. Während eines Herzstillstands passiert dies oft, wenn das Gehirn in seiner Funktion stark gestört ist oder vielleicht nicht einmal mehr funktioniert. Keiner dieser Probanden hatte das Gefühl, sich von sich selbst zu trennen, oder konnte irgendetwas anderes, was im Raum vor sich ging, beschreiben als das, was er gezwungenermaßen in der Brille sah. Ich bin mir sicher, dass die Bemühungen der Forscher durchaus echt waren, aber sie untersuchten eindeutig etwas ganz anderes. Ich fragte mich sogar, ob sie tatsächlich jemals Menschen mit außerkörperlichen Erfahrungen getroffen und befragt hatten. Dies waren jedenfalls keine außerkörperlichen Erfahrungen. Von den globalen Medien wurde jedoch weitgehend berichtet, außerkörperliche Erfahrungen seien im Labor nachgestellt worden und es handle sich dabei vermutlich um Halluzinationen!

In einer anderen Studie, die Nahtoderlebnisse zu erklären versuchte, schlossen Forscher die Gehirne von Menschen, die in einem Hospiz im Sterben lagen, an eine Maschine namens BIS-Monitor an, das die elektrische Aktivität misst. Bei diesen Menschen war klar, dass sie nicht wiederbelebt werden würden, denn sie hatten alle unheilbare Krankheiten und starben friedlich ohne medizinische Intervention. Den Forschern fiel auf, dass es in den letzten paar Minuten, bevor diese Menschen starben, einen Anstieg der elektrischen Aktivität im Gehirn gab, der vorübergehend war und dann wieder abfiel. Wie bereits erwähnt, kommt, nachdem das Herz zu schlagen aufgehört hat, aufgrund mangelnder Durchblutung auch die elektrische Aktivität im Gehirn zum Erliegen.

Daher leuchtet dieser Teil der Studie ein. Interessanterweise zogen die Forscher daraus den Schluss, dass diese Menschen vermutlich ein Nahtoderlebnis haben und dass die erhöhte elektrische Aktivität dadurch verursacht wird. Offensichtlich leuchtet diese Schlussfolgerung nicht ein, denn wir haben keine Ahnung, ob diese Individuen wirklich ein Nahtoderlebnis hatten, weil sie alle in Frieden sterben durften und daher niemand mit ihnen gesprochen hat, um herauszufinden, ob sie überhaupt irgendwelche Erfahrungen gemacht hatten. Noch wichtiger ist, dass es Hunderte von Gründen für diesen Anstieg der Elektrizität geben könnte – fürs Protokoll, der wahrscheinlichste ist der Zufluss von Kalzium in die Gehirnzellen, der um die Zeit stattfindet, wenn Menschen sterben; das könnte eine große Spannungsspitze der elektrischen Aktivität verursachen, weil sich Kalzium in die Zellen und aus ihnen hinaus bewegt. Als Forscher fand ich es schwer nachzuvollziehen, wie aus dieser Untersuchung der Schluss gezogen werden konnte, dass diese Menschen ein Nahtoderlebnis oder überhaupt ein Erlebnis hatten!

In diesen Tagen wird jede Studie, die das Etikett *Nahtoderlebnis* trägt, von sämtlichen Medien und im Internet verbreitet und bekommt oft ein Eigenleben, weil ein derart großes Interesse an der Lösung des Rätsels besteht. Aber die Studien sind häufig sehr oberflächlich und fast durchgehend ergebnislos.

Die Wissenschaft hat eruiert, dass Nahtoderlebnisse und, noch wichtiger, tatsächliche Todeserlebnisse durchaus vorkommen, und die Gesellschaft wird allmählich auf diese Tatsache aufmerksam. Warum also tun so viele Menschen diese Erlebnisse einfach als Halluzinationen, Illusionen oder Fantasien ab? Obwohl die Gründe vermutlich ziemlich komplex sind, haben sie etwas mit der Notwendigkeit zu tun, zu definieren, was Wirklichkeit eigentlich ist.

Die Realität der Menschen wird bestimmt und definiert von dem, was sie wissen, und diese Realität hat konventionelle Grenzen. Oft wurden wir konditioniert, Realität als das zu definieren, was wir sehen, berühren und mit unseren anderen Sinnen wahrnehmen können. Man hat uns gesagt, dass wir nicht wissen, ob es jenseits davon noch eine andere Realität gibt. Jede persönliche Erfahrung, einschließlich eines Nahtoderlebnisses, kann für die Person, die sie gemacht hat, sehr real sein, aber da andere diese Erfahrung nicht gemacht haben, können sie nicht sagen, ob sie real ist oder nicht. Wenn allerdings jeder in der Gesellschaft eine bestimmte Erfahrung macht, etwa die Erfahrung der Liebe, gibt die Gesellschaft dem eine entsprechende Bedeutung und kommt zu dem Schluss, dass das betreffende Erlebnis real ist. Genau so wird die Realität bestimmt.

Realität ist nicht neurologisch, sondern weitgehend gesellschaftlich bestimmt. Menschen ordnen verschiedenen Ereignissen, Phänomenen und Beobachtungen Bedeutungen zu. Weil Bedeutungen willkürlich sind, können Menschen sie auch ändern, und wenn sich die Umstände verändern, sind die älteren Definitionen vielleicht überholt. Das ist typisch für das, was in der Wissenschaft passiert. Wenn wir mehr Informationen haben, ändert sich unsere Definition der Realität. Doch selbst wenn unter diesen Umständen ältere Definitionen nicht mehr gelten, wird Veränderungen oft sehr viel Widerstand entgegengebracht. Die Quelle der fortschrittlichen Ideen entscheidet oft darüber, ob sie akzeptiert werden. Wenn die Person, die sie vertritt, auf ihrem Gebiet hoch angesehen ist und eine große Zahl von Anhängern hat, werden ihre individuellen Ansichten auf sehr viel breiterer Ebene akzeptiert, als wenn sie von jemandem stammen, der als weniger wichtig wahrgenommen wird.

Die meisten Menschen sind sich einig, dass es eine Welt der »Wirklichkeit« gibt, und in dieser Wirklichkeit wiederum eine Welt der Objekte und Phänomene, die außerhalb und unabhängig von uns ist und mit der wir interagieren. Diese Realität hat vor uns existiert und wird auch nach uns noch weiterexistieren, egal ob wir daran glauben. Die Gesetze des Universums sind ein perfektes Beispiel dafür. Bedenken Sie, dass alles, was im Laufe der Jahrhunderte von Naturwissenschaftlern entdeckt wurde, schon immer da gewesen ist. Dennoch haben wir Tausende von Jahren gebraucht, um es zu entdecken. Elektromagnetische Wellen hat es immer gegeben, ob Menschen daran glaubten oder nicht. Dennoch ist es noch gar nicht so lange her, dass Wissenschaftler ihre Existenz entdeckt und sie für Dinge nutzbar gemacht haben, die wir heute für selbstverständlich halten, wie Fernsehen, Radio hören oder E-Mails verschicken und empfangen.

Wenn man einmal darüber nachdenkt, muss es noch andere Dimensionen der Wirklichkeit geben, die wir mit unseren fünf Sinnen einfach nicht wahrnehmen können. Elektromagnetische Wellen sind ein perfektes Beispiel dafür. Es gab sie vor tausend Jahren, vor hunderttausend Jahren und vor einer Million Jahren, aber wir haben sie erst vor etwas mehr als hundert Jahren entdeckt. Wenn jemand Menschen vor zweihundert Jahren erzählt hätte, dass es eine »unsichtbare« Welle gibt, die Töne und Bilder so klar, wie wir sie hier hören und sehen können, tausende Kilometer weit transportieren kann, sodass sie dort auch von anderen gehört und gesehen werden können, hätten die meisten Menschen dieser Person nicht geglaubt. Dennoch hat es elektromagnetische Wellen und die Möglichkeit, sie zu nutzen, schon immer gegeben. Es gibt also eine Art von Realität, die existiert, ob wir daran glauben oder nicht. Daraus könnte man logischerweise den Schluss ziehen, dass es viele andere Realitäten gibt, die uns zwar nicht bewusst sind, die aber dennoch vorhanden sind.

Ein weiterer wichtiger Grund für unsere Eingeschränktheit ist, dass nicht nur unsere Sinne begrenzt sind, sondern auch unser Gehirn. Das Gehirn und die fünf Sinne, die mit ihm verbunden sind, können mit einem sehr komplexen Computer verglichen werden, der mit den Daten, die er von seinen Sensoren empfangen hat, eine komplizierte Analyse durchführen kann. Aber die Sensoren, die wir verwenden, um Dinge in der Außenwelt zu erkennen, sind ebenso beschränkt wie unser Computer, der die hereinkommenden Informationen analysiert. Wie jeder Computer ist auch das Gehirn in seiner Fähigkeit, Informationen zu verarbeiten, von der Hard- und Software eingeschränkt, über die es verfügt. Wenn eine externe Wirklichkeit jenseits dessen liegt, was unser Gehirn erkennen und interpretieren kann, sind wir nicht in der Lage, sie zu begreifen.

Wir alle haben erfahren, wo die Grenzen unseres Gehirns liegen, wenn es um Wahrnehmen und Begreifen geht. Ein einfaches Beispiel ist unsere Fähigkeit zu interpretieren, was wir sehen, wenn wir uns optische Täuschungen anschauen. Manchmal kann das Gehirn einfach nicht alle Informationen verarbeiten, die es von den Sinnen bekommt. Daher können wir aus wissenschaftlicher Sicht und objektiv betrachtet nicht einfach davon ausgehen, dass die Nahtoderlebnisse von Leuten Illusionen oder Halluzinationen sind, selbst wenn das besser zu unseren aktuellen neurowissenschaftlichen Modellen passt, als eine andere Möglichkeit. Es könnte auch sein, dass wir eine neue Wissenschaft oder einen Paradigmenwechsel brauchen, um eine relativ neue Entdeckung zu erklären. Um Nahtoderlebnisse zu verstehen, müssen wir hinter das schauen, was existiert. Eine Möglichkeit wäre, die einschlägigen Erfahrungen, von denen Menschen berichtet haben, zunächst objektiver zu untersuchen, ihnen eine klar definierte wissenschaftliche Grundlage zu geben und Wege zu finden, wie man sie in Zukunft objektiver testen kann.

Seit dem Jahr 2000 haben einige Forscher, darunter auch ich, damit begonnen, sich mehr auf die kognitiven Erfahrungen zu konzentrieren, die Menschen während eines Herzstillstands und damit im Tod machen. Dies ist nicht mehr missverständlich und vage. Obwohl die meisten diese Erfahrungen immer noch als Nahtoderlebnisse bezeichnen, habe ich, wie bereits ausgeführt, aufgrund meiner Forschung und meiner Arbeit festgelegt, dass es sich um tatsächliche Todeserlebnisse handelt. Das ist ein wichtiger Unterschied, vor allem für die Forschung, weil die Definition eines tatsächlichen Todeserlebnisses nicht so vage ist wie die eines Nahtoderlebnisses. Ein tatsächliches Todeserlebnis findet in einem bestimmten biologischen Zusammenhang statt, in dem das Herz des Betreffenden aufgehört hat zu schlagen. In den letzten zehn Jahren wurden mindestens fünf unabhängige Studien durchgeführt und in der wissenschaftlichen Literatur veröffentlicht, die bestätigt haben, dass 10 bis 20 Prozent der Menschen, die einen Herzstillstand hatten und wiederbelebt wurden, in der Zeit nach Eintritt des Todes kognitive und psychische Erfahrungen gemacht haben. Diese Erfahrungen sind Nahtoderlebnissen eigentlich sehr ähnlich, aber man nennt sie vermutlich besser tatsächliche Todeserlebnisse – aus Gründen, die ich bereits erklärt habe. Wir haben herausgefunden, dass sich Menschen, die diese Erlebnisse haben, allgemein gesprochen, zwar an eine ganze Reihe von verschiedenen Merkmalen erinnern mögen, doch am anderen Ende des Spektrums haben 80 bis 90 Prozent der Menschen, die einen Herzstillstand überlebten, keine Erinnerungen. Es stellt sich also die Frage: Warum macht nicht jeder, der wiederbelebt wurde, diese Erfahrungen?

Obwohl es niemand ganz genau weiß, ist die Antwort mehr als wahrscheinlich, dass manche Menschen, die sich an ihre Erlebnisse erinnern können, mehr Abwehrkräfte gegen die Auswirkungen der mangelnden Sauerstoffversorgung des Gehirns haben, sowie gegen die Entzündung, die das Gehirn in der Postreanimationsphase überflutet, und zwar im Hinblick auf ihre Erinnerungsspeicher. Es mag Menschen geben, die besser in der Lage sind, sich an Dinge zu erinnern, als andere, trotz der Auswirkungen von Sauerstoffmangel und Hirnverletzungen, die normalerweise alle Erinnerungsspeicher löschen würden. Deshalb haben wir ein breites Spektrum von Erinnerungen von sehr umfangreichen und detaillierten, wo sich Menschen an sieben oder acht komplexe Merkmale erinnern, bis hin zu Erinnerungen von Leuten wie Joe Tiralosi, der sich an nur zwei Merkmale erinnerte. Es ist vielleicht ähnlich dem, was passiert, wenn wir uns an unsere Träume zu erinnern versuchen. Wir alle träumen jede Nacht, aber aus irgendeinem Grund können sich einige Menschen besser an ihre Träume erinnern, als andere. Es könnte etwas mit den Speicherschaltungen im Gehirn zu tun haben. Bei einem Herzstillstand würden wir erwarten, dass alle Speicherschaltungen abstürzen, weil das Gehirn nicht mehr arbeitet. Somit ist die Tatsache, dass sich einige Leute erinnern können, an sich ein Paradox und lässt vermuten, dass Geist und Bewusstsein einer Person vielleicht noch weitermachen können, auch nachdem die Person die Schwelle zum Herzstillstand und damit zum Tod bereits überschritten hat.

Die Wissenschaft hat festgestellt, dass Menschen nach einem Herzstillstand und nach Eintritt des Todes bestimmte Erfahrungen machen, aber es gibt immer noch Leute, von denen die Erfahrungen dieser anschließend wiederbelebten Menschen infrage gestellt werden. Obwohl es mittlerweile immer mehr wissenschaftliches Material dazu gibt, tun sie Nahtoderlebnisse weiterhin als Halluzinationen, Illusionen oder Fantasien ab. Wir sollten verstehen, dass die Realität einer Erfahrung nicht davon bestimmt wird, welche Chemikalien in welchen Teilen des Gehirns ausgeschüttet werden, weil im Prinzip dieselben Gehirnareale sowohl an Halluzinationen als auch an realen Erfahrungen beteiligt sind. Realität ist die gesellschaftlich determinierte Bedeutung, die wir unseren Erfahrungen geben. Das Hauptproblem ist, dass immer noch sehr stark an festen Überzeugungen in Bezug auf Leben und Tod festgehalten wird, und daher alles, was zum Thema »was passiert, wenn wir sterben« vorgeschlagen wird, oft auf persönliche Ansichten beschränkt bleibt. Noch einmal, um diese Erfahrungen zu verstehen, müssen wir die Nahtoderlebnisse, von denen Menschen berichtet haben, genau untersuchen, damit wir sie wissenschaftlich fundieren und nach Testmöglichkeiten für die Zukunft suchen können.

Und schließlich, auch wenn das Thema Tod und was geschieht, wenn wir sterben, traditionell als eine religiöse oder philosophische Frage wahrgenommen wird, ist klar, dass es sich hier um ein Wissensgebiet handelt, das wissenschaftliche Objektivität erfordert. Wir sollten unparteiisch bleiben und bereit sein zu akzeptieren, was immer unsere Befragungen erbringen, ohne uns zu sehr auf das zu fixieren, was wir aufgrund unserer Konditionierung als Realität wahrnehmen, denn es ist schwierig, Kenntnis über die Realität von irgendetwas zu erlangen, und damit sollte sich die Wissenschaft beschäftigen – nicht mit dem, was zu einer bestimmten Zeit und basierend auf einem bestimmten festen Rahmen, der als Wissenschaft definiert wird, wahrnehmbar ist. Wie wir gesehen haben, werden Konzepte wie Bewusstsein, Seele oder Jenseits traditionell zwar als nicht wissenschaftlich betrachtet, aber der wissenschaftliche Fortschritt – und ganz besonders das Bestreben, Leben zu retten und den Tod zu verstehen und damit zu überwinden, selbst nachdem er eingetreten ist – hat uns dazu gebracht, einige unserer Wahrnehmungen neu zu überdenken und mit wissenschaftlichen Mitteln erkunden zu wollen, was hier passiert. Heute ist es sehr viel schwieriger, den Tod zu definieren oder zu verstehen, ohne dabei das Bewusstsein oder die Seele einer Person zu berücksichtigen.

KAPITEL 8
Das Selbst verstehen

Gehirn, Seele und Bewusstsein

Als Michelangelo im Jahr 1510 die Decke der Sixtinischen Kapelle halb fertig gemalt hatte, wurde Raffael, ein anderer Künstler der italienischen Renaissance, von Papst Julius II. beauftragt, vier Fresken für die Stanzen des päpstlichen Palasts im Zentrum des Vatikans anzufertigen. Das Bekannteste davon, *Die Schule von Athen,* stellt viele bekannte griechische Philosophen dar, die in verschiedenen Epochen ein paar Hundert Jahre vor Christus gelebt haben. Im Zentrum des Bildes sieht man Platon und seinen Schüler Aristoteles ins Gespräch vertieft. Während Kunsthistoriker nicht genau wissen, was Raffael mit diesem Bild beabsichtigt hat, ist die Darstellung von Platon und Aristoteles im Zentrum der Philosophie an einem Ort mit so viel religiöser Ikonografie sehr aufschlussreich. Wir wissen nämlich, dass vieles von dem, was seit Jahrhunderten in Zusammenhang mit dem denkenden Geist, der Psyche, der Seele und der Essenz dessen, was wir sind, diskutiert wird, auf zwei unterschiedliche Ansichten zurückgeht, die von Platon und Aristoteles vertreten wurden.

Auf dem Gemälde hält der ältere Platon, dargestellt mit einem langen grauen Bart, sein Buch *Timaios* in der Hand, in dem diskutiert wird, wie das Leben der Menschen unauslöschlich vom Himmlischen beeinflusst wird, und welches das philosophische Denken jahrtausendelang beeinflusst hat. Sein dynamischer

Schüler Aristoteles geht an seiner Seite und umklammert ein Exemplar seines Buches *Nikomachische Ethik*, eine Abhandlung über das Verhältnis des Menschen zur physischen Welt. Platon scheint zum Himmel zu zeigen, und Aristoteles gestikuliert offenbar in Richtung Erde. Es wird angenommen, dass diese Gesten auf den Kern ihrer Philosophien hinweisen, nämlich dass Platon an eine duale Welt der Existenz glaubt, während sich Aristoteles mit seinen Überlegungen auf das Greifbare und Konkrete konzentriert. Die beiden könnten sehr wohl über die Themen menschlicher Geist, Psyche oder »Seele« und vielleicht sogar über das Leben nach dem Tod diskutiert haben – und fast jede Idee, die in den Jahrtausenden bis heute zu diesen Themen vorgebracht wurde, wurzelt in den Diskussionen und Debatten, die Platon und Aristoteles hatten, sowie auf den Werken vieler anderer Philosophen aus der Schule von Athen. Auch wenn der Begriff Seele in der heutigen modernen Gesellschaft einen relativ ungenauen und hauptsächlich religiösen Beiklang bekommen hat, zur Zeit von Platon und Aristoteles im antiken Griechenland hatte die Seele – damals Psyche genannt – eine viel genauere Bedeutung. Die Psyche schloss alles ein, was mit menschlichen Wesen zu tun hatte – was sie lebendig machte, was ihre Identität formte und was zu ihrem moralischen Empfinden führte. Die Psyche galt als unterscheidendes Merkmal aller Lebewesen, und bei Menschen schloss sie emotionale Zustände sowie geistige und psychische Funktionen wie Denken, Wahrnehmung, Wünschen und Planen, praktisches Denken sowie moralische Eigenschaften und Tugenden ein. Entgegen der landläufigen Auffassung schlossen die frühen Definitionen der Psyche, der Seele oder »des Selbst« nicht immer auch den Glauben an eine unsterbliche Psyche (oder Seele) oder noch nicht einmal an eine immaterielle Psyche (oder Seele) ein. Und obwohl die meisten Menschen das Wort *Psyche* heute eher mit dem Geist assoziieren, während die Seele eher als vage, esoterisch und sogar religiös wahrgenommen wird, ist seine wahre beziehungsweise ursprüngliche Bedeutung in der Tat »Seele« oder »Selbst«. Wenn sie die Psyche studierten, ging es den griechischen Philosophen darum, zu verstehen, was Lebewesen im Allgemeinen und Menschen im Besonderen lebendig macht und ihnen ihre einzigartigen Eigenschaften verleiht. Genau wie heute gab es auch damals viele verschiedene, einander widersprechende Theorien sowohl über den Ursprung der menschlichen Psyche oder Seele als auch dazu, was nach dem Tod mit ihr geschieht.

Platons Ansichten haben zur Bildung vieler moderner westlicher und nahöstlicher Zivilisationen und zum philosophischen Denken beigetragen. Er glaubte, dass die materielle Welt, in der wir leben, die physische Welt, die wir berühren, sehen und mit unseren fünf Sinnen erleben können, zwar »real« ist, aber weniger wirklich und »perfekt« als eine andere Domäne der Existenz, die wir mit unseren Sinnen nicht wahrnehmen können und die zum Reich der Psyche oder Seele gehört. Somit war die Seele eine immaterielle Substanz. Er behauptete, dass es parallel zu dieser materiellen Welt eine Welt der Existenz gibt, die sich nur auf den Geist und die Psyche oder Seele bezieht. Diese Domäne ist per definitionem perfekt und ewig. Platon glaubte, dass es für alles, was in der Welt der »Materie« existiert, in einem anderen Bereich der Wirklichkeit eine entsprechend »perfekte« Blaupause oder einen Archetyp gibt und dass diese perfekte Wirklichkeit der Psyche oder Seele der Wesenheit entspricht, deren materielle Form für uns sichtbar ist. Mit anderen Worten, obwohl das Konzept eines menschlichen Wesens perfekt ist, ist die Realität, was sie ist, weil unsere Welt ungewiss und von vielen anderen Faktoren abhängig ist. Was wir in dieser Welt sehen, ist nicht immer perfekt, und wahre Perfektion gibt es nur in jener anderen Domäne. Menschen können beispielsweise krank werden oder ein Tier kann ein Bein verlieren. Platon nannte dies die Theorie der Formen.

David Banach, Professor für Philosophie am Saint Anselm College, New Hampshire, erklärt, dass Platon mit seinen Theorien die Kluft zwischen Wahrnehmung und Wirklichkeit definieren wollte. »Die Welt, die wir mit unseren Sinnen wahrnehmen, scheint sich ständig zu verändern«, schrieb Banach. »Die Welt, die wir durch den Geist und mithilfe unserer Ideen wahrnehmen, scheint dauerhaft und unwandelbar zu sein. Welche ist realer, und warum erleben wir beides? Die allgemeine Struktur der Lösung: Platon teilt die Existenz in zwei Bereiche: den materiellen Bereich und das transzendente Reich der Formen.«

Platon vertrat die Auffassung, dass die Formen aller Wesen ewig und unveränderlich sind und dass diese Formen die physische Materie des Seins »gestalten«. Analog dazu sagte Platon: Wenn man sich in der physischen Welt ein Pferd anschaut, ist die Idee dieses Pferdes (eine bestimmte Form) perfekt. Es gibt eine Blaupause oder eine Gussform für das, was ein ideales Pferd wäre. Wenn etwas passiert und das Pferd sich ein Bein bricht und deswegen unvollkommen wird, dann geschieht das in der physischen Welt. Doch in jener anderen Domäne oder Dimension bleibt alles perfekt – eine Welt der perfekten »Archetypen«, aus der die physischen Manifestationen aller Wesen hervorgehen.

Platon glaubte, dass das, was die Griechen *Psyche* nannten und was wir heute als Seele kennen, ewig ist. Sie ist der ultimative Stoff, aus dem – wie die Welt – der typische Körper erschaffen wird. Platon glaubte, dass jene Domäne die eigentliche Wirklichkeit ist und dass alles, was wir hier in der physischen Welt sehen, nur eine Imitation ist und nicht so perfekt wie das in jener anderen Domäne. Nach diesem Konzept ist alles, was wir sind, ein Nebenprodukt dieser Welt der Wirklichkeit, und unser physischer Körper und unser Gehirn sind zweitrangige Komponenten dieser ultimativen Realität. Die Psyche oder Seele ist im Grunde genommen eine realere Sache als das Gehirn. Philosophen und Wissenschaftler debattieren nach wie vor über die zentrale Frage: »Enthält oder erschafft das Gehirn die Seele?« Und neue Wege, die zu einer möglichen Antwort führen, werden bis zum heutigen Tag erkundet.

Um seine Theorie der Formen zu beschreiben, benutzte Platon eine Allegorie über eine Gruppe von Menschen, die in einer Höhle leben. Stellen Sie sich vor, natürlich rein hypothetisch gesprochen, dass diese Menschen seit ihrer Geburt an den Wänden der Höhle angekettet sind und nicht gehen können. Über ihnen ist eine hohe Wand, und ganz oben ist ein schmaler Spalt, durch den das Licht scheint. Ab und zu gehen außerhalb der Höhle Menschen vorbei, welche die Höhlenbewohner noch nie gesehen haben, und werfen ihre Schatten an die Wand. Solange die Höhlenbewohner in der Höhle feststecken, werden sie diese Schatten als real wahrnehmen, und daher ist ihre Wahrnehmung dieser Schatten die ultimative Realität, die sie ergründen können.

Stellen Sie sich nun vor, dass sich einer dieser Menschen befreit und die Wand hochklettert, um zu schauen, wo das Licht herkommt. Zu seinem Erstaunen sieht er draußen Menschen herumlaufen, die nicht schwarz und weiß sind, sondern dreidimensional, Menschen, die unterschiedlich aussehen und bunte Farben tragen. Begeistert von seiner Entdeckung, klettert er wieder nach unten, um den Höhlenbewohnern mitzuteilen, dass das, was sie bisher erlebt haben, nicht die eigentliche Wirklichkeit ist. Sie ist zwar real, aber es gibt noch eine höhere Wirklichkeit. Doch da die anderen Höhlenbewohner es nicht mit eigenen Augen gesehen haben, glauben sie ihm nicht. Sie halten ihn für verrückt mit seiner lächerlichen Idee. Die Wahrnehmung dessen, was real ist, ist von der wahren Wirklichkeit getrennt. Obwohl die Wirklichkeit für viele Menschen, genau wie für die angeketteten Höhlenbewohner, auf das beschränkt ist, was sie mit ihren fünf Sinnen wahrnehmen, gibt es in der Tat einen höheren Bereich der Wirklichkeit.

Aristoteles brachte einen anderen Denkansatz ins Spiel. Viele würden ihn vielleicht als den ersten großen Biologen bezeichnen, weil er derjenige war, der vor allen anderen eine Taxonomie der Biologie erstellte – die Grundlage für das Klassifizierungssystem, das wir bis heute verwenden. Obwohl er Platons Schüler war, glaubte Aristoteles nicht, dass Platons Sicht richtig war. Er war der Ansicht, dass Materie und Form eines Wesens nicht getrennt, wohl aber voneinander unterschieden werden können und dass sich die Form eines Wesens einfach aus den Eigenschaften seiner Materie ergibt. Daher hat ein Pferd vielleicht eine spezifische Form, aber diese Form ergibt sich aus seiner Materie und nicht aus einem Archetyp oder einer nicht physischen Entität. Er vermutete, dass die Psyche oder Seele in Wirklichkeit ein Nebenprodukt der Aktivität der Materie ist.

Aristoteles verwendete folgende Analogie: Die Seele ist für den Körper, was das Sehen für das Auge ist. Wenn das Auge perfekt funktioniert, haben wir sozusagen als Nebenprodukt das Phänomen des Sehens. Das Sehen ist allerdings nicht das gleiche wie das Auge; es ist die Seele des Auges. Weiterhin sagte er, die Seele des Menschen – seine Gedanken, seine Gefühle, seine psychische Verfassung, alles, was ihn ausmacht und wer er ist – sei einfach ein Nebenprodukt der perfekten Materie. Denn solange der Körper funktioniert, haben wir eine Seele. Und wenn der Körper seine Funktion einstellt, haben wir keine Seele mehr.

Offensichtlich stehen diese Vorstellungen in krassem Gegensatz zueinander, wenn es um die Psyche oder Seele geht und um die Frage, was passiert, wenn wir sterben. Platon war der Ansicht, dass der Tod nicht das Ende sein kann, weil der Körper nicht die Hauptsache ist. Der realere Bereich der Wirklichkeit ist die Psyche oder Seele, und die besteht weiter, nachdem wir gestorben sind. Aristoteles hingegen glaubte sehr wohl, dass der Tod das Ende ist, weil die Seele vom Körper hervorgebracht wurde und daher nicht unabhängig von diesem existieren kann. Doch obwohl Aristoteles weitgehend der Ansicht war, die Seele könne ohne den Körper nicht überleben, glaubte er auch, dass ein Teil der Seele, der Intellekt, so weit perfektioniert werden könne, dass er nach dem Tod vom Körper getrennt hierbleibt, während der Test der Seele zugrunde geht.

Außer Platon und Aristoteles haben sich noch viele andere

große Philosophen wie Pythagoras und Demokrit Gedanken über die Natur der Seele gemacht und darüber, was nach dem Tod mit ihr passiert. Ein Konsens wurde zwar nie erreicht, aber eine frühe bleibende Theorie wurde von Demokrit aufgestellt, dem Ersten, der mit der Theorie der Atome in Verbindung gebracht wird. Demokrits Theorie, der atomistische Materialismus, besagt, dass alles aus Atomen besteht und dass das Atom etwas ist, das nicht noch weiter geteilt werden kann (erstaunlicherweise wurde dies etwa 2400 Jahre, bevor moderne Wissenschaftler das Atom entdeckten, behauptet). Ihm und seinen Anhängern zufolge bestehen unsere Körper, unsere Psyche und unsere Seele aus unteilbaren Komponenten, und wenn wir sterben, zerstreuen sich diese Atome im leeren Raum. Wenn unser Geist und unsere Psyche oder Seele auch aus sogenannten Seelenatomen bestehen, zerstreuen sie sich ebenfalls, und nichts bleibt. In gewisser Weise ähnelt dies vielleicht den Ansichten der Menschen, die heutzutage glauben, dass nach dem Tod nichts übrig bleibt. Wenn wir sterben, sind wir weg. Im Gegensatz dazu glaubte auch Pythagoras, der vor Platon gelebt hat und dessen Theorie von Platon unterstützt wurde, dass die Wesenheit der Psyche oder Seele – das, was uns zu dem macht, was wir sind – ewig ist und daher nicht ausgelöscht wird, wenn wir sterben.

Wenn man Menschen heute fragt, ob sie an die Existenz der Psyche glauben, sagen sie vermutlich: »Ja, natürlich.« Vielleicht schaut man Sie sogar erstaunt an, weil Sie diese Frage gestellt haben. Nur wenige Menschen würden die Existenz der Psyche diskutieren, weil vermutlich allgemein akzeptiert wird, dass sie existiert und weil man sie in der Regel mit dem Geist gleichsetzt. Wenn Sie jedoch fragen »Glauben Sie an die Seele?«, bekommen Sie vermutlich eine Antwort, die eher mit der persönlichen oder religiösen Überzeugung einer Person oder deren Fehlen zu tun hat. Den meisten Menschen ist nicht bewusst, dass die Begriffe *Seele* und *Psyche* in Wirklichkeit ein und demselben entsprechen, dem »Selbst«. Die Gründe für die gegenwärtigen religiösen Konnotationen und Assoziationen werden noch deutlicher werden, aber in Wirklichkeit ist es wohl so: Wenn Menschen sagen, dass sie nicht an die Seele glauben, ist es, als sagten sie, dass sie nicht an sich selbst glauben, weil das Wort *Seele* nichts anderes bedeutet als das *Selbst* – das, was wir sind. Es wird immer noch darüber debattiert, ob die Psyche oder Seele ein Nebenprodukt des Körpers ist und deshalb mit dem Körper stirbt, wie Aristoteles glaubte, oder ob sie an und für sich eine wirkliche Entität ist, die im Tod vom Körper getrennt wird und daher weiterbesteht, was Platons Ansicht war (und Dualismus genannt wird, weil von zwei Bereichen der Realität ausgegangen wird). Die Frage, die sich in diesem Zusammenhang stellt, lautet also: Kommt das denkende, bewusste Wesen, das gerade dieses Buch liest und über die hier vorgestellten Ideen nachdenkt, das Wesen, das wir im alltäglichen Gespräch als »Ich« bezeichnen, durch einen physischen Prozess in den Körper, oder ist es irgendeine andere Entität? Wenn ja, was passiert mit ihr, wenn wir sterben?

Vielen, die heute an die Vorstellung einer Seele glauben, die nach dem Tod in einer Art »Jenseits« weiterlebt, ist nicht klar, dass sich der Ursprung ihres Glaubens auf die griechische Philosophie und insbesondere auf Platon zurückverfolgen lässt. Das Christentum entstand im Römischen Reich und entwickelte sich gegen dessen Ende zur dominierenden Glaubensrichtung. Vor diesem Hintergrund verschmolzen die griechischen Vorstellungen über die Seele, wie sie von Platon und Aristoteles und vielen anderen entwickelt worden waren, mit dem christlichen Glauben. Die Kirche unterstützte im Großen und Ganzen Platons Vorstellungen, weil sie besser zum christlichen Glauben an die Auferstehung und das ewige Leben zu passen schienen.

Augustinus, der Theologe und Kirchenlehrer, dessen Schriften das westliche Christentum maßgeblich gestaltet haben, stand unter dem Einfluss der platonischen Philosophie. Er betrachtete die Seele als »Reiter« des Körpers und wollte damit andeuten, dass die Seele das wahre »Selbst« und immateriell ist. Er glaubte, der Mensch sei eine »vernunftbegabte Seele«, die sich eines »materiellen Körpers« bedient. Heute haben Menschen sehr feste Vorstellungen davon, was das Leben ist, was der Tod, was das Jenseits und was die Seele, ob sie nun Christen sind, Juden, Muslime, Hindus, Buddhisten, Agnostiker oder sogar Atheisten. Wenn wir glauben, dass unser Selbst, wenn wir sterben, nicht existent wird und verschwindet, stehen wir vielleicht, ohne uns dessen bewusst zu sein, in einer Tradition, die von den Atomisten und Aristoteles begonnen wurde. Und wenn wir glauben, dass unsere Psyche, Seele oder unser »Selbst« nach dem Tod weiterlebt, stehen wir vielleicht in der Tradition von Pythagoras oder Platon und der Neuplatoniker. Welche persönlichen Ansichten wir in Bezug auf das Selbst, die Psyche oder Seele auch vertreten, es ist wahrscheinlich, dass dieser Glaube schon von zahlreichen Gelehrten diskutiert und weiterentwickelt wurde, sogar noch vor den altgriechischen Philosophen. Obwohl einige Überzeugungen vielleicht nicht dem entsprechen, was die Wissenschaft schließlich als korrekt beweisen kann, ist das bei anderen vielleicht der Fall.

So seltsam es klingen mag, diese Vorstellung von der Natur der Psyche oder Seele wird von Naturwissenschaftlern untersucht. Heute wird in der Wissenschaft vom »Problem des Bewusstseins« gesprochen. Wie entstehen unsere Gedanken, Gefühle, Empfindungen und im Prinzip alles, was uns zu der Person macht, die wir sind? Vor ein paar Jahrzehnten wurde dieses Thema nicht einmal als wissenschaftlich relevant betrachtet. Jetzt können Wissenschaftler grob in zwei Kategorien eingeteilt werden: diejenigen, die eine Ansicht vertreten, die mehr oder weniger der Auffassung von Aristoteles entspricht, und diejenigen, die grob gesagt Platons Ansicht stützen. Die entscheidende Frage läuft darauf hinaus: Bringt das Gehirn den Geist, die Psyche und die Seele hervor, oder ist der Geist Psyche und Seele –

mit anderen Worten die Entität, die uns Menschen zu denen macht, die wir sind – vom Gehirn getrennt, aber in Interaktion mit ihm?

In jedem Lager gibt es sehr bedeutende Wissenschaftler, obwohl heute mehr die Ansicht des Aristoteles unterstützen, als die von Platon. Nobelpreisträger Francis Crick, der Mitentdecker der DNA, vertrat die Ansicht, dass alles, was wir als »Selbst« oder Seele betrachten, aus dem Gehirn kommt. Wenn man stirbt, stellt der Körper seine Funktionen ein, und deshalb wird auch die Seele ausgelöscht. Der prominenteste Wissenschaftler aus der anderen Gruppe – welche die wesentlichen Realität der menschlichen Psyche oder Seele für eine von Gehirn und Körper getrennte Entität hält und glaubt, dass die Psyche oder Seele nach dem Tod als eine andere Art von Materie, ähnlich einer elektromagnetischen Welle weiterexistiert – war der Neurowissenschaftler und Nobelpreisträger Sir John Eccles.

Heute hat die Wissenschaft die Mechanismen, die dazu führen, dass dem Gehirn verschiedene Signale und Nachrichten übermittelt werden, weitgehend im Griff und weiß alles über die Verbindungen zwischen dem Gehirn und dem Rest des Körpers. Aber die Frage, die noch bleibt und die wissenschaftliche Debatte anregt, lautet: Wo inmitten all dieser elektrischen Aktivität und der chemischen Prozesse, von denen wir wissen, dass sie im Gehirn ablaufen, liegen die Gedanken und das Selbst? Weil unsere wahre Realität so aussieht, dass wir alle denkende, bewusste Wesen sind und unsere Gedanken unser alltägliches Handeln bestimmen, können wir uns fragen, wo diese Gedanken herkommen und, noch genauer, wie sie zustande kommen. Wie kann der Durchgang von elektrischem Strom durch eine Zelle Gefühle verursachen? Wenn wir ein Gefühl wie Liebe oder Wohlwollen oder gar Eifersucht erleben, können wir all die Leitungsbahnen, die das Gefühl vermitteln, wissenschaftlich verfolgen, aber wie verwandeln sich diese chemischen und elektrischen Prozesse in Gefühle und Gedanken?

David Chalmers, ein australischer Philosoph, hat es sehr gut zusammengefasst: »Das Bewusstsein stellt die Wissenschaft des denkenden Geistes vor die rätselhaftesten Probleme. Nichts ist uns vertrauter als bewusste Erfahrung, aber es gibt auch nichts, was schwerer zu erklären ist.« In seinen Büchern bezeichnete Chalmers dies als das »schwierige Problem« des Bewusstseins. Dies steht im Gegensatz zu den »einfachen Problemen«, bei denen es im Wesentlichen um das Verständnis der Mechanismen geht, die es dem Gehirn erlauben, mit den verschiedenen Arten von Informationen, die es empfängt, umzugehen.

Die moderne Medizin hat geholfen, einige der Fragen zur Beziehung zwischen den Gedanken und dem Gehirn zu beantworten, namentlich spezifischen Arealen, die etwas mit bestimmten Empfindungen, Emotionen und Gedanken zu tun haben, nicht aber die Frage, wie Gedanken eigentlich von den Gehirnzellen produziert werden.

Zum Analysieren von Denkprozessen verwendet man mittlerweile spezielle Gehirnscanner beziehungsweise bildgebende Verfahren, nämlich funktionale MRT (Magnetresonanztomografie) und PET (Positronen-Emissions-Tomografie). Diese arbeiten nach dem Prinzip, dass Gehirnzellen ständig Blut brauchen, das ihnen alle wichtigen Nährstoffe liefert, die sie benötigen, um zu arbeiten, einschließlich Sauerstoff und Glukose. Die Scanner folgen also im Wesentlichen der Bewegung des Blutes in verschiedene Teile des Gehirns. Auf diese Weise können sie uns jederzeit sagen, welcher Teil des Gehirns gerade aktiver ist als andere.

Abgesehen von Veränderungen im Blutfluss, können spezialisierte Scanner auch die Bereiche des Gehirns erkennen, in denen der Verbrauch von Sauerstoff und Glukose erhöht ist. Indem sie die Veränderungen im Blutfluss und den Verbrauch von Sauerstoff und Glukose in verschiedenen Teilen des Gehirns registrieren, können Wissenschaftler erkennen, welche Gehirnareale an bestimmten Denkprozessen beteiligt sind. Das wird als »Mapping« oder Kartografieren des Gehirns bezeichnet. Dazu legen die Wissenschaftler eine Person in die Röhre und scannen ihr Gehirn, während sie sich bestimmte Gedanken macht.

Während ich lese, was ich geschrieben habe, finden ständig Veränderungen im Blutfluss zu bestimmten Teilen meines Gehirns statt. Ich höre auch Musik, und dieses angenehme Gefühl geht einher mit einer wechselseitigen Veränderung im Muster des Blutflusses zu dem Teil meines Gehirns, der an dieser Empfindung beteiligt ist. Wenn ich mich wirklich auf meine Musik einlasse und dem Bildschirm keine Aufmerksamkeit mehr schenke, werden die Gehirnareale, die mehr Blut bekommen haben, während ich las, jetzt mit weniger Blut versorgt. Dafür bekommen andere Gehirnteile jetzt mehr Blut. Interessanterweise haben Gehirnscans gezeigt, dass bei jedem Gedanken viele Bereiche des Gehirns aktiv werden und es deshalb mehrere Bereiche des Gehirns gibt, die Denkprozesse vermitteln. Das ist ein sehr wichtiger Punkt. Allerdings beantwortet das Erkennen von Veränderungen im Blutfluss oder eines erhöhten Stoffwechsels in bestimmten Teilen des Gehirns während einer Erfahrung die große Frage keineswegs, und die lautet: Wie lässt eine physische Ansammlung von Zellen eine bewusste Erfahrung entstehen?

Eine Untersuchungsmethode für diesen Bereich, die in den letzten fünfzehn bis zwanzig Jahren von Wissenschaftlern eingeführt wurde, bestand darin, die Veränderungen, die unter bestimmten Bedingungen im Gehirn stattfinden, auszumachen und sie mit bewussten Erfahrungen zu korrelieren. Mit anderen Worten, Wissenschaftler haben versucht, die biologischen Prozesse zu untersuchen, die im Gehirn ablaufen, wenn jemand eine bewusste Erfahrung macht, etwa ein Objekt sieht oder etwas denkt. Diese Prozesse wurden als neuronale Korrelate des Bewusstseins bezeichnet und könnten somit auch neuronale Korrelate der »Seele« genannt werden.

Diese Entdeckungen verleiteten einige zu glauben, dass sie den »Sitz der Seele« im Gehirn entdeckt hatten und dass die Seele eindeutig nicht viel mehr war, als was sie mit ihren Scannern sehen konnten. Aber ein wichtiger Punkt, der von anderen Forschern und Wissenschaftlern hervorgehoben wurde, war folgender: Die Tatsache, dass etwas mit etwas anderem korreliert, bedeutet nicht zwangsläufig, dass dieses andere es verursacht hat. Das ist ein grundlegendes Gesetz für die Untersuchung von Korrelationen in allen wissenschaftlichen Fachgebieten. Wenn eine Korrelation zwischen zwei Ereignissen beobachtet wird, gibt es drei mögliche Erklärungen. Betrachten wir dies am Beispiel von zwei Aktionen, A und B. Wenn es eine Korrelation gibt, wird B entweder durch A verursacht oder A durch B, oder ein anderer Prozess verursacht sie beide. Wenn also Zusammenhänge zwischen im Gehirn ablaufenden Prozessen und bewussten Erfahrungen zu finden sind, müssen alle Möglichkeiten in Betracht gezogen werden. Wir wissen zwar, dass im Gehirn ablaufende Prozesse mit Gedanken korrelieren, aber bisher konnte niemand zeigen, ob B durch A verursacht wird oder A durch B, oder ob ein anderer Prozess beide verursacht. Mit anderen Worten, vielleicht verursachen die im Gehirn ablaufenden Prozesse die bewusste Erfahrung, vielleicht bewirkt die bewusste Erfahrung die im Gehirn ablaufenden Prozesse – oder etwas anderes bewirkt sie beide.

In der medizinischen und wissenschaftlichen Literatur wurden verschiedene Theorien vorgeschlagen, wie das menschliche Bewusstsein, die Psyche oder die Seele aus dem Gehirn in die Existenz gelangt. Die am weitesten verbreitete Ansicht ist, dass es einfach ein Nebenprodukt der Hirnaktivität ist, wie zum Beispiel Licht dadurch entsteht, dass Elektrizität durch eine Glühbirne fließt, oder Wärme durch Verbrennung von Kohle entsteht. Demnach wären sie nicht dasselbe wie die zugrunde liegenden Prozesse, die im Gehirn ablaufen, genauso wenig wie das Licht einer Glühbirne dasselbe ist wie die Prozesse, die in der Glühbirne ablaufen. Wie Aristoteles gesagt hätte, das Sehen ist für das Auge, was die Seele für den Körper ist. Durch die Aktivität der physikalischen Prozesse im Körper entsteht die Seele.

Obwohl noch nicht durch wissenschaftliche Experimente bewiesen ist oder noch nicht einmal anhand einer plausiblen Theorie gezeigt werden kann, wie das geschieht, wurden verschiedene Theorien aufgestellt, die es erklären sollen. Diese Theorien haben versucht, verschiedene Aspekte des Problembewusstseins zu lösen, etwa, wie bewusste Erfahrungen aus Gehirnzellen hervorgehen können oder wie sich die verschiedenen Aspekte des Bewusstseins zusammenschließen können, um eine einzige, einheitliche Wahrnehmung zu bilden. Dies ist eine besonders interessante Frage. Wir mögen uns dessen nicht bewusst sein und haben vielleicht noch nicht einmal darüber nachgedacht, aber alles, was wir in einem beliebigen Moment erleben, ist zwar Teil eines bewussten Zustands, doch die verschiedenen Aspekte dessen, was uns einen Gedanken oder ein Gefühl haben lässt, wird tatsächlich von vielen verschiedenen Bereichen des Gehirns vermittelt.

Nehmen wir das Sehen, das wiederum in die Verarbeitung von Farb-, Bewegungs- und Formreizen aufgeteilt ist. Es wird von verschiedenen Gehirnarealen gleichzeitig vermittelt. Stellen Sie sich nun vor, dass Sie einen Film sehen und gleichzeitig darüber nachdenken oder ein bestimmtes Gefühl des Glücks oder der Nostalgie empfinden. Jedes Gefühl und jeder Gedanke wird ebenfalls in vielen Bereichen des Gehirns verarbeitet. Wenn wir also einen Schnappschuss von dem machen, was wir in einem Moment gerade erleben, erkennen wir, dass zwar jeder einzelne Aspekt dieses Erlebens von einer Vielzahl von Gehirnarealen gleichzeitig vermittelt wird, das »Ich« dies alles aber erstaunlicherweise als »eins« erlebt und nicht als Hunderte von verschiedenen und voneinander getrennter Dinge. Das bezeichnen Neurowissenschaftler als Bindungsproblem *(binding problem)*.

Verschiedene Ansichten dazu, wie bewusste Erfahrungen, entstehen und wie die Bindung des Bewusstseins zu »einem« zustande kommen könnte, wurden geäußert. Es war die Rede davon, dass Geisteszustände oder Befindlichkeiten einfach das Resultat spezifischer Aktivitätsmuster in Netzwerken aus Gehirnzellen sind oder dass sie etwas mit einem spezifischen Muster synchronisierter und rhythmischer elektrischer Aktivität in diesen Netzwerken zu tun haben könnten. Einige andere haben behauptet, Bewusstsein tauche einfach als neuartige Eigenschaft aus der Komplexität dessen auf, was sich zwischen den Gehirnzellen abspielt. Andere sind noch weiter gegangen und haben gesagt, dass eine bewusste Erfahrung entsteht, wenn zwischen miteinander verbundenen Gehirnzellen eine kritische Ebene der Komplexität erreicht ist. Obwohl also Verbindungen zwischen einer handvoll Gehirnzellen vielleicht keine bewussten Gedanken und Gefühle hervorbringen, kann eine bewusste Erfahrung entstehen, wenn sehr viel mehr Zellen miteinander in Verbindung stehen, sagen wir, ein paar Millionen oder Milliarden Zellen. Zusätzlich zu den Mechanismen, die in diesen Theorien vorgeschlagen wurden, hielt man noch viele andere Teile des Gehirns für potenzielle neuronale Korrelate des Bewusstseins. Doch obwohl sie sehr interessant sind, scheinen alle diese Theorien ähnliche Einschränkungen zu haben.

Im Allgemeinen gehen wissenschaftliche Beweise für die Vorstellung, dass sich Geist und Bewusstsein oder, anders ausgedrückt, die Psyche oder Seele aus dem Gehirn ergeben, auf die klinische Beobachtung zurück, dass bestimmte Veränderungen der Persönlichkeit oder der Gedächtnisfunktion mit Schädigungen bestimmter Gehirnareale in Verbindung stehen, wie sie beispielsweise nach einer Kopfverletzung oder einem Schlaganfall auftreten. Dieser Befund wurde gestützt von den Ergebnissen bestimmter Studien, in denen mithilfe von bildgebenden Verfahren wie funktionaler MRT und PET (wie oben beschrieben) gezeigt werden konnte, dass bestimmte Gehirnareale in Reaktion auf einen Gedanken oder ein Gefühl aktiv werden. Doch auch wenn diese Studien Beweise dafür liefern, dass neuronale Netzwerke als Mittler für die Manifestation von Gedanken eine Rolle spielen, heißt das nicht unbedingt, dass diese Zellen die Gedanken auch produzieren. Die Frage, ob Platons Konzept einer Psyche oder Seele, die vom Körper getrennt ist, aber mit ihr interagiert, richtig ist oder doch eher die Vorstellung des Aristoteles, dass der Körper die Psyche oder Seele hervorbringt, ist damit immer noch nicht beantwortet. Und in der Tat haben viele Wissenschaftler eingeräumt, dass Gehirntheorien die beobachteten Merkmale des Bewusstseins oder der Seele nicht vollständig erklären können.

Die Einschränkungen der herkömmlichen Theorien können in vier große Kategorien unterteilt werden. Die offensichtlichste und wichtigste Einschränkung ist, dass sie keinen plausiblen Mechanismus bieten, mit dem man die Entstehung des Bewusstseins, der Gedanken und all dessen, was die menschliche Psyche oder Seele ausmacht, aus der Aktivität der Gehirnzellen erklären könnte. Die Theorien schlagen einfach potenzielle intermediäre Leitungsbahnen vor, die vielleicht zwischen dem Bewusstsein und der Seele vermitteln, geben aber keine Antwort auf die grundlegende Frage, wie Gedanken und Bewusstsein oder menschliche Erfahrungen aus der Aktivität von Neuronen hervorgehen können. Das ist eine große Herausforderung für die Neurowissenschaften. Wir wissen, dass wir alle denkende, bewusste Wesen sind, und wenn wir von der ursprünglichen und genaueren Definition von Psyche und Seele ausgehen (statt von einigen der vagen Vorstellungen, die manche Leute heute von der Seele haben), wissen wir auch, dass sie existiert. Bleibt nur noch die Frage: *Wie*?

Wir wissen auch, dass Gehirnzellen, wie alle anderen Zellen, chemische Substanzen auf Proteinbasis herstellen können. Sie können sogar mit Elektrizität in Verbindung gebracht werden, aber das Wesen und der Inhalt des Denkens (deren Verquickung das Selbst einschließt) scheinen von Natur aus anders zu sein, als Elektrizität oder irgendeine chemische oder auf Protein basierende Substanz, die wir kennen. Die meisten wissenschaftlichen Theorien sagen einfach, dass das Denken existiert und dass es aus dem Gehirn kommt, können aber nicht genauer angeben, wie, wo und warum. Diesen Punkt hat Professor Susan Greenfield sehr gut zusammengefasst. In ihrem Artikel »*Mind, Brain and Consciousness*« (»Geist, Gehirn und Bewusstsein«) kommt sie zu dem Schluss: »Nur wie ... sich der Tanz der Neuronen und das Schrumpfen und Ausdehnen von Bausätzen tatsächlich in subjektiven Erfahrung übersetzen ... ist natürlich eine vollkommen andere Geschichte.« Die zweite Einschränkung hat etwas mit der Frage zu tun, wie die Gehirnaktivität, die zu einem beliebigen Zeitpunkt in mehreren verschiedenen Bereichen des Gehirns, genau gesagt in Milliarden einzelner Gehirnzellen verteilt auftritt, sich schließlich zu einem einzigen einheitlichen Selbstgefühl verbinden kann, das zur Vorstellung eines »Ich« führt.

Drittens, wie werden Ereignisse, die vorbewusst sind (mit anderen Worten, chemische oder elektrische Ereignisse, die im Gehirn kontinuierlich stattfinden, aber nicht Teil unserer »bewussten« Wahrnehmung sind, etwa die Wirkung von Hormonen oder andere Ereignisse, die im Bereich des Unbewussten auftreten), bewusst, außer wir sagen, dass dies irgendwie an einem kritischen Punkt stattfindet?

Schließlich und vielleicht am wichtigsten: Wir wissen, dass ein wesentlicher Teil unseres Lebens die Idee vom freien Willen beinhaltet. Die Gesellschaft beurteilt uns nach unseren Absichten und Handlungen, und die auf dem Gehirn basierenden Theorien können dafür keine Erklärung geben. Wären sie korrekt, so würde das bedeuten, dass unser Leben vollständig von unseren Genen und der Umwelt determiniert wäre und es folglich keinen Platz für so etwas wie persönliche Zurechnungsfähigkeit gäbe. Können Sie sich vorstellen, wo wir hinkämen, wenn jeder einfach behaupten würde, dass alles, was er oder sie getan hat, aufgrund der Wirkung seiner/ihrer Gene in Kombination mit seiner/ihrer Umwelt zustande kam? Niemand könnte für irgendetwas zur Rechenschaft gezogen werden.

Diese und andere Einschränkungen der herkömmlichen Ansichten haben einige Wissenschaftler dazu veranlasst, alternative Erklärungen für das Bewusstsein zu suchen. Stuart Hameroff, Anästhesist an der University of Arizona, und Roger Penrose, Mathematiker an der University of Cambridge, haben viele Einschränkungen der oben genannten Theorien vorgebracht. Insbesondere machen sie geltend, dass sie die beobachteten Merkmale des Bewusstseins nicht vollständig erklären. Sie haben mithilfe der Quantenphysik eine eigene Theorie aufgestellt. Ihre Theorie basiert auf dem Prinzip, dass es in der Physik zwei Ebenen der Erklärung gibt: die bekannte, klassische Ebene, die verwendet wird, um große Objekte zu beschreiben, und die Quantenebene, mit der man sehr kleine Vorgänge auf der Ebene der Existenz beschreiben kann, noch kleiner als ein Atom (daher spricht man auch vom subatomaren Bereich).

Auf der Quantenebene sind überlagerte Zustände möglich – was bedeutet, dass es für jedes mögliches Ereignis zur gleichen Zeit zwei Möglichkeiten geben kann –, aber auf der klassischen Ebene kann entweder nur das eine oder nur das andere existieren. Wir können beispielsweise entweder nach rechts oder nach links gehen, aber nicht beides gleichzeitig. Wenn wir eine Beobachtung machen, arbeiten wir auf der klassischen Ebene, und obwohl es subatomare Prozesse geben mag, die zu einem beliebigen Zeitpunkt ablaufen und potenziell verschiedene, einander überlagernde Zustände bilden, müssen diese sich überlagernden Zustände in dem Moment, in dem wir die Beobachtung machen, zu einem einzigen zusammenfallen.

Hameroff und Penrose behaupten, dass das Bewusstsein aus kleinen, röhrenförmigen Proteinstrukturen entsteht, die in allen Zellen im Körper, einschließlich denen des Gehirns, vorhanden sind und wie ein Skelett dafür sorgen, dass die Zellen ihre Form behalten. Diese kleinen Strukturen sind laut Hameroff und Penrose der Ort, an dem Quantenprozesse im Gehirn stattfinden. Sie argumentieren, das Bewusstsein sei somit nicht das Produkt der unmittelbaren Aktivität von Gehirnzelle zu Gehirnzelle, sondern eher die Auswirkung der subatomaren Vorgänge, die im Gehirn ablaufen. Um ihre Theorie zu unterstützen, argumentieren sie weiter, dass es einzellige Organismen gibt, wie etwa Amöben, die trotz fehlender Gehirnzellen oder Netzwerke aus spezialisierten Gehirnzellen ein Bewusstsein zu haben scheinen, das sie in die Lage versetzt, zu schwimmen, Nahrung finden, zu lernen und sich durch Mikrotubuli zu vermehren. Daher behaupten sie, dies könne eine fortgeschrittenere Struktur sein, die zu Bewusstsein führt.

Hameroff und Penrose behaupten also, dass Bewusstsein oder was die Griechen Psyche oder Seele nannten, aus subatomaren Quantenprozessen hervorgehen kann, die in den Proteinstrukturen ablaufen, aus denen die Mikrotubuli entstehen. Einige haben jedoch gegen diese Theorie argumentiert und darauf hingewiesen, dass Mikrotubuli in allen Körperzellen vorhanden sind und nicht nur in Gehirnzellen. Auch gibt es Medikamente, welche die Struktur der Mikrotubuli zu beschädigen scheinen, aber offenbar keinen Einfluss auf das Bewusstsein haben. Das wichtigste Argument, das vorgebracht wurde, ist: Obwohl diese Theorie vielleicht erklärt, wie das Gehirn komplexe mathematische Probleme lösen kann, beantwortet sie die grundsätzliche Frage, wie Gedanken, Gefühle und Emotionen entstehen und was uns zu dem macht, der wir sind, immer noch nicht.

Diese Einschränkung aller Theorien hat zu der Annahme geführt, dass das menschliche Bewusstsein oder die Seele in der Tat eine nicht ableitbare, selbstständige wissenschaftliche Einheit sein kann, ähnlich wie viele der Konzepte in der Physik, wie Masse und Schwerkraft, die ebenfalls nicht ableitbare Phänomene sind. Es wurde behauptet, die Untersuchung des Bewusstseins sei ähnlich wie die Entdeckung der elektromagnetischen Phänomene im 19. Jahrhundert oder der Quantenmechanik im 20. Jahrhundert, die beide nicht unter Bezugnahme auf vorher bekannte Prinzipien zu erklären waren. Einige, beispielsweise der Philosoph David Chalmers, haben argumentiert, dass diese neue wissenschaftlich nicht ableitbare Entität ein Produkt des Gehirns ist, während andere der Meinung waren, es sei eine völlig separate Einheit, die nicht vom Gehirn produziert wird.

Der verstorbene Nobelpreisträger Sir John Eccles, den viele für einen der größten Neurowissenschaftler der Welt halten, war vielleicht der bedeutendste Wissenschaftler, der sich für eine solche Trennung zwischen Geist, Bewusstsein und Gehirn aussprach. Eccles Theorie ist in seinem Buch *The Self and Its Brain* gut beschrieben. Er behauptete, dass die Einheit des bewussten Erlebens vom Geist und nicht von der neuronalen Maschinerie des Gehirns bereitgestellt wird. Er war der Ansicht, dass der Geist, das Bewusstsein oder die Seele selbst eine aktive Rolle bei der Auswahl und Integration von Gehirnzellenaktivität spielt und sie zu einem einheitlichen Ganzen formt. Er hielt es für einen Fehler zu denken, dass das Gehirn alles tat und dass bewusste Erfahrungen einfach ein Spiegelbild der Gehirnaktivitäten waren, die er als eine gewöhnliche philosophische Sicht beschrieb. »Wenn das so wäre«, sagte Eccles, »wäre unser bewusstes Selbst nicht mehr als ein passiver Zuschauer der Vorstellungen, die von der neuronalen Maschinerie des Gehirns aufgeführt werden. Unsere Überzeugung, dass wir wirklich Entscheidungen treffen können und eine gewisse Kontrolle über unsere Aktionen haben, wäre dann reine Illusion.«

Eccles argumentierte weiter, dass es »eine Kombination von zwei Dingen oder Entitäten gibt: unser Gehirn auf der einen Seite und unser bewusstes Selbst auf der anderen«. Er dachte sich das Gehirn als ein »Instrument, das dem bewussten Selbst oder der Person Linien der Kommunikation von und zur Außenwelt bietet« und das »dies tut, indem es Informationen durch das immense sensorische System der Millionen von Nervenfasern empfängt, die Impulse zum Gehirn abfeuern, wo sie zu kodierten Informationsmustern verarbeitet werden, die wir von Moment zu Moment ablesen und alle unsere Erfahrungen daraus ableiten – unsere Wahrnehmungen, Gedanken, Ideen und Erinnerungen«.

Nach Eccles: »Wir, als erlebende Personen akzeptieren nicht sklavisch alles, was von unserem Instrument, der neuronalen Maschine unseres sensorischen Systems und des Gehirns für uns vorgesehen ist; wir wählen aus allem, was uns geschenkt wird, je nach Interesse und Aufmerksamkeit aus und modifizieren die Aktionen des Gehirns durch ›das Selbst‹, zum Beispiel durch die Einleitung willentlicher Bewegungen.« Allerdings räumte er ein, dass er noch nicht in der Lage sei zu erklären, wie der Geist diese Aktivitäten durchführt und wie er mit einem separaten Gehirn interagiert. In diesem Punkt wurde er von anderen kritisiert.

Professor Bahram Elahi, ein angesehener Professor für Chirurgie und Anatomie mit einem starken Interesse an Fragen des Bewusstseins oder der Seele und ihrer Natur, vertrat die Auffassung, dass die Psyche oder Seele und das Gehirn zwar getrennt sind, die Entität, die wir als Psyche oder Seele bezeichnen, aber nicht immateriell ist. Sie besteht vielmehr aus einer sehr subtilen Art von Materie, die, obwohl noch unentdeckt, von der Idee her elektromagnetischen Wellen ähnlich ist, die Töne und Bilder transportieren können und durch genaue Gesetze, Axiome und Theoreme geregelt sind. Daher sollte aus Professor Elahis Sicht alles, was mit dieser Entität zu tun hat, als eigene, noch unentdeckte wissenschaftliche Disziplin betrachtet und in der gleichen objektiven Art und Weise studiert werden, wie jede andere wissenschaftliche Disziplin. Er argumentiert, dass, weil das wissenschaftliche Denken eine systematische und experimentelle Methode zum Erlangen von Wissen über einen bestimmten Bereich der Wirklichkeit ist, auch das menschliche »Bewusstsein« oder die Seele mit der gleichen Objektivität untersucht werden könne und sollte. Jede wissenschaftliche Disziplin, wie Chemie, Biologie und Physik, habe ihre eigenen Gesetze, Theoreme und Axiome, und in der gleichen Weise sollte auch alles, was sich auf das »Bewusstsein« oder die »Seele« bezieht, im Rahmen seiner eigenen Gesetze, Theoreme und Axiome studiert werden. Seiner Ansicht nach ist das Bewusstsein oder die Seele auch eine wissenschaftliche Einheit und eine Art von Materie, obwohl es/sie als Substanz zu subtil ist, als dass es/sie mit den wissenschaftlichen Werkzeugen, die uns heute zur Verfügung stehen, gemessen werden könnte. Daher ist das Gehirn seiner Ansicht nach ein Instrument, das Informationen von und zu den inneren und äußeren Welten übermittelt, und das »Bewusstsein« oder die »Seele« ist eine separate und subtile wissenschaftliche Entität, die direkt mit ihm interagiert. Da die menschliche Seele oder das Bewusstsein außerdem eine separate und doch ganz reale Entität ist, welche die wahre Wirklichkeit einer Person bestimmt, existiert sie nach dem Tod weiter. Deshalb bleibt man, wenn man stirbt, mit dem gleichen Maß an Wissen und Verständnis zurück und hat die gleiche Wahrnehmung wie auf der Erde. Das könnte der Grund dafür sein, dass Menschen, die eine tatsächliche Todeserfahrung oder ein Nahtoderlebnis haben, das, was sie sehen, auf der Grundlage ihrer Erziehung oder ihrer persönlichen Vorstellungen interpretieren. Somit ist die Wahrnehmungsebene der Wirklichkeit, die nach dem Tod existiert, direkt proportional zu der auf der Erde erworbenen. Nach einer tief gehenden Todeserfahrung kann ein Atheist seine Ansicht unverändert beibehalten, während jemand, der einem bestimmten Glauben angehört, das, was er gesehen hat, auf der Grundlage dessen interpretiert, was er schon immer geglaubt hat. Basierend auf dieser Art zu denken, ist es auch möglich, sich zu erziehen und damit das eigene Wahrnehmungsfeld durch Anwendung der richtigen ethischen Prinzipien während des irdischen Lebens entsprechend zu erweitern. Den Prozess, in dem man die Tiefe der Erkenntnis, die man in Zusammenhang mit den Realitäten, die nach dem Tod existieren, gewonnen hat, auf die Erde zu bringen (indem man die richtigen ethischen Prinzipien in die Praxis umsetzt) ist der Zweck unseres Lebens.*

* Ausführlicher erläutert wird dies in den *Büchern The Path of Perfection* (Paraview, 2005) und *Spirituality is a Science* (Cornwall Books, 1999) von Bahram Elahi.

Wir wissen aus der Geschichte, dass sich Wissenschaftler oft mit Problemen konfrontiert sahen, die unlösbar schienen, als sie mit den wissenschaftlichen Prinzipien der damaligen Zeit untersucht wurden. Als beispielsweise der schottische Wissenschaftler James Maxwell im 19. Jahrhundert erstmals elektromagnetische Phänomene entdeckte, musste der Elektromagnetismus zunächst als selbstständige wissenschaftliche Einheit beschrieben werden, da er nicht mit den bekannten wissenschaftlichen Prinzipien erklärt werden konnte. Erst viele Jahre später wurden die ersten Radiowellen (die ja elektromagnetische Wellen sind) von dem deutschen Wissenschaftler Hertz aufgezeichnet, und jetzt haben wir einen ganzen Wissenschaftsbereich, der auf ihnen beruht, ganz zu schweigen von den zahlreichen Geräten wie Radio, Fernsehen, Mikrowellenherden und Infrarotkameras. Vielleicht ist das Bewusstsein oder jene Entität der menschlichen Psyche oder Seele, über die Platon, Aristoteles und viele andere debattiert haben, auch nicht auf das reduzierbar, was wir derzeit über die Mechanismen der Gehirnzellenaktivität wissen, und vielleicht wird ihre wahre Natur erst entdeckt werden, wenn unsere Wissenschaft noch weiter fortgeschritten ist.

Gleichzeitig mit dieser Debatte über die Natur der Seele, die seit den Tagen der frühen griechischen Philosophen, die in der *Schule von Athen* dargestellt sind, über die Zeit von Nobelpreisträgern, wie Crick und Eccles, bis heute geführt wurde, hat es eine ähnliche Debatte darüber gegeben, was passiert, wenn wir sterben und in Erweiterung dessen, was der Tod ist. Wie zuvor schon ausgeführt, wurde der Tod lange Zeit als unumkehrbar und endgültig wahrgenommen. Doch wie wir erfahren haben und wie vorher im Einzelnen erläutert wurde, haben wir nun im 21. Jahrhundert Mittel und Technologien, um den Tod rückgängig zu machen, und können unsere diesbezüglichen Fähigkeiten in den kommenden Jahren wahrscheinlich noch weiter ausbauen.

Diese neuen Wege des Lernens, die sich etwa durch Fortschritte in der Reanimationswissenschaft eröffnet haben, sind sehr breit und haben weitreichende Folgen, die zu der Zeit, als man sie erstmals untersuchte, vielleicht gar nicht vollständig verstanden wurden. Wissenschaftliche Forschungen mussten durchgeführt werden, damit wir den gesamten Prozess der Wiederbelebung, seine Implikationen und die Fragen, die er aufwirft, objektiv untersuchen konnten. Eine der wichtigsten Fragen war: Wenn es eine Zeitspanne nach dem Tod gibt, in der Menschen aus dem Reich des Todes zurückgeholt werden können, was geschieht mit ihrem denkenden Geist, ihrer Psyche, ihrer Seele in dieser Zeit, die per definitionem nach dem Tod liegt? Konnten wir wissenschaftliche Untersuchungen durchführen, wenn das Gehirn und der Geist getrennt sind – und damit feststellen, ob die Psyche noch da ist, wenn das Gehirn nicht mehr arbeitet? Es war an der Zeit, die philosophischen und religiösen Überzeugungen beiseite zu lassen und zu schauen, was die Wissenschaft uns sagen würde. Es liegt in der Natur der Wissenschaft, die Dinge mit einer völlig ergebnisoffenen und objektiven Denkweise anzugehen. Doch wie konnten wir dieses Thema umfassend untersuchen?

Nach Ansicht einiger Experten, etwa Bruce Greyson, Professor für Psychiatrie an der Universität von Virginia, war die Situation ähnlich wie in der Physik, in der irgendwann ein neues Forschungsparadigma entdeckt werden musste, damit Fortschritte gemacht werden konnten. Noch Jahrhunderte nachdem Sir Isaac Newton seine Entdeckungen gemacht hatte, verließ sich die ganze Welt der Physik einzig und allein auf Newtons Gesetze der Bewegung und die von ihm dargelegten Prinzipien, und selbst die bedeutendsten Physiker des 19. Jahrhunderts glaubten, dass es nur geringfügige Variationen davon zu entdecken gab. Dies war die vorherrschende Meinung, bis im 20. Jahrhundert das Atom entdeckt wurde. Wissenschaftler merkten allmählich, dass die newtonschen Gesetze zwar auf die großen Fragen der Physik wie die Planeten und die Sterne anwendbar waren, dass es aber Probleme gab, wenn sie versuchten, die Welt der Atome zu untersuchen und eine Ebene, die noch kleiner war, als die der Atome – die subatomare Ebene. Newtons Gesetze hatten in dieser subatomaren Welt keine Gültigkeit, und seine Gleichungen und Formeln funktionierten hier nicht. Dies veranlasste Physiker, wie den Nobelpreisträger Niels Bohr, nach Alternativen zu suchen. Ihre Arbeit führte zu einem wissenschaftlichen Paradigmenwechsel und zur Entdeckung eines ganz neuen Bereichs der Physik, der sogenannten Quantenphysik, die sich mit der Welt der subatomaren Teilchen beschäftigt.

Wie dieser Prozess zeigt, bringen neue Entdeckungen auch die Notwendigkeit einer neuen Wissenschaft und einer neuen Definition der Realität mit sich. Die newtonsche Wissenschaft funktionierte für einen bestimmten Bereich, aber sie war nicht ausreichend, um zu erklären, was in der subatomaren Welt vor sich ging. Auf der Makroebene funktionierten die alten Vorstellungen, aber als sich Wissenschaftler mit diesen Vorstellungen die Dinge anschauten, die sich auf der mikroskopischen Ebene abspielten, also auf der Ebene, die noch kleiner ist als die der Atome, funktionierten sie nicht mehr. Manche behaupten, wir würden schon noch sehen, dass mit den Vorstellungen, die wir in Bezug auf Geist, Gehirn und Bewusstsein für wahr gehalten haben, das Gleiche passiert.

Die Paradigmen, an die wir uns in der Wissenschaft halten, sind nicht immer absolut korrekt, aber sie sind das Beste, was wir zu einer bestimmten Zeit und mit den Informationen, die wir haben, in Erwägung ziehen können. Wenn wir weitere Entdeckungen machen, brauchen wir neue Wege, um diese Entdeckungen zu erkunden und unsere Theorien und spezifischen Paradigmen entsprechend zu ändern. Obwohl also viele (mich eingeschlossen) zuvor davon ausgegangen waren, dass der Tod das Ende ist, sind wir zu der Erkenntnis gelangt, dass der Tod nicht das Ende ist, für das wir ihn einst gehalten haben. Zwar gehen alle Zellen, einschließlich der Gehirnzellen, die unsere Gedanken, Gefühle, Erinnerungen und Emotionen vermitteln, durch ihren eigenen Sterbeprozess, aber nachdem der Tod eingetreten ist, sind sie noch eine Zeit lang lebensfähig. Nun stellt sich die Frage: Was passiert mit der Psyche oder Seele, wenn jemand stirbt? Wird sie vernichtet, wie viele glauben, oder bleibt sie für einen längeren Zeitraum bestehen, und wenn ja, wie lange?

Die Entdeckung der Reanimationswissenschaft führte zu den ersten Berichten von Menschen, die uns, nachdem sie gestorben und wieder zum Leben erweckt worden waren, sagen konnten, was sie erlebt hatten. Menschen berichteten von ihren erstaunlichen Erfahrungen in der Zeit, nachdem sie gestorben waren und bevor sie wieder zum Leben erweckt wurden. Und obwohl wir einst glaubten, dass in Bezug auf den Tod keine Fragen mehr offen waren, dass es da nur schwarz und weiß gab, wie ein Jahrhundert zuvor die Physiker gesagt hatten – es gäbe an der newtonschen Physik nichts infrage zu stellen – begannen nun einige von der Notwendigkeit eines Paradigmenwechsels in Bezug auf das, was passiert, wenn wir sterben und die Zeit nach dem Tod zu sprechen. Diese Erkenntnisse kommen erst jetzt so richtig zum Tragen, nachdem die Menschheit Mittel und Wege entdeckt hat, um den Tod erfolgreich rückgängig zu machen – etwas, das bisher immer unmöglich schien.

KAPITEL 9

Das Jenseits, das wir kennen

Feuerwehrmann Don Herbert bekämpfte am 29. Dezember 1995 eine Feuersbrunst in einem Haus in Buffalo, New York, als das Dach einstürzte und ihn unter einem Haufen schwelender Trümmer begrub. Minuten, bevor er fast zu Tode verbrannte, retteten ihn Mitglieder seines Trupps, indem sie ihn aus einem Fenster zogen, aber in vielerlei Hinsicht war es zu spät – Don Herbert hatte bereits eine anoxische Hirnschädigung davongetragen, weil er zu lange in einem verrauchten Raum festgesteckt hatte. Biologisch gesehen, war das, was in seinem Gehirn passierte, im Prinzip genau das, was nach einem Herzstillstand passiert oder wenn Menschen sterben: ein globaler Schlaganfall – ein Schlaganfall, der progressive Zellschädigungen im ganzen Gehirn verursacht und nicht nur in einem Teil des Gehirns. Obwohl er zunächst möglicherweise reversibel ist, wird der Schaden schließlich irreversibel. Herbert wurde schnell ins Krankenhaus gebracht, aber als er dort ankam, war er bereits ins Koma gefallen. Er reagierte nicht mehr auf mündliche Ansprache, wahrscheinlich aufgrund einer Schwellung des Gehirns. Obwohl medizinische Interventionen, wie Kühlung heute den Zelltod verhindert hätten, war damals nicht genug darüber bekannt, und er bewegte sich schließlich in einen Zustand der irreversiblen Gehirnschädigung.

Obwohl Herbert sein Bewusstsein kurze Zeit zurückerlangte, fiel er bald wieder in einen permanenten Zustand der Behinderung, der als minimal bewusster Zustand bekannt ist, und bestätigte damit, dass nach einer anoxischen Hirnschädigung, ein Prozess des Zelltods und der Zellschädigung einsetzt, der sich über mehrere Stunden und sogar Tage hinzieht und schließlich zu irreversiblen Hirnschäden und zum Tod führt, es sei denn, es wird angemessen und rechtzeitig interveniert. *Minimal bewusster Zustand* und *Wachkoma* sind zwei Begriffe, die verwendet werden, um verschiedene Punkte im Spektrum dessen, was mit Menschen passiert, bei denen es zu umfangreichen Schädigungen der am Prozess des Bewusstseins und der Wahrnehmung beteiligten Gehirnareale gekommen ist, zu beschreiben. Traditionell wurde gelehrt, anders als eine Person im Wachkoma, die keinerlei Anzeichen von Bewusstsein zeigt, könne eine Person in einem minimal bewussten Zustand, obwohl auch sie weitgehend nicht reagiert, einige sehr begrenzte Antworten auf gewisse äußere Reize geben, sei aber ansonsten nicht in der Lage, grundlegende alltägliche Aufgaben wie Sprechen, Gehen oder Essen ohne fremde Hilfe zu bewältigen. Kurz gesagt, das Paradigma war immer, dass ein minimal bewusster Zustand ein stark veränderter Bewusstseinszustand ist, in dem minimale Verhaltenshinweise auf sich selbst oder die Umwelt an den Tag gelegt werden, die bei Menschen im Wachkoma vollkommen fehlen. Herberts Lage war so ernst, dass er nicht einmal von anderen gefüttert werden konnte, sondern mit einer Magensonde ernährt werden musste, damit er am Leben blieb. Nachdem er eine gewisse Zeit in diesem Zustand verbracht hatte, stellte ein Neurologe fest, dass er sich nicht wieder erholen würde, und er wurde in ein 24-Stunden-Pflegeheim verlegt.

Herberts Fall und viele andere Fälle wie dieser, zeigen die verheerenden Folgen einer anoxischen Hirnschädigung, ob von einem Herzstillstand und Tod oder anderweitig verursacht, ohne angemessene und rechtzeitige Intervention. Sein Fall wirft auch ein Schlaglicht auf den Unterschied zwischen dem, was mit den Joe Tiralosis und den Don Herberts dieser Welt passiert. Leider kommen auf jeden Joe Tiralosi viele Don Herberts. Der Unterschied ist bemerkenswert – ein hart arbeitender Familienvater geht zurück nach Hause, arbeitet wieder, leistet seinen Beitrag für die Gesellschaft und sorgt noch viele Jahre nach seiner anoxischen Hirnschädigung für seine Familie; der andere verbleibt in einem schrecklichen Zustand der Behinderung, nicht in der Lage zu kommunizieren, nicht bei vollem Bewusstsein und muss ein Leben lang von der Gesellschaft betreut und mit dem Geld der Steuerzahler versorgt werden. Abgesehen von dem ethischen und moralischen Aufwand für die Gesellschaft und den verheerenden Folgen für die betroffenen Familien, ist auch die finanzielle Belastung für die Gesellschaft nicht unbedeutend. Schätzungen zufolge liegen die Kosten für die Pflege jeder Person, die an langfristigen Folgen von Hirnschäden leidet, zwischen 600.000 und 1.875.000 US-Dollar, und obwohl auch medizinische und andere Gesundheitsleistungen teuer sind, ist klar, dass jedes Gehirn, das gerettet werden kann, zu erheblichen Kosteneinsparungen führt.

Abgesehen davon, dass es die absolute Notwendigkeit unterstreicht, ein System zu etablieren, das eine leistungsstarke und hochwertige Versorgung für alle bietet, sodass es in Zukunft viel mehr Joe Tiralosis und weit weniger Don Herberts gibt, wirft dieser Fall und werfen viele andere ähnliche Fälle auch Licht auf eine der geheimnisvollsten, faszinierendsten und wichtigsten Fragen, die Wissenschaftler, Forscher und Laien seit Jahren gleichermaßen beschäftigt – die grundsätzliche Frage, wer und was wir sind und was nach dem Tod mit uns passiert.

Die meisten würden zustimmen, dass wir zwar alle eine äußere physische Erscheinung haben, die sich mit der Zeit verändert, jeder von uns aber im Grunde genommen ein denkendes, bewusstes Wesen mit einem ganz eigenen, in sich geschlossenen geistigen Leben ist. Das ist es, was uns wesentlich von anderen unterscheidet, und zwar über unsere äußere körperliche Erscheinung hinaus. Unser geistiges Leben, unser »Selbst«, das im Laufe unseres ganzen Lebens »eins« bleibt, egal, ob wir jung sind oder alt, ist eine Fusion all unserer Gedanken, Gefühle, Instinkte, Erinnerungen, unserer ganzen Persönlichkeit und noch mehr – es enthält im Grunde alles, was uns zu dem macht, der wir sind. Diese Instanz – von Wissenschaftlern heute oft als »Bewusstsein« bezeichnet – definiert uns. In Don Herberts Fall war sein Bewusstsein oder die Seele alles, was ihn zu dem machte, was er war – die Instanz, die vor seinem Unfall anwesend gewesen war und offenbar sein lebendiges Selbst ausgemacht hatte, die aber nach seiner anoxischen Hirnschädigung weitgehend abwesend war. Im Gegensatz zu seinem Körper, der physisch als Herbert erkennbar blieb, war sein Bewusstsein, seine Seele nicht mehr für jeden erkennbar und schien leider für immer verloren.

Zehn Jahre vergingen. Herberts vier Söhne wuchsen heran. Seine Frau besuchte ihn weiterhin täglich und hoffte immer noch, er würde eines Tages wieder sprechen und wieder er selbst sein. Doch die Zeit verging, und es waren keine messbaren Verbesserungen seines Zustands festzustellen. Er verbrachte seine Tage vornübergebeugt in einem Rollstuhl und war sich scheinbar weder bewusst, wo er war noch wer er war.

Dann, eines Tages war sich Herbert völlig unerwartet wieder bewusst, wer er war. Er war wacher als sonst und musste sich zwar sehr anstrengen, um einige weitgehend unverständliche Wörter zu äußern, aber es gelang ihm, die Krankenschwestern zu fragen, wie lange er weg gewesen sei und wo seine Familie war. Als seine Frau und seine Söhne kamen, fragte er immer wieder aufgeregt und auf seine eigene, sehr begrenzte Weise, wie lange er weg gewesen sei. Er war seit dem Unfall blind, aber er erkannte ihre Stimmen. Sie sagten ihm, er sei zehn Jahre weg gewesen. Völlig am Boden zerstört, begann er zu weinen, er konnte es nicht glauben. Doch wie erstaunlich! Don Herberts Bewusstsein, seine Seele war nach fast zehn Jahren Abwesenheit wieder zum Vorschein gekommen. Obwohl er noch nicht vollständig wiederhergestellt war und noch immer nicht mehr als ein paar Wörter auf einmal kommunizieren konnte, und auch das nur mit großer Mühe, war Herbert dennoch wieder in der Lage, sinnvoller mit seinen Lieben zu kommunizieren als zuvor, und was noch wichtiger war, er war sich seiner selbst wieder bewusst, wenn auch als Schwerstbehinderter.

Leider starb Herbert schließlich, nachdem er sich eine Lungenentzündung zugezogen hatte. Obwohl seine Geschichte kein Happy End hatte, wirft sein Fall, wie viele andere, tief greifende Fragen auf – Fragen nach unserem Verständnis von Bewusstsein, unserer Vorstellung von der Seele und danach, was nach dem Tod mit uns passiert.

Wie bereits erwähnt, ist heute viel von unserer Wahrnehmung in Bezug auf das, was uns zu dem macht, der wir sind, von der Konditionierung durch unsere Kultur und Gesellschaft oder von unseren ganz persönlichen Überzeugungen geprägt. Es ist aber klar, dass bei so vielen verschiedenen Meinungen und so vielen verschiedenen Gesellschaften und sozialen Gruppen nicht jede persönliche Überzeugung richtig sein kann. Bei dem Versuch, die richtige Meinung zu identifizieren, können wir uns nicht einmal auf die Meinung der Mehrheit verlassen, denn die Geschichte hat gezeigt, dass die Richtigkeit oder Falschheit einer Überzeugung nicht unbedingt davon abhängt, ob sie von der Mehrheit einer bestimmten sozialen Gruppe oder der Gesellschaft vertreten wird. Das gilt sogar für Wissenschaftler und wissenschaftliche Überzeugungen. Beispielsweise haben Studien gezeigt, dass mit Nachdruck vertretene Meinungen, die von der Mehrheit in der medizinischen Wissenschaft zu einem bestimmten Zeitpunkt angenommen worden waren, in der Regel nach spätestens 20 Jahren vollständig verworfen wurden. Man kann sich also, zumindest wenn es um die Festlegung der wahren Realität eines bestimmten Themas geht, nicht unbedingt immer auf die von der Mehrheit vertretene wissenschaftliche Meinung einer bestimmten Zeit verlassen. Wenn es dann auch noch um ein Thema geht, an dem häufig vorbeidiskutiert wird, weil man sich in der Ungenauigkeit der verwendeten Begriffe verliert, die für verschiedene Menschen vielleicht unterschiedliche Bedeutungen haben, und damit starke emotionale Reaktionen erzeugt, kann dies die Möglichkeit, einen rationalen und begründeten Diskurs zu führen, stark einschränken. Dies gilt ganz besonders für das Verständnis der Natur, des Selbst und dessen, was passiert, wenn wir sterben.

So viel wissen wir heute: Aufgrund wissenschaftlicher Untersuchungen verstehen wir, wie Gehirnzellen Proteine und verschiedene chemische Moleküle produzieren. Wir verstehen sogar, wie sich das Profil der sogenannten Neurotransmitter (Chemikalien, die elektrische Signale zwischen den Zellen übermitteln, indem sie sich in die Zellen und wieder aus ihnen heraus bewegen) ändert, wenn sich unsere Gedanken und Gefühle ändern. Wir verstehen auch, dass Proteine, Chemikalien und Strom grundsätzlich etwas ganz anderes sind als ein Gedanke oder ein Gefühl. Gedanken und alles andere, was das Bewusstsein einer Person ausmacht, können nicht in ein Protein oder irgendein anderes chemisches Molekül oder noch nicht einmal in Elektrizität aufgespaltet werden. In der Wissenschaft ist es uns nicht gelungen, anhand eines plausiblen biologischen Mechanismus zu erklären, wie eine Zelle oder eine Gruppe von Zellen, die zusammenarbeiten (d. h. das Gehirn) möglicherweise einen Gedanken oder eine Sammlung von Gedanken erzeugen könnte und damit letztlich die Instanz hervorbringt, die wir als das menschliche Bewusstsein bezeichnen. Wir wissen, dass Zellen Elektrizität durch die Bewegung von chemischen Molekülen erzeugen, aber wir haben einfach keine Ahnung, ob und wie sie auch Gedanken aus Strom oder Chemikalien erzeugen könnten. Vieles, was vorgebracht wurde, um die Idee zu unterstützen, dass das Gehirn die Gedanken hervorbringt, ignoriert diesen sehr wichtigen Punkt, der, nach dem australischen Philosophen David Chalmers, das »schwierige Problem des Bewusstseins« ist.

Was wir wissen, ist, dass das »Selbst«, das Bewusstsein, die Psyche oder Seele – das schließt den Geist – existiert und eng mit sehr spezifischen Regionen im Gehirn in Verbindung steht, die durch elektrische Impulse verdrahtet sind, welche wiederum durch die Bewegung bestimmter Chemikalien in die Zellen und aus ihnen heraus erzeugt werden. Diese eng miteinander verknüpften Regionen im Gehirn produzieren zwar nicht unbedingt Gedanken, verändern sich aber in Verbindung mit unseren Gedanken, Gefühlen und der Art, wie wir unsere Umwelt wahrnehmen. Ob Sie also traurig oder glücklich sind, eifersüchtig oder wohlwollend, ob Sie gerade Musik hören, eine Opernaufführung oder ein Fußballspiel anschauen, und selbst wenn Sie Liebe für Ihre Kinder empfinden, können wir die biologischen Korrelate oder »Fingerabdrücke« all dieser Gefühle und Gedanken anhand von Veränderungen in der Durchblutung und im Stoffwechsel von Zellgruppen in bestimmten Bereichen des Gehirns identifizieren. Aber natürlich ist ein »Fingerabdruck« kein Finger, und genauso wenig ist die Veränderung im Zellstoffwechsel oder der veränderte Blutfluss in eine Hirnregion, die oder der in Verbindung mit einem Gedanken oder einem Gefühl auftritt, nicht der Gedanke oder das Gefühl selbst.

Forscher und Ärzte beschäftigen sich nun intensiver mit dem menschlichen Bewusstsein und seiner Beziehung zur Aktivität in spezifischen Regionen des Gehirns. Abgesehen von der Debatte über die Natur des menschlichen Bewusstseins (oder der Seele) und wie es zustande kommt, und trotz der Erkenntnis, dass Gehirnzellen nicht in der Lage sind, Gedanken zu produzieren, gibt es viele Beweise dafür, dass das Bewusstsein dennoch von spezifischen Gehirnregionen gesteuert wird. Jeder hat das im täglichen Leben schon erlebt, besonders im Schlaf, dem klassischen Zustand, in dem jeden Tag eine Modulation unseres Bewusstseins stattfindet. Wenn wir schlafen, verlieren wir alle das Bewusstsein und nehmen unsere Umgebung nicht mehr wahr, wenn auch nur vorübergehend.

Ein Bericht des National Institute of Health fasst sehr gut zusammen, was im Schlaf passiert. Darin heißt es: »Nervenbotenstoffe, sogenannte *Neurotransmitter,* steuern, ob wir schlafen oder wach sind, indem sie auf verschiedene Gruppen von Nervenzellen oder Neuronen in den einzelnen Bereichen des Gehirns einwirken. Neuronen im Stammhirn, die das Gehirn mit dem Rückenmark verbinden, produzieren Neurotransmitter wie Serotonin und Noradrenalin, die dafür sorgen, dass einige Teile des Gehirns aktiv bleiben, während wir wach sind. Andere Neuronen an der Basis des Gehirns fangen an, Signale auszusenden, wenn wir einschlafen. Diese Neuronen scheinen die Signale ›abzuschalten‹, die uns wach halten. Die Forschung lässt auch vermuten, dass sich, während wir wach sind, ein Botenstoff namens Adenosin in unserem Blut aufbaut und uns schläfrig macht. Dieser wird später, während wir schlafen, allmählich chemisch abgebaut.«

Viele verschiedene Neurotransmitter oder Botenstoffe sind an der Modulation unseres Bewusstseinszustands und unserer Wahrnehmungsebene im Gehirn beteiligt, aber interessanterweise sind sie eigentlich nicht spezifisch für das Bewusstsein und noch nicht einmal für das Gehirn. Es handelt sich um dieselben gängigen Botenstoffe, die auch in anderen Organen des Körpers zu finden sind. Ein Beispiel für einen Transmitter, der an unserem Schlaf-Wach-Rhythmus beteiligt ist, ist Histamin, das auch bei Allergien eine Rolle spielt. Histamin hilft uns, bewusst zu bleiben, wach und aufmerksam, und das ist auch der Grund, warum wir, wenn wir Antihistaminika nehmen, sagen wir gegen eine Allergie, müde und schläfrig werden. Eine Senkung des Histaminspiegels im Gehirn bewirkt, dass wir einschlafen, das Bewusstsein verlieren und unsere Umgebung nicht mehr wahrnehmen, während eine Senkung des Histamin-Spiegels in der Nase bewirkt, dass wir nicht mehr so viel niesen müssen und in der Allergiesaison allgemein weniger Probleme mit der Nase haben.

Ein weiterer Neurotransmitter, der etwas mit der Manifestation des Bewusstseins zu tun hat, ist Acetylcholin, das ebenfalls im ganzen Körper zu finden ist. Wenn es außerhalb des Gehirns verändert wird, kann es unter anderem einen trockenen Mund und Durchfall verursachen. Serotonin ist ein weiteres Beispiel für einen Neurotransmitter, der unseren Bewusstseinszustand steuert, indem er uns schlafen, aufwachen oder bewusstlos werden lässt (je nach Stand des Spiegels), aber er wirkt sich auch auf viele andere Arten aus. Veränderungen des Serotoninspiegels in bestimmten Teilen des Gehirns können zu Depressionen führen, während Serotonin im Darm zu regelmäßigeren Verdauungsbewegungen verhilft. Deswegen geben wir Menschen mit Magen-Darm-Erkrankungen (wie Reizdarmsyndrom) ein »Antidepressivum«, denn dieses erhöht den Serotoninspiegel. Aber genau dasselbe Medikament wird auch Menschen mit Depressionen verschrieben.

Und schließlich (obwohl die Liste noch längst nicht vollständig ist) gibt es einen weiteren Modulator unseres Bewusstseinszustands, nämlich Dopamin. Wenn der Dopaminspiegel in den Teilen des Gehirns verändert wird, die mit Bewusstsein zu tun haben, kann sich das auf unseren Grad der Wachheit und Bewusstsein auswirken. Wird er jedoch in anderen Bereichen des Gehirns (Bereiche, die mit Bewegung zu tun haben) verringert, führt dies zur Parkinson-Krankheit. Außerhalb des Gehirns erhöht Dopamin (unter anderem) den Blutdruck und die Herzfrequenz. In der Tat setzen wir auf der Intensivstation häufig Dopamin-Infusionen ein, um den Blutdruck bei kritisch kranken Patienten zu erhöhen, während Neurologen Medikamente, die den Dopaminspiegel in bestimmten Teilen des Gehirns erhöhen, verabreichen, um Menschen mit Bewegungsstörungen wie Parkinson zu behandeln.

Was schließen wir daraus? Erstens, abgesehen von der Tatsache, dass eine Chemikalie nicht das Gleiche ist, wie ein Gedanke oder ein Gefühl oder das Bewusstsein und die Wahrnehmung, die wir jeden Tag erleben, können wir auch nicht sagen, dass jeder Bewusstseinszustand oder jedes Gefühl, wie Depression oder Glück, das Gleiche ist, wie der spezifische Neurotransmitter, der es steuert – da diese Transmitter im ganzen Körper zu finden sind. Allerdings wissen wir, dass die Tatsache, dass wir bewusst, wach und aufmerksam im Gegensatz zu schlafend, unbewusst oder im Koma sind, eine Reaktion auf spezifische Veränderungen der Neurotransmitter in ganz bestimmten Regionen des Gehirns sind, die unseren Bewusstseinszustand steuern. Einige dieser Veränderungen bewirken, dass das Bewusstsein »verschwindet«, indem sie uns einschlafen oder das Bewusstsein völlig verlieren lassen (das ist es, was ein Koma ausmacht), während eine alternative Veränderung der gleichen Neurotransmitter das Bewusstsein »wieder auftauchen« lässt und bewirkt, dass wir aus einem Koma wieder aufwachen und das volle Bewusstsein zurückerlangen. Somit werden die äußere Wahrnehmung und der jeweilige Bewusstseinszustand durch die Aktivität in spezifischen, komplexen Schaltkreisen des Gehirns inszeniert. Dies geschieht durch chemische Regulierung im Gehirn.

Forscher haben die Schaltungen im Gehirn, die unser Bewusstsein steuern, entdeckt und aufgezeichnet. Sie beginnen, vereinfacht gesagt, im Stammhirn an der Basis des Gehirns, setzen sich in der Mitte des Gehirns fort und gehen dann in die vorderen Bereiche des Gehirns über. Die kontinuierliche Schaltung, die es aktiviert, macht einen Menschen wach und aufmerksam, und wenn sie aus irgendeinem Grund zusammenbricht, geht das Bewusstsein verloren, bis der Prozess, der diesen Zusammenbruch verursacht hat, wieder behoben ist. Das Bewusstsein kann also entweder vorübergehend oder dauerhaft verloren gehen, je nachdem, welches Ereignis die Gehirnschaltung, die das Bewusstsein steuert, beeinflusst oder beschädigt hat.

Viele Ereignisse haben Einfluss auf die Hirnregionen, die an der Steuerung des Bewusstseins beteiligt sind, was einerseits zu einem Verlust des Bewusstseins und zum Koma führen kann und eine Person umgekehrt auch wieder aus der Bewusstlosigkeit holen kann. So wirken Beruhigungsmittel und Narkotika. Es gibt Zeiten, in denen Ärzte bestimmte Leitbahnen ganz gezielt ausschalten wollen, um einen Patienten medizinisch behandeln zu können, etwa während einer Operation. Diese Medikamente haben Auswirkungen auf die Leitbahnen im Gehirn, nehmen die Schmerzwahrnehmung und fahren Gedächtnis- und Bewusstseinsschaltungen herunter. Deswegen können Menschen operiert werden, ohne dabei schreckliche Schmerzen aushalten zu müssen. Auch wenn wir in dieser Zeit keine Anzeichen von Bewusstsein beim Patienten sehen können, ähnlich wie wenn er schläft, wissen wir, dass es immer noch da ist, und nach der Operation können wir den Patienten aus der Anästhesie holen, und er kehrt in einen vollständig bewussten Zustand zurück. Ein häufig verwendetes Medikament, das die am Bewusstsein beteiligten Bereiche des Gehirns steuert, ist Propofol. Dieses Medikament hat nach dem Tod von Popstar Michael Jackson zwar sehr viel negative Medienaufmerksamkeit bekommen, aber Intensivmediziner und Anästhesisten setzen es schon sehr lange auf Intensivstationen oder im Operationssaal ein.

Abgesehen von Medikamenten, bringt auch jede Erkrankung, die das chemische Gleichgewicht in ebendiesen spezifischen Hirnregionen beeinflusst, das Bewusstsein einer Person zum Verschwinden. In der Tat verändert jede Erkrankung, die zu Entzündungen im Körper führt und bestimmte Entzündungsmoleküle freisetzt, die Gehirnregion, die das Bewusstsein steuert. Ein einfaches Beispiel aus dem Alltag ist eine Erkältung oder Grippe. Deswegen sind wir im Allgemeinen sehr schläfrig und benommen, wenn wir krank sind. Dies ist auch der Grund, warum manche Menschen ins Koma fallen, wenn sie schwer krank sind, und ihr Entzündungsniveau sehr hoch ist. Zu diesen Erkrankungen gehören Schädel-Hirn-Verletzungen, Gefäßerkrankungen und Schlaganfall, Infektionen des Gehirns wie Meningitis sowie Leberversagen. Infektionen führen zu einem Verlust des Bewusstseins und zum Koma, wenn Viren oder Bakterien (oder die von ihnen produzierten Toxine) in das Gehirn eindringen und sich an jene Bereiche des Gehirns anheften, die etwas mit dem Bewusstsein zu tun haben. Schweres Leberversagen führt zum Koma aufgrund einer Anhäufung von Toxinen in der Blutbahn (welche die Leber normalerweise entsorgen würde, aber nicht kann, weil sie nicht mehr richtig arbeitet). Wenn diese Giftstoffe das Gehirn erreichen, verursachen sie einen Bewusstseinsverlust, indem sie den Schaltkreis beeinträchtigen, der das Bewusstsein steuert. Alle diese Medikamente und Erkrankungen haben eines gemeinsam: Sie bewirken Veränderungen des chemischen Gleichgewichts in den Bereichen des Gehirns, die das Bewusstsein beeinflussen.

Abgesehen von der Steuerung durch chemische Neurotransmitter, welche auf die spezifischen Regionen des Gehirns einwirken, die am Bewusstsein beteiligt sind, ob aufgrund eines Arzneimittels oder aufgrund einer Krankheit oder sogar aufgrund von Sauerstoffmangel in den Gehirnzellen (anoxische Hirnschädigung), führt ein weiterer Mechanismus zum Verlust des Bewusstseins, nämlich die physische Schädigung der Zellen, die für die Bewusstseinsschaltungen im Gehirn zuständig sind, als Folge eines schweren Traumas. Im Fall von Don Herbert ging die fast völlige Abwesenheit von Bewusstsein für zehn Jahre zunächst auf die Auswirkungen eines Mangels an Sauerstoff in den Zellen zurück, gefolgt von dauerhaften Schäden durch die anoxische Hirnschädigung in den spezifischen Hirnarealen, die das Bewusstsein steuern. Auch wenn die Veränderungen im chemischen Profil umfangreich sind, bleibt bei vielen dieser Erkrankungen die zugrunde liegende Gehirnzellenstruktur erhalten, und daher kehrt das Bewusstsein der betreffenden Person zurück, sobald die Erkrankung (z. B. die schwere Infektion) behoben ist.

Allerdings können Zellen, die dauerhaft und irreversibel geschädigt sind, nicht auf Veränderungen in den betreffenden Neurotransmittern reagieren oder sind einfach nicht mehr in der Lage, Neurotransmitter zu produzieren. Es ist, als sei der biologische Schalter dauerhaft abgeschaltet worden, und daher scheint das menschliche Bewusstsein oder die Seele für immer verloren. Als Ergebnis davon war Herbert dauerhaft an einen unbewussten Zustand gebunden – sein Bewusstsein war »verschwunden« und konnte nicht »wieder erscheinen«, weil die Schaltungen, die gebraucht werden, damit es wieder zutage treten konnte, durch Sauerstoffmangel geschädigt waren und nicht mehr richtig funktionierten. Wenn eine irreversible Gehirnverletzung einsetzt, ist im Allgemeinen nicht mehr viel zu machen. Der Schlüssel ist, zu intervenieren, bevor die Schädigung irreversibel geworden ist. Deshalb hatte Herberts Neurologe gedacht, sein Zustand sei dauerhaft.

Doch – unglaublich und für Herbert und seine Ärzte völlig unerwartet – veränderte sich nach zehn Jahren etwas in der Struktur seines Gehirns, die das Bewusstsein steuert. Sein Bewusstsein »tauchte wieder auf«, und er war sich seiner Umgebung wieder voll und ganz bewusst. Es war, als sei der Schalter wieder eingeschaltet worden. Es war nicht klar, warum und wie sich sein Gehirn teilweise selbst repariert und sein Bewusstsein in die Lage versetzt hatte, »wieder aufzutauchen«, aber zweifelsohne war Herberts Bewusstsein, Seele oder Psyche, das Wesen, das ihn zu dem machte, der er war, sein einheitliches Selbst in den letzten zehn Jahren nicht ganz verschwunden – es war immer da gewesen, allerdings für die Außenwelt nicht sichtbar und unfähig, mit ihr zu kommunizieren.

Menschen in einem minimal bewussten Zustand oder im Wachkoma haben also zwar dauerhafte Schäden an diesen besonderen, an der Steuerung des Bewusstseins beteiligten Leitungsbahnen davongetragen, aber dennoch müssen wir zugeben, dass wir, genau wie wenn wir schlafen oder wenn wir eine Vollnarkose bekommen, ein starkes Beruhigungsmittel genommen oder eine schwere Infektion erlitten haben, nicht sagen können, dass wir unser Bewusstsein im wahrsten Sinne des Wortes »verloren« haben (d.h. unser Bewusstsein hat uns nicht tatsächlich verlassen und ist in den Äther verschwunden oder sogar vernichtet worden). Vielmehr ist die Schaltung, die es steuert, nicht aktiv, und daher ist es nicht sichtbar und in Kontakt mit der Außenwelt. Unter diesen Umständen kann es auch keine inneren oder äußeren Reize wie Schmerzen oder Erinnerungen verarbeiten, und genau deswegen bekommen wir im tiefen Koma nichts mit, weder Schmerzen noch Erinnerungen, Hören, Sehen oder Berührungen. Es ist fast so, als sei das Bewusstsein einer Person – das Selbst oder die Seele – in eine Art Winterschlaf gefallen. Es existiert zwar, zeigt aber keine sinnvollen Interaktionen mehr. Daher passierte in Don Herberts Fall, obwohl es ihm bestimmt zu sein schien, für immer in diesem Zustand zu bleiben, etwas Unerwartetes und Unglaubliches. Irgendwie veränderten sich die geschädigten Bereiche seines Gehirns, die das Bewusstsein steuern, nach zehn Jahren, und als das passierte, »tauchte« sein Bewusstsein – sein wahres Selbst – »wieder auf« und fing an, mit der Außenwelt zu kommunizieren, wobei er keine Ahnung hatte, wie lange er weg gewesen war.

Seit Jahrzehnten, eigentlich solange das Phänomen wissenschaftlich bekannt ist, wurde davon ausgegangen, dass sobald jemand sein Bewusstsein komplett verloren hat und der Schalter nach einer irreversiblen Hirnschädigung ausgeschaltet wurde, wie es beispielsweise nach einer anoxischen Hirnschädigung der Fall ist, überhaupt kein Bewusstsein mehr vorhanden ist.

Daher war das Dogma gewesen, dass Menschen, die nach einer Hirnschädigung im Wachkoma enden, ihr Bewusstsein (das Selbst oder die Seele) dauerhaft und vollständig verloren haben. Aber eine Reihe von unglaublichen und sehr interessanten Beobachtungen und Entdeckungen stellen diese, lang gehegte Überzeugung, seit ein paar Jahren infrage.

Was, wenn das Bewusstsein tief im Innern des Gehirns weiterexistieren würde, selbst wenn nach außen hin nichts davon in

Erscheinung tritt?* Was, wenn Bewusstsein überhaupt nicht verloren geht, noch nicht einmal bei Menschen mit umfangreichen Hinschädigungen, die scheinbar nicht ansprechbar sind und im Dauerkoma liegen? Und auch wenn die Hirnregionen, die Bewusstsein steuern, scheinbar für immer heruntergefahren sind – was, wenn es Möglichkeiten gibt, diese Bereiche zu wecken und die Instanz Bewusstsein wieder zum Vorschein zu bringen? Wissenschaftler haben begonnen, die sehr reale Möglichkeit zu erforschen, dass das Bewusstsein von Menschen, die einen Schaden in den das Bewusstsein steuernden Gehirnarealen erlitten haben, wie ein Computer in den Ruhezustand geht und dann Tage, Monate oder Jahre später wieder geweckt werden kann. Diese Forschungen könnten zu großen Durchbrüchen führen und sich nicht nur auf die Neurowissenschaften und die Reanimationswissenschaft auswirken, sondern auch auf die ganze Gesellschaft. Dr. Nicholas Schiff hat umfangreiche Arbeit auf diesem Gebiet geleistet. Schiff, der von der Zeitschrift *Time* als einer der hundert einflussreichsten Menschen der Welt bezeichnet wurde, ist Direktor des Labors für Kognitive Neuromodulation am Weill Cornell Medical Center in New York. Für einen *60 Minutes*-Fernsehbericht über die Behandlung von minimalbewussten Patienten studierte Schiff Herberts Fall und sagte, dass sein Erwachen von einem Parkinson-Medikament verursacht worden sein könnte. Mit anderen Worten, Herberts geschädigtes Gehirn war

* Es gibt zwar eine Erkrankung, die als Locked-in-Syndrom bezeichnet wird und bei der das Problem nicht auf eine Schädigung der Gehirnregionen zurückgeht, die das Bewusstsein steuern, aber auf die beziehen wir uns hier nicht. Beim Locked-in-Syndrom hat die Hirnschädigung eine Lähmung verursacht, aber gleichzeitig sind die Bereiche, die das Bewusstsein steuern, verschont geblieben, sodass die Person überhaupt nicht bewusstlos, sondern nur nicht in der Lage ist, sich zu bewegen. Daher wirkt die Person auf ihre Umwelt, als sei sie ohne Bewusstsein, während sie in Wirklichkeit hellwach ist, aber gefangen und daher nicht in der Lage zu kommunizieren. Hier beziehen wir uns auf Zustände, wie ein dauerhaftes Wachkoma, in denen die Zentren, die das Bewusstsein steuern, dauerhaften Schaden genommen haben und das Bewusstsein daher wirklich abwesend ist.

arm an Dopamin (einer der Neurotransmitter, die, wie erläutert, an der Steuerung des Bewusstseins beteiligt sind). Ferner war es Herbert bestimmt, aufgrund des nicht erkannten, zu niedrigen Dopaminspiegels in dem Schaltkreis, der das Bewusstsein steuert, dauerhaft in einem minimalbewussten Zustand zu bleiben – bis ihm ein Parkinson-Medikament verabreicht wurde, das den Dopaminspiegel in seinem Gehirn erhöhte. Dieses hatte versehentlich das Defizit in Herberts Gehirn und damit sein Bewusstsein korrigiert; seine Seele war plötzlich »wieder aufgetaucht«. Seine Ärzte und alle anderen hatten vermutet, es sei eine plötzliche wundersame Genesung, weil sie so etwas nie für möglich gehalten hatten. Die Ärzte hatten immer angenommen, es könne nichts mehr getan werden, wenn erst einmal eine dauerhafte Schädigung stattgefunden hatte.

Dieser und ähnliche Fälle waren Türöffner für Versuche mit anderen Medikamenten bei anderen Menschen in der Hoffnung, Ärzte könnten die Konzentrationen von den an der Steuerung des Bewusstseins beteiligten Neurotransmittern vielleicht manipulieren und Menschen, die nur noch Hüllen ihres früheren Ichs waren, auf diese Weise »wiedererwecken«. Obwohl diese Forschungsreihen noch in den Kinderschuhen stecken, kommen bereits mehrere erfolgreiche Fälle, in denen Patienten mit bestimmten Medikamenten behandelt wurden ans Licht, und neue Forschungen sind im Gange.

In dem *60 Minutes*-Bericht wurde auch der Fall von George Melendez vorgestellt, der sich, nachdem er fast ertrunken war, in einem minimal bewussten Zustand befand, ein weiteres Beispiel für eine anoxische Hirnschädigung. Die Ärzte hatten Melendez' Frau gesagt, dass er sich von dem Gehirnschaden, den er erlitten hatte, nie wieder erholen werde. Sie holte ihn nach Hause und sorgte dort für ihn. Melendez' Grundzustand war im Wesentlichen davon gekennzeichnet, dass er häufig ein unverständliches und lautes Stöhnen von sich gab, was in der Nacht besonders störend war. Sein ständiges Stöhnen hielt seine Frau häufig die ganze Nacht wach. Daher beschloss sie eines Nacht, als sie wieder einmal nicht schlafen konnte und völlig erschöpft war, George eine Dosis des Schlafmittels Ambien (Zolpidem) über seine Magensonde zu verabreichen, in der Hoffnung, dass dies sein Stöhnen verringern würde. Wie erwartet, wurde er ruhiger. Aber als sie kurze Zeit später wieder in sein Zimmer kam, um nach ihm sehen, fand sie ihn nicht etwa völlig ruhiggestellt vor, sondern ganz im Gegenteil: George war hellwach und aufmerksam und konnte sogar mit ihr reden!

Sie war schockiert und konnte sich nicht erklären, was hier los war. Man hatte ihr gesagt, sein Zustand sei dauerhaft, aber allen Widrigkeiten zum Trotz war ihr Mann, Jahre nachdem seinem Bewusstsein für immer verloren schien, wieder aufgewacht. Dann, ein paar Stunden später, verschwand sein Bewusstsein wieder so schnell, wie es gekommen war, und Melendez war wieder ganz der Alte – nur in der Lage, zu stöhnen und zu jammern, aber ohne andere sichtbare Zeichen dafür, ob er nun wach oder bewusst war. Weil sie sich nicht erklären konnte, was hier los war, vermutete Melendez' Frau, dass es irgendetwas mit der Schlaftablette zu tun haben musste. Sie gab ihm noch eine Dosis Ambien, und das Gleiche passierte wieder. Zum ersten Mal seit Jahren war er wieder wach und fing an, einfache Fragen zu beantworten. Die tägliche Ambien-Gabe hielt Melendez' Bewusstsein in Gang.

Schiff scannte das Gehirn von Melendez, um herauszufinden, wie genau das Ambien Einfluss darauf nahm. Ohne Ambien war der Stirnlappen in Melendez' Gehirn unter dem Scanner gelb zu sehen, was auf eine stark reduzierte Aktivität hinweist. Nachdem Melendez das Ambien bekommen hatte, leuchtete der Stirnlappen (der vordere Teil des Gehirns) knallrot auf, ein Zeichen dafür, dass sich die Stoffwechselaktivität um das Zwei- bis Dreifache erhöht hatte. Es war klar, dass das Ambien Melendez' Stirnlappenregion, die etwas mit der Steuerung des Bewusstseins zu tun hat, irgendwie zum Leben erweckt hatte (die Verschaltungen im Gehirn, die etwas mit Bewusstsein zu tun haben, schließen neben anderen Strukturen die vorderen Bereiche des Gehirns ein). Offenbar bestand in Melendez' Fall die Hauptbeeinträchtigung des Wach- und Bewusstseins in einer Schädigung der vorderen Gehirnregionen, die durch Verabreichung der Schlaftablette vorübergehend korrigiert wurde. Sobald die Wirkung der Pille nachließ, verschwand auch sein Bewusstsein wieder. Durch die Ambien-Gaben kam Melendez, wie Herbert, aus dem minimal bewussten in einen Zustand, in dem er sich wieder seiner selbst bewusst war, wenn auch schwer behindert. In Herberts Fall hatte die anoxische Hirnschädigung also ein Dopamindefizit verursacht, während sie in Melendez' Fall ein Defizit in der Funktionsweise der vorderen Gehirnregion verursacht hatte. So oder so, im Ergebnis war das Bewusstsein, das Selbst oder die Seele beider Männer verschwunden, bis ein glücklicher Zufall es oder sie wieder zum Vorschein brachte.

Mittlerweile sind klinische Studien im Gange, die das sogenannte Ambien-Erwachen untersuchen. Forscher führen die Rolle, die Ambien beim Aufwachen von Patienten spielt, auf ein Phänomen namens paradoxe Erregung zurück, einen Zustand, der mit Schlafwandeln, Schlafessen und Sekundenschlaf beim Autofahren in Verbindung gebracht wird. Zwar gibt es noch keine definitive Aussage darüber, welchen Patienten diese Medikamente helfen, klar ist jedoch, dass man über eine Reihe von Menschen, die erklärtermaßen in einem Wachkoma-Zustand waren (ohne Chance auf Heilung und mit völlig abwesendem Bewusstsein), jetzt sagen kann, dass sie sich in einem minimal bewussten Zustand befinden oder sogar bei vollem Bewusstsein sind. Um den Unterschied zu ermitteln, müssen die Patienten wiederholt und über einen längeren Zeitraum untersucht werden.

»Den Einzeiler, den unsereins [in der medizinischen Hochschule] über Gehirnverletzungen gehört hat, war *erheblicher Schaden*«, sagte Schiff in dem *60 Minutes*-Interview. »Mittlerweile haben wir genügend Erfahrungen gemacht, um zu wissen, dass es einige Patienten im minimalbewussten Zustand gibt, für die diese Aussage nicht zutrifft.«

Etwa 200.000 Menschen in den Vereinigten Staaten werden als im Wachkoma befindlich klassifiziert, aber mittlerweile glauben einige Forscher, dass mindestens 40 Prozent davon eventuell rediagnostiziert werden müssen. Traditionell erklärte man eine Person nach drei Monaten Inaktivität des Gehirns bei Verletzungen durch Sauerstoffmangel und nach zwölf Monaten, bei durch ein Trauma verursachten Verletzungen, für im permanenten Wachkoma befindlich. Doch die jüngsten Fälle von Ambien-Erwachen und ähnliche veranlassen Ärzte und Forscher, von vielen Patienten im Wachkoma zu sagen, dass sie sich in Wirklichkeit in einem Zustand befinden, in dem es Hinweise auf Bewusstsein und Gewahrsein gibt, obwohl man dachte, ebendieses Bewusstsein sei für immer verloren.

Seit das Ambien-Erwachen erforscht wird, hat man herausgefunden, dass es viele andere Medikamente gibt, die Menschen, bei denen scheinbar kein Bewusstsein mehr vorhanden ist, beeinflussen, indem sie spezifische Komponenten der Gesamtschaltung, die an der Modulation des Bewusstseins beteiligt ist, verändern – um das Bewusstsein »wiederauftauchen« zu lassen. Die Herausforderung besteht darin, zu verstehen, welche spezifischen Neurotransmitter oder Bereiche des Gehirns in jedem einzelnen Fall manipuliert werden müssen. Dies ist der schwierigste Teil, denn während einige Leute auf diese Medikamente reagieren, reagieren andere nicht darauf, weil die Verletzung bei ihnen ein anderes Gehirnareal betrifft, das die Forscher noch nicht als verletzt erkannt haben.

In der Tat ähneln diese neu entdeckten Fälle früheren ähnlichen Fällen, die auch durch einen glücklichen Zufall entdeckt wurden. In seinem wegweisenden Buch *Awakenings – Zeit des Erwachens* erzählt Dr. Oliver Sacks die bemerkenswerte Geschichte einer Gruppe von Patienten, die sich während einer Epidemie nach dem Ersten Weltkrieg die Schlafkrankheit zugezogen hatten. Weil sie jahrzehntelang in einem tranceähnlichen Zustand waren, hatte man diese Männer und Frauen aufgrund eines Gehirnschadens als dauerhaft »weggetreten« abgeschrieben. Im Jahr 1969 gab Sacks ihnen ein neues Medikament namens L-Dopa. Das Medikament hatte eine erstaunliche und geradezu explosive »Aufweck«-Wirkung. Es aktivierte ihre Dopaminleitbahnen und brachte ihr schlafendes Bewusstsein wieder zum Vorschein. Aus heutiger Sicht ergibt das alles einen Sinn, denn Dopamin ist einer der vielen Neurotransmitter, die an der Modulation des Bewusstseins beteiligt sind.

Dr. Adrian Owen, ein bekannter britischer Neurowissenschaftler, glaubt, dass neue Technologien Ärzten helfen können, mehr Fälle richtig zu diagnostizieren. Im Jahr 2006 wurde eine der wichtigsten und am meisten wegweisenden Studien durchgeführt, die einen Großteil der bisher gültigen Paradigmen bezüglich minimalbewusster und vegetativer Zustände infrage stellte. Dafür baten Owen und seine Kollegen von der University of Cambridge Menschen im Wachkoma sowie normale Menschen in einer Kontrollgruppe, sich vorzustellen, sie spielten Tennis. Owen machte Gehirnscans von den Menschen, während diese sich vorstellten, sie versammelten sich auf dem Centre Court in Wimbledon. Er erwartete, keine Veränderungen in den Gehirnen der Menschen im dauerhaften Wachkoma zu sehen (da sie per definitionem kein Bewusstsein oder Gewahrsein hatten und in der Vergangenheit keine äußerlich sichtbaren Anzeichen von Bewusstsein gezeigt hatten). Erstaunlicherweise zeigten die Ergebnisbilder, dass der motorische Kortex (der Teil des Gehirns, der Bewegung steuert) bei den Menschen, die sich im Wachkoma befanden, in fast der gleichen Weise aktiviert wurde, wie bei denjenigen mit normaler Gehirnfunktion. Diejenigen im Wachkoma hatten die von den Forschern gegebenen Anweisungen vollkommen verstanden und konnten sich genau wie gesunde Menschen vorstellen, selbst Tennis zu spielen. In der Tat war ihr Bewusstsein, entgegen dem, was alle glaubten, die ganze Zeit präsent gewesen, selbst als es scheinbar für immer verschwunden war. Doch erst nach der Einführung neuer Forschungstechniken und mithilfe neuer Technologien gelang es Ärzten, subtile Hinweise darauf zu identifizieren, dass das Bewusstsein, das Selbst oder die Seele dieser Individuen da noch irgendwo war. Und was noch wichtiger ist, das Bewusstsein war, obwohl scheinbar abwesend, immer da gewesen und nie im wahrsten Sinne des Wortes »verloren gegangen« – auch nicht nach umfassenden und dauerhaften Schädigungen der Gehirnregionen, die es steuern.

Owen, der sein Forschungsteam mittlerweile an die University of Western Ontario in Kanada verlegt hat, führte im Jahr 2011 eine weitere Untersuchung durch, in deren Rahmen Gehirnaktivität bei Patienten festgestellt wurde, die sich erklärtermaßen im Wachkoma befanden. Mithilfe eines EEGs konnten Owen und seine Teamkollegen Hirnaktivität bei 16 Menschen im Wachkoma und 12 gesunden Menschen messen, und zwar in Reaktion auf verbale Anweisungen, wie mit den Zehen zu wackeln oder mit ihrer rechten Hand eine Faust zu machen. Bemerkenswerterweise zeigte sich bei drei Menschen im Wachkoma eine Aktivität in der Gehirnregion, in der Bewegungen des Körpers geplant werden, was erneut bestätigt, dass die Instanz Bewusstsein, Selbst oder Seele anwesend und eben nicht für immer verloren war. Sie war lediglich nicht nach außen hin sichtbar und wäre auch nicht erkennbar gewesen, wenn der Fortschritt bei den wissenschaftlichen Methoden und Techniken dies nicht möglich gemacht hätte.

Wie war das möglich? Es handelte sich hier um Menschen, die erklärtermaßen im Wachkoma waren, in einem vegetativen Zustand also, und deren Bewusstsein nicht mehr da war. Die gängige Ansicht, die heute vertreten wird, auch von Ärzten, lautet: Wenn das Gehirn von jemandem etwa nach einer anoxischen Hirnschädigung bleibenden Schaden genommen hat und sich diese Person im Wachkoma befindet, gibt es kein Bewusstsein mehr und es wird auch nie wieder zurückkehren. Doch im Fall von Melendez und Herbert, in den zahlreichen anderen neuen Fallgeschichten, die von einem »Erwachen« (mithilfe verschiedener Medikamente) berichten, und in Dr. Owens Fällen war das Selbst, die Seele oder das Bewusstsein vorhanden gewesen, auch wenn es für die Außenwelt verloren schien.

Diese neuen Erkenntnisse stellen mittlerweile eine Herausforderung dar, selbst für die ganz hartnäckig vertretenen Meinungen und Ansichten darüber, was mit dem Bewusstsein von Menschen passiert, die unter den Auswirkungen von Verletzungen durch Sauerstoffmangel leiden. Das Bewusstsein ist nicht verloren, und das Gehirn kann ausreichend genug manipuliert werden, um das versteckte Bewusstsein auch bei Menschen wieder ans Licht zu holen, von denen man angenommen hatte, sie befänden sich in einem vegetativen Zustand und ohne Bewusstsein, nachdem man dieses viele Jahre lang verloren glaubte. Dies weist darauf hin, dass Gehirn und Bewusstsein irgendwie verknüpft sind, aber eine noch wichtigere Frage ist: Was passiert wohl mit dem Bewusstsein, der Psyche oder Seele nach einer anoxischen Hirnschädigung und wenn das Herz zu schlagen aufhört? Was passiert mit dem menschlichen Geist und dem Bewusstsein, wenn wir sterben?*

Wie wir gesehen haben, ist der Tod per definitionem der Zustand, der folgt, nachdem das Herz aufgehört hat zu schlagen – der Zustand, in dem keine Durchblutung mehr stattfindet und daher auch kein Sauerstoff mehr in die Organe des Körpers, einschließlich des Gehirns, transportiert wird. Wenn ein Mensch

* Wir können diese Fragen in diesem Zusammenhang stellen, denn biologisch gesehen ist eine anoxische Hirnschädigung, die zu einem Schlaganfall führt, das Gleiche wie das, was nach dem Tod geschieht. Beispielsweise ist der Hauptunterschied zwischen einem Fall wie dem von Herbert und jemandem, der stirbt, der, dass Herbert gerettet wurde, bevor sein Herz zu schlagen aufhörte, aber die Wirkung der anoxischen Hirnschädigung auf die Bereiche des Gehirns, die das Bewusstsein steuern, wäre in beiden Fällen ähnlich.

stirbt, gibt es keine sichtbaren Zeichen von Leben mehr. Alle Körperfunktionen, insbesondere die Gehirnfunktion, kommen innerhalb von Sekunden nach dem Herzstillstand zum Erliegen. Es gibt also keinen Herzschlag mehr, keine Atmung, und die Pupillen sind starr und erweitert (aufgrund mangelnder Durchblutung des Gehirns).

Aber die große Frage ist: Geht das Bewusstsein, das Selbst oder die Seele unmittelbar nach dem Tod im wahrsten Sinne des Wortes verloren? Wird es an diesem Punkt als Instanz, als Entität für immer ausgelöscht?

Die Antwort, die sich mehr und mehr herauskristallisiert, scheint darauf hinzudeuten, dass dies nicht der Fall ist. Das Bewusstsein oder die Seele ist zwar ganz unten und damit für die Außenwelt nicht sichtbar, aber es/sie geht als Instanz nicht für immer verloren – so wie wir es bei der anoxischen Hirnschädigung gesehen haben, die auch nach dem Tod einsetzt und mit der Zeit eine fortschreitende Zellschädigung und den Zelltod im Gehirn verursacht. Während die Schaltungen zwar eindeutig aus beziehungsweise ganz unten sind, ist es sehr wahrscheinlich, dass das Bewusstsein nicht im eigentlichen Sinne des Wortes »verloren« ist, wie wir es bei Menschen gesehen haben, die durch Drogen oder irgendeine schwere Krankheit zeitweilige Schädigungen der das Bewusstsein steuernden Schaltungen im Gehirn davongetragen haben oder sogar bei denjenigen, die dauerhaft entsprechend geschädigt waren. In der Tat können wir untersuchen, was mit dem Bewusstsein von Menschen passiert, auch nachdem die Schaltungen, die das Bewusstsein (und andere Teile des Gehirns) steuern, durch anoxische Hirnschädigungen in Mitleidenschaft gezogen wurden, der Herzschlag aber erhalten blieb (wie bei Herbert, Melendez und einigen der Patienten in Adrian Owens Studie, die zwar dauerhaft im Wachkoma waren, aber am Leben blieben).

Aus wissenschaftlicher Sicht können wir offenbar keine Antwort auf die entscheidende Frage geben, ob das Bewusstsein, das

Selbst oder die Seele ewig ist und weiterexistiert, nicht zuletzt, weil wir heute noch nicht über die Mittel verfügen, um das Bewusstsein direkt zu messen und zu erkennen. Wir können eine solche Möglichkeit daher nicht testen. Was wir jedoch sagen können, ist, dass zumindest in den ersten paar Stunden nach dem Tod, in der Zeit, in der wir die Dinge heute untersuchen und eine Person auch wieder ins Leben zurückholen können, der Geist, das Bewusstsein, die Psyche oder Seele – welchen Begriff wir für das »Selbst« auch verwenden wollen – bestehen bleibt. In den Fällen, in denen es uns gelingt, den Prozess des Todes rückgängig zu machen und die Person »wieder ins Leben« zurückzuholen, auch viele Stunden nach Eintritt des Todes, wird das Bewusstsein, das Selbst oder die Seele der Person ebenfalls zurückkehren. Per definitionem muss es also irgendeine Art von »Jenseits« geben, wenn auch nur für ein paar Stunden nach dem Tod. Wir können uns nicht mit Sicherheit zu etwas äußern, was darüber hinausgeht, denn das ist der längste Zeitraum, innerhalb dessen wir den Tod heute rückgängig machen und jemanden wieder ins Leben zurückbringen können, aber die Vorstellung, dass nichts bleibt, wenn wir sterben, scheint bestenfalls noch nicht ganz ausgereift.

Die entscheidende Frage, wie lange das Bewusstsein (oder die Seele) nach dem Tod weiterbesteht, kann erst dann definitiv beantwortet werden, wenn die Wissenschaft ein Gerät (eine Art Gehirnscanner) entwickelt hat, der die Instanz des menschlichen Denkens und Bewusstseins erkennen kann. Mit einer solchen Maschine könnte es möglich sein, auch längere Zeit nach Eintritt des Todes zu verfolgen, was mit dem Bewusstsein (oder der Seele) einer Person geschieht. Obwohl es an dieser Stelle wie Science-Fiction klingt und sogar in aufwendige Geschichten eingebaut wurde, etwa in Michael Cordys Roman *Luzifer*, würde es mich nicht wundern, wenn es Wissenschaftlern schließlich gelänge, eine Art Scanner zu entwickeln, der das erkennen, entdecken und messen kann, was wir das menschliche Bewusstsein nennen.

Das wird uns nicht nur helfen zu verstehen, was geschieht, wenn wir sterben, sondern uns auch ermöglichen, Menschen besser zu behandeln, die scheinbar ohne die Anwesenheit ihrer Seele oder ihres Bewusstseins leben, wie wir es im Fall von Menschen im Dauer-Wachkoma gesehen haben. Es wird uns auch helfen, ein für alle Mal zu verstehen, wie Gedanken, Bewusstsein, Psyche oder Seele mit dem Gehirn in Zusammenhang stehen.

Wenn wir die Beweise, die wir in der Reanimationswissenschaft durch Untersuchungen des Gehirns während und nach einem Herzstillstand gesammelt haben, objektiv prüfen, müssen wir in der Zwischenzeit zumindest die Möglichkeit in Betracht ziehen, dass der menschliche Geist und das Bewusstsein eine separate, noch unentdeckte wissenschaftliche Entität sein könnte, die nicht vom Gehirn hervorgebracht wird. Allerdings interagiert es mit dem Gehirn und existiert weiter, nachdem der biologische Tod bereits eingesetzt hat. Die Beweise dafür, dass diejenigen, die durch Wiederbelebungsmaßnahmen aus dem Reich des Todes zurückgeholt wurden, uns sagen können, was sie erlebt haben und dass sie spezifische Details aus ihrer eigenen Reanimationsphase – wie Gespräche oder Ereignisse, die wirklich stattgefunden haben – wiedergeben können, mehren sich, obwohl das Gehirn dieser Menschen in einem Zustand war, in dem es gar nicht mehr funktionieren konnte.

Dies erklärt auch das, was lange Zeit als Nahtoderlebnis bezeichnet wurde und das, wie ich erläutert habe, besser in tatsächliche Todeserfahrung umbenannt werden sollte, zumindest in Zusammenhang mit Menschen, die einen Herzstillstand erlitten haben, denn sie waren nicht dem Tod nah, sondern wirklich tot.

Ganz klar, die Natur des Bewusstseins, der Psyche oder der Seele zu verstehen ist geradezu revolutionär für Philosophie, Wissenschaft und Medizin – und für die Menschheit als Ganzes. Doch bis zur direkten Entdeckung der Natur des Bewusstseins und seiner Beziehung zum Gehirn wäre es ein Weg nach vorn, das Bewusstsein in der Phase zu studieren, nachdem das Herz aufgehört hat zu schlagen und die betreffende Person durch den Tod gegangen ist, doch bevor sie wieder reanimiert und ins Leben zurückgeholt wurde. Dies würde uns erlauben, zu bestimmen, ob ein objektiver Hinweis auf die Fortführung des Bewusstseins gefunden werden kann. Dies hat schließlich dazu geführt, dass sich eine Gruppe von Wissenschaftlern und Forschern gebildet hat, die sich vorgenommen hat, eine Studie namens AWARE (AWAreness – Bewusstsein – während der REanimation) durchzuführen, die zum Ziel hat, das Gehirn und das Bewusstsein während eines Herzstillstands zu untersuchen, um mit wissenschaftlichen Methoden mehr darüber herauszufinden, was wirklich passiert, wenn wir sterben.

KAPITEL 10

Die AWARE-Studie

Der 11. September 2008 war ein wichtiger Tag für New York. Es war schwer, der düsteren Erinnerung an die verheerenden Ereignisse, welche die Stadt und die Welt sieben Jahre zuvor erschüttert hatten, zu entkommen. Während am Ground Zero viele Gedenkfeiern für diejenigen abgehalten wurden, die dort ihr Leben gelassen hatten, fand nicht weit von Ground Zero eine weitere wichtige Veranstaltung statt: ein Symposium mit dem Titel *Beyond the Mind-Body Problem: New Paradigms in the Science of Consciousness* (»Jenseits des Geist-Körper-Problems – Neue Paradigmen in der Wissenschaft des Bewusstseins«) im UN-Hauptquartier. Das eintägige Programm wurde von der gemeinnützigen Abteilung der UNO-Hauptabteilung für Wirtschaftliche und Soziale Angelegenheiten (DESA), der Nour-Stiftung und der Universität von Montreal gesponsert. In vielerlei Hinsicht war dieses Symposium die Antithese von allem, was zu den Ereignissen von 9/11 geführt hatte, und es spiegelte die Mission der Nour-Stiftung – eine universelle Plattform zur Verfügung zu stellen, auf der Menschen aus allen Bereichen des Lebens im größeren Geist der Einheit, der Toleranz und des Verständnisses zusammenkommen konnten. Das Symposium war auch eine Bestätigung, dass das Verständnis der komplexen Beziehung zwischen Geist, Gehirn und Bewusstsein weitreichende Auswirkungen auf uns alle hat, unabhängig von unserer Hautfarbe, unserer Religion oder unserem Geschlecht. Und in die gleiche Richtung gehend machte es klar, dass der Kern der Sache, das Herzstück aller menschlichen Wesen und aller menschlichen Handlungen das menschliche Denken und Bewusstsein ist – allerdings ethisch oder moralisch entwickelt – und es ist dieses Denken, das alle menschlichen Vorstellungen und Handlungen prägt, von der Zerstörung, die wir am 11. September erlebt haben, bis zu der Solidarität, Großzügigkeit und Einheit, die in den kommenden Wochen und Monaten folgten.

Neben vielen hochkarätigen Rednern war auch ich eingeladen worden, vor einem internationalen Publikum zu sprechen, und diese Gelegenheit war sowohl eine große Ehre, als auch der Höhepunkt nach Jahren der Arbeit und des Nachdenkens – aber sie war erst der Anfang. Auf diesem Symposium, dessen Schwerpunkt die Natur des »Selbst« und das Phänomen des Bewusstseins war, hoben wir auch die AWARE-Studie aus der Taufe. Für die AWARE-Studie – AWAreness (Bewusstsein) während der REanimation – würden internationale Wissenschaftler und Ärzte zusammenarbeiten, um das menschliche Gehirn und Bewusstsein in der klinischen Todesphase zu studieren. Sie spiegelt mein berufliches Interesse und meine Arbeit wider, die sich auf zwei parallelen Linien der Untersuchung bewegt, die eng miteinander verknüpft sind. In erster Linie will ich die Qualität der Reanimation verbessern, um mehr Leben zu retten und Hirnschädigungen zu verhindern. In zweiter Linie geht es mir darum, zu verstehen, was im Tod mit dem menschlichen Geist und dem Bewusstsein passiert, denn ein Herzstillstand ist vielleicht der einzige Umstand, unter dem wir das menschliche Bewusstsein zu einer Zeit studieren können, wo das Gehirn auf natürliche Weise stillgelegt ist. Dies macht es uns möglich, seine Beziehung zur Gehirnfunktion zu bestimmen und dabei nicht aus den Augen zu verlieren, dass wir es bei dem Versuch, ein Leben zu retten, nicht nur mit einem medizinischen Prozess zu tun haben, sondern vor allem mit einem Menschen. Auch wenn wir den menschlichen Geist, das Bewusstsein oder die Seele nicht am Werk sehen können, weil die neuronalen Schaltkreise, die das Bewusstsein und die Wahrnehmung steuern, aus sind, ist dort irgendwo eine Person, und das dürfen wir nie ignorieren oder vergessen.

Nach dem erfolgreichen Abschluss einer 18-monatigen Pilotphase an ausgewählten Krankenhäusern in Großbritannien, die mithilfe meiner Kollegen Dr. Peter Fenwick und Ken Spearpoint zustande gekommen war, weiteten wir die Studie auf andere medizinische Zentren in Großbritannien, Europa und den Vereinigten Staaten aus.

Seit Jahren mehren sich die Beweise dafür, dass sich Menschen, die wiederbelebt wurden und aus dem Reich des Todes zurückkehrten, bestimmte Erlebnisse und in vielen Fällen auch spezifische Details dessen erinnerten, was mit ihnen geschehen war, während Ärzte und Krankenschwestern an ihnen arbeiteten, wobei sie Letzteres von oben gesehen hatten. Konnten diese sogenannten tatsächlichen Todeserlebnisse und außerkörperlichen Erfahrungen echt sein? Behaupteten diese Leute deshalb, sie seien in der Lage gewesen, Ereignisse zu sehen, die sich unter ihnen abspielten, während sie das Ganze von oben beobachteten? Oder waren diese Erfahrungen einfach die Reflexion einer qualitativ besseren Wiederbelebung des Gehirns? Vielleicht hatten manche Menschen ganz spezifische Erinnerungen, weil Ärzte es geschafft hatten, ihr Gehirn besser mit Blut und Sauerstoff zu versorgen, ohne es zu merken. Das war eine Möglichkeit, die in Betracht gezogen werden musste. Obwohl frühere Studien gezeigt hatten, dass Ärzte bei einem Herzstillstand in der Regel nicht genügend Blut in das Gehirn des Patienten pumpen können, war die Möglichkeit nicht auszuschließen, dass einige Individuen, die sich an ganz besondere Erlebnisse erinnerten, eine irgendwie bessere Wiederbelebung bekommen hatten. Vielleicht gab es Ausnahmen von der Regel. Dies wäre von großer Bedeutung, da es eine potenzielle Schiene für weitere wissenschaftliche Erforschung auf der Suche nach einer qualitativ besseren

Gehirnreanimation aufzeigen würde. Zu der Zeit war noch kein spezifisches Echtzeit-Monitoring-System bekannt, das Ärzten Informationen zur Qualität der Sauerstoffversorgung des Gehirns während der Herz-Lungen-Wiederbelebung geben konnte, doch das war von entscheidender Bedeutung in dem Bemühen, Hirnverletzungen zu reduzieren und die allgemeine Überlebensrate zu verbessern. Der erste Gedankengang war also, ein System zu identifizieren, das dieses sehr wichtige und signifikante Defizit in unserem System der Herz-Lungen-Wiederbelebung beheben konnte, auf das Überlebende mit einer tatsächlichen Todeserfahrung ein Schlaglicht geworfen hatten. Klar war, wenn wir einen Marker identifizieren konnten, eine Art Messgerät, das Ärzten in Echtzeit Sekunde um Sekunde ein unmittelbares Feedback zur Qualität ihrer Wiederbelebungsversuche und deren Auswirkungen auf das Gehirn des Patienten geben würde, dann würde dies möglicherweise dazu beitragen, sehr viel mehr Leben zu retten, und auch verhindern, dass Menschen Hirnschädigungen davontragen. Ärzte wären potenziell in der Lage, schnell zu erkennen, unter welchen Umständen die Sauerstoffversorgung des Gehirns unzureichend ist, und könnten dann versuchen, die Situation zu beheben, bevor es zu spät ist. Ein weiterer Vorteil eines solchen Systems wäre, den Ärzten die Möglichkeit zu geben, zu erkennen, wann ihre Reanimationsbemühungen vermutlich sinnlos sind und sie daher mit der Herz-Lungen-Wiederbelebung aufhören sollten, denn die Aufforderung, mit der Reanimation aufzuhören, ist in der Regel ziemlich subjektiv. Wenn man erkannt hat, dass die Sauerstoffversorgung des Gehirns unzureichend ist und trotz aller Anstrengungen keine befriedigende Sauerstoffversorgung erreicht werden kann, wäre die Fortführung der Herz-Lungen-Wiederbelebung eindeutig aussichtslos. Daher konzentrierte sich ein wichtiger Vorstoß der Studie darauf, einen neuartigen Mechanismus zu finden, der es Ärzten ermöglichen sollte, die Qualität der Gehirnreanimation während der Herz-Lungen-Wiederbelebung zu bewerten in der Hoffnung, dies würde letztendlich zu besseren Reanimationsmethoden führen.

Obwohl viele Ärzte, mich eingeschlossen, die Erlebnisse, an die sich Menschen aus ihrer Todesphase erinnern, auf den ersten Blick für eine Art Halluzination gehalten hätten, schien das keine so tragfähige Erklärung mehr zu sein. Als meine Kollegen und ich mit der AWARE-Studie begannen, waren wir zu der Erkenntnis gelangt, dass Millionen von Menschen auf der ganzen Welt von sogenannten tatsächlichen Todeserlebnissen berichtet hatten, darunter viele anekdotische Berichte über die Fähigkeit, während eines Herzstillstands und der Reanimation genauestens zu sehen und zu hören. Das deutete darauf hin, dass dies ein Bereich war, den wir noch näher untersuchen mussten, denn letztlich haben wir als Ärzte es mit menschlichen Wesen mit einem echten Leben zu tun – Menschen, die auch ein einzigartiges mentales und kognitives Leben führen, statt nur mit Zahlen und Statistiken. Aus wissenschaftlicher Sicht wurde eins immer deutlicher: Es war unwahrscheinlich, dass die Entität, die wir als menschliches Bewusstsein bezeichnen, in der ersten Phase nach Eintritt des Todes im wahrsten Sinne des Wortes »verloren« geht. Das menschliche Bewusstsein könnte zumindest für eine gewisse Zeit nach dem Tod weiterbestehen, auch wenn es für die Außenwelt vielleicht sofort aus dem Blickfeld verschwindet, sobald das Herz aufhört zu schlagen. Dies liegt daran, dass während eines Herzstillstands und im Laufe des anschließenden Reanimationsprozesses keine (oder keine ausreichende) Durchblutung des Gehirns stattfindet, die nicht ausreicht, um die Schaltkreise im Gehirn (einschließlich der Schaltungen, die das Bewusstsein und die Wahrnehmung der Außenwelt regulieren) in Gang zu halten. Vielleicht waren diese Berichte über tatsächliche Todeserlebnisse in gewisser Weise vergleichbar mit den kürzlich entdeckten Berichten über das Bewusstsein von Menschen, die sich in einem dauerhaft vegetativen Zustand beziehungsweise im Wachkoma befanden. Auch von ihnen war angenommen worden, dass sie überhaupt kein Bewusstsein haben, weil die Gehirnareale, die das Bewusstsein steuern, bei ihnen irreversiblen Schaden genommen hatten. Doch Studien hatten mittlerweile demonstriert, dass die Instanz, die wir Bewusstsein nennen, bei dieser Gruppe von Patienten trotz umfangreicher Hirnschäden nicht für immer verloren war. Das Bewusstsein war offenbar einfach nur »nicht mehr in Sicht«. Vielleicht war es mit Menschen, die offenbar eine bewusste Wahrnehmung zeigten, selbst nachdem der Prozess des Todes bereits begonnen hatte, ganz genauso, besonders weil im Tod rein biologisch das Gleiche geschieht, wie bei einer fortschreitenden und irreversiblen anoxischen Hirnschädigung.

Die Beweise scheinen bis jetzt darauf hinzudeuten, dass das Auftreten von Bewusstsein in Zusammenhang mit einem Herzstillstand so etwas wie ein wissenschaftliches Paradox darstellt, das mit unseren aktuellen neurowissenschaftlichen Modellen nicht so einfach zu erklären ist. Das liegt daran, dass das Bewusstsein (oder die Seele) während eines Herzstillstands und in der Phase des Todes weiter zu existieren und zu funktionieren scheint, wie durch die Fähigkeit von Menschen belegt wird, gut strukturierte Denkprozesse samt Urteilsvermögen und Erinnerung zu haben, wenn die Schaltkreise im Gehirn, die das Bewusstsein steuern, ganz unten sind und das Bewusstsein für die Außenwelt verloren scheint. Menschen können sich an bestimmte Gespräche, Details und Ereignisse erinnern, was eigentlich nur mit einem normal funktionierenden Gehirn möglich ist. In all den Jahren, die ich auf diesem Gebiet arbeite, habe ich von vielen Beispielen gehört, an die sich verschiedene Ärzte erinnerten, die Patienten wiederbelebt und ins Leben zurückgeholt haben.

Im September 2012 wurde ich eingeladen, einen Vortrag zum Thema Nahtoderlebnisse auf einer Konferenz mit dem Titel *Emergency Cardiovascular Care Update* (»Neueste Entwicklungen in der kardiovaskulären Notfallmedizin«) und dem Schwerpunktthema Herzstillstand zu halten. Nach meinem Vortrag erklärte sich Dr. Tom Aufderheide, eine bekannte Persönlichkeit auf dem Gebiet der Reanimationswissenschaft, der im Publikum gesessen hatte, bereit, den Anwesenden von dem ersten Patienten zu erzählen, den er als Arzt im Praktikum reanimiert hatte. Er sagte:

ICH WAR EIN absolut frisch gebackener Arzt ... Eigentlich war ich überhaupt erst seit fünf Tagen Arzt und hatte noch nie einen Patienten mit einem Herzstillstand behandelt. Mir war [von meinen Vorgesetzten] gesagt worden, ich solle auf der Intensivstation nach einem Patienten sehen, der einen Herzinfarkt gehabt hatte. Ich ging in sein Krankenzimmer, stellte mich vor, und der Herr stellte sich mir vor. Dann rollten seine Augen plötzlich nach hinten in den Kopf, und er fiel in sein Bett zurück. Weil ich erst seit fünf Tagen Arzt war, dachte ich, es gäbe wohl nur zwei mögliche Ursachen für das, was gerade passiert war – entweder er war ohnmächtig geworden oder hatte er einen Herzstillstand erlitten. Ich wusste, dass es Letzteres war, als plötzlich fünf Krankenschwestern mit entsetzten Gesichtern in den Raum gelaufen kamen! In diesem Moment waren meine schlimmsten Befürchtungen wahr geworden. Ich war ganz allein. Ich hatte niemanden, mit dem ich zusammenarbeiten konnte, und ich hatte noch nie zuvor einen Patienten mit Herzstillstand behandelt. Ein Gedanke, gerichtet an meine Vorgesetzten, die mich allein in dieses Zimmer geschickt hatten, ging mir durch den Kopf: »Wie konntet ihr mir das bloß antun?«

Aber das war schnell überwunden, und ich begann mit der Herz-Lungen-Wiederbelebung. Zu der Zeit gab es kein Herzkatheterlabor. Es gab keine Therapie für Herzinfarkt. Man ließ den Betreffenden seinen Herzinfarkt einfach beenden, und wenn er einen Herzstillstand hatte, wurde er schnell geschockt [ihm wurde ein Stromschlag mit einem Defibrillator versetzt]. Endlich, nach zehn Minuten Herz-Lungen-Wiederbelebung, kamen sehr viel mehr Leute ins Zimmer (und mir zur Hilfe), aber das Herz des Patienten setzte immer wieder aus [er hatte immer wieder einen Herzstillstand]. Dieser Prozess zog sich noch eine Weile hin, und die Ärzte, die im Raum waren, hatten noch andere Dinge zu erledigen. Was taten sie also? Sie ließen mich, den Assistenzarzt da, um die Schockbehandlung zu verabreichten, wenn der Patient sie wieder einmal brauchte. Ich blieb also von 5.00 Uhr morgens bis 13.00 Uhr mittags am Krankenbett dieses Mannes und schockte ihn immer wieder, wenn er ein Kammerflimmern hatte. Das ging längere Zeit so. Irgendwann wurde das Mittagessen des Patienten serviert. Ich hatte Hunger. Also aß ich sein Mittagessen! Ich konnte sein Zimmer definitiv nicht verlassen, und er würde sein Mittagessen definitiv nicht essen!

Nach vielen Stunden hatten wir ihn endlich stabilisiert, und er hatte danach natürlich noch einen langen und komplizierten Verlauf im Krankenhaus. Dann, etwa 30 Tage später, am letzten Tag vor seiner Entlassung, sagte er zu mir: »Würden Sie bitte mal die Tür zumachen und sich hinsetzen?« Ich fand das zwar ein bisschen seltsam, aber ich machte die Tür zu und setzte mich. Er sagte: »Ich möchte Ihnen etwas sagen. Ich muss es irgendjemandem sagen, und Sie sind ja mein eigentlicher Arzt. Sie waren die meiste Zeit hier bei mir, und ich habe das Gefühl, dass ich das mit Ihnen teilen kann.« Dann beschrieb er ein komplettes Nahtoderlebnis. Er war durch einen Tunnel gegangen. Er hatte das Licht gesehen. Er hatte mit seinen verstorbenen Verwandten gesprochen. Er hatte mit einem höheren Wesen gesprochen, und schließlich war ihm gesagt worden, er müsse zurückkehren. Es war wirklich ein sehr detailliertes und langes Nahtoderlebnis gewesen, aber am Ende seiner Schilderung sagte er: »Wissen Sie, ich fand das doch reichlich komisch ... hier starb ich vor Ihren Augen, und Sie dachten bei sich: ›Wie konntet ihr mir das bloß antun?‹ Und dann haben Sie mein Mittagessen gegessen!«

Das ließ mich in der Tat aufhorchen nach meinen ersten fünf Tagen als Arzt! Seitdem bin ich fasziniert von solchen Erlebnissen, und ich frage meine Patienten oft danach. Es scheint, dass sich etwa zehn Prozent von ihnen an ETWAS DERARTIGES ERINNERN.

Später fragte ihn jemand aus dem Publikum, ob er vielleicht mit den Krankenschwestern über seine Gedanken, seine Ängste und seine Frustration darüber, dass ihn seine Vorgesetzten mit diesem sehr komplizierten medizinischen Notfall allein gelassen hatten, gesprochen habe. Er sagte: »Nein, das dachte ich nur bei mir selbst, und ich habe niemandem ein Wort davon erzählt. Es war ja auch nur ein Gedanke, der mir für einen Augenblick durch den Kopf ging.«

Während der Frage-und-Antwort-Sitzung nach meinem Vortrag erzählte auch Edward Stapleton, ein weiterer prominenter Reanimationsexperte, der früher als Rettungsassistent gearbeitet hatte, allen Anwesenden von einer Person, die er wiederbelebt hatte und die anschließend ihre detaillierten Erfahrungen mit ihm geteilt hatte. Diese Fälle waren ähnlich wie andere, von denen mir meine anderen Ärztekollegen in Großbritannien, darunter auch Dr. Douglas Chamberlain und Dr. Richard Mansfield*, berichtet hatten. Ein gemeinsames Merkmal all dieser Berichte war, dass Patienten, die einen Herzstillstand erlitten hatten, zurückgekehrt waren und unglaublich detailliert von Gesprächen und Ereignissen aus der Zeitspanne berichteten, in der sie für ihre Ärzte scheinbar »tot« gewesen waren. Genauer gesagt, behaupteten sie alle, sie seien in der Lage gewesen, die Ereignisse rund um ihren Herzstillstand von einem Punkt hoch oben unter der Decke zu beobachten, und ihre Ärzte konnten ihre Berichte

*Diese Fälle sind im Detail in meinem Buch *What Happens When We Die?* (Hay House, 2008) beschrieben.

nur bestätigen, fanden sie aber dennoch wissenschaftlich nicht erklärbar.
Somit wäre der Schlüssel zur Bestimmung, was wirklich passiert ist, irgendeine Art von unparteiischer und objektiver Test, um festzustellen, ob das Bewusstsein wirklich vorhanden sein konnte oder nicht und ob vor allem die Ereignisse zu den visuellen Erinnerungen, von denen berichtet wurde, wirklich passiert waren und wenn ja, wann. War es während des Herzstillstands und der Reanimation oder einige Zeit später, wenn das Gehirn vielleicht gerade wieder online war, nachdem die Menschen überlebt hatten? Um die Behauptungen bezüglich dessen, was Menschen außerhalb ihres Körpers erlebt hatten, objektiv zu überprüfen, und auf der Grundlage einer früheren Studie legten wir Bilder auf die Oberseite spezieller Regalbretter, die wir an der Wand unter der Decke angebracht hatten. Die Regalbretter hatten die Größe eines Stücks Kopierpapier (DIN A4) und waren etwa zwei Meter über dem Boden angebracht, sodass ein dort abgelegtes Bild nur von jemandem gesehen werden konnte, der von oben darauf herabschaute und nicht von jemandem, der auf dem Boden stand. Die Idee war einfach: Wenn diese Erinnerungen und Berichte über das Bewusstsein, das an der Decke schwebt und von dort nach unten schaut, richtig waren, dann sollten diese Menschen auch in der Lage sein, die Bilder zu sehen, die wir in der Nähe der Decke abgelegt hatten. Wenn sie nicht echt waren, sollten sie nicht in der Lage sein, die Bilder zu sehen. Wenn wir also hundert oder zweihundert Menschen hatten, die alle behaupteten, sie seien in der Lage, sich selbst sowie die Ärzte und Krankenschwestern, die an ihnen arbeiten, von oben zu sehen, und wenn sie alle diese Bilder sahen, mussten ihre Erfahrungen potenziell als real betrachtet werden. Wenn aber keiner von ihnen die Bilder sah, musste davon ausgegangen werden, dass sie wahrscheinlich nicht real waren – sondern vielleicht eine Illusion, die entstanden war, nachdem sich das Gehirn erholt hatte. Für eine solche Studie mussten natürlich viele Hindernisse über-

wunden werden, aber zumindest war es eine Idee, die weiterzuverfolgen sich lohnte.

In der Studie haben wir zusätzlich zur Untersuchung des Bewusstseins und der Erinnerungen auch versucht, die Prozesse einzubeziehen, die mit der Optimierung der Gehirn- und Organreanimation zu tun haben, um Gehirne, wie Leben, zu retten und die mentalen und kognitiven Prozesse zu studieren, weil wir erkannt hatten, dass sie eng miteinander verbunden sind. Es war klar, dass im Inneren des Körpers eine denkende, bewusste Person ist, und die versuchen wir zu retten, auch wenn die Person abwesend zu sein scheint, während wir den Körper aktiv bearbeiten. Wir wollten auch die Erinnerungen derer studieren, die überlebt hatten, um festzustellen, welche Auswirkungen die Qualität der Reanimationstherapie hatte, und herausfinden, ob das Bewusstsein einfach nur die Qualitätsunterschiede der Behandlung in Bezug auf das Gehirn widerspiegelte oder noch etwas anderes.

Um Veränderungen des Sauerstoffniveaus im Gehirn während eines Herzstillstands zu messen, setzten wir ein ausgefeiltes Gehirn-Überwachungsgerät ein, einen sogenannten zerebralen Oximeter, der den Sauerstoffgehalt im Gehirn kontinuierlich messen kann und der während eines Herzstillstands alle paar Sekunden den jeweiligen Stand aufzeichnet, damit wir sehen konnten, ob es hier einen Zusammenhang gab. Die zerebrale Oximetrie ist ein nicht invasives Verfahren, bei dem dieses Gerät auf der Stirn platziert wird, um den Ärzten klar und deutlich anzuzeigen, wie viel Sauerstoff das Gehirn während und nach der Reanimation bekommt. Indem wir während der Reanimation den Sauerstoffgehalt im Gehirn der Menschen aufzeichneten, die überlebten und später von Erlebnissen berichteten, konnten wir feststellen, ob das etwas mit der Qualität der Reanimation zu tun hatte, und hatten gleichzeitig ein Echtzeitsystem, das Ärzte über die Qualität der Versorgung des Gehirns informierte. Obwohl es die zerebrale Oximetrie schon seit Mitte der 1990er-

Jahre gab, war sie nie eingesetzt worden, um die Qualität der Sauerstoffversorgung des Gehirns während der Herz-Lungen-Wiederbelebung zu überprüfen. In ein paar vereinzelten Fällen war sie während der Herz-Lungen-Wiederbelebung eingesetzt worden, vor allem bei Menschen, die unerwartet einen Herzstillstand erlitten hatten, als sie während einer Operation oder aus einem anderen Grund mit diesem Verfahren überwacht wurden. Es war vielversprechend, aber während der Reanimation nach einem Herzstillstand noch nicht systematisch erforscht worden. Vielleicht war bei den Menschen, die solche Erlebnisse hatten, das Gehirn einfach besser durchblutet und daher auch besser mit Sauerstoff versorgt worden. Wie auch immer, indem wir diese Technologie auf ganz neue Weise studierten, wären wir möglicherweise in der Lage, die Art und Weise zu verändern, wie Ärzte einen Herzstillstand bewältigen, indem wir neue Anwendungsmöglichkeiten für diese bereits existierende Technologie entwickeln und damit letztendlich Hirnverletzungen reduzieren.

Dieses Unterfangen, das darauf abzielte, die Erlebnisse zu studieren, die Menschen während eines Herzstillstands hatten, brachte natürlich große Herausforderungen mit sich. Die größte Herausforderung war, dass, anders als bei anderen Projekten, für die Forscher Patienten aus Kliniken oder von woanders anwerben konnten, wir es hier mit Herzstillstand zu tun hatten, einem Ereignis, das zufällig passieren kann, zu jeder Tageszeit, überall und in jedem beliebigen Krankenhaus. Die zweite große Herausforderung bestand (wie ich erklärt habe) darin, dass die meisten Patienten, die einen Herzstillstand erleiden, aufgrund der Tatsache, dass sie schon einmal gestorben sind, wahrscheinlich nicht lange genug überleben, um so befragt zu werden, dass wir feststellen können, ob sie irgendwelche Erfahrungen gemacht haben oder nicht. Wir hatten es also mit einem Ereignis zu tun, das jederzeit und überall passieren konnte und das uns etwa 15 bis 18 Prozent Überlebenschance gab, jedenfalls bis zu einem Punkt, wo die Person selbst befragt werden konnte. Natürlich würden viele dieser 15 bis 18 Prozent Überlebenden am Ende bleibende, neurologische und kognitive Schäden davontragen und wären dann nicht in einem physischen Zustand, um interviewt zu werden. Abgesehen von all diesen Herausforderungen, würden wir dem Umstand Rechnung tragen müssen, dass die meisten Menschen, die überleben und dann in einem Zustand sind, in dem sie sprechen können, natürlich unter Gedächtnisverlust leiden, der von dem Herzstillstand selbst kommt und von den Auswirkungen all der Veränderungen, die während des Herzstillstands und in der Phase nach der Reanimation im Gehirn stattfinden. Schließlich mussten wir uns fragen, ob sich Menschen, die außerkörperliche Erfahrungen haben (vorausgesetzt, sie sind echt), die Bilder, die wir ausgelegt hatten, anschauen würden (statt sich ganz auf die Ärzte zu konzentrieren, die an ihnen arbeiteten).

Welche Art von Bildern sollten wir also wählen, und wo sollten sie platziert werden? Die ideale Position wäre auf dem Bett des Patienten, aber das würde natürlich bedeuten, dass jeder sie sehen konnte. Dann konnten wir nicht sicher sein, ob sich ein Patient an diese Bilder erinnerte, weil jemand anderer, der an der Reanimation beteiligt gewesen war, ihm nach dem Ereignis von den Bildern erzählt hatte. Wir beschlossen, die Bilder über dem Kopfende des Bettes zu platzieren, direkt unterhalb der Decke, damit sie in Blickrichtung der Patienten lagen, die sich selbst von oben betrachteten. Wir wollten auch Bilder verwenden, die für möglichst viele Menschen interessant und anziehend waren. Wenn wir beispielsweise das Gefühl hatten, dass die Leute sehr nationalistisch waren, konnten wir Symbole verwenden, die ihr Land widerspiegelten. Wenn sie religiös waren, konnten wir Bilder einsetzen, die diese Überzeugungen wiedergaben, und so weiter.

Unser ursprüngliches Ziel war es, 25 Krankenhäuser zu verpflichten mit dem Ziel, mindestens 500 Überlebende eines Herzstillstands zu rekrutieren. Bis 2008 hatten Forscher aus 25 verschiedenen Krankenhäusern ihre Teilnahme zugesagt. So viele Krankenhäuser waren notwendig, weil die geringen Überlebensraten bedeuteten, dass wir 10.000 tatsächliche Herzstillstand-Ereignisse brauchten, um 1.500 Überlebende zu bekommen. Aber selbst dann war bei bestenfalls zehn Prozent zu erwarten, dass sie irgendwelche Erinnerungen (an tatsächliche Todeserlebnisse) hatten, und vermutlich hatten nur zwei Prozent eine außerkörperliche Erfahrung, anhand derer wir sagen konnten, dass das, was sie behaupteten, gesehen zu haben, korrekt war. Obwohl viele Menschen eine unbeschreibliche Erfahrung gemacht hatten, die ein friedliches Gefühl, die Begegnung mit einem strahlenden Wesen, das sie führte, oder das Eingehen in einen schönen Ort beinhaltete, waren diese Erfahrungen sehr subjektiv und konnten nicht unabhängig überprüft werden. Die einzige Komponente, die für einen Test zugänglich wäre, war eine außerkörperliche Erfahrung, weil sich Menschen nur während dieser Erfahrung an bestimmte, potenziell überprüfbare Ereignisse erinnerten, die in Zusammenhang mit ihrem Herzstillstand stattgefunden hatten. Wenn wir also, basierend auf diesen Zahlen, zehntausend Herzstillstand-Ereignisse verfolgen würden, hätten wir am Ende vielleicht etwa hundertfünfzig Leute mit mentalen und kognitiven Erlebnissen und vielleicht nur dreißig mit einer außerkörperlichen Erfahrung.

Als ich über diesen Tag im Jahr 2008 nachdachte, war klar, dass bei mir viele berufliche Faktoren zur Bekanntgabe der AWARE-Studie geführt hatten. Auf einer ganz persönlichen Ebene ging meine Rede im Hauptquartier der Vereinten Nationen auf Ereignisse aus meiner Kindheit und Jugend zurück, wo ich am eigenen Leib erfahren hatte, was es heißt, mit jemandem zu leben, der eine schwere Hirnschädigung hat. Diese früh im Leben gemachte Erfahrung hatte mir sehr klar gemacht, wie wichtig es ist, die Natur des menschlichen Bewusstseins zu studieren und gleichzeitig zu versuchen, »Gehirne« zu retten. Als ich neun Jahre alt war, wurde bei meinem Vater, damals 37, eine progressive und absolut verheerende neurologische Erkrankung diagnostiziert. Innerhalb von nur 18 Monaten saß er im Rollstuhl, doch die lähmende Wirkung dieser neurologischen Erkrankung griff weiterhin unerbittlich um sich, bis er in wenigen Jahren eigentlich nur noch dahinvegetierte. Er ertrug diesen Zustand 17 Jahre lang und war in dieser Zeit meistens gerade noch am Leben, aber nicht einmal mehr in der Lage zu kommunizieren. Wenn ich als Jugendlicher Zeit mit ihm verbrachte, verstand ich nicht, was da mit meinem Vater passiert war, dem Mann, der damals, als ich ein kleiner Junge war, immer so stark und mächtig auf mich gewirkt hatte und der nun nur noch eine Hülle war, ein Schatten seines früheren Selbst. Wir konnten in keiner anderen Weise kommunizieren, als zusammen im selben Raum zu sein, und er hatte keine Erinnerung an die Dinge, die wir zusammen getan hatten. Er war noch nicht einmal in der Lage, auch nur die einfachsten Freuden des Lebens zu genießen. Später, als ich mein Medizinstudium abgeschlossen hatte, konnte ich nicht einmal sagen, ob er mitbekommen hatte, dass ich jetzt Arzt war – das, was er immer für mich gewollt hatte, als ich ein kleiner Junge war. Er war in einem Körper gefangen, der seine Wünsche, Gefühle oder Gedanken nicht mehr der Außenwelt mitteilte.

Wir spürten seine Anwesenheit zwar alle – aber wir fragten uns oft, wo sein Ich gerade war und was wohl noch davon übrig geblieben war. Wenn er so Tag für Tag mit Kissen abgestützt in seinem Bett lag, fragte ich mich oft, was gerade mit dem Bewusstsein dieses Mannes passierte, mit seinem Ich-Erleben – jener Instanz, die seine einzigartige Persönlichkeit ausmachte. So traurig der Tod auch ist, es war doch eine große Erleichterung für uns alle, als er schließlich im Alter von 54 Jahren verstarb, weil er so viel Leid hatte ertragen müssen.

In diesen 17 Jahren erlebte ich die verheerenden Auswirkungen einer zerstörerischen Erkrankung des Gehirns hautnah. Der Daseinszustand meines Vaters, der das Endergebnis seiner neurologischen Erkrankung war, entsprach weitgehend dem, was mit Menschen passiert, die durch eine anoxische Schädigung nach einem Herzstillstand einen katastrophalen Hirnschaden erleiden. In Wahrheit ist ein Teil von dem, was mich in meiner Arbeit motiviert und antreibt, die Erkenntnis, dass wir durch die Einführung höherer Behandlungsstandards alle als Einheit zusammenarbeiten können, um sicherzustellen, dass viele der Menschen, die einen Herzstillstand hatten und reanimiert wurden, nicht nur wieder ins Leben zurückkehren können, sondern auch nicht in einem Zustand enden, der ähnlich ist wie der von Don Herbert, George Melendez oder sogar meines eigenen Vaters. In meinem Beruf habe ich Hunderte von Menschen wiederbelebt und Hunderte mehr behandelt, die nicht wiederbelebt werden konnten. Ich habe aber leider auch Menschen am anderen Ende der Skala gesehen – diejenigen, die wiederbelebt wurden und dann mit den verheerenden Konsequenzen von Gehirnverletzungen, nach einem Herzstillstand, leben mussten. Es macht mich traurig, das Gefühl zu haben, dass Menschen sterben oder ihr Gehirn unnötig beschädigt wird, weil mit besseren Systemen viele dieser Fälle möglicherweise vermieden werden könnten. Dies ist (wie ich in diesem Buch herauszustellen versucht habe) natürlich ein komplexes Problem, das eine Veränderung der alten Wahrnehmungen erfordert, während eine systemweite Änderung der medizinischen Behandlung sowohl in den Gemeinden als auch in den Krankenhäusern etabliert wird, ganz ähnlich wie das, was in der Luftfahrtindustrie stattgefunden hat.

Zum Zeitpunkt der Einführung von AWARE hatten meine Kollegen und ich fast zehn Jahre damit verbracht, Geldmittel aufzutreiben, damit wir diese Studie in großem Umfang durchführen konnten. Es war klar, dass dieser Aufwand nötig war, wenn auch nur, um uns zu ermöglichen, bessere Studien zu entwerfen. Ohne diesen ersten Schritt würden wir nicht in der Lage sein, den zweiten und den dritten zu tun. Die Studie wurde in Großbritannien mit Mitteln aus dem Resuscitation Council ausgestattet. Und später bekamen wir zusätzliche Unterstützung von der Nour Foundation, um die Studie auch in den Vereinigten Staaten voranzutreiben. Für den europäischen Zweig der Studie bekamen wir auch Gelder von der BIAL Foundation, einer gemeinnützigen Organisation aus Portugal. Wir hätten zwar am liebsten feste freie Mitarbeiter an jedem Krankenhaus gehabt, aber das wäre bei 25 Krankenhäusern viel zu teuer geworden und auch zu kompliziert, da niemand vorhersagen konnte, wann und wo ein Herzstillstand stattfinden würde. Da ein Herzstillstand tatsächlich meist nachts und am Wochenende stattfindet, würde die Finanzierung von Festangestellten nicht einmal gewährleisten, dass jemand da wäre, wenn wir diese Person am meisten brauchten. Wir wussten, dass wir irgendwo anfangen mussten. Wir kamen also überein, dass Mitarbeiter in den 25 Krankenhäusern mit uns zusammenarbeiten und während ihrer Arbeitszeit Patienten ausfindig machen sollten, die einen Herzstillstand hatten. Sie sollten diese Patienten befragen und ihre Krankenakten nach Markern durchsuchen, die über die Qualität ihrer Behandlung Auskunft gaben. Diese Daten sollten sie dann an uns weitergeben. Uns war klar, dass wir auf diese Weise wahrscheinlich weniger Fälle erfassen konnten, aber zumindest war es eine praktische Vorgehensweise. Wegen des ungeheuren Ausmaßes des anstehenden Projekts und der Anzahl der Betten in jedem Krankenhaus (durchschnittlich 500 Betten, mit 25 multipliziert, ergibt etwa 12.500 Betten insgesamt) und den entsprechenden finanziellen Zwängen konnten wir auch nicht in jedem Zimmer jedes Krankenhauses Regalbretter anbringen. Wir arbeiteten also mit unseren Forschern zusammen, um im Nachhinein herauszufinden, wo Patienten am ehesten einen Herzstillstand hatten, etwa in der Notaufnahme oder auf der kardiologischen Intensivstation. Wir wussten, dass es Fälle geben würde, in denen jemand einen Herzstillstand in einem Raum ohne Regal hatte, aber wir mussten auch praktisch denken und dafür sorgen, dass die Studie überschaubar blieb, also Kompromisse eingehen. Natürlich, vielleicht wäre die Studie mit mehr Ressourcen vollständiger gewesen, aber wir mussten diesen ersten Schritt tun. Alles in allem brachten wir zunächst etwa eintausend Regale an, was zwar schon eine ganze Menge war, aber immer noch nur zehn Prozent aller Krankenhausbetten abdeckte.

Offensichtlich wussten wir zu der Zeit nicht, was wir erwarten konnten, aber trotzdem nahmen wir die Studie in Angriff.

Jetzt, im September 2012, ist es vier Jahre her, dass wir mit unseren gemeinsamen Forschungen begonnen haben. In dieser Zeit hatten wir Gelegenheit, viele unserer Systeme aufbauend auf unseren Ergebnissen zu testen.

Die bisher erzielten Ergebnisse sind sehr viel versprechend und haben gezeigt, dass fast alle Patienten unserer Studie nach einem Herzstillstand zunächst ein sehr niedriges Sauerstoffniveau im Gehirn hatten. Normalerweise sollte der Sauerstoffgehalt im Gehirn zwischen 60 und 80 Prozent liegen, aber unserer Erfahrung nach liegt er bei Herzstillstand oft weit unter 20 Prozent, in vielen Fällen auch unter zehn Prozent und manchmal sogar bei null! Wir haben, was ganz wichtig ist, herausgefunden, dass, wenn in dieser Zeit besonders auf die Qualität der Reanimation geachtet wird, die Sauerstoffversorgung des Gehirns durch anhaltende Bemühungen allmählich verbessert werden kann. Dennoch ist sehr deutlich geworden, dass das Herz so gut wie nie neu gestartet und die Person demnach auch nicht wiederbelebt werden kann, wenn der Sauerstoffpegel unter 30 Prozent liegt. Wenn es Ärzten auf der anderen Seite durch Reanimationsbemühungen von entsprechend hoher Qualität gelingt, den Sauerstoffpegel im Gehirn auf etwa 45 bis 50 Prozent anzuheben und dieses Niveau etwa fünf Minuten lang aufrechtzuerhalten, kann das Herz in fast allen Fällen neu gestartet werden. Es ist also von entscheidender Bedeutung, den Sauerstoffgehalt im Gehirn auf mindestens diesen wichtigen Schwellenwert zu bringen.

Dies war ein wichtiger, aber unerwarteter Befund, und er führte zu einer sehr interessanten Frage: Was hat das Sauerstoffniveau im Gehirn mit dem Herzen zu tun? Mit anderen Worten, wenn dieses Gerät die Sauerstoffzufuhr zum Gehirn misst, wie kommt es dann, dass es so deutlich vorherzusagen scheint, ob das Herz neu gestartet werden und die Person gerettet werden kann, zumindest im unmittelbaren Sinne? Die Antwort scheint zu sein, dass, wenn wir die Sauerstoffversorgung des Gehirns deutlich verbessern können, es bedeutet, dass wir auch in der Lage sind, die Sauerstoffversorgung des ganzen Körpers, einschließlich des Herzens zu verbessern. Wenn das Sauerstoffniveau durch zerebrale Oximetrie gemessen wird, bekommt man nicht nur Daten über den Verlauf der Gehirnreanimation, sondern auch Surrogatmarker zur Sauerstoffversorgung des gesamten Körpers, einschließlich des Herzens. Wenn der Sauerstoff, mit dem das Herz versorgt wird, unterhalb einer bestimmten Schwelle (30 Prozent) liegt, hat das Herz einfach nicht genügend Sauerstoff, damit die Herzmuskeln wieder pumpen können, und die Person bleibt tot und kann nicht wiederbelebt werden.

Obwohl diese frühen Daten extrem wichtig sind, weil sie uns helfen vorherzusagen, wann das unmittelbare Überleben erreicht werden kann, sagen sie uns nichts über das Sauerstoffniveau im Gehirn, das ein langfristiges Überleben und auch eine deutlich geringere Hirnverletzung prognostiziert. An diesem Punkt konzentrierten wir unsere Anstrengungen also auf den Versuch, den optimalen Sauerstoffgehalt im Gehirn zu bestimmen, der möglicherweise ein dauerhafteres Überleben ermöglicht und langfristige Hirnschädigungen reduziert. Es ist klar, dass ein Sauerstoffgehalt von etwa 45 bis 50 Prozent vielleicht ausreicht, um das Herz, in der unmittelbar auf einen Herzstillstand folgenden Phase, neu zu starten. Es reicht aber nicht aus, um den Tsunami zu reduzieren, der das Gehirn und andere Organe mit einem toxischen Aufruhr überschwemmt, der das Gehirn anschwellen lässt und zu allgemeinen Organverletzungen führt, nachdem das Herz neu gestartet wurde und der Patient zunächst wiederbelebt wurde. Dies ist der Hauptgrund, warum Menschen, in den auf die

Wiederbelebung folgenden Stunden bis Tagen, sterben. Unsere vorläufigen Daten deuten darauf hin, dass wir vielleicht danach streben müssen, eine höhere Sauerstoffkonzentration im Gehirn zu erreichen, nicht nur um das Herz neu zu starten, sondern auch – und das ist noch wichtiger – um das Gehirn zu erhalten und die Wirkung des toxischen Tsunami zu minimieren, der sich ergibt, wenn das Gehirn während eines Herzstillstands länger unter Sauerstoffmangel leidet.

Interessanterweise hatte etwa zur gleichen Zeit, als wir mit unserer Arbeit begannen, eine andere Gruppe (Dr. Noritashi Ito und seine Kollegen am Osaka Saiseikai Senri Hospital) in Japan ebenfalls damit begonnen, die Rolle der zerebralen Oximetrie während eines Herzstillstands zu untersuchen. Ihr Hauptaugenmerk lag auf dem Einsatz dieser Technologie bei Patienten, die mit dem Krankenwagen in ihre Hospitäler gebracht worden waren, nachdem sie einen Herzstillstand gehabt hatten. Ihre Daten zeigten: Wenn ein Patient mit einem besonders niedrigen Sauerstoffniveau im Gehirn (weniger als 25 Prozent) im Krankenhaus ankam, hatte er unweigerlich eine schlechte Prognose. Die Ergebnisse unserer Arbeit ergänzten die der japanischen Gruppe allerdings noch. Wir haben demonstriert, dass nach dem Messen einer niedrigen Sauerstoffkonzentration im Gehirn bestimmte Schritte unternommen werden können, um diese Situation zu verbessern und somit den Herzschlag wiederherzustellen und längerfristige Ergebnisse für Gehirn und Überleben möglichst zu verbessern. Die Messung einer sehr niedrigen Sauerstoffkonzentration im Gehirn mit einem zerebralen Oximeter, als eine Art »Kontrolle vor Ort«, bedeutet nicht zwangsläufig eine schlechte Prognose, weil die Sauerstoffkonzentration durch engagiertes Bemühen verbessert werden kann. Derzeit setzen wir die zerebrale Oximetrie an meinem eigenen Krankenhaus bei allen Fällen von Herzstillstand ein. Soweit wir wissen, sind wir eines der ersten medizinischen Zentren (wenn nicht das Erste), wo das so gemacht wird. Wir haben unsere Untersuchungsergebnisse auch in renommierten wissenschaftlichen Zeitschriften veröffentlicht und auf nationalen und internationalen wissenschaftlichen Tagungen, einschließlich der jährlichen Tagung der American Heart Association vorgestellt. Interessanterweise berichtete keiner der Patienten, bei denen die zerebrale Oximetrie eingesetzt wurde, von irgendwelchen mentalen und kognitiven Erinnerungen an den Zeitraum seines Herzstillstands. Dennoch lief der Teil unserer Arbeit, der sich auf kognitive und mentale Erfahrungen während eines tatsächlichen Todeserlebnisses konzentriert, weiter und lieferte uns viele interessante Informationen, die wir gegenwärtig auswerten.

In den vier Jahren seit Beginn der Studie haben unsere Mitarbeiter in den verschiedenen Krankenhäusern, die an der AWARE-Studie teilgenommen haben, insgesamt mehr als 4000 Herzstillstandsfälle gemeldet. In durchschnittlich etwa 32 Prozent dieser Fälle konnte das Herz von Ärzten und Krankenschwestern, die den Patienten wiederbelebten, neu gestartet werden, aber nur etwa 50 Prozent dieser ursprünglich Überlebenden überlebten bis zu einem Zeitpunkt, wo sie befragt werden konnten (also etwa 16 Prozent aller Herzstillstandsfälle), und leider starben auch viele von ihnen in den Stunden bis Tagen, nachdem ihr Herz zunächst neu gestartet worden war. Wie bereits erwähnt, installierten wir in diesem Zeitraum, in den teilnehmenden Krankenhäusern, rund tausend Regalbretter mit Bildern und zwar so weit oben, dass sie nur von der Decke aus zu sehen waren. Wir hatten nicht die Mittel, um ein Brett über jedem einzelnen Krankenhausbett anzubringen, denn dafür wären einfach zu viele Regalbretter erforderlich gewesen.

Unsere erste Einschätzung hatte ergeben, dass wir vor allem die entscheidenden Bereiche der Krankenhäuser abdecken mussten. So hofften wir, mindestens 80 Prozent aller Herzstillstandsfälle erfassen zu können, denn wir wussten, dass die meisten Herzstillstände immer auf den gleichen Stationen vorkommen.

Das sind in der Regel die kardiologischen Intentivstationen, die Notaufnahmen, sowie spezielle Stationen, auf denen hauptsächlich schwerkranke Patienten liegen.

Die Auswertung dieser ersten etwa 4000 Herzstillstandsfälle zeigte jedoch, dass wir, obwohl wir ganze 1000 Bildbretter angebracht hatten, nicht mehr als 50 Prozent aller Herzstillstandsfälle in unseren Krankenhäusern erfassen konnten. Dies bedeutete: In mindestens der Hälfte der Fälle, in denen ein Herzstillstand eingetreten war, gab es möglicherweise eine Person, die sich an ein spezifisches Todeserlebnis erinnerte und uns davon berichtete, was sie scheinbar von unter der Decke aus beobachtet hatte, aber wir waren nicht in der Lage, diesen Fall auf objektivere Weise, nämlich mithilfe unserer Bildbretter zu überprüfen.

In dieser ersten Phase wurden insgesamt etwa hundert Befragungen von Überlebenden eines Herzstillstands durchgeführt, und wir stellten fest, dass Todeserlebnisse offenbar bei nur etwa fünf Prozent der von uns befragten Personen, aufgetreten waren. Es war durchaus möglich, dass wir vielleicht mehr Patienten mit bestimmten Erinnerungen hätten haben können, aber sie waren *lost to follow-up* (ohne Verlaufskontrolle bei klinischen Studien; Anm. d. Übers.).*

Die Erfahrungen, die dokumentiert wurden, schienen dem zu entsprechen, was wir über das, was bei einem Herzstillstand passiert, bereits wussten. Sie waren zwar dünn gesät, aber dennoch interessant. Mein Kollege Ken Spearpoint beschrieb das Erlebnis eines Patienten:

* In den teilnehmenden Krankenhäusern traten die weitaus meisten Herzstillstandsfälle abends und am Wochenende auf, und leider waren die Mitarbeiter, die Zeit hatten, um die Patienten entsprechend zu betreuen, überhaupt nicht in der Lage, alle Überlebenden zu befragen, bevor sie aus dem Krankenhaus entlassen wurden. Dies lag vor allem an der Zufälligkeit, mit der sich Herzstillstandsfälle ereignen, sowie an deren Timing, das sich in der Regel nicht an die normalen Arbeitszeiten hält, sowie an der Belastung des Personals durch die alltäglichen Anforderungen ihres Berufs. Jedenfalls wurden sehr viele Patienten entlassen, bevor man sie zu ihren Erinnerungen befragen konnte.

SEINE REISE BEGANN mit der Bewegung durch einen Tunnel auf ein sehr helles Licht zu, das ihn nicht blendete oder ihm in den Augen wehtat. Interessanterweise sagte er, dass es in diesem Tunnel noch andere Menschen gab, die er nicht kannte. Als er den Tunnel hinter sich gelassen hatte, beschrieb er eine sehr schöne Stadt aus Kristall. Ich zitiere: »Ich habe noch nie etwas Schöneres gesehen.« Er sagte, ein Fluss habe sich durch diese Stadt gezogen. Es gab viele Menschen ohne Gesichter, die in dem Fluss ihre Wäsche wuschen. Er sagte, dass das Waschen die Kleider der Menschen sehr hell und glänzend machte. Er sagte, die Leute seien sehr schön gewesen, und ich fragte ihn, ob er sich erinnere, etwas gehört zu haben. Er sagte, es sei der schönste Gesang gewesen, ein Choral. Während er das beschrieb, war er zu Tränen gerührt. Seine nächste Erinnerung war, dass er über sich gebeugt einen Arzt sah, der eine Herzdruckmassage bei ihm machte!

Für den Patienten war das ein tief spirituelles Erlebnis, und für mich war es auf jeden Fall auch sehr beeindruckend ... leider fand dieses Ereignis nicht in einem Forschungsbereich [einem Bereich MIT BILDBRETT] STATT.

In der ersten Phase der Studie berichtete lange Zeit niemand davon, dass er oder sie von der Decke aus habe »sehen« können, wie Ärzte und Krankenschwestern an ihm oder ihr arbeiteten. Im Jahr 2009 hatten wir einen »Beinahe-Treffer«. Jedenfalls glaubten alle, einen »Treffer« gelandet zu haben, was bei den teilnehmenden Krankenhäusern in Großbritannien einen Sturm der Begeisterung auslöste. Ein Patient, der im St. Peter's Hospital vor den Toren Londons einen Herzstillstand erlitten hatte, war zur kardiologischen Überwachung in eines der teilnehmenden Krankenhäuser in London (St. George) gebracht worden. Das Team im St. Peter's Hospital hatte das Team im St. George's Hospital gebeten, die Befragung durchzuführen, weil der Patient das eigene Krankenhaus verlassen hatte. Im Laufe der Befragung stellte sich heraus, dass sich der Patient an ein Todeserlebnis erinnerte, in dessen Verlauf er unter anderem ein grünes Licht gesehen hatte. Der Bericht über seine Erfahrung war nicht sehr detailliert, aber die Neugier der Mitarbeiter im St. Peter's Hospital war geweckt. Sie gingen auf die Station, wo er den Herzstillstand erlitten hatte, und entfernten das Brett mit dem Bild, das über seinem Bett angebracht war. Bei dem Bild handelte es sich im Wesentlichen um die Titelseite einer britischen Zeitung. Man sah Rauch, der aus einem New Yorker Wohnblock kam, nachdem ein kleines Flugzeug, gesteuert von einem berühmten Baseballspieler, die Kontrolle verloren hatte und dort hineingestürzt war. Zunächst schien es nichts zu geben, was mit der Erinnerung des Patienten übereinstimmte, aber als sie das untere Ende des Zeitungsausschnitts genauer betrachteten, entdeckten sie ein Bild, das ihre Aufmerksamkeit erregte. Es war ein Bild von einer Gruppe von Ärzten mit grünen OP-Mützen auf dem Kopf, die im Kreis um eine Operationsleuchte standen. Das Team dachte, dies entspreche dem grünen Licht, an das sich der Patient erinnert hatte. Ich erhielt einen sehr aufgeregten Anruf, aber bei näherer Befragung des Patienten stellte sich heraus, dass er sich überhaupt nicht erinnern konnte, etwas von oben gesehen zu haben.

Dann endlich, im Jahr 2011, hatten wir unseren ersten Patienten, der behauptete, eine echte außerkörperliche Erfahrung gemacht zu haben. Der 57-jährige Mann hatte im Herzkatheterlabor des Southampton General Hospital, Großbritannien, einen Herzstillstand gehabt. Der Patient erinnerte sich ganz besonders daran, dass er das Gefühl gehabt hatte, über seinem eigenen Körper zu schweben und von dort nach unten zu schauen. Er sagte, er habe Menschen im Raum um sich herum gesehen und auch, dass sie seinem Herzen zweimal einen elektrischen Schock (Defibrillation) gegeben hatten. Er sagte, er habe aus der Vogelperspektive von über seinem Körper auf alles geschaut, was sich da unten abspielte. Doch wieder fand der Herzstillstand nicht in einem Bereich des Krankenhauses statt, wo es ein Bildbrett gab, sodass die Mitarbeiter nicht in der Lage waren, die Details dessen, woran sich der Patient erinnerte, zu bestätigen. Vor allem konnten sie ihn nicht fragen, ob er ein unabhängiges objektives Bild gesehen hatte. Ich befragte ihn jedoch später selbst und fand seine Erfahrungen bemerkenswert. Daher gebe ich unsere Konversation hier wieder (mit meinen Fragen und Kommentaren in kursiv):

Bevor ich Ihnen von meinen Erlebnissen erzähle, möchte ich ein paar Dinge sagen, die sie ins rechte Licht rücken. Ich komme aus einer wirklich sehr, sehr großen Familie, und ich weiß, dass sie, direkt nachdem ich ihnen von meinen Erlebnissen erzählt habe, so etwas wie »Das kommt von den Medikamenten« gesagt haben.

Nach dem Erlebnis?
Ja, sie haben alle gesagt, es sei nicht real und so. Aber es gibt da ein paar Dinge an diesem Erlebnis, die bei mir hängen geblieben sind und deretwegen ich meine Geschichte erzählen möchte, und zwar den Menschen, die bereit sind, mir zuzuhören.

Sie möchten also Leuten davon erzählen?
Ja, weil es so völlig anders war als alles, was je zuvor in meinem Leben gewesen war, und ich das Gefühl hatte, es sei so wichtig. Also, im Wesentlichen lief es so ab:

Anscheinend habe ich nicht gemerkt, dass ich einen Herzinfarkt hatte. Ich war bei der Arbeit und machte alles wie sonst auch. Ich fühlte mich zwar nicht hundert Prozent, aber das ist bei mir eigentlich nicht ungewöhnlich, weil ich unter anderem Diabetes habe, und das nur schon seit mehr als dreißig Jahren. Ich fühlte mich eben ein bisschen anders. Deswegen testete ich sofort mein Blut, denn wenn man schon länger Diabetes hat, gewöhnt man sich daran. Und so gehört es zu den ersten Dingen, die ich in einem solche Fall tue, dass ich mein Blut teste, um sicherzugehen, dass ich nicht vielleicht etwas gegessen oder zu mir genommen habe, das ich nicht hätte essen sollen. Mein Blut war aber in Ordnung – kein Problem. Der Tag verging, ich trank einen Kaffee, hatte ein Meeting und mein Chef sagte: »Komm, wir gehen noch kurz in die Kneipe, essen ein Sandwich und trinken einen Kaffee.«

Was machen Sie beruflich?
Ich bin Sozialarbeiter.

Sie arbeiten also für das Krankenhaus?
Nein, ich arbeite für eine Wohlfahrtseinrichtung. Es lief also folgendermaßen ab. Wir gingen zum Mittagessen. Wir kamen wieder zurück. Nicht einmal eine halbe Stunde später fühlte ich mich wieder unwohl. Ich arbeite in einem Großraumbüro, es ist also sehr schwer …

Ist Ihr Arbeitsplatz für alle einsehbar?
Ja, sehr. Man kann da keine privaten Telefongespräche führen oder so etwas. Ich ging also zur Toilette und fühlte mich jetzt richtig unwohl. Dann kam ich zurück ins Büro und fragte einen der Mitarbeiter: »Können Sie mir einen Stuhl holen, damit ich mich hinsetzen kann?« Ich wollte ein bisschen Luft holen, aber ich bekam keine. Sie holten mir einen Stuhl und – um eine lange Geschichte ein wenig abzukürzen – riefen den Krankenwagen.

Wann war das ungefähr?
Das war etwa um 14:30 Uhr. Ich fühlte mich wieder gut, der Krankenwagen war endlich da, und zwei Sanitäter kamen die Treppe herauf. Ich sagte: »Schauen Sie, mir geht es wieder gut.« Und sie sagten: »Würden Sie bitte nach unten zum Krankenwagen kommen?« Auf halbem Wege wurde mir wieder schlecht. Wie auch immer, ich landete im Krankenwagen, und sie schlos-

sen mich an etwas an, einen Draht oder so, und dann veränderte sich die ganze Stimmung.

Als Ihr EKG vorlag?
Es hat auf eine Art alles verändert. Sie wollten mich mehr oder weniger wegwischen und nicht mehr mit mir reden, sondern einfach handeln. Wissen Sie, was ich meine? Das verunsicherte mich ein wenig, weil ich so etwas nicht gewöhnt bin, also fragte ich: »Moment mal, was machen Sie da?« Sie sagten: »Wir müssen Sie sofort ins Krankenhaus bringen.« Und das taten sie dann auch.

Basierend auf diesem EKG, sagten sie also: »Wir müssen Sie sofort ins Krankenhaus bringen«, nicht wahr? Da waren Veränderungen zu sehen, die sagten, dass Sie einen Herzinfarkt gehabt hatten. Aber Sie hatten keinerlei Symptome.

Kein Schmerz, rein gar nichts, überhaupt keine Schmerzen. Ich kann mich erinnern, dass wir [in die Parkbox beim Krankenhaus] fuhren ... und eine Krankenschwester an Bord kam. Sie [die Sanitäter] hatten mir gesagt, dass eine Krankenschwester namens Sarah kommen würde, um mich in Empfang zu nehmen.

Sie kam in den Krankenwagen?
Sie kam in den Krankenwagen, wie sie mir angekündigt hatten, und sagte: »Herr A., ich bin im Moment die wichtigste Person in Ihrem Leben. Ich werde Ihnen ein paar Fragen stellen, und ich möchte, dass Sie jede davon beantworten.« Ich sagte Ja. Ich erinnere mich, dass ich in diesem Stadium immer nur schlafen wollte und das Gefühl hatte, dass sie die ganze Zeit versuchte, mich wach zu halten, indem sie mit mir sprach. Verstehen Sie, was ich meine? Und sie machte genau das.

Aber Sie waren sehr müde?
Ja, ich war müde, sehr sogar. Doch wie auch immer, sie stellte mir all diese Fragen, ob ich Schmerzen habe, ob ich dies und das

habe, und ich kann mich zu hundert Prozent daran erinnern. Ich erinnere mich auch, dass sie mir eine Frage stellte, und weil ich nicht schnell genug antwortete oder immer noch müde war, fragte sie noch einmal, und ich blaffte sie an, als wollte ich sagen, sie solle nicht so an mir drankleben. Daran erinnere mich genau. Jedenfalls gelang es ihnen, mich ins Krankenhaus zu schaffen. Ich erinnere mich, dass ich auf einem Wagen oder in einem Bett lag, aber viel mehr sah ich nicht. Ich konnte nicht sehen, was sie dort unten an mir machten.

An diesem Punkt beschrieb er, was passierte, während er im Herzkatheterlabor lag. Das Team hatte ein steriles Tuch über ihn gelegt, und er lag flach auf dem Rücken. Die Krankenschwestern hatten das Tuch auf Höhe seines Oberkörpers als eine Art Trennwand hochgezogen, sodass die Ärzte und Schwestern in seiner Lendengegend arbeiten konnten, er aber nicht sah, was dort passierte. Er hatte den Arzt nicht ins Zimmer kommen sehen, und er lag einfach nur da. Üblicherweise wird der Patient mit einer Spritze in die Leistengegend örtlich betäubt. Dann wird ein Metallröhrchen (der Stent) von der Leiste aus durch das Hauptblutgefäß bis zum Herzen geschoben.

Sie waren also immer noch wach?
Ja.

Sie lagen da?
Hundert Prozent.

Dann wurden Sie auf die Prozedur vorbereitet, die Herzkatheterisierung?
Ja, auf das Einsetzen eines Stents.

Genau.
Ja, und sie sprach immer noch mit mir.

Sarah?
Ja, und ich antwortete ihr, aber ich spürte auch einen sehr starken Druck in meiner Lendengegend. Ich konnte diesen Druck spüren, aber ich spürte keinen Schmerz oder irgendwas dergleichen, nur diesen wirklich starken Druck, als würde mich jemand nach unten drücken. Und ich sprach immer noch mit ihr und dann plötzlich nicht mehr.

Den medizinischen Berichten aus dem Krankenhaus zufolge hatte Herr A. zu diesem Zeitpunkt einen Herzstillstand, und sein Herz wies eine spezifische elektrische Anomalie namens Kammerflimmern (VF) auf. Dies ist ein fataler Zustand, in dem das Herz nicht mehr pumpt, sondern flimmert, auf diese Weise aber keine Kontraktion erzeugen kann, und somit nicht mehr schlägt. Das Herz bleibt sofort stehen, das Gehirn des Betreffenden wird nicht mehr durchblutet und stirbt auf der Stelle. Das ist eine bekannte Komplikation des Herzinfarkts und tötet die betreffenden Menschen in der Regel sofort nach dem Infarkt. Kammerflimmern ist absolut unvereinbar mit einem schlagenden Herzen und daher mit dem Leben. In vielen wissenschaftlichen Studien wurde untersucht, was, unmittelbar nachdem das Kammerflimmern einsetzt und das Herz zu schlagen aufhört, mit dem Gehirn passiert. Diese Studien haben alle gezeigt, dass die elektrische Aktivität im Gehirn zum Erliegen und das Gehirn selbst zum Stillstand kommt.

Im Herzkatheterlabor von Southampton General Hospital hatte das medizinische Personal ein bestimmtes Gerät, mit dem man das Herz schocken kann, nämlich einen automatischen externen Defibrillator (AED) am Brustkorb des Patienten angebracht. Es war die gleiche Art von Defibrillator, wie sie in vielen Flughäfen, Bahnhöfen und an anderen öffentlichen Plätzen zu finden ist. Im Unterschied zu den Defibrillatoren, die routinemäßig in vielen Kranken- oder Notfallstationen eingesetzt werden, ist der AED so konzipiert, dass er auch von Laien eingesetzt werden kann, während andere Defibrillatoren nur für Profis gedacht sind. Der AED geht davon aus, dass die Person, die ihn benutzt, keine medizinische Ausbildung hat und daher nicht in der Lage ist, ein Kammerflimmern zu erkennen und zu wissen, wann die erforderliche Schocktherapie zu verabreichen ist. Der AED ist so konzipiert, dass er das Kammerflimmern selbst erkennen kann. Und wenn er es erkannt hat, gibt er den Nutzern ein entsprechendes verbales Feedback. Das Gerät sagt beispielsweise so etwas wie »Schock empfohlen« und aktiviert dann die Verabreichung der entsprechenden Schocktherapie. Die üblichen Krankenhaus-Defibrillatoren überlassen es Ärzten und Krankenschwestern, ein Kammerflimmern zu erkennen, und machen daher keine entsprechenden Ansagen. Ich fuhr fort, Herrn A. zu dem zu befragen, was passiert war:

Sie waren weg?
Muss wohl. Ich wusste es zu der Zeit nicht, aber dann erinnere ich mich lebhaft, dass eine Automatenstimme sagte: »Schocken Sie den Patienten, schocken Sie den Patienten.« Und gleichzeitig stand in dieser Ecke des Raumes [*er wies auf die entfernte obere Ecke des Zimmers*] eine Person und winkte mir zu. Ich sehe sie jetzt, und ich erinnere mich, dass ich dachte (aber nicht sagte): »Ich komme da oben nicht hin.« In der nächsten Sekunde war ich dort oben und schaute herab auf mich, die Krankenschwester Sarah und ein anderer Mann, der eine Glatze hatte. Ich erinnere mich, dass ich das getan habe. Ich erinnere mich, dass ich sie gesehen habe, während ich dort oben war und sie bei dem, was sie taten, beobachtet habe.

Wie hat Sarah ausgesehen?
Welche Sarah?

Sarah, die Krankenschwester.
Sie hatte blonde Haare. Sie war ziemlich groß.

Und Sie haben sie von wo gesehen …?
Oben in der Ecke, dort oben in der Ecke war ich mit dieser anderen Person neben mir.

Nehmen wir mal an, das ist das Zimmer. Wo haben Sie gelegen, bevor das passiert ist? Wo war Ihr Kopf?
Auf dem Bett hier, und das ist die Ecke. [*Wieder zeigte er auf die entfernte Ecke, wo seine Beine im Liegen hingezeigt hätten. Im Befragungsraum des Krankenhauses stand ein Bett.*]

Wo stand Sarah im Verhältnis zu der Ecke?
Bevor das passierte, konnte ich nicht hier hinunterschauen. [*Er zeigte auf das untere Ende des Bettes, wo seine Beine und die Lendengegend gewesen wären.*] Ich konnte sie nicht sehen, und ich wusste noch nicht einmal, dass da noch ein anderer Mann stand. Ich hatte ihn nicht gesehen – nicht bevor ich oben in diese Ecke ging –, dann sah ich sie. Verstehen Sie, was ich meine?

Bevor das passiert ist, bevor Sie das Bewusstsein verloren haben, haben Sie Sarah an diesem Punkt nicht physisch gesehen und diesen Mann mit der Glatze überhaupt nicht?
Nein.

Als Sie dorthin geschaut haben, was haben Sie von ihr gesehen, die Vorderseite, das Gesicht, den Rücken oder was?
[*Er deutete in die entfernte Ecke des Raumes.*] Dort war ich, und sie war hier. [*Er deutete auf das untere Ende des Bettes.*] Und der andere Mann war auf meiner anderen Seite, dort. [*Er deutete auf einen Standort neben dem der Schwester, wo seine Beine gewesen wären.*]

In welche Richtung haben sie geschaut?
In Richtung meines Kopfes. Von mir weg, während ich von der Decke aus auf sie herunterschaute.

Sie konnten ihren Rücken sehen?
Ich sah diese ganze Seite von ihnen. *[Er deutete auf den Rücken.]* So klar und deutlich, wie ich das gesehen habe. *[Er deutete auf einen Gegenstand.]* Das Nächste, woran ich mich erinnere, ist, dass ich in diesem Bett aufgewacht bin. Und dies sind die Worte, die Sarah zu mir gesagt hat: »Oh, Sie sind ein bisschen eingenickt, Herr A. Jetzt sind Sie wieder bei uns.« Ob sie diese Worte wirklich gesagt hat und ob es wirklich eine Automatenstimme gab, das weiß ich nicht – nur Sie wissen diese Dinge. Ich weiß nicht, wie ich beweisen könnte, dass diese Dinge wirklich passiert sind. Ich erzähle Ihnen nur, was mit mir passiert ist und was ich erlebt habe.

Im medizinischen Bericht waren die Ereignisse unabhängig dokumentiert worden. Da stand:

Im Katheterlabor-Recovery-Bereich ... IV-Zugang durch Kardiologie-Registrar. [Das bezieht sich darauf, dass der Zugang zum Hauptblutgefäß von einem Assistenzarzt für Kardiologie gelegt wurde.] Während wiederholter EKGs – Herzstillstand nach VF. Schock x2 AED 150 Joule. [»150« bezieht sich auf die Stärke des elektrischen Schocks, der von dem AED-Gerät abgegeben wurde.]
Zirkulation wiederhergestellt 15:07 Uhr.

Darf ich Sie noch etwas fragen? Was haben Sie sonst noch in dem Raum gesehen? Ich meine, haben Sie noch auf irgendetwas anderes geachtet, oder waren Sie ganz auf das Hauptgeschehen fixiert? Welche Gefühle hatten Sie, falls Sie sich an irgendwelche erinnern? Was sonst, wenn überhaupt, haben Sie gesehen? Und was ist mit der Dame passiert, die Sie gesehen haben?

Ich weiß nicht, was mit dieser Dame passiert ist. Ich kann sie jetzt noch sehen, wenn ich will. Ich möchte sagen, sie war ein Engel.

Haben Sie sie erkannt?
Nein.

Welche besonderen Merkmale hatte sie?
Sie hatte wunderschönes lockiges Haar. Es war nicht blond, aber auch nicht dunkel, wenn Sie wissen, was ich meine. Sie hatte nur Schönes an sich. Ich würde sagen, sie war ein Engel – jedenfalls was ich mir unter einem Engel vorstelle. Ich erinnere mich, dass sie mir zugewunken hat (ich erinnere mich, dass ich dachte, aber nicht sagte: »Ich komme da oben nicht hin«), und in der nächsten Sekunde war ich da oben.

Sie dachten das?
Ja, hundert Prozent, ich dachte es.

Sie dachten: »Ich komme da oben nicht hin.«?
Ja.

Kann ich Sie also zu diesem Gedanken zurückbringen – wo waren Sie, als Sie diesen Gedanken hatten?
In meinem Bett.

Stimmt, aber waren Sie wirklich physisch im Bett oder ein wenig über Ihrem Körper? Wie haben Sie diese Dame gesehen? Waren Ihre Augen offen? Wissen Sie, was ich meine? Wie wurden Sie aufgefordert, dorthin zu kommen?
Als ich da so lag und dort oben hinschaute, hat sie mir so zugewinkt. [*Er ahmte das Winken nach.*] Ich erinnere mich, dass ich gedacht habe: »Ich komme da oben nicht hin.« Wissen Sie, ob ich das wirklich ausgesprochen habe, weiß ich nicht, aber ich habe es gefühlt. Ich erinnere mich, es gefühlt zu haben, und in der nächsten Sekunde war ich da oben und schaute auf mich selbst herab.

Haben Sie in diesem Bruchteil einer Sekunde, bevor Sie sich selbst dort oben wiederfanden, irgendetwas anderes im Raum wahrgenommen?
Daran kann ich mich nicht erinnern.

Okay, es war ein so kurzer Bruchteil einer Sekunde, dass Sie im Prinzip einfach hochgesaust sind, und schon waren Sie da. Und als Sie sich dorthin begaben, haben Sie diese Dame nicht mehr bemerkt – stimmt das?
Es fühlte sich an, als sei sie bei mir.

Es fühlte sich an, als sei eine Präsenz vorhanden?
Ich habe nicht gesagt, dass ich sie nicht mehr sehen konnte, weil ich, während ich dort in der Ecke war, nicht nach rechts und links geschaut habe. Ich habe auf meinen Körper geschaut, der dort unten lag.

Hatte sie eine gewisse Präsenz? Ich meine, wie würden Sie sie beschreiben? Hatte sie irgendwelche Qualitäten, eine Persönlichkeit?
Ich hatte das Gefühl, dass sie mich kennt. Ich hatte das Gefühl, ihr vertrauen zu können, und ich hatte das Gefühl, dass sie aus irgendeinem Grund da war, aber ich wusste nicht, aus welchem.

Dann konzentrierten Sie sich also im Wesentlichen auf das, was dort unten vor sich ging – es nahm Ihre ganze Aufmerksamkeit in Anspruch?
Ich schaute von dort oben auf mich, wie ich da unten auf dem Bett lag, und ich konnte mein Gesicht nicht sehen, weil so etwas wie ein Vorhang davor war. Und [bevor das passierte] wusste ich nicht, dass auf der anderen Seite von mir ein Mann war [*er zeigte auf das Tuch, das vor diesem Erlebnis hatte verhindern sollen, dass er sah, was die Ärzte und Schwestern mit ihm machten*],

und ich konnte Sarah auf der anderen Seite sehen, und das ist alles, was ich Ihnen sagen kann.

Wie hat der Mann ausgesehen? Ich meine, was haben Sie von ihm gesehen? Haben Sie ihn noch vor Augen?
Sein Gesicht konnte ich nicht sehen, nur die Rückseite seines Körpers. Er war ein ziemlich stämmiger Typ, wirklich. Er hatte einen blauen OP-Kittel an und eine blaue Mütze, aber mir war klar, dass er keine Haare hatte. Das sah man daran, wie die Mütze auf seinem Kopf saß.

Was haben Sie denn von seinem Kopf gesehen, über das Sie sich Gedanken gemacht haben?
Nur sehr wenig. Es sah aus, als habe er eine Glatze und deswegen eine Mütze auf. Ich trage eine Mütze, weil ich gern eine Mütze aufhabe. Ich habe keine Glatze. Ich weiß übrigens, wer er ist.

Wer ist er denn?
Seinen vollen Namen kenne ich nicht, aber er ist jetzt Professor, und er ist der Mann, den ich später gesehen habe, denn am nächsten Tag, als ich in meinem Bett auf der Station lag, habe ich diesen Mann [bei der Visite] gesehen, und da wusste ich, wen ich tags zuvor gesehen hatte. Ich kenne seinen Namen nicht, Professor irgendwas. Er ist jetzt Professor – damals war er keiner, aber jetzt ist er einer. [*Das Krankenhauspersonal gab seinen richtigen Namen preis und bestätigte seine Beförderung.*]

Weil das 2011 war, nicht wahr?
Ja.

Was hat Sarah gemacht?
Ich weiß nicht, was sie gemacht hat. Ich weiß nur, dass sie auf dieser Seite von mir war. [*Er deutete auf den Teil des Bettes, wo seine Beine gewesen wären.*]

Was hat sie angehabt?
Blau, aber nicht wie diese blaue Farbe. Was sie trug, war ein anderes Blau. Da bin ich mir fast sicher.

Ein etwas anderes Blau?
Ja.

Was hat sie gemacht?
Ich weiß nicht, irgendetwas mit mir, aber ich weiß nicht genau, was sie da gemacht hat.

Hat sie die Arme bewegt?
Sie machte ein paar Dinge und versuchte ein paar ... ich erinnere mich, dass sie zu irgendeinem Zeitpunkt [zu dem Arzt] hinschaute, fast wie in Erwartung seiner Bewegungen, um festzustellen, ob er etwas machte oder nicht. Wissen Sie, was ich meine? So hat es sich angefühlt. In den nächsten paar Sekunden war ich wieder in meinem Bett, und sie sagte: »Sie sind ein bisschen eingenickt.«

Wie haben Sie sich da oben gefühlt? Hatten Sie irgendwelche Empfindungen, Gefühle, Stimmungen, irgendetwas?
Ich merkte nur ein einziges Mal, dass mein Herz stehen geblieben war, und zwar etwa 20 Minuten später.

Nein, Entschuldigung, ich meine, als Sie da oben an der Decke waren, hatten Sie da irgendwelche Gefühle?
Ich erinnere mich, dass ich mich ziemlich euphorisch gefühlt habe, so nach dem Motto: Ich bin tatsächlich hier oben, ich kann das alles sehen. Verstehen Sie, was ich meine?
Ich bin neugierig, ob Sie in diesem Bruchteil einer Sekunde irgendetwas bemerkt haben – und Sie hatten vielleicht nicht die Zeit, irgendetwas anderes zu sehen oder an etwas anderes zu denken? Denn kurz davor hatten Sie diesen Vorhang vor sich,

sodass Sie sich nicht umschauen konnten, aber dann plötzlich waren Sie in der Ecke und in der Lage, Dinge zu sehen. Was haben Sie gesehen?
Alles, was ich sehen konnte, war der Raum vor mir und wie sie an mir gearbeitet haben.

Noch etwas?
Ich habe mich ganz auf mich selbst konzentriert. Aber ich habe lange Zeit immer wieder darüber nachgedacht. Ich wünschte, ich hätte eine Möglichkeit, Ihnen einen Beweis für das zu liefern, was passiert ist, und es gibt keine solche Möglichkeit, aber mir sind ein paar Dinge eingefallen, die meiner Ansicht nach hilfreich sein könnten.

Was wäre hilfreich?
Wenn der Arzt oder wer immer in diesem Stadium irgendetwas tut, einen Umschlag aufmachen würde und in dem Umschlag wäre ein Wort – es kann jedes beliebige Wort sein –, dann könnte dieses Wort von den zwei oder drei Menschen, die an der Prozedur beteiligt sind, dreimal wiederholt werden. Ob ich dieses eine Wort mitbekommen hätte oder nicht, weiß ich nicht.

Die Befragung war wenig später zu Ende, und er gab mir die Erlaubnis, seine Erfahrung zu veröffentlichen und einen Blick in seine Krankenakte zu werfen.

Das Bemerkenswerteste an dieser Erfahrung ist, dass dieser Mann zwar keinen längeren Herzstillstand hatte, sein Herzstillstand aber dennoch mindestens drei bis fünf Minuten dauerte. Das liegt daran, dass das AED-Gerät nach dem Erkennen des Kammerflimmerns und der ersten Schockbehandlung des Patienten automatisch eine zweiminütige Herzdruckmassage empfiehlt, bevor es den Herzrhythmus erneut analysiert. Wenn der Patient dann immer noch im Kammerflimmern ist, empfiehlt der

AED einen weiteren elektrischen Schock. Der gesamte Prozess – Bereitstellung von zwei Schockbehandlungen und nachfolgende Analyse – dauert etwa drei bis fünf Minuten. Das ist weit mehr Zeit, als das Gehirn braucht, um nicht mehr zu funktionieren, nachdem das Herz zu schlagen aufhört. Wie weiter oben beschrieben, stellt das Gehirn seine Funktion unmittelbar nach Stillstehen des Herzens ein, weshalb Menschen das Bewusstsein dann sofort verlieren (und in der Regel kommt alle elektrische Aktivität innerhalb von zehn Sekunden zum Erliegen, und das Gehirn schaltet auf null). Dieser Patient jedoch war sich seiner Umgebung voll bewusst geblieben, und er konnte Ereignisse, die er vor dieser Erfahrung nicht wahrgenommen hatte, genau beschreiben, etwa, dass er den glatzköpfigen Kardiologen im blauen OP-Kittel am Fußende des Bettes hatte stehen sehen. Er beschrieb auch ganz korrekt, dass er den AED »gehört« hatte, der zwei getrennte Anweisungen zur Verabreichung der Schockbehandlung gab (die mindestens zwei oder drei Minuten auseinandergelegen haben müssen). Dies bietet eine gewisse Perspektive im Hinblick darauf, wie lange er nach seinem Herzstillstand in der Lage war, seine bewusste Wahrnehmung aufrechtzuerhalten, während er gleichzeitig merkte, dass sein wahres Selbst an der Decke schwebte. Auch wenn wir in seinem Zimmer keine Regalbretter mit Bilder angebracht hatten, unterstützt dieser Fall, ausgehend von der Tatsache, dass dieser Mann in der Lage war, sein Bewusstsein zu einer Zeit aufrecht zu erhalten, in der sein Gehirn gar nicht in einem funktionsfähigen Zustand sein konnte, die sich auch in der Wissenschaft abzeichnende Möglichkeit, dass das Bewusstsein, die Psyche oder Seele einer Person mit dem Eintreten des Todes nicht ausgelöscht wird. Er unterstützt auch die Ansicht einiger Wissenschaftler und Ärzte (wie Professor Sir John Eccles und Professor Bahram Elahi), dass das menschliche Bewusstsein (oder die Seele) eine vom Gehirn getrennte und unabhängige Instanz sein könnte, die nach dem Tod möglicherweise weiterexistiert.

Die letzte, ganz praktische Lehre, die wir aus diesem Fall ziehen können, ist, dass ein Bildbrett über dem Kopfende des Bettes seinen Zweck in diesem Fall vielleicht gar nicht erfüllt hätte, weil der Patient sein Bewusstsein so wahrgenommen hat, als schaue es von der anderen Ecke des Zimmers auf die Szene. Das ist ein wichtiger Punkt, wenn es um künftige Forschungsprojekte geht, in denen fest installierte Bilder eingesetzt werden, um die Behauptung, Menschen seien in der Lage, in einer solchen Situation von oben zu »sehen«, unabhängig zu überprüfen.

Seit dieser Zeit haben wir die Studie nachgebessert und uns die Erlaubnis geben lassen, die Patienten zu kontaktieren und zu befragen, die aus dem Krankenhaus entlassen wurden, bevor sie interviewt werden konnten. Dieser Teil unserer Arbeit ist noch nicht abgeschlossen, aber wir hoffen, dass wir in naher Zukunft in der Lage sein werden, alle noch lebenden ehemaligen Patienten aus den teilnehmenden Krankenhäusern zu befragen, indem wir ihnen einen Fragebogen zuschicken und anschließend mit ihnen telefonieren. Bisher haben wir durch diese laufenden Befragungen eine weitere Person ausfindig gemacht, die behauptet, eine außerkörperliche Erfahrung gemacht zu haben. Es handelt sich um eine 51-jährige Frau, die auf einer Station im Krankenhaus einen kurzen Herzstillstand hatte. Während der Befragung sagte sie:

ICH HATTE ANGST. Ich war an der Decke und schaute herab. Ich sah eine Krankenschwester, die ich vor diesem Ereignis noch nie gesehen hatte, danach aber wiedergesehen habe. Ich sah meinen Körper und sah alles auf einmal. Ich sah, wie mein Blutdruck gemessen wurde, während der Arzt mir etwas den Hals hinunterschob. Ich sah eine Krankenschwester, die meinen Brustkorb zusammendrückte und sagte: »Komm schon, Vanessa, komm schon, Vanessa.« Ich sah, wie mir Blut zur Bestimmung von Blutgasen und Blutzucker abgenommen wurde, es hat aber nicht wehgetan (was es normalerweise tut, wenn ich wach bin). Am Anfang hörte ich, glaube ich jedenfalls, wie die Krankenschwester sagte: »444 anrufen, Herzstillstand.«

Nach diesem Erlebnis wurde ich depressiv, und später hatte ich Angst, das Bett zu verlassen. Ich hatte keine Gelegenheit, mit der [oben erwähnten] Krankenschwester zu sprechen, aber ich habe sie auf der STATION NICHT GESEHEN.

Auch in diesem Fall hatte der Herzstillstand in einem Bereich des Krankenhauses stattgefunden, wo kein Bildbrett angebracht war. Es überrascht daher nicht, dass die Frau auf die Frage des Interviewers, ob ihr, als sie von dort oben herunterschaute, irgendetwas Ungewöhnliches, wie Zeichen oder Schilder, über dem Bett aufgefallen seien, mit Nein geantwortet hat. Ein Brett war, wie gesagt, an diesem speziellen Standort nicht vorhanden, weil es sich hier um eine Station mit einer historisch sehr niedrigen Herzstillstand-Inzidenz handelte. Daher war sie zu Beginn der Studie nicht als möglicher *Hotspot* identifiziert worden und wir hatten dort keine Bilder angebracht.

Interessant und vielleicht auch enttäuschend ist, dass die beiden außerkörperlichen Erfahrungen, von denen uns bisher berichtet wurde, in Bereichen aufgetreten sind, in denen keine Bildbretter an der Wand angebracht waren. Deshalb waren wir bisher noch nicht in der Lage, die Behauptung mancher Menschen, sie hätten solche Ereignisse von oben »sehen« können, objektiv zu überprüfen. Wir führen allerdings immer noch aktiv Interviews durch, und es ist möglich, dass uns von weiteren außerkörperlichen Erfahrungen berichtet wird. Als wir diese beiden Fälle genauer unter die Lupe genommen haben, haben wir eine weitere sehr interessante Beobachtung gemacht. Beide Male war der Herzstillstand von relativ kurzer Dauer (weniger als zehn Minuten), was sich, wie ich glaube, als sehr bedeutsam erweisen könnte. Wenn ein Herzstillstand von relativ kurzer Dauer ist, verläuft, wie zuvor erläutert, auch die Entzündung, die das Gehirn nach der Reanimation normalerweise überschwemmt und große Schäden (auch an den Erinnerungsverschaltungen) anrichtet, relativ mild im Vergleich zu dem, was bei einem längeren Herzstillstand geschieht. Dies deutet darauf hin, dass sich Menschen, die von intensiven Todeserlebnissen, einschließlich außerkörperlichen Erfahrungen berichten, vielleicht besser an ihre Erlebnisse erinnern, weil ihr Gehirn und ganz besonders die Erinnerungsverschaltungen in den Tagen und Wochen nach dem Herzstillstand weniger Schaden genommen haben. Vielleicht haben noch viele andere ein Todeserlebnis gehabt, können sich aber nicht daran erinnern, weil ebendiese Erinnerungen durch eine umfangreiche Entzündung in der Postreanimationsphase und eine entsprechende Schädigung des Gehirns ausgelöscht wurden. Dies mag erklären, warum 90 Prozent der Menschen, die einen Herzstillstand überleben, in der Regel sagen, dass sie keine Erinnerung an ihren Herzstillstand haben, und die restlichen zehn Prozent haben für gewöhnlich nur sehr skizzenhafte Erinnerungen, mit ganz wenigen Details. Die wichtigste Erkenntnis aber war, dass die außerkörperliche Erfahrung noch seltener auftrat, als wir dachten, nämlich bei weniger als einem Prozent der Überlebenden (0,1 Prozent aller Fälle von Herzstillstand). Dies legt nahe, dass wir unsere ursprünglichen Berechnungen überarbeiten und die Studie erweitern müssen, da wir bei 4000 Fällen von Herzstillstand nur zwei außerkörperliche Erfahrungen hatten.

Einstweilen setzen wir den Prozess der Datenerhebung fort, und sobald wir alle Daten der ersten Studienphase gesammelt haben, werden wir unsere Ergebnisse in einer renommierten medizinischen Fachzeitschrift veröffentlichen und die Studie auf der Grundlage dessen, was wir dazugelernt haben, anpassen und verändern. Schon jetzt ist klar, dass das Anbringen von Bildbrettern über den Betten möglicherweise nicht ausreicht, weil es einen enormen Aufwand bedeutet und sich ein Herzstillstand häufig dort ereignet, wo keine solchen Bilder angebracht sind. Vorläufig kann man sagen, dass die Erinnerung an ein tatsächliches Todeserlebnis sehr selten ist, vor allem, wenn wir auch noch das Auftreten einer außerkörperlichen Erfahrung in Betracht ziehen. Wir müssten daher unser Netzwerk der teilnehmenden Krankenhäuser erweitern, und was noch wichtiger ist, entsprechende Mittel bereitstellen, damit jedes Zentrum einen Mitarbeiter engagieren kann, der sich um jeden einzelnen Fall von Herzstillstand kümmert und sicherstellt, dass alle Patienten innerhalb weniger Tage nach ihrer ursprünglichen Reanimation interviewt werden. Wir werden auch nach alternativen Mitteln suchen und etwa einen Tablet-Computer mit eingebautem Bildgenerator und Timer einsetzen, den ein eigens damit beauftragter Mitarbeiter des Krankenhauses zum Schauplatz des Herzstillstands mitnehmen kann. Diese Person kann den Bildgenerator an einer Stelle über dem Kopf des Patienten platzieren, während dieser einen Herzstillstand hat. Die Bilder würden in bestimmten Abständen ausgewechselt, und die Daten könnten hoffentlich in einem Zug erfasst und dann von einem unabhängigen Mitarbeiter heruntergeladen und analysiert werden.

Heute setzen wir unsere Anstrengungen im Hinblick auf den Einsatz der zerebralen Oximetrie fort, sowohl hinsichtlich des Zusammenhangs mit den Erlebnissen der Patienten, der vielleicht besteht, und noch wichtiger, als eine einzigartige Möglichkeit, die Qualität der Reanimation zu ermitteln. Wir hoffen, neue Möglichkeiten zu finden, um die Sauerstoffversorgung des Gehirns zu verbessern, damit wir sicher sein können, dass mehr Menschen überleben, und zwar mit deutlich weniger Hirnschädigungen. Diese erste Stufe der AWARE-Studie hat uns also in den vergangenen vier Jahren eine Menge sehr interessanter Daten zur Verfügung gestellt, die wir nutzen wollen, um unser Forschungsnetzwerk in den nächsten vier Jahren und darüber hinaus zu etablieren.

KAPITEL 11

Was bedeutet das alles?

Zu den bedeutendsten und wichtigsten, aber dennoch fast völlig unbekannten Artikeln, die in der medizinischen Literatur des 20. Jahrhunderts erschienen sind, gehört »*Le Coma Dépassé*«. Dieser Artikel, verfasst von Maurice Goulon und Pierre Mollaret, wurde im Sommer 1959 in der medizinischen Zeitschrift *Revue Neurologique* veröffentlicht und beschreibt die Beobachtungen, die zwei französische Ärzte in einem Krankenhaus am Stadtrand von Paris gemacht hatten. Goulon, der jüngere der beiden, war damals erst 40 Jahre alt und Veteran des Zweiten Weltkriegs. Als 20-jähriger hatte er als Sanitäter in einem Krankenhaus in der malerischen Stadt Vendôme gedient, etwa 170 Kilometer südlich von Paris. Nachdem er 1940 die Bombenangriffe der Luftwaffe auf einem Flugplatz neben seinem Krankenhaus, bei denen viele Menschen starben und grausam verletzt wurden, überlebt hatte, machte er die Medizin zu seinem Beruf. 20 Jahre später arbeitete er bereits seit einigen Jahren mit Pierre Mollaret, einem versierten Arzt, zusammen und behandelte Patienten mit neurologischen Störungen, die an respiratorischer Insuffizienz (Atemversagen), der gefürchteten Komplikation lähmender neuromuskulärer Erkrankungen, wie Myasthenia gravis und Polio, litten.

Unter normalen Umständen würde diese allmähliche Schwächung und Lähmung der Atemmuskulatur unweigerlich zum Tod durch langsames Ersticken führen. Doch Mitte der 1950er-Jahre hatten Ärzte wie Goulon und Mollaret große Hoffnung, Menschenleben retten zu können, denn man hatte Methoden entdeckt, mit denen man gelähmten Patienten helfen konnte, künstlich zu atmen. Im hochmodernen Centre de Reanimation Respiratoire am Hôpital Claude Bernard in Paris, das Mollaret und Goulon im Jahr 1954 mitbegründet hatten, installierten sie reihenweise lebensgroße Beatmungskammern, genannt Eiserne Lungen, in denen die Patienten, die nicht selbstständig atmen konnten, am Leben gehalten wurden. Zu dieser Zeit verdankten diese und ähnliche Anlagen ihre Existenz dem überwältigenden Bedarf, der durch die großen Polioepidemien entstanden war, die, obwohl sie vor Beginn des 20. Jahrhunderts weitgehend unbekannt waren, die Welt seit der Jahrhundertwende fast jedes Jahr verwüsteten. Diese Epidemien hatten in den großen Städten wie New York, Boston, Kopenhagen und London für Panik gesorgt und Tausende von Leben ausgelöscht. Doch während diese »Reanimationsstationen«, die sich später zu den heutigen Intensivstationen entwickelten, auch weiterhin unzählige Leben retten sollten, haben die Beobachtungen, die zunächst auf dieser speziellen medizinischen Station und später auch auf vielen anderen auf der ganzen Welt gemacht wurden, unser Verständnis und unsere Definition vom Tod und seiner Beziehung zum menschlichen Geist, der Psyche und dem Bewusstsein erschüttert. Aber um die Implikationen dieser Beobachtungen und das Thema *coma dépassé* selbst wirklich zu verstehen, müssen wir einen Blick zurückwerfen auf die Entwicklung der Ereignisse, die etwa 50 Jahre zuvor, als Reaktion auf die steigende Zahl der Todesopfer, begonnen hatte. Und gefordert hatte diese Todesopfer ein alter Feind, der nun wieder aufgetaucht war: der Poliovirus.

Konfrontiert mit dem ständigen Problem der Unfähigkeit zu atmen, das als Komplikation der Kinderlähmung und vieler anderer Erkrankungen auftrat und zu Beginn des 20. Jahrhunderts regelmäßig jedes Jahr unzähligen Menschen das Leben nahm, bediente sich eine Gruppe von Wissenschaftlern des aus der industriellen Revolution gewonnenen Wissens und begann ernsthaft an der Entwicklung verschiedener künstlicher Beatmungssysteme zu arbeiten, die es Menschen ermöglichen sollten, zu atmen, auch wenn ihre Lungen nicht arbeiteten. Obwohl Ähnliches in der Vergangenheit versucht worden war, war es bis dahin nicht systematisch weiterentwickelt worden. Im Jahr 1908 erstickte ein Arzt in Brooklyn, New York, einen Hund und erweckte ihn dann durch Mund-zu-Mund-Beatmung wieder zum Leben. Diese Geschichte brachte es auf die Titelseite der *New York Times* und führte zu einem Wiederaufleben der Beatmungsarbeit, die Jahrhunderte zuvor mit dem Einsatz eines Blasebalgs in Europa begonnen hatte. Im Jahr 1907 entwickelte Johann Heinrich Dräger den Pulmotor, das erste tragbare Beatmungsgerät, das von Polizei- und Feuerwehreinheiten mitgeführt werden konnte. Es war eine Maske, die über das Gesicht einer Person gelegt werden konnte und Luft in ihre Lungen blies. In den 1930er-Jahren war man mit der Arbeit ein ganzes Stück vorangekommen, und die Eiserne Lunge, die Goulon und Mollaret in Paris einsetzten, wurde produziert. Dies machte es einer Person möglich, flach auf dem Rücken in einem langen eisernen Kasten zu liegen – fast wie im Sarg, außer dass der Kopf und die Beine herausragten –, während die Maschine ihre Brustwand pneumatisch ansaugte und wieder wegdrückte und so Atembewegungen erzeugte. Eiserne Lungen wurden in den folgenden zwei Jahrzehnten häufig verwendet, besonders während der Polio-Epidemien, die in den 1940er- und 1950er-Jahren ausbrachen.

Polioopfer konnten nicht atmen, weil sie durch ihre Krankheit gelähmt waren, und sie waren von der Eisernen Lunge abhängig, um am Leben zu bleiben. Diese Techniken wurden noch weiter verfeinert, als in den 1960er-Jahren die moderne Version des Beatmungsgeräts eingeführt wurde. Anders als zu der Zeit, als die umständlichen und sehr großen Eisernen Lungen verwendet wurden, lernten Ärzte nun, einen Beatmungsschlauch in den Mund und die Luftröhre einer Person zu legen und die Luft aus einer Maschine dann direkt in ihre Lungen zu drücken. Obwohl diese Entdeckung zur Geburt des modernen Beatmungsgeräts und zu einem neuen Gebiet der Intensivmedizin führte, führte sie auch zu einem großen ethischen Dilemma in Bezug auf unsere Auffassung, wann der Tod endgültig wird.

Das erste Anzeichen dafür, dass unsere Definition des Todes vielleicht überdacht werden musste, zeigte sich etwa um diese Zeit. Menschen mit massiven Verletzungen des Gehirns, die normalerweise aufgehört hätten zu atmen, wurden nun durch Beatmungsgeräte künstlich am Leben gehalten. Normalerweise hört das Gehirn, einschließlich des Teils, der die Atmung steuert (das Stammhirn), nach massiven Hirnverletzungen auf zu arbeiten, und daher hören auch die Lungen auf, Atemluft aufzunehmen. Dann hört das Herz, das keinen Sauerstoff mehr bekommt, auf zu schlagen, und die Person stirbt.

Vor der Entdeckung des Beatmungsgeräts war alles ganz einfach. Es gab kein Dilemma, aber jetzt lieferte die Maschine Atemzüge auch bei massiven Hirnverletzungen, und damit starben die Menschen nicht mehr automatisch. Sie konnten künstlich am Leben gehalten werden, zumindest in dem Sinne, dass sie Luft und damit Sauerstoff bekamen und ihr Herz auch weiterhin schlug.

Ärzte bemerkten allmählich ein neues und bizarres Phänomen bei diesen Patienten mit massiven Hirnverletzungen, die durch Beatmungsgeräte am Leben gehalten wurden. Kurz nachdem man sie an das Beatmungsgerät angeschlossen hatte, begannen sie unkontrollierbar zu urinieren und brauchten literweise Ersatzflüssigkeit, die ihnen jeden Tag per Infusion verabreicht wurde (später entdeckte man, dass das Gehirn ein Hormon, das normalerweise die Urinproduktion reguliert, nicht mehr produzierte). Diese Patienten hatten keine Gehirnreflexe und blieben im Koma, ohne sich neurologisch zu erholen. Interessanterweise starben sie alle mehrere Tage oder Wochen später, als ihre Herzen schließlich zu schlagen aufhörten. Bei der

Autopsie stellten die Pathologen fest, dass sich ihre Gehirne im Grunde verflüssigt hatten. Sie waren eindeutig am Leben gewesen, aber dann war ihr Gehirn immer mehr abgestorben, und zwar bis zu einem Punkt, wo das gesamte Hirngewebe zerfiel. Aus dem Obduktionsbefund ging klar hervor, dass dies in der Zeit stattgefunden hatte, nachdem man sie an das Beatmungsgerät angeschlossen und bevor ihr Herz schließlich zu schlagen aufgehört hatte.

Dies war ein neues Phänomen, dass Menschen für einige Zeit am Leben bleiben konnten (weil das Herz und die Lungen arbeiteten), obwohl ihr Gehirn völlig abgestorben war und sich nach vielen Tagen und Wochen sogar in eine Art Gel verwandelt hatte, sodass die Zellen nicht einmal mehr die Struktur von Gehirnzellen hatten. In diesem Stadium gab es keine mögliche Rückkehr. Dies war im Wesentlichen der irreversible Hirntod, den man davor noch nie gesehen hatte, denn bevor das Gehirn seine Funktion einstellte (auch wenn es im Rahmen seines eigenen Sterbeprozesses noch in einem reversiblen Stadium war), starb die Person, wenn sie nicht mehr atmete und ihr Herz zu schlagen aufhörte. Jetzt konnte das Herz noch schlagen, auch während das Gehirn überhaupt nicht mehr funktionierte, Stunden bis Tage später ganz abstarb und sich Wochen später teilweise verflüssigte. Wann war eine Person, die seit Wochen an das Beatmungsgerät angeschlossen war, wirklich gestorben? War es, als das Herz Wochen später schließlich zu schlagen aufhörte, oder war es schon irgendwann viel früher, als das Gehirn gestorben war, während die Person dennoch lebendig und mit klopfendem Herzen an das Beatmungsgerät angeschlossen war? Die Menschen waren sich des Unterschieds zwischen reversiblem und irreversiblem Hirntod bis zu diesem Zeitpunkt nicht bewusst, aber diese Ereignisse legten nahe, dass es einen solchen Unterschied gab.

Das war die Beobachtung, die im Jahr 1959 von den beiden französischen Ärzten Mollaret und Goulon gemacht wurde, und sie nannten es *coma dépassé* – das bedeutet ein Koma, das über das tiefste Koma hinausgeht und unumkehrbar ist. Mollaret und Goulon fragten sich dann, wann Menschen wirklich sterben, und stellten die entscheidende ethische Frage, wann mit der Reanimation, einschließlich lebenserhaltender Maßnahmen am Beatmungsgerät, aufgehört werden sollte. Stufen Ärzte Individuen nur dann als lebendig ein, wenn ihr Gehirn noch am Leben ist, oder ist ein Mensch am Leben, solange sein Herz schlägt? Immerhin hatte die Wissenschaft angedeutet, dass der »Sitz der Seele« (über den seit Jahrhunderten diskutiert wurde) tatsächlich im Gehirn liegt, wie Plato argumentierte, und nicht im Herzen, wie Aristoteles behauptet hatte. Und wenn ja, wann sterben Menschen wirklich? Sind Menschen einfach die Summe der physiologischen Prozesse, die ihren Körper ausmachen? Können wir also definitiv sagen, dass jemand tot ist, sobald diese physiologischen Prozesse zum Erliegen kommen, was passiert, wenn jemand im herkömmlichen Sinne des Wortes stirbt, oder müssen wir warten, bis irreversible Organ- und Zellschäden auftreten? Und wann genau passiert das? Und was ist mit dem menschlichen Bewusstsein, der Instanz, welche die Griechen Psyche oder Seele nannten? Was passiert mit ihr in diesem Prozess des Hirntods, das Goulon veranlasste, die ethische Frage zu stellen: »Wo weilt die Seele des Patienten?«

Jahrtausendelang war die Definition des Todes einfach und unkompliziert. Niemand musste sich Gedanken darüber machen, was das Leben war und was der Tod. Es war ganz klar und eindeutig: Wenn das Herz eines Menschen aufhörte zu schlagen, war er oder sie tot. Es war bekannt, dass Menschen vor allem aus zwei Gründen sterben – entweder ihr Herz hörte auf zu schlagen oder sie hörten auf zu atmen. So oder so, was immer seine Tätigkeit zuerst einstellte (das Herz oder die Lunge), brachte das andere Organ dazu, es ihm schnell gleichzutun, und fast unmittelbar danach hörte auch das Gehirn auf zu arbeiten. Dann konnten wir sagen, dass jemand tot war. Im Prinzip war ein Individuum tot, wenn alle Körperfunktionen zum Erliegen kamen. Wissenschaftler wussten noch nicht, dass es nach Eintreten des Todes einen bestimmten Zeitraum gibt, in dem die Organe und Zellen des Körpers lebensfähig bleiben und noch nicht irreparabel beschädigt sind, der Tod also durchaus rückgängig gemacht werden könnte. Uns war auch nicht bewusst, dass zwischen diesen beiden Zuständen eine ziemlich lange Zeit liegt. Die andere Möglichkeit, zu Tode zu kommen, waren schwere Gehirnverletzungen. In einem solchen Fall schwoll das Gehirn an und begann auf den Hirnstamm zu drücken, wo unter anderem die Reflexe lokalisiert sind, die Herzschlag und Atmung steuern. Wenn der Hirnstamm komprimiert wird, hören alle Nerven in diesem Bereich auf zu arbeiten, und die Person hat sofort einen Atem- und einen Herzstillstand. Deswegen ist ein Kopfschuss auf jeden Fall tödlich. In gewisser Weise war der Herzstillstand immer der letzte Schritt. Wenn bei jemandem die Lunge nicht mehr arbeitete, hörte auch das Herz dieser Person auf zu schlagen, und wenn das Gehirn schwer traumatisiert war, blieb das Herz ebenfalls stehen. Wenn die Aktivität in irgendeinem dieser drei Organe zum Erliegen kam, führte das schnell zum Tod der betreffenden Person, weil die Funktionen der drei Organe eng miteinander verknüpft sind, und wenn eines seine Tätigkeit einstellt, folgen ihm die anderen schnell nach.

Doch jetzt geben uns die Fortschritte in der Medizin zum ersten Mal in der Geschichte zu verstehen, dass der Tod auf eine völlig andere Weise definiert werden muss. Dies würde es auch möglich machen, in die Definition von Tod den Zeitpunkt einzuschließen, zu dem eine irreversible Hirnschädigung vorliegt, unabhängig davon, ob das Herz noch schlägt – daher Hirntod –, um der wachsenden Zahl von Menschen gerecht zu werden, die jetzt (durch Aufrechterhaltung ihres Herzschlags und ihrer Atmung) künstlich am Leben gehalten werden konnten, auch nachdem sie einen permanenten Hirntod entwickelt hatten.

Wie wir gesehen haben, gibt es den ersten reversiblen Tod, wenn das Herz aufhört zu schlagen und das Gehirn nicht mehr funktioniert. Danach macht das Gehirn und jedes andere Organ im Körper seine eigenen Zellsterbeprozesse durch, die im irreversiblen Tod kulminieren. Aber der Hirntod ist das Finale. Wenn jemand wirklich und unwiderruflich hirntot ist, können wir diese Person nicht als lebendig betrachten, auch wenn das Herz schlägt, weil der Geist, das Bewusstsein, die Psyche oder Seele – das Selbst – im Gehirn existiert. In gewissem Sinne ist der Sitz der Seele im Gehirn. Zutiefst ethische und moralische Fragen, wann der Tod und besonders der Hirntod absolut und irreversibel ist, wurden von Ärzten aufgeworfen und diskutiert, weil nicht bekannt war, wann genau wir in der »Grauzone« zwischen reversiblem und irreversiblem Hirntod – jemanden wirklich als tot – betrachten konnten.

Im Jahr 1968 beschäftigte sich eine Ad-hoc-Gruppe von der Harvard Medical School mit diesen schwierigen Fragen, rund um den Tod. Sie konzentrierte sich vor allem auf die beiden wichtigsten Fragen, die im Vordergrund der Diskussion standen und auf eine tiefe und verwickelte Weise miteinander verbunden waren: Erstens, wann erklärt man jemanden für tot? Zweitens, was heißt das für die Organtransplantation? Natürlich mussten die Ärzte in der Lage sein, jemanden im absoluten Sinne als tot zu definieren, wenn es darum ging, seine Organe für Transplantationszwecke zu nutzen und damit anderen das Geschenk eines neuen Lebens zu geben. Es entstand ein enormes ethisches Dilemma. Einerseits mussten die Rechte des Einzelnen gewahrt werden, und andererseits musste man guten Gewissens sagen können, dass es für die betreffende Person nach dem Tod keinen Weg zurück gab, während man gleichzeitig erkannte, dass man durch zu langes Warten nach Eintritt des Todes möglicherweise die Chance aufs Spiel setzte, die Organe dieser Person zu transplantieren und damit anderen neues Leben zu schenken, und so deren Angehörige in große Bedrängnis brachte. Von einem ethisch-moralischen Standpunkt aus mussten zwei konkurrierende Interessen und Rechte respektiert werden. An erster Stelle standen die Rechte des Patienten, der mit Hirnschäden in einem Krankenhausbett lag und mit einem Beatmungsgerät am Leben gehalten wurde, an zweiter die Rechte der Menschen, die von einer Transplantation der gesunden Organe dieser Person profitieren und am Leben bleiben würden. Diese Fragen, die medizinische, philosophische, religiöse und ethische Grenzen überschritten, mussten in Einklang gebracht werden. Dies führte dazu, dass die Harvard-Gruppe eine Reihe von Tests vorschlug, um festzustellen, wann das Gehirn eines sterbenden Patienten nicht mehr funktionierte und wahrscheinlich irreversibel tot war, im Gegensatz zu einem Gehirn, das in einem gegenwärtig nicht funktionierenden, aber reversiblen Zustand war.

Der Test, genannt die Harvard-Kriterien, wurde 1968 im *Journal of the American Medical Association* veröffentlicht. Die Kriterien waren: keine Reaktionen, keine Bewegungen, keine Atmung, keine Reflexe und eine Null-Linie im EEG (keine elektrische Aktivität im Gehirn). Doch damit waren die Ärzte nur in der Lage festzustellen, ob das Gehirn funktioniert oder nicht, und nicht etwa, ob es irreversibel tot ist (Tests können nur etwas über Gehirnfunktionen aussagen, nicht aber darüber, ob das Gehirn irreversibel tot ist, und kein Test könnte zwischen einem reversiblen und einem irreversiblen Hirntod unterscheiden). Wie bereits gesagt, kann das Gehirn seine Funktion einstellen, aber das bedeutet nicht unbedingt, dass es irreversibel tot ist. Das Gehirn stellt bestimmte Funktionen unter verschiedenen Umständen ein. In der Tat sorgt alles, was die Fähigkeit der Gehirnzellen, aktiv zu sein, beeinflusst, dafür, dass das Gehirn nicht mehr funktioniert. Dazu gehört auch ein sehr stark gesunkener Blutzuckerspiegel oder eine sehr niedrige Körpertemperatur. Auch bestimmte Medikamente, vor allem Beruhigungs- und Narkosemittel, bringen die Hirnaktivität ebenfalls zum Erliegen, wenn sie in entsprechend hohen Dosen verabreicht werden. Zu bestimmen, ob das Gehirn nicht funktioniert, weil es irreversibel geschädigt ist oder ob es zwar tot ist, aber in einem reversiblen Zustand, stellt also eine echte Herausforderung dar. Die Harvard-Gruppe legte fest, dass Ärzte alle anderen Möglichkeiten für ein nicht funktionierendes Gehirn ausschließen sollten. Die Tests mussten auch in einem bestimmten Zeitraum durchgeführt werden, um zwischen einem nicht funktionierenden Zustand, der darauf zurückzuführen war, dass die Person irreversibel tot war, und einem Zustand, aus dem sie vielleicht wieder zurückkehrte, der also reversibel war, zu unterscheiden. Es wurde also angeordnet, dass Patienten erst dann endgültig für hirntot erklärt werden konnten, nachdem die ersten Tests, die keine Funktionen im Gehirn ergeben hatten, 24 Stunden später wiederholt worden waren, um zu dokumentieren, dass sich gegenüber dem ersten Ergebnis nichts verändert hatte (und somit keine Reversibilität zu vermuten war). Ärzte mussten in diesem Zeitraum von 24 Stunden auch ausschließen, dass die betreffenden Patienten Medikamente bekommen hatten, welche die Gehirnfunktionen unterdrücken, und dass sie an Hypothermie litten (denn beides kann etwas auslösen, was ganz wie ein Hirntod aussieht).

In den folgenden Jahren begannen viele Länder der Welt, vor allem solche mit aktiven Organtransplantationsprogrammen, diese Kriterien für den irreversiblen Hirntod als ausreichend zu betrachten, um jemanden für tot zu erklären, auch wenn das Herz des Patienten noch schlug und er mit einem Beatmungsgerät am Leben gehalten wurde. Eingesetzt wurden diese Kriterien neben der üblichen Methode, den Tod zu definieren, die einen Kreislaufstillstand beinhaltet, nachdem das Herz stehen geblieben ist. Daher wird gegenwärtig von einigen akzeptiert, dass es zwei verschiedene Möglichkeiten gibt, jemanden als tot zu definieren. Die erste ist die traditionelle Definition: kein Herzschlag, keine Atmung und keine Hirnaktivität (daher der Verlust aller Funktionen, nachdem das Herz zu schlagen aufhört, ohne dass notwendigerweise eine irreversible Zell- und Organschädigung stattfindet). Die zweite ist die neuere Definition des irreversiblen Hirntods, unabhängig davon, ob das Herz schlägt oder nicht. Interessant (und vielleicht ein wenig besorgniserregend im Hinblick auf die Auswirkungen) ist jedoch, dass die Kriterien zur Bestimmung des Hirntods und dazu, wie häufig die Tests wiederholt werden sollten und vom wem (etwa von wie vielen Ärzten), von Land zu Land unterschiedlich sind und bestimmte kulturelle Überzeugungen und Ängste widerspiegeln, während man zu verhindern versucht, »es falsch zu machen« und jemanden mit einer reversiblen Störung des Gehirns als einen Fall von irreversiblem Hirntod zu diagnostizieren. Daher gibt es bis zum heutigen Tag keine einheitliche Methode, um den irreversiblen Hirntod global zu definieren, und einer der größten Unterschiede besteht zwischen Großbritannien und den Vereinigten Staaten.

In den 1970er-Jahren wurde vom Royal College of Physicians in Großbritannien eine Kommission gebildet, die das Thema Hirntod untersuchen sollte. Die Kommission kam im Jahr 1976 zu dem Schluss, dass eine Person als tot eingestuft werden sollte, wenn ihr Hirnstamm tot ist. Wenn der Hirnstamm (die Basis des Gehirns, die Herzschlag und Atmung reguliert) tot ist, legte die Kommission fest, kann eine Person nicht am Leben bleiben, unabhängig davon, was im Rest des Gehirns geschieht und ob es lebendig ist oder nicht.

»Im Gegensatz dazu«, so Dr. Eelco F. Wijdicks, Experte für die Bestimmung des Hirntods an der Mayo Clinic in den Vereinigten Staaten, »waren in den USA viele Experten der Ansicht, dass man den Hirntod nur bestimmen kann, indem man den Tod des gesamten Gehirns nachweist«. Er erklärt, dass sich in der Geschichte der weiteren Ausgestaltung der Hirntod-Kriterien in Großbritannien und den USA ein bestimmter Zeitraum abhebt, in dem sich eine offensichtliche transatlantische Kluft auftat. Am 13. Oktober 1980 strahlte die BBC eine Sendung mit dem Titel *Transplants: Are the Donors Really Dead?* (»Transplantationen: Sind die Spender wirklich tot?«) aus. Mehrere US-Experten waren nicht nur nicht mit den britischen Kriterien einverstanden, sondern behaupteten auch, dass sich Patienten, bei denen nach den britischen Kriterien ein Hirntod diagnostiziert worden war, durchaus wieder erholen könnten. Die Auswirkungen dieser Fernsehsendung waren erheblich, wie der darauffolgende Medienrummel und eine sechs Monate dauernde hitzige Diskussion in den Fachzeitschriften *Lancet* und *British Medical Journal* deutlich machten. Parlamentsabgeordnete machten sich Gedanken über die möglichen langfristigen Auswirkungen auf das Vertrauen der Öffentlichkeit in die Praxis der Organtransplantation.

Angesichts der Bedenken, die aufgekommen waren, gab die BBC eine zweite Sendung in Auftrag. Sie wurde am 19. Februar 1981 ausgestrahlt und trug den Titel *A Question of Life or Death: The Brain Death Debate* (»Eine Frage von Leben oder Tod: die Hirntod-Debatte«). Zwei Foren diskutierten über die Genauigkeit des Elektroenzephalogramms und seinen Stellenwert, die absolute Notwendigkeit einer Beurteilung der Voraussetzungen vor der Untersuchung, das Problem der Identifizierung von Toxinen und die Möglichkeit, eine neue prospektive Studie in Großbritannien durchzuführen, in der die Untersuchungen von Patienten nach britischen Kriterien bis zum Herzstillstand verfolgt werden sollten. Die Positionen der Vereinigten Staaten und Großbritanniens blieben einander diametral entgegengesetzt.

Diese Ereignisse und der wissenschaftliche und öffentliche Aufruhr, der von den genannten Unterschieden verursacht wurde, werfen ein Schlaglicht auf das ethische Dilemma und die Empfindlichkeiten angesichts der Bestimmung des absolut irreversiblen Todes, erkennen aber auch die Notwendigkeit an, diesen rechtzeitig zu ermitteln, um Organtransplantationen für diejenigen möglich zu machen, denen durch die Spende eines Organs ein neues Leben geschenkt wird. Obwohl das Royal College in den folgenden Jahren mit einer Reihe von Artikeln und Forschungsergebnissen reagierte, die einerseits zeigen sollten, dass die Schlüsse, welche die BBC gezogen hatte, falsch waren, und andererseits das Vertrauen der Öffentlichkeit zurückgewinnen sollten, weisen diese Ereignisse auf einige schwierige ethische Probleme ebenso hin wie auf die Tatsache, dass es unterschiedliche Meinungen zu diesem wichtigsten aller Themen gibt: die Definition von Leben und Tod.

Die erste umfassende Studie, in der geprüft wurde, wann der Hirntod voraussichtlich dauerhaft war, wurde im Jahre 1977 von den National Institutes of Health in den Vereinigten Staaten finanziert und durchgeführt. Beobachtet wurden 503 Patienten, deren Gehirne nicht reagierten, mit dem Ziel, den Punkt zu bestimmen, an dem der Tod irreversibel wurde. Die Studie ergab, dass sechs Stunden (nicht 24, wie nach den Harvard-Kriterien empfohlen) komplette Inaktivität des Gehirns in sämtlichen Arealen nötig waren, um eine Person für hirntot zu erklären.

Im Jahre 1981 veröffentlichte eine präsidiale Kommission aufgrund sämtlicher Forschungen zu diesem Thema Leitlinien als konkrete Basis, um eine Person für tot zu erklären. Die Kommission definierte den Hirntod als »das unwiderrufliche Einstellen jeglicher Funktion des Gehirns, einschließlich des Hirnstamms«. Als Zeiten für die Überprüfung dieser Tätigkeit wurden festgelegt: sechs Stunden in Fällen ohne Blutfluss zum Gehirn oder elektrische Aktivität im Gehirn, zwölf Stunden bei voll ausgeprägtem und irreversiblem Koma und 24 Stunden bei anoxischen Hirnschäden (Hirnschäden durch Sauerstoffmangel), etwa nach einem Herzstillstand. Dies führte zur Verabschiedung des *Uniform Determination of Death Act* (»Gesetz zur einheitlichen Todesbestimmung«), in dem es heißt: »Ein Individuum, bei dem entweder (1) Kreislauf- und Atemfunktionen oder (2) sämtliche Funktionen des gesamten Gehirns, einschließlich des Hirnstamms irreversibel zum Erliegen gekommen sind, ist tot. Eine Feststellung des Todes muss in Übereinstimmung mit den anerkannten medizinischen Standards getroffen werden.«

In verschiedenen Ländern der Welt kam man zu unterschiedlichen ethisch-moralischen Schlussfolgerungen, wenn es darum ging, jemanden für irreversibel hirntot zu erklären. Während die US-Richtlinien vorschrieben, dass das gesamte, vom Gehirn gesteuerte System nicht mehr zu funktionieren habe, vertrat man in Großbritannien die Ansicht, dass die Person hirntot ist, wenn der Hirnstamm nicht mehr funktioniert, und somit für tot erklärt werden konnte – in beiden Fällen mit oder ohne Atmung beziehungsweise Herzschlag. Der entscheidende Punkt war: Wenn sie bei jemandem einen permanenten Hirntod festgestellt hatten, mussten Ärzte nicht mehr Tage oder Wochen darauf warten, dass das Herz des an ein Beatmungsgerät angeschlossenen Patienten von selbst zu schlagen aufhörte, bevor sie ihn für tot erklären konnten. Sie konnten dies tun, auch wenn das Herz noch schlug, und dann die gesunden Organe dieser Person entnehmen und zur Transplantation bereitstellen.

Bis zum heutigen Tag wird weltweit unterschiedlich festgelegt, wann jemand dauerhaft und irreversibel hirntot ist. Laut Dr. Wijdicks »haben sich die britischen Kriterien, die von einem Tod des Hirnstamms ausgehen, in den ehemaligen britischen Kolonien durchgesetzt, während die Länder Mittel- und Südamerikas in der Regel den Kriterien der Vereinigten Staaten folgen und vom Tod des ganzen Gehirns ausgehen«. Die meisten europäischen Länder haben ähnliche Kriterien, aber es gibt gewisse Unterschiede zwischen ihnen. (In den deutschsprachigen Ländern gelten beispielsweise das Transplantationsgesetz für Deutschland sowie die Richtlinien der (deutschen) Bundesärztekammer zur Feststellung des Hirntodes, das Schweizer Transplantationsgesetz sowie die Österreichischen Empfehlungen zur Durchführung der Hirntoddiagnostik; Anm. d. Übers.) In den Ländern Asiens und des Nahen Ostens gibt es ebenfalls spezielle Kriterien, während die meisten afrikanischen Länder noch keine solchen Kriterien haben. Bei den anderen großen Unterschieden, die zwischen den Ländern der Welt bestehen, geht es darum, wie die Diagnose Hirntod zu stellen ist (welche Tests gemacht werden müssen und wie lange Ärzte zwischen den Tests warten müssen, um darauf schließen zu können, dass der Tod nicht reversibel ist, da die Tests nur Aussagen über Funktionen machen können). In manchen Ländern müssen Ärzte drei Tage warten, bevor sie jemanden für hirntot erklären können, während es in anderen keine wirklichen Kriterien gibt. Eine andere Subkategorie bezieht sich auf die Anzahl der Prüfer, die erforderlich ist, um diese Erklärung abzugeben, und die ist von Land zu Land und in den Vereinigten Staaten sogar von Bundesstaat zu Bundesstaat unterschiedlich.

Im Staat New York, wo ich als Arzt tätig bin, wurde das Gesetz vor Kurzem geändert. In der neuesten, im November 2011 veröffentlichten Version heißt es, dass »die Bestimmungen des Staates New York den Hirntod als irreversiblen Verlust aller Funktionen des Gehirns, einschließlich des Hirnstamms definieren«. Allerdings hat der Staat aus dieser Ausgabe seiner Leitlinien die Anforderung entfernt, dass zwei Ärzte die Gehirntests durchführen müssen. Jetzt ist nur noch von einem Arzt die Rede. Es gibt auch eine gewisse Unklarheit bezüglich der optimalen Wartezeit, die Ärzte vor Durchführung dieser Gehirntests vergehen lassen sollten. Während der Staat früher eine Wartezeit von mindestens sechs Stunden vorschrieb, bevor getestet werden konnte, ob ein Verlust der Gehirnfunktion permanent geworden war, und damit der irreversible Hirntod eingesetzt hatte, heißt es in der Ausgabe von 2011, Ärzte sollten die Tests nach Ablauf einer »angemessenem Wartezeit« durchführen, eines Zeitraums, der »angesichts des Zustands des einzelnen Patienten nach Einsetzen der Gehirnerkrankung ausreichend lang ist, in der Praxis normalerweise einige Stunden, um die Möglichkeit einer Erholung auszuschließen«. Diese neue Formulierung spiegelt einfach die Tatsache wider, dass unterschiedliche Erkrankungen des Gehirns verschiedene Zeiträume erfordern und dass die unter solchen Bedingungen absolute richtige Zeit nicht bekannt ist. Die Leitlinien führen weiter aus, dass »das Hinzufügen einer Wartezeit in einem frühen Stadium des Prozesses – bevor die klinische Beurteilung des Hirntods einsetzt – größere Sicherheit bietet, dass es wenig Potenzial für eine Verbesserung gibt und mit der gängigen klinischen Praxis vereinbar ist. Erst nachdem klar ist, dass sich der Patient wahrscheinlich nicht erholen wird, sollten der Hirnstammreflex-Test und der Apnoe-Test durchgeführt werden.

In allen Fällen befürworten diese Richtlinien ein hohes Maß an Vorsicht und Wachsamkeit, um sicherzustellen, dass es für den Patienten keine Möglichkeit einer Genesung mehr gibt.« Die Richtlinien erkennen die Möglichkeit, dass sich Patienten wieder erholen, selbst nachdem sie sämtliche Kriterien für einen Hirntod aufgrund aktueller Tests (die ja nur bestimmte Funktionen prüfen und nichts über einen irreversiblen Zell- und Organtod aussagen) erfüllt haben, also durchaus an, sagen aber nicht genau, wie lange Ärzte warten sollten, um absolut sicher zu sein, dass sich ihre Patienten wirklich nicht von ihrer Hirnschädigung erholen können und somit das Stadium einer irreversiblen Schädigung erreicht haben. In der Praxis führen diese Richtlinien sehr wahrscheinlich zu unterschiedlichen Kriterien in verschiedenen Institutionen. Außerdem, und das ist ganz wichtig, berücksichtigen sie nicht den Zustand einer wachsenden Zahl von Patienten, die nach einem Herzstillstand eine Hypothermie-Behandlung bekommen haben, von der bekannt ist, dass sie die Erholungszeit für das Gehirn erheblich verändert. Patienten, die nach einem Herzstillstand mit anoxischer Hirnschädigung gekühlt wurden, zeigen viele Stunden lang absolut keine Gehirnfunktion mehr, nicht nur solange sie gekühlt werden, sondern auch nachdem man sie wieder auf eine normale Temperatur erwärmt hat.

Wenn man also Gehirntests bei solchen Leuten durchführt, sagen wir, sechs, zwölf oder sogar 24 Stunden, nachdem sie wieder aufgewärmt wurden, kann man vielleicht immer noch keine Gehirnfunktionen feststellen, was den aktuellen Kriterien für Hirntod entsprechen würde, aber tatsächlich könnten sich diese

Patienten in einem reversiblen Todesstadium befinden. Das liegt daran, dass das Gehirn länger braucht, um seine Funktion wiederzugewinnen, nachdem es abgekühlt war, und niemand weiß genau, wie lange vor der Durchführung von Tests zur Bestimmung eines permanenten Hirntods bei dieser Gruppe gewartet werden sollte. Es wird allerdings immer klarer, dass wir länger warten müssen, als viele von uns erwartet haben. Es gibt in der Tat Fallberichte von Menschen, die hirntot zu sein schienen (sie erfüllten sämtliche Kriterien für einen Hirntod), als man sie nach einer Hypothermie-Behandlung, und zwar viele Stunden und Tage nach dem Aufwärmen untersuchte, nur um bis zu sieben Tage später Anzeichen der Erholung des Gehirns festzustellen. Wenn sich Ärzte dieser Möglichkeit nicht voll bewusst sind, legen sie (basierend auf den Ergebnissen der durchgeführten Hirntod-Tests) vielleicht viel zu früh fest, dass der permanente Hirntod eingesetzt hat, und sagen den Familien, dass ihr geliebter Angehöriger jetzt »tot« ist (weil »Tod« und »Hirntod« nach der neuen Definition Synonyme sind, selbst wenn das Herz noch schlägt) und dass sie der Einstellung aller lebenserhaltenden Maßnahmen zustimmen sollten. Nach meiner persönlichen Erfahrung, aber auch basierend auf einschlägigen Publikationen und den Arbeiten, die auf wichtigen Konferenzen vorgestellt wurden, sind sich viele Ärzte dieser Tatsache nicht bewusst und legen daher viel zu früh fest, dass Patienten das Stadium des dauerhaften Hirntods erreicht haben. Dann werden lebenserhaltende Maßnahmen eingestellt und Beatmungsgeräte abgeschaltet, während sich die Patienten immer noch in der potenziellen Erholungszeit des Gehirns nach einem Herzstillstand befinden. Deshalb ist es meiner Meinung nach zumindest eine Absicherung gegen diese Möglichkeit, die Tests mit zwei Personen durchzuführen.

Obwohl die neuesten Richtlinien des Staates New York anerkennen, dass eine Kühltherapie, wie sie bei Joe Tiralosi und Dr. Kelly Sawyer eingesetzt wurde, den optimalen Zeitpunkt für die

Tests zur Feststellung des Hirntods möglicherweise verändert, geben sie nicht an, wie lange man warten sollte. Sie sagen einfach: »Wo zuvor Hypothermie bei einem Patienten eingesetzt wurde, wird erhöhte Wachsamkeit empfohlen. In solchen Fällen kann eine längere Wartezeit nach Abschluss der Wiederaufwärmphase angemessen sein.« Das Fehlen klarer und präziser Empfehlungen und einer entsprechenden Gesetzgebung ebnet den Weg für persönliche Interpretationen und individuelle Formen der Praxis, die wir – da würden die meisten sicher zustimmen – versuchen sollten zu vermeiden, besonders wenn man bedenkt, welche Auswirkungen ein Fehler auf das Leben eines Menschen hat. Sich auf Daten aus älteren Studien zu verlassen, die vor dem weitverbreiteten Einsatz von Kühltherapien durchgeführt wurden (wie zur Zeit von Mollaret und Goulon oder vor der Veröffentlichung des Uniform Determination of Death Act im Jahr 1981) ist gegenwärtig höchst problematisch, weil die Patienten, die an diesen Studien teilnahmen, keine Reanimationsbehandlung, einschließlich Hypothermie, erhalten haben, die den Prozess des Zelltods in der Weise verlangsamt, wie es heute empfohlen wird. Alle diese Studien, die nun weitgehend obsolet sind, müssten im Hinblick auf die Auswirkungen wiederholt werden, die Kühlung auf die Progression vom reversiblen zum irreversiblen Tod des Gehirns und anderer Organe hat. Wir wissen, dass während das Gehirn zu Zeiten von Ärzten wie Mollaret und Goulon nach ein paar Wochen nicht nur auf jeden Fall abstarb, sondern sich in einigen Fällen sogar teilweise verflüssigte, die Frage, wann genau der irreversible Tod eintritt, bis heute nicht eindeutig beantwortet werden kann. Je länger wir warten, bis wir die Hirntod-Tests durchführen, desto wahrscheinlicher ist es, dass jemand, dessen Tests keinen Hinweis auf eine Gehirnfunktion zeigen, wirklich das Stadium des irreversiblen Hirntods erreicht hat und dass die derzeit verfügbaren Behandlungen wie Hypothermie sowie andere potenzielle Therapien der Zukunft, darunter Dr. Neumars Medikamente, die den Zelltod im Gehirn verlangsamen, indem sie die chemischen Katalysatoren und Enzyme, die an diesem biologischen Prozess beteiligt sind, blockieren, diesen Verlauf radikal verändern und so die Grauzone erweitern können.

Was bedeuten all diese in der Reanimationswissenschaft gemachten Fortschritte heute für uns, und was bedeuten sie für unser Verständnis von Leben und Tod? Ist das Dilemma, in dem wir stecken, einfach nur das Ergebnis ungenauer, vom Menschen gemachter Definitionen? Haben wir es mit Semantik zu tun, und müssen wir den Tod nur neu definieren? Besteht das Problem darin, dass unsere Definition des Todes schon seit Jahrhunderten einfach nicht genau genug ist?

Zweifelsohne, wenn wir den Tod als das philosophische »Ende« betrachten – eine Zeit, in der nichts mehr existieren kann –, dann sollten wir ihn vielleicht wirklich nur neu definieren und in eine Zeit verschieben, in der eine Person weit über den reversiblen Zelltod hinaus ist und einen Punkt erreicht hat, wo die Zellen des Gehirns und anderer lebenswichtiger Organe irreversiblen Schaden genommen haben, sodass der Tod dieser Person wirklich unumkehrbar ist, egal was wir tun. Ein extremes Beispiel, das hier nur zur Veranschaulichung dient: Natürlich würde niemand von einer ägyptischen Mumie behaupten, sie sei in irgendeinem anderen Zustand als dem des irreversiblen Todes. Das Problem ist nur, dass das Erreichen dieses irreversiblen Stadiums eine recht lange Zeit in Anspruch nehmen kann.

Obwohl wir annehmen, dass dies bei Gehirnzellen viele Stunden dauern könnte, nachdem das Herz aufgehört hat zu schlagen und eine Person im herkömmlichen Sinne des Wortes gestorben ist, können wir aus wissenschaftlicher Sicht nicht genau sagen, wann dieser Punkt erreicht ist.

Und wenn mich jemand fragen würde: »Wann genau wird der irreversible Tod absolute Realität und wann genau ist der Tod endgültig?«, dann würde ich antworten: »Wir wissen es nicht wirklich, und welchen Punkt wir auch festlegen, er wäre wahrscheinlich immer willkürlich und müsste in der Zukunft neu definiert werden, weil unsere Fähigkeit, Menschen wiederzubeleben, durch Fortschritte in Wissenschaft und Technologie ständig verbessert wird.« Heute könnten wir willkürlich sagen, dass wir den Tod als den Moment definieren, nachdem das Herz aufgehört hat zu schlagen und das Gehirn, sagen wir, fünfzig Prozent irreversible Zellschäden davongetragen hat – vielleicht etwa acht Stunden, nachdem eine Person völlig leblos geworden ist, Herzschlag und Atmung eingestellt hat, ihre Pupillen starr und geweitet sind und das Gehirn aufgehört hat zu arbeiten (so definieren wir heute im Wesentlichen jemanden als tot). Aber abgesehen von der Tatsache, dass acht Stunden, bevor man jemanden für irreversibel tot erklärt, eine sehr lange Wartezeit sind und die Angehörigen des betreffenden Patienten in große Bedrängnis bringen, kann man sich fragen, was eigentlich passieren würde, wenn wir in Zukunft Systeme entwickeln würden, um die Gehirnzellen wiederzubeleben, selbst wenn sie zu 50 Prozent irreversibel geschädigt sind. Was, wenn die Ergebnisse der Forschungsarbeit von Ärzten wie Dr. Robert Neumar zur Entwicklung von neuen Medikamenten führen würden, die Menschen injiziert werden können, nachdem diese gestorben sind, und die Geschwindigkeit der durch Enzyme gesteuerten Reaktionen im Gehirn, etwa das Absterben der Gehirnzellen, stark verlangsamen und so die Grauzone zwischen reversiblem und irreversiblem Tod erweitern könnten? Kurz gesagt, was, wenn das, was wir heute als irreversibel betrachten, morgen als reversibel definiert wird? Wie definieren wir den Tod dann? Schieben wir ihn einfach noch weiter hinaus auf einen anderen physiologischen Grenzpunkt, der dann vielleicht von anderen in noch weiterer Zukunft eingenommen wird?

Nichts führte mir diesen Punkt deutlicher vor Augen als James Camerons berühmter Blockbuster *Titanic*, den ich mir vor Kurzem noch einmal anschaute. Ich konzentrierte mich auf die Szene gegen Ende des Films, in der die Panik und das Chaos an Bord des Schiffes zu sehen sind, nachdem dieses mit dem Eisberg kollidiert ist und sinkt. Obwohl ich den Film vor 15 Jahren schon einmal gesehen hatte, fiel mir dieses Mal instinktiv etwas auf, als ich mir diese letzten Szenen noch einmal anschaute. Historischen Aufzeichnungen zufolge sank die RMS Titanic nach einer Kollision mit einem Eisberg am 15. April 1912 um etwa 2:20 Uhr und 1.514 Menschen kamen dabei ums Leben. Sie hatte nicht genügend Rettungsboote an Bord. Daher wurden, nachdem das Schiff gesunken war, viele Menschen in das eisige Wasser des Atlantiks (um –2 °C) geworfen. Das erste Rettungsschiff, die RMS Carpathia, erreichte den Unglücksort etwa zwei Stunden später, um 4:00 Uhr. In der Filmszene macht sich die Besatzung der Carpathia verzweifelt auf die Suche nach Überlebenden, findet aber nur Hunderte von Leichen, die im eiskalten Wasser schwimmen. Daher wird in den Nachrichten dieser Zeit korrekt berichtet, man habe den tragischen Verlust von 1.514 Leben zu beklagen. Doch mittlerweile (selbst zwischen 1997, als Camerons Film Premiere hatte, und 2012) hat in unserem Verständnis von Tod und Reanimation eine große Veränderung stattgefunden. Jetzt wissen wir, dass das Kühlen von Menschen nach dem Tod dazu führen kann, dass ihre Gehirnzellen intakt bleiben. Daher wird Hypothermie jetzt allgemein als eine Form der Behandlung für diesen Zweck befürwortet. Weiterhin wissen wir, dass der Übergang vom reversiblen zum irreversiblen Tod von noch vielen anderen Faktoren abhängig ist, aber indem man die Körpertemperatur nach Einsetzen des Todes um ein paar Grad absenkt, verlangsamt man die Geschwindigkeit, mit der die Zellen den Punkt erreichen, an dem sie irreversibel geschädigt sind und absterben, beträchtlich.

Was mich als Intensivmediziner beim erneuten Anschauen des Films wirklich beschäftigte, war, dass wir diese Menschen heute nicht unbedingt für tot erklärt hätten – zumindest nicht im irreversiblen und unwiederbringlichen Sinne. Obwohl ich zustimme, dass sie tot waren, wären sie aus heutiger Sicht dennoch zu retten gewesen. Ihre Leichen waren im eiskalten Wasser weitgehend unversehrt geblieben, und zwei Stunden sind nicht viel Zeit. Kurzum, sie waren möglicherweise noch vollständig lebensfähig. In der Tat hatten ihre Körper vermutlich annähernd die ideale Temperatur, bei der die Zellen wirklich gut erhalten bleiben, da die Körpertemperatur nach dem Tod normalerweise um etwa ein bis zwei Grad pro Stunde sinkt. Heute können Menschen, die in einem kalten Klima oder beispielsweise in einem kalten See sterben, noch viele Stunden nach ihrem Tod wiederbelebt werden, wie der Fall der jungen Frau zeigt, die tot in einem Wald in Japan gefunden wurde. Sie war so lange tot gewesen, dass ihre Körpertemperatur innerhalb von vielen Stunden und in Abhängigkeit von der Außentemperatur von etwa 37 auf 20 °C fiel, bis sie um etwa 8:30 Uhr von einem Krankenwagen gefunden wurde. Doch sie wurde erfolgreich wiederbelebt und konnte das Krankenhaus etwas mehr als 20 Tage später fast ohne jeden Hirnschaden wieder verlassen.

Was für einen Unterschied hundert Jahre doch machen, und wie viel anders die Schlagzeile wohl ausgesehen hätte, wenn die Titanic nicht im April 1912, sondern im April 2012 gesunken wäre, vor allem, wenn statt der Carpathia ein Rettungsschiff mit einem in allen Feinheiten der Reanimation ausgebildeten Team zur Rettung der Schiffbrüchigen gekommen wäre. Aber leider ist das, wie wir alle wissen, nicht passiert, und als ich am Ende des Films alle diese leblosen Körper im eiskalten Wasser schwimmen sah, konnte ich nicht umhin, mich zu fragen, wann genau diese unglücklichen Menschen gestorben waren.

Wir haben einfach nicht alle Antworten. Aber wir wissen, dass die einst hochgehaltene philosophische Vorstellung, dass nach dem Tod kein Weg mehr zurückführt, nicht korrekt ist und dass der Tod nach seinem Einsetzen noch eine ganze Zeit lang vollständig reversibel ist. Die Grenzen sind nach hinten verschoben worden, und wir wissen noch nicht, wo die Wissenschaft uns hinführt. Vielleicht sollten wir den Tod nicht als einen willkürlichen körperlichen Punkt definieren oder als einen Moment, der etwas mit bestimmten physiologischen Veränderungen in der Konfiguration bestimmter Zellen, ob im Gehirn oder anderswo, zu tun hat, sondern wirklich in Bezug darauf, wann das Bewusstsein, der Geist, die Psyche und die Seele – das Selbst – einer Person für immer verloren ist und nicht wieder abgerufen werden kann. Immerhin sind wir denkende Wesen mit Bewusstsein. Und macht uns das nicht erst wirklich zu den Menschen, die wir sind? Das ist ein zutiefst wichtiges Thema, mit dem sich viele seit Jahren auseinandersetzen, und eine Frage, über die wir uns seit mehr als einem halben Jahrhundert – seit Goulons Zeit – die Köpfe heißreden. Als Intensivmediziner, der sich Tag für Tag damit beschäftigen muss, befinde ich mich oft im gleichen ethisch-moralischen Dilemma, wie damals Goulon – in dem Dilemma, das ihn schließlich dazu gebracht hat, sich zu fragen: Wo wohnt die Seele des Patienten in einer solchen Situation?

Vielleicht sind wir uns heute darüber einig, dass es in Anbetracht der schnellen Fortschritte auf dem Gebiet der Reanimationswissenschaft und der sich ständig erweiternden Grauzone nach dem Tod, wichtig ist, das, was wir als menschliches Bewusstsein, Psyche oder Seele bezeichnen, in unsere künftigen Definitionen von und unsere Überlegungen zum Tod einzubeziehen. Es wäre vielleicht auch sinnvoll, wenn wir uns bei einigen unserer künftigen Forschungen darauf konzentrieren würden, zu verstehen, in welchem Zustand das menschliche Bewusstsein ist, nachdem der Tod eingesetzt hat, denn es gibt aktuelle Hinweise darauf, dass es nicht unmittelbar nach dem Tod verloren geht, sondern zumindest noch einige Zeit danach weiterexistiert.*

* Im Gegensatz zu dem vorübergehenden Verschwinden und wieder Zurückkehren des Bewusstseins nach Ansteuerung der entsprechenden Schaltkreise im Gehirn, etwa während und nach einer Vollnarkose oder bei Erkrankungen, die zu einem Mangel an Sauerstoff im Gehirn führen (was auch passiert, wenn der Tod einsetzt), wie in Kapitel 9 ausgeführt.

Auch der Fall des Mannes, der im Rahmen der AWARE-Studie eine tief gehende außerkörperliche Erfahrung hatte, scheint ein solcher Hinweis zu sein. Mir ist klar, dass dies für die Vorstellung, die einige Menschen davon haben, was Wissenschaft sein sollte, eine Herausforderung darstellt, aber nachdem ich mich 15 Jahre lang forschend auf diesem Gebiet bewegt habe, bin ich überzeugt, dass dies keine Herausforderung ist, die wir fürchten sollten. Die wirkliche Herausforderung besteht wohl in folgender Erkenntnis: Während wir Menschen natürlich Grenzen setzen müssen und damit definieren, was wir, basierend auf unseren eigenen Fähigkeiten und Einschränkungen zu einer gegebenen Zeit, als Wissenschaft betrachten (im Gegensatz zu dem, was wir als Nicht-Wissenschaft definieren), ist die Wissenschaft selbst grenzenlos, denn sie ist eine objektive Methode, etwas über die Gesamtheit der im Universum existierenden Kräfte und Realitäten zu erfahren (ob sie nun zu einer bestimmten Zeit innerhalb der Reichweite der menschlichen Wahrnehmung liegen oder nicht). Sie wird unsere gewohnten Grenzen daher immer wieder herausfordern und uns im Verlauf dieses Prozesses helfen, Entdeckungen zu machen, mit denen wir nie gerechnet hätten – das heißt, solange wir bereit sind, über die Grenzen hinauszuschauen, die wir uns vielleicht selbst gesetzt haben. Für einen Wissenschaftler besteht die Herausforderung oft darin, das zu verfolgen, was auf den ersten Blick nicht plausibel oder unwahrscheinlich scheint, in der Hoffnung, einen unglaublichen Schatz an Wissen und Verständnis zu bergen. Denken Sie an den Traum vom Fliegen, der irgendwann wahr geworden ist, an die Raumfahrt und sogar an den Kampf gegen uralte tödliche Krankheiten (wie Polio), um nur einige zu nennen. Nichts davon wäre jemals in die Tat umgesetzt worden, wenn nicht viele Menschen eine Spur weiterverfolgt hätten, die anderen ursprünglich unorthodox, wie Wunschdenken oder einfach wie eine unrealistische Träumerei vorgekommen war. Allerdings müssen wir auch erkennen, dass sich viele Spuren, die wir in unserem Streben nach Wissen verfolgen, wahrscheinlich als nur von geringer Bedeutung erweisen werden. Und doch müssen Wissenschaftler genau wie diejenigen, die nach Bodenschätzen suchen, viele verschiedene Spuren verfolgen, denn wenn auch nur eine davon zu den Diamanten führt, hat sich die Arbeit gelohnt, wie wir vor etwa einem Jahrhundert in Südafrika gesehen haben.

Am nördlichen Ufer der Themse in der City von London liegt ein historisches Schloss, ein Komplex aus mehreren Gebäuden, umgeben von zwei konzentrischen Festungsmauern und einem Wassergraben: der Tower of London. Das Schloss aus dem Jahr 1066 diente die meiste Zeit als Gefängnis, unter anderem für Elizabeth I., die hier inhaftiert war, bevor sie Königin von England wurde. Im Laufe der Jahre war der Tower zeitweise auch königliche Residenz sowie Sitz der königlichen Münzanstalt. Heute beherbergt er die Kronjuwelen der britischen Monarchie, darunter den berühmten Diamanten Cullinan I, einen 530-Karat-Edelstein, der auch als Great Star of Africa bekannt ist und für einen Großteil des 20. Jahrhunderts, als der größte geschliffene Diamant der Welt, bekannt war. Was viele Menschen, die den Tower jedes Jahr besuchen, möglicherweise nicht wissen, ist, dass dieser unglaubliche Diamant vielleicht nie geborgen worden wäre, wenn ihn ein sehr aufmerksamer Bergmann nicht entdeckt und ein Bauarbeiter kein großes Risiko eingegangen wäre.

Nachdem er es zu einem gewissen Wohlstand gebracht hatte, beschloss Thomas Cullinan, ein relativ unbekannter südafrikanischer Maurer und späterer Bauunternehmer, angesichts des neu gewonnenen Reichtums, den sich Cecil Rhodes, der Gründer der De-Beers-Diamantenminen, im Jahr 1888 erworben hatte, es auch einmal mit der Suche nach Bodenschätzen zu versuchen. Er ging das Risiko ein, zahlte 52.000 englische Pfund für ein Stück Land in der Nähe von Pretoria, von dem viele andere glaubten, es habe kein wirkliches Potenzial, da es weit weg von den üblichen Diamantabbaugebieten lag, die andere, einschließlich der De Beers Gruppe, entdeckt hatten. Trotz gegenteiliger Meinungen anderer glaubte Cullinan an das Land, das er gekauft hatte, und baute im Jahr 1902 sein eigenes Konkurrenz-Bergbauunternehmen auf. Etwas mehr als zwei Jahre später, im Januar 1905, führte Frederick Wells, der Oberaufseher der Mine, eines späten Nachmittags eine Routine-Inspektion durch und bemerkte, dass die Reflexion der Sonne an einer der Wände der Mine ein wenig ungewöhnlich war.* Es war, als werde die eigenartige Reflexion durch etwas in der Wand verursacht. Er kletterte die Wand hinauf, schaffte es, in der Gegend, wo die Reflexion herkam, zu graben, und holte schließlich etwas heraus, was ein sehr großer Kristall zu sein schien. Zunächst dachte er, es sei vielleicht nur ein großes Stück Glas oder ein wertloses Stück Kristall, und aus Angst vor dem Spott der anderen erzählte er niemandem etwas davon. Er schickte das Stück jedoch zur Prüfung, nur für den Fall, dass es etwas Wertvolles war. In dem Bericht stand, dass dieser Kristall mit 3.106 Karat in der Tat der größte Diamant in Edelsteinqualität war, der jemals entdeckt wurde. Der rohe Kristall bekam den Namen Cullinan-Diamant nach dem Besitzer der Mine und wurde für 150.000 englische Pfund an die Regierung verkauft, die ihn im November 1907 König Edward VII. zum Geschenk machte. Der Diamant, der die Größe einer Faust hatte, wurde schließlich in neun Stücke geschnitten, und Cullinan I, der heute im Tower von London liegt, ist das größte der neun Stücke.

Wissenschaftliche Forschung ist der Suche nach Bodenschätzen und dem Bergbau in vieler Hinsicht nicht unähnlich. Während einige Wissenschaftler zu allen Zeiten Pionierarbeit geleistet, den Weg in die Zukunft geebnet und so ein Vermächtnis hinterlassen haben, auf dem andere aufbauen können, erkunden

* Manchen Berichten zufolge wurde der Diamant von einem Minenarbeiter namens Thomas Evan Powell entdeckt, der ihn dann seinem Oberaufseher, Frederick Wells, gab.

viele andere neue Wege, die auf den ersten Blick entweder wenig wert oder sogar vollkommen unorthodox zu sein scheinen und in den Augen mancher Menschen ein unmögliches Traumgebilde sind. Wie bei der Suche nach Bodenschätzen ist es vermutlich so, dass bei vielem, was sie erforschen, am Ende vielleicht wenig oder nichts herauskommt, aber wenn sich niemand auf völliges Neuland begibt und etwas wagt, wie Cullinan es getan hat, werden viele wichtige Entdeckungen nicht gemacht. Cullinan hat dort etwas gewagt, wo es andere nicht getan haben.

Während viele Wissenschaftler also weiterhin auf denselben, bereits weitgehend erforschten Gebieten »schürfen«, gibt es viele andere, die in noch unentdeckten Bereichen »prospektieren«. Beispielsweise wissen viele Menschen nicht, dass Sir Isaac Newton, der Vater der modernen Physik, der allgemein als einer der größten Wissenschaftler aller Zeiten anerkannt wird, einen Großteil seiner Zeit mit der Erforschung verschiedener, höchst unorthodoxer Methoden verbrachte, von denen Alchemie vielleicht die bemerkenswerteste war. Einigen Historikern zufolge war Newton, wie Flamel vor ihm, in erster Linie Alchemist, und vieles von dem, was er untersuchte, war so unorthodox, dass es heute möglicherweise als »okkult« klassifiziert würde. Er glaubte vermutlich, dass das, womit er sich da beschäftigte, der Mühe wert sei, aber sicher ist, dass viele dieser Dinge nicht wirklich zu etwas führten, das von Dauer war. Allerdings hätte er ohne diese Erkundungen sicher auch nicht die wissenschaftlichen Schätze entdecken können, für die er heute berühmt ist, denn die universell geltenden Gesetze der Physik, die er für die Optik und die Gravitation beschrieben hat, waren das Ergebnis der Gesamtheit dessen, womit er sich beschäftigte.

Heute ist das Thema Bewusstsein, Psyche und Seele ein völlig neues Gebiet, auf dem noch Entdeckungen gemacht werden können, ein Mysterium zwar, das aber zum Glück mittlerweile auch für die Wissenschaft von großem Interesse ist. Um die wissenschaftliche Situation, in der wir uns momentan befinden, besser zu erklären: Es ist, als hätten wir eine völlig neue Substanz entdeckt, die wir weder nachweisen noch erklären können, jedenfalls nicht unter Bezugnahme auf irgendetwas, was wir in der Naturwissenschaft jemals gesehen und behandelt haben. Obwohl das menschliche Bewusstsein ein Mysterium ist, wissen wir, dass es existiert und dass es uns zu dem macht, der wir sind. Doch, wie bereits erläutert, konnte bisher niemand erklären, wie es zustande kommt. Im Wesentlichen gibt es zwei Möglichkeiten, seine Existenz zu belegen. Entweder vertritt man die Auffassung, dass das Bewusstsein seine Existenz einem »Bottom-up-Phänomen« verdankt, was im Prinzip bedeutet, dass unser Bewusstsein, unsere Psyche oder Seele ein Nebenprodukt der Gehirnzellenaktivität ist, das sich – als Begleiterscheinung – aus den koordinierten Aktivitäten bestimmter Gehirnsegmente ergibt. Oder man wählt den »Top-down-Ansatz«, der das Bewusstsein, die Psyche oder Seele als separate Instanz betrachtet, die von der Wissenschaft bis heute unentdeckt ist, nicht von Gehirnzellen hervorgebracht wird und die Hirnaktivität eigenständig und unabhängig steuern kann. Welches Modell man letztlich wählt, das menschliche Gehirn und das, was wir als Bewusstsein, Psyche oder Seele bezeichnen, sind eng miteinander verknüpft, und daher befindet sich der »Sitz der Seele« tatsächlich im Gehirn. Was aber noch zu beantworten bleibt, ist die Frage nach der Natur und dem Ursprung des Bewusstseins und nach seiner Beziehung zum Gehirn. Deshalb liefert uns die mit modernen Methoden des Gehirnscanning gewonnene Erkenntnis, dass es einen Zusammenhang zwischen Gehirnzellenaktivität und denkendem Geist gibt, nur einen Hinweis auf ihre enge Beziehung, aber keinen Beweis dafür, dass das Bewusstsein oder die Seele vom Gehirn hervorgebracht wird.

Aufgrund der Fortschritte in der Reanimationswissenschaft, die seit fast einem halben Jahrhundert ernsthaft betrieben und weiterentwickelt wird, wurde in den letzten 40 Jahren immer häufiger festgestellt, dass Menschen, die eine enge Begegnung mit dem Tod hatten oder die sogar über die Schwelle des Todes gegangen sind und die Grauzone zwischen Tod und dauerhaft irreversiblen Hirnschäden betreten haben, durchgängige und nachvollziehbare Erinnerungen an die Zeit in dieser Grauzone haben. Heute gibt es zahlreiche Aufzeichnungen, in denen Menschen unterschiedlicher Herkunft, aus diversen Kulturen und Gesellschaften, mit unterschiedlichen religiösen Überzeugungen und aus verschiedenen Altersgruppen von ihren Erinnerungen berichten. Es ist wahr, dass Menschen diese Erfahrungen (wie alle anderen Erfahrungen auch) oft auf der Grundlage ihrer eigenen Vorstellungen von der Realität interpretieren (beispielsweise interpretiert die eine Person ein Lichtwesen, das sie während eines Todeserlebnisses sieht, als Jesus oder Gott, während eine andere Person dieses Wesen als Krishna definiert und noch eine andere ihm gar keinen Namen gibt). Die Menschen »sehen« Dinge in der Regel durch ihre eigene Brille und interpretieren sie entsprechend. Darüber hinaus ist leider auch wahr, dass sich ein Sauerstoffmangel im Gehirn so auf die Erinnerungsverschaltungen auswirkt, dass sich Menschen oft nur fragmentarisch erinnern. Das heißt, die meisten Menschen erinnern sich nur an einige Merkmale eines kompletten Todes- oder Nahtoderlebnisses. Wie wir in Zusammenhang mit der AWARE-Studie gesehen haben, waren die einzigen Menschen, die sich bisher an eine außerkörperliche Erfahrung erinnerten, diejenigen, die nur einen kurzzeitigen Herzstillstand hatten, was vermuten lässt, dass der Tsunami-Effekt nach der Reanimation bei ihnen weniger tiefgehend war. Als Ergebnis davon haben sich die Erinnerungsverschaltungen weniger verändert und sind besser erhalten geblieben, was es den betreffenden Personen ermöglicht hat, sich ihre Erlebnisse zu vergegenwärtigen. Dennoch ist der all diese Erfahrungen verbindende Faktor, dass sie bemerkenswert durchgängig und universell sind.

Interessanterweise wird unsere Fähigkeit, diese Erfahrungen mit aktuellen wissenschaftlichen Modellen zu erklären, dadurch erschwert, dass das Gehirn, nachdem Menschen die Grauzone jenseits des Todes betreten haben, seine Funktionen in der Regel fast sofort einstellt, weil die Gehirnzellen ihren eigenen Sterbeprozess durchlaufen (auch wenn sie den Punkt der absoluten Unumkehrbarkeit noch nicht erreicht haben). Daher scheinen diese Erfahrungen so etwas wie ein wissenschaftliches Paradox zu sein, und sie werfen die Frage auf, wie Menschen in diesem Zeitraum ohne ein funktionierendes Gehirn klare, gut strukturierte Denkprozesse mit Erinnerungen haben können. Kurz gesagt, wenn man das Bottom-up-Modell des Bewusstseins, der Psyche und der Seele zugrunde legt, sollten zu diesem Zeitpunkt und ohne funktionierendes Gehirn keine kognitiven und mentalen Erfahrungen möglich sein, es sei denn, wir müssen das Top-down-Modell des Bewusstseins zugrunde legen oder wir haben es mit einem anderen unentdeckten Prozess zu tun beziehungsweise mit einem Fehler im Timing, was die Erlebnisse angeht. Und noch eine Frage stellt sich: Was sagt uns der Hinweis, dass es Erinnerungen an eine Zeit geben kann, in der keine Gehirnfunktionen vorhanden waren, über die Natur des Gedächtnisses und seine Beziehung zum Gehirn? Das heißt, was sagt er uns über das Gedächtnis und die Rolle der elektrischen Impulse, die normalerweise im Gehirn entstehen und als Kennzeichen der Kommunikation zwischen verschiedenen Gehirnregionen gelten? Ist das Gehirn wie die Festplatte eines Computers, die Erinnerungen an sich speichert, oder ist es eher wie ein Arbeitsspeicher (RAM = *random access memory*), der zwar erforderlich ist, um Aufgaben und Funktionen zu erfüllen, aber Erinnerungen nicht an sich speichert? Wenn das Gehirn die Festplatte für unsere Erinnerungen ist, wie können dann Erinnerungen erzeugt und gespeichert werden, wenn das Gehirn gar nicht funktioniert und keine elektrische Aktivität vorhanden ist? Und wenn das Gehirn auf der anderen Seite mehr wie der Arbeitsspeicher eines Computers ist, heißt das dann, dass Erinnerungen auch in Abwesenheit der Gehirnfunktionen in unserem Bewusstsein, unserer Psyche oder Seele gespeichert werden können, und ist es vielleicht das, was während einer Todeserfahrung passiert?

Diese faszinierenden Fragen haben sich aus den Beobachtungen ergeben, die meine Kollegen und ich bisher im Verlauf der AWARE-Studie gemacht haben. Auch wenn wir sie nicht alle beantworten können, rechtfertigen sie zumindest eine ernsthafte wissenschaftliche Erforschung und eine offene Überprüfung unserer Modelle und Konzepte in Bezug auf das menschliche Bewusstsein, die Psyche oder Seele und das Gehirn. Als wir mit der AWARE-Studie begannen, waren viele Leute, die beide Extreme des Meinungsspektrums vertraten, überhaupt gegen die Idee, irgendeine Studie zum Thema Nahtod-/Todeserlebnisse, Bewusstsein während des Herzstillstands oder etwas dergleichen durchzuführen. Viele glaubten, schon rein gefühlsmäßig zu wissen, dass es dem Bewusstsein unmöglich war, nach Überschreiten der Schwelle zum Tod weiterzubestehen, und dass jede Frage nach dem Gegenteil absoluter Unsinn war. Sie hatten vielleicht das Gefühl, dass wir eine »spirituelle« Studie durchzuführen versuchten, was ihrer Ansicht nach schon per definitionem völlig unwissenschaftlich war. Sie gingen ferner davon aus, dass es keine Notwendigkeit gab, irgendwelche sogenannten übernatürlichen Erklärungen für die Erfahrungen der Menschen zu liefern, da sie alle vollständig als Tricks des Gehirns erklärt werden konnten. Am anderen Ende des Meinungsspektrums gab es viele Menschen, die bereits von der Realität der paranormalen und parapsychologischen Ereignisse überzeugt waren. Sie waren der Ansicht, dass Nahtoderlebnisse und alles, was ihnen ähnlich war, ganz klar in ihren Bereich fielen. So wurden beispielsweise einige Leute davon überzeugt, dass wir unsere Studie in Anbetracht der zahlreichen Herausforderungen, mit denen sie konfrontiert werden würde, wahrscheinlich nur eingerichtet hätten, um das, wovon Menschen uns berichteten, zu diskreditieren und sicherzustellen, dass sich die Studie als ein wissenschaftlicher »Versager« erweisen würde, damit wir »beweisen« konnten, dass es sich bei dem, woran sich Menschen erinnerten, um etwas handelt, was mit der Realität nichts zu tun hat, oder einfach um Halluzinationen.

In Wirklichkeit versuchen wir natürlich nur, als Wissenschaftler objektiv zu bleiben und die Wahrheit zu verstehen, während wir innerhalb der inhärenten Grenzen arbeiten, die für uns alle existieren. Um noch einmal auf die bereits erwähnte Analogie zurückzukommen, obwohl sich viele Wissenschaftler auf der Suche nach Antworten auf das »Schürfen« in bereits erforschten Gebieten der Hirnforschung konzentriert haben, was wir ebenfalls wichtig finden (wir haben im Rahmen der AWARE-Studie auch auf herkömmlichen Gebieten gearbeitet), haben wir es gewagt, auch in neuen Bereichen zu »prospektieren«, in Bereichen, die manchen ungewöhnlich vorkommen mögen, wohl wissend, dass die Ergebnisse nicht unbedingt zu etwas führen, das von Dauer ist. Als wir angefangen haben, sind wir einfach davon ausgegangen, dass es wichtig ist, diese Bereiche zu erkunden, und heute sind wir in der Phase, in der Frederick Wells war, als er eine ungewöhnliche Reflexion in der Wand der Mine bemerkte. Als er anfing, die Wand hochzuklettern, wäre, rein statistisch gesehen, das wahrscheinlichste Ergebnis seiner Prüfung natürlich gewesen, dass die Reflexion von nicht mehr als einem ungewöhnlichen Stein oder etwas Ähnlichem ohne großen Wert kam. Auch wir wissen heute noch nicht genau, was das für eine Reflexion in der Wand der Herzstillstand-Studien ist, aber im Gegensatz zu vielen anderen glauben wir, dass es sich lohnt, es herauszufinden. Aufgrund der bisherigen Ergebnisse der AWARE-Studie erkennen wir, dass wir im jetzigen Stadium erst anfangen, im Bereich der Wand zu graben. Wir waren noch nicht in der Lage, auf dem gesamten Gebiet Bohrungen vorzunehmen, und wissen daher nicht genau, womit wir es zu tun haben. Wir glauben jedoch, dass es wichtig ist, die Suche zu beenden und das Gebiet zu erkunden, unabhängig davon, ob sich das, was wir beobachtet haben, als so etwas wie ein Juwel entpuppt oder nicht.

Jetzt wissen wir, dass es, anders als wir bisher geglaubt haben, nach dem Tod einer Person zumindest viele Stunden und vielleicht sogar noch länger dauert, bis der irreversible Hirntod einsetzt, womit wir nicht nur viel länger Gelegenheit haben, Menschen wieder ins Leben zurückzuholen, sondern auch um herauszufinden, was sie in der ersten Phase des Todes erleben. Heute liefern uns diese Überlebenden bemerkenswerte und übereinstimmende Berichte über das, was sie in der Zeit nach Beginn ihres eigenen Todes erlebt haben. Das Problem für uns als Wissenschaftler, die objektiv und unvoreingenommen bleiben müssen, ist nun: Was machen wir mit der Sammlung von Erkenntnissen, die uns von diesen Millionen Überlebenden aus der ganzen Welt zur Verfügung gestellt wurde und wird? Wie tragen wir diesen Erfahrungen Rechnung, bei denen es sich im Wesentlichen um offenbarte Einsichten in unsere objektiven wissenschaftlichen Modelle handelt?

Im Laufe der Geschichte beschränkte sich die Diskussion darüber, was passiert, wenn wir sterben, im allgemeinen ausschließlich auf das, was durch Offenbarung wahrgenommen werden konnte, da die wissenschaftlichen Mittel, die es Menschen erlaubt hätten, dieses Thema in einer objektiven wissenschaftlichen Weise zu erkunden, bis jetzt nicht zur Verfügung standen. Dies ist wahrscheinlich der Grund dafür, dass es in allen Diskussionen rund um dieses Thema so viel Uneinigkeit und Subjektivität gab, und erklärt vielleicht auch, warum einige rational denkende Menschen alles, was damit zu tun hat, als nicht wissenschaftlich abgetan haben. Die Herausforderung für die Wissenschaft besteht heute darin, zu verstehen, wie Wissen, das möglicherweise durch Offenbarung (mit all ihren inhärenten Einschränkungen) zustande gekommen ist, mit Kenntnissen in Einklang gebracht werden kann, die wir mit modernen wissenschaftlichen Methoden erlangt haben, etwa der funktionellen Magnetresonanztomografie (MRT) des Gehirns. Sollten alle Erkenntnisse, die durch Offenbarung gewonnen wurden, einfach zurückgewiesen werden? Und wenn ja, was sollen wir mit den Millionen von Nahtod- und echten Todeserlebnissen anfangen? Sollten sie bei der Analyse dessen, was geschieht, wenn wir sterben, keine Rolle spielen?

Ich glaube, bei der Untersuchung dessen, was passiert, wenn wir sterben, würden die meisten objektiv denkenden Menschen alle Informationen aus den beiden wichtigsten Quellen berücksichtigen. Die erste ist die Offenbarung in Form von Berichten, die uns, wie wir gesehen haben, von vielen Millionen Menschen aus der ganzen Welt zur Verfügung gestellt wurden, und die zweite ist das mit herkömmlichen experimentell-wissenschaftlichen Methoden unter Verwendung der uns zur Verfügung stehenden Werkzeuge erworbene Wissen. Die Herausforderung besteht nun darin, eine Brücke zwischen diesen beiden Quellen zu schlagen. Auch wenn es leichtfallen mag, die durch Offenbarung zustande gekommenen Berichte einfach abzutun, besteht das Problem für einen objektiv eingestellten Wissenschaftler heute darin, dass genügend überzeugende Berichte vorliegen, die zumindest einen ernsthaften wissenschaftlichen Blick auf das Thema rechtfertigen. Ein Problem ist natürlich, dass selten wissenschaftliche Methoden oder Werkzeuge zur Verfügung stehen, um die Realität der menschlichen Erfahrung (ob in Bezug auf den Tod oder überhaupt) zu überprüfen. Natürlich ist die Alternative, die darin bestünde, Berichte über Erfahrungen, die Millionen Menschen in Zusammenhang mit dem Tod gemacht haben, in Ermangelung solcher Werkzeuge einfach unter den Tisch fallen zu lassen, auch unwissenschaftlich. Als Wissenschaftler können wir diese Berichte also nicht ohne Weiteres ignorieren, denn sie sind eine wertvolle Quelle für das Verständnis der psychischen und kognitiven Aspekte dessen, was geschieht, wenn wir sterben, aber wir brauchen bessere Werkzeuge, um die neurologischen Elemente, die dem Bewusstsein und der menschlichen Erfahrung zugrunde liegen, zu untersuchen. Um noch einmal zu betonen, wie notwendig eine absolut ernsthafte wissenschaftliche Erforschung dieses Themas ist, sollte vielleicht noch darauf hingewiesen werden, dass, obwohl der Begriff Dogma normalerweise mit religiösen Überzeugungen in Verbindung gebracht wird, auch eine mangelnde Bereitschaft, neue und aufkommende Beweise in wissenschaftlichen Bereichen anzuerkennen, als Dogma verstanden werden kann, das, wenn es nicht aufgelöst wird, die gleichen schädlichen Auswirkungen auf die Gesellschaft haben könnte, wie sie andere dogmatische Überzeugungen in der Vergangenheit hatten. Vielleicht sind Forscher und Ärzte, mit ganz unterschiedlichem Hintergrund, die an vorderster Front in der Patientenversorgung arbeiten, deshalb übereingekommen, dass die kognitiven Phänomene, die beobachtet werden können, nachdem Menschen gestorben sind, und die dadurch aufgeworfenen Fragen auf ernsthaft wissenschaftliche Weise untersucht werden sollten.

Ich habe mich in den letzten 15 Jahren intensiv mit dem Studium der objektiven und experimentellen Wissenschaft in Bezug auf das beschäftigt, was passiert, wenn wir sterben, sowie mit dem eng damit verwandten Thema der menschlichen Psyche, des Bewusstseins oder der Seele. Parallel zu meinen naturwissenschaftlichen Forschungen habe ich auch noch andere Wissensgebiete durchforstet, die diese Bereiche betreffen, einschließlich der philosophischen Literatur. Zu verstehen, wo wir herkommen, hilft uns nicht nur, unsere heutigen Überzeugungen besser einzuordnen, sondern auch aktuelle wissenschaftliche Meinungen, und zeigt uns, wohin wir gehen. Deshalb habe ich einige der wichtigsten Denkrichtungen in Bezug auf das Thema dieses Buches kurz dargestellt. Wenn es nun darum geht, das Wissen, das sich im Laufe der Geschichte offenbart hat, mit unserem neuen wissenschaftlichen Instrumentarium zu vereinbaren, ist ein interessanter Punkt der, dass die Themen, die wir in diesem Buch diskutiert haben, schon in vielen alten Kulturen, etwa bei den Ägyptern und vor allem bei den Griechen behandelt worden sind. Auch wenn sich vieles von dem, was damals diskutiert wurde, aus wissenschaftlicher Sicht als nicht haltbar erwiesen haben mag, gibt es auch einiges, was heutige Wissenschaftler unterschreiben würden. In der Tat basieren viele unserer modernen wissenschaftlichen Methoden auf Beobachtungen und Systemen, die von den alten Griechen entwickelt wurden. Man muss sich also fragen, wie es einigen Individuen möglich war, zu bestimmten Schlussfolgerungen zu gelangen und durch irgendeine Form von persönlicher Einsicht und Offenbarung Dinge zu begreifen, die sich viele Jahre später durch objektive wissenschaftliche Forschungsergebnisse als richtig erwiesen haben (ein gutes Beispiel ist das Konzept des Atoms, das von dem griechischen Philosophen Demokrit aufgestellt wurde, und zwar etwa zweitausendvierhundert Jahre bevor das Atom von modernen Wissenschaftlern entdeckt wurde).

Zwar haben im Laufe der Jahrtausende viele Philosophen und Gelehrte ihre Ansichten darüber, was passiert, wenn wir sterben, kundgetan, aber der Bericht, der fast genau mit den heutigen wissenschaftlichen Erkenntnissen übereinstimmt, stammt von dem verstorbenen Ostad Elahi, einem zeitgenössischen Philosophen und Juristen, dessen Werk sich mit dem Leben der heutigen Menschen und ihren existenziellen Sorgen und Sehnsüchten beschäftigt.* In der Tat ist für diejenigen, die sich für eine spirituelle oder metaphysische Sicht auf das Überleben unseres Bewusstseins nach dem Tod interessieren, einer der inspirierendsten und aufschlussreichsten Standpunkte, die ich kennengelernt habe, der von Ostad Elahi. Erstaunt hat mich dies: Lange bevor unsere wissenschaftlichen Entdeckungen dazu geführt haben, dass wir verstehen, was mit dem menschlichen Körper passiert, wenn wir sterben, und dass es wichtig ist, zwischen reversiblem und irreversiblem Tod zu unterscheiden (was viele Ärzte immer noch nicht begriffen haben), hat Ostad Elahi Folgendes gesagt:

* Mehr über Leben und Werk von Ostad Elahi (1895–1974) finden Sie in Ostad Elahi: Knowing the Spirit, trans. James Winston Morris (New York: State University of New York Press, 2007).

Zunächst ist eine Person, wenn sie stirbt, noch nicht tot. Es ist nur das Herz, das seine Funktion eingestellt hat. Obwohl ihre körperlichen Fähigkeiten gestorben sind, haben die einzelnen Organe seines Körpers (wie Muskeln und Haut) jeweils eigene spezifische Kräfte, um den Organismus am Leben zu halten. Diese Kräfte können bis zu drei Tage lebendig bleiben, obwohl sie auch früher zugrunde gehen können.*

In diesen wenigen Zeilen hat der Philosoph und Jurist ohne medizinische oder naturwissenschaftliche Ausbildung die Essenz der grundlegenden Themen zusammengefasst, die wir in der medizinischen Wissenschaft erst heute entdecken.

Die Erkenntnis, dass zwischen dem reversiblen und dem irreversiblen Tod ein ziemlich langer Zeitraum liegt, führt uns zurück zur Bedeutung einer optimalen Behandlung für die unzähligen namenlosen Menschen, deren Leben und Gehirne uns in den kommenden Tagen, Monaten und Jahren anvertraut werden. Außerdem wird jeder von uns eines Tages einen Herzstillstand haben, so viel ist sicher. Wie also würden wir selbst behandelt werden wollen? Wir reden hier über etwas, das nicht nur unseren Nachbarn treffen kann, sondern auch uns. Unser neues Verständnis von der Reversibilität des Todes bietet uns auch die einmalige Gelegenheit zu erkennen, dass sich die Interventionen, die wir machen oder nicht, auf unsere Fähigkeit, Leben und Gehirne zu retten, auswirken. Es ist schwer zu verstehen, dass Dinge, die getan werden könnten, in vielen Fällen nicht getan werden, und zwar größtenteils, weil in den meisten, wenn nicht in allen Ländern, ob arm oder reich, die Systeme versagen. Allerdings sind diese Interventionen, auch wenn sie uns oft ziemlich einfach vorkommen, sehr komplex und erfordern Spezialisten mit Know-how in Reanimation und speziell in den neuesten Ent-

* Words of Truth: Sayings by Noor Ali Elahi, Band 2 (Jeyhoun, 1991), S. 395.

wicklungen auf dem Gebiet des Herzstillstands. Doch leider werden solche Spezialisten im Rahmen der derzeitigen medizinischen Systeme nicht routinemäßig ausgebildet. Wahrer Erfolg stellt sich nur ein, wenn jedem Detail des Reanimationsprozesses volle Aufmerksamkeit geschenkt wird – denn der Erfolg liegt im Detail –, wie in der Luftfahrtindustrie.

Ein einziges fehlendes Glied in der Überlebenskette kann tödlich sein und ist es oft auch. Wir müssen von einem Behandlungssystem, in dem jeder beliebige Arzt in jedem beliebigen Krankenhaus eine Person behandeln kann, die einen Herzstillstand hatte und gestorben ist (und die per definitionem der schwerstkranke Patient in jedem Krankenhaus ist), zu einem System übergehen, in dem Spezialisten mit absoluter Kompetenz (nach externen Bestimmungen) in allen Einzelheiten der Behandlung, die erforderlich ist, um eine irreversible Schädigung des Gehirns und anderer Organe zu verhindern, zur Stelle sind, um mit der sehr komplexen Erkrankung umzugehen, die ausbricht, nachdem das Herz zu schlagen aufgehört hat, und mit der Postreanimationserkrankung, die das Gehirn und andere Organe verwüsten kann, wenn ihr nicht genügend Aufmerksamkeit geschenkt wird. Es ist höchste Zeit, dass wir optimierte Behandlungssysteme entwickeln und so sicherstellen, dass jeder die beste Versorgung in einem System bekommt, das ähnlich umgesetzt und überwacht wird wie die Sicherheitssysteme in der Luftfahrtindustrie, sodass wir irgendwann Erfolgszahlen haben, die das widerspiegeln, was in dieser Branche erreicht wurde. Wenn wir das nicht tun, vernachlässigen wir unsere Pflicht, Menschen zu schützen, die einen Herzstillstand hatten, aber erfolgreich und ohne Hirnschäden wiederbelebt werden könnten. Meiner Erfahrung nach kann das nur erreicht werden, wenn medizinische Fördergremien wie Medicare in den Vereinigten Staaten oder der National Health Service in Großbritannien, also Institutionen, die eine optimale Versorgung bieten, finanzielle Anreize geben, während sie finanzielle Sanktionen verhängen, wenn Institutionen keine optimale Versorgung bieten. Leider ist es in der Medizin nicht anders als in vielen anderen Branchen: Finanzielle Anreize spielen eine größere Rolle für die Einhaltung der höchsten Standards als moralische Erwägungen.

Schätzungen zufolge kämen wir, wenn wir sämtliche Wiederbelebungsversuche nach Herzstillstand allein in den Vereinigten Staaten (im Krankenhaus und außerhalb des Krankenhauses) zusammennehmen würden, auf rund eine Million pro Jahr. Obwohl ein Herzstillstand für viele Menschen der Beginn des natürlichen Weges in den dann nicht mehr umkehrbaren Tod ist, kann für viele andere sehr viel mehr getan werden, wie der Bericht der American Heart Association von 2009 gezeigt hat. Dieser Bericht endet, wie bereits erwähnt, mit den Worten: »Die Organisation des Rettungssystems scheint mehr Auswirkungen auf das Überleben zu haben als Patientenfaktoren. Schaffung und Erhaltung eines effektiven Systems für die optimale notfallmedizinische Versorgung sind komplex. Entweder Systeme mit historisch guten Ergebnissen oder Systeme, in denen eine Veränderung die Ergebnisse verbessert hat, zu untersuchen, bietet eine Möglichkeit, die beste Praxis zu identifizieren, die im großen Stil umgesetzt werden kann.« Mit anderen Worten, das Problem ist nicht, dass die Patienten, die einen Herzstillstand haben, sehr krank sind und es wahrscheinlich nicht schaffen. Wenn ein entsprechendes System vorhanden ist, erhöhen sich die Überlebensraten. Selbst wenn wir die Überlebensraten insgesamt um nur fünf Prozent steigern können, werden möglicherweise 50.000 mehr Menschenleben pro Jahr gerettet. Wenn wir die Zahlen dann noch auf andere Länder in der ganzen Welt extrapolieren, ist es klar, dass Millionen von Menschenleben und Gehirne gerettet werden könnten. Es ist wichtig, sich stets daran zu erinnern, dass jede gerettete Person ein Mensch mit seiner eigenen Geschichte ist – Geschichten wie die von Dr. Kelly Sawyer oder Joe Tiralosi – und dass jedes verlorene Leben Einfluss auf viele andere hat. Viele Ernährer könnten wieder nach Hause gehen, und weniger

Kinder würden einen Elternteil verlieren. Das ist das stille, unerkannte Problem, das jede Nation jeden Tag betrifft.

Und was ist mit der Angst vor dem Tod und dem Zustand des Bewusstseins (oder der Seele), nachdem der Tod eingesetzt hat? Zumindest erkennen wir heute, dass die Erfahrung des Todes für die überwiegende Mehrheit der Menschen nicht unangenehm zu sein scheint.

Die Instanz, die wir als das Bewusstsein, die Seele oder das Selbst definieren – das, was mich zu dem macht, der ich bin –, hört nicht auf zu bestehen, nur weil sich jemand in der Phase nach Eintritt des Todes befindet. Darüber hinaus können diejenigen, die sich in dieser Phase befunden haben und (vor der Entwicklung irreversibler Hirnschäden) reanimiert und ins Leben zurückgeholt wurden, ihre Erfahrungen mit uns teilen. Offenbar haben sie uns gelehrt, dass das, was wir im Tod erleben, universal und für uns alle von Bedeutung ist. Es ist sehr wahrscheinlich, dass wir nach Einsetzen des Todes alle ähnliche Erlebnisse haben, unabhängig von Herkunft, Religion oder Kultur, und unser wirkliches Selbst scheint in der frühen Phase des Todes nicht verlorenzugehen.

Schließlich, wenn der Geist – das Bewusstsein (oder die Seele) – weiter existieren und funktionieren kann, auch wenn das Gehirn nach dem Tod nicht mehr funktioniert, dann besteht die Möglichkeit, dass das Bewusstsein eine separate, von der Wissenschaft unentdeckte Instanz ist, die nicht von den üblichen elektrischen oder chemischen Prozessen im Gehirn hervorgebracht wird, wie wir sie basierend auf dem heutigen Stand der Neurowissenschaften verstehen. Wenn sich das weiter bestätigt, brauchen wir ein neues Paradigma in der Neurowissenschaft, um das Problem anzugehen. Wir müssen uns einem Verständnis der Natur des menschlichen Bewusstseins oder der Seele auf objektive und wissenschaftliche Weise annähern, und wir brauchen eine objektive wissenschaftliche Methode, die zu einer korrekten und ausgewogenen Entwicklung und zum Wachstum der moralischen und ethischen Dimension des Bewusstseins führt, die bei allen Menschen vorhanden ist. Ein solcher Ansatz wird zweifellos Früchte tragen und in der ganzen Welt zu mehr Toleranz und Verständnis unter den Menschen führen. Die quälende Frage, die sich die Wissenschaft heute stellt, ist: Wenn das menschliche Bewusstsein oder die Seele in der Tat weiterhin weit über die traditionellen Marker, die den Tod definieren, hinaus existiert, stirbt es dann jemals als Instanz? In unseren neuen Studien werden wir diese und andere wichtige ethische Fragen auch weiterhin erforschen. Vorerst jedoch können wir sicher sein, dass wir Menschen den Tod nicht mehr zu fürchten brauchen.

Dank

Nichts wird jemals ohne die Hilfe unzähliger anderer Menschen erreicht. Daher danke ich meinem Agenten Andrew Stuart, meinem Lektor Roger Freet sowie den Schriftstellern Josh Young und Steve Volk von ganzem Herzen. Ich bedanke mich außerdem bei allen, die mein ganzes Leben lang meine geduldigen Lehrer waren, ob in der Medizin oder auf anderen Gebieten. Das sind vor allem meine Eltern und ganz besonders meine Mutter. Vielen Dank auch an meine Frau Lisa für ihre unerschütterliche Unterstützung und Dr. Ebby Elahi für seine freundliche und kontinuierliche Hilfe bei den Vorarbeiten für dieses Buch und in den vielen Jahren, in denen ich an diesem Thema geforscht habe.

Mitarbeiter an der AWARE-Studie

Mein besonderer Dank geht an die zahllosen Forscher, die seit Beginn der AWARE-Studie vor mehr als zehn Jahren daran teilgenommen oder dazu beigetragen haben. Vor allem danke ich den Professoren Stephen Holgate, Robert Peveler und Paul Little, welche die Studie zu verschiedenen Zeiten an der University of Southampton unterstützt haben, sowie Drs. Peter Fenwick und Ken Spearpoint, die in besonderer Weise an der Entwicklung dieser Studie beteiligt waren. Obwohl es weitere Menschen gibt, die uns ebenfalls eine sehr große Hilfe waren, kann ich hier nur die Namen der leitenden Mitarbeiter und Forscher an jedem der beteiligten Krankenhäuser (außerhalb des Stony Brook Medical Center in New York) nennen.

GROSSBRITANNIEN
University of Southampton:
Professor Charles Deakin (Kardioanästhesie),
Professor Paul Little (Forschungsentwurf),
Professor Robert Peveler (Psychiatrie),
Professor Stephen Holgate (Lungenheilkunde),
Katie Baker (Reanimation), Niki Fallowfield (Reanimation),
Kayla Harris (Reanimation)
Addenbrook's Hospital, Cambridge:
Ms. Susan Jones (Reanimation)
Northampton Hospital:
Celia Warlow (Reanimation),

Siobhan O'Donoghue (Reanimation)
St. Georges Hospital, London:
Paula McLean (Reanimation)
St. Peters Hospital:
Paul Wills (Reanimation)
Mayday Hospital, London:
Russell Metcalfe Smith (Reanimation)
Royal Bournemouth Hospital:
Hayley Killingback (Reanimation)
Stevenage Hospital:
Salli Lovett (Intensivmedizin)
Salisbury Hospital:
Iain Macleod (Reanimation)
James Paget Hospital:
Pam Cushing (Reanimation)
East Sussex Hospital:
Dr. Harry Walmsley (Anästhesie und Reanimation)
Hammersmith Hospital, London:
Dr. Ken Spearpoint (Reanimation)

VEREINIGTE STAATEN
Indiana State University:
Dr. Mark Faber (Lungenheilkunde und Intensivmedizin)
University of Virginia:
Professor Bruce Greyson (Psychiatrie),
Dr. Robert O'Connor (Notfallmedizin)
Emory Medical Center:
Dr. Maziar Zafari (Kardiologie)

ÖSTERREICH
Universität Wien:
Professor Roland Beisteiner (Neurologie),
Dr. Fritz Sterz (Notfallmedizin),
Dr. Michael Berger (Neurowissenschaft)

Bibliografie und Quellen zum Weiterlesen

Diese Bibliografie wurde zusammengestellt, um Lesern mit einem weitergehenden Interesse an manchen in diesem Buch behandelten Themen behilflich zu sein. Die Literaturhinweise beziehen sich auf die Hauptthemen, die hier besprochen wurden, und werden grob in die folgenden vier Abschnitte eingeteilt: (1) Nahtoderlebnisse/tatsächliche Todeserlebnisse; (2) Gehirn, Bewusstsein und Seele; (3) Hirntod, minimal bewusster Zustand und Wachkoma; (4) Fortschritte bei der Behandlung von Herzstillstand und in der Wiederbelebung. (Viele dieser Quellen wurden für das Schreiben dieses Buches verwendet, aber ich habe hier noch weitere Quellen aufgenommen, um Ihnen Material für weitere Recherchen zur Verfügung zu stellen.)

FORTSCHRITTE BEI DER BEHANDLUNG VON HERZSTILLSTAND UND IN DER WIEDERBELEBUNG

Abella, B. S. (2008). Hypothermia and coronary intervention after cardiac arrest: thawing a cool relationship? *Crit Care Med*, 36(6), 1967–1968.

Abella, B. S., Alvarado, J. P., Myklebust, H., Edelson, D. P., Barry, A., O'Hearn, N., ... Becker, L. B. (2005). Quality of cardiopulmonary resuscitation during in-hospital cardiac arrest. *JAMA*, 293(3), 305–310.

Abella, B. S., Edelson, D. P., Kim, S., Retzer, E., Myklebust, H., Barry, A. M., ... Becker, L. B. (2007). CPR quality improvement during in-hospital cardiac arrest using a real-time audiovisual feedback system. *Resuscitation*, 73(1), 54–61.

Abella, B. S., Rhee, J. W., Huang, K. N., Vanden Hoek, T. L., Becker, L. B. (2005). Induced hypothermia is underused after resuscitation from cardiac arrest: a current practice survey. *Resuscitation*, 64(2), 181–186.

Abella, B. S., Sandbo, N., Vassilatos, P., Alvarado, J. P., O'Hearn, N., Wigder, H. N., ... Becker, L. B. (2005). Chest compression rates during cardiopulmonary resuscitation are suboptimal: a prospective study during inhospital cardiac arrest. *Circulation*, 111(4), 428–434.

Adrie, C., Adib-Conquy, M., Laurent, I., Monchi, M., Vinsonneau, C., Fitting, C., ... Cavaillon, J. M. (2002). Successful cardiopulmonary resuscitation after cardiac arrest as a »sepsis-like« syndrome. *Circulation*, 106(5), 562–568.

Adrie, C., Haouache, H., Saleh, M., Memain, N., Laurent, I., Thuong, M., Monchi, M. (2008). An underrecognized source of organ donors:

patients with brain death after successfully resuscitated cardiac arrest. *Intensive Care Med*, 34(1), 132–137.

Alexander, M. P., Lafleche, G., Schnyer, D., Lim, C., Verfaellie, M. (2011). Cognitive and functional outcome after out of hospital cardiac arrest. *J Int Neuropsychol Soc*, 17(2), 364–368.

Alfonzo, A., Lomas, A., Drummond, I., McGugan, E. (2009). Survival after 5-h resuscitation attempt for hypothermic cardiac arrest using CVVH for extracorporeal rewarming. *Nephrol Dial Transplant*, 24(3), 1054–1056.

Alsoufi, B., Al-Radi, O. O., Nazer, R. I., Gruenwald, C., Foreman, C., Williams, W. G., ... Van Arsdell, G. S. (2007). Survival outcomes after rescue extracorporeal cardiopulmonary resuscitation in pediatric patients with refractory cardiac arrest. *J Thorac Cardiovasc Surg*, 134(4), 952–959.

Andreka, P., Frenneaux, M. P. (2006). Haemodynamics of cardiac arrest and resuscitation. *Curr Opin Crit Care*, 12(3), 198–203.

Angelos, M. G., Yeh, S. T., Aune, S. E. (2011). Post-cardiac arrest hyperoxia and mitochondrial function. *Resuscitation*, 82 (Suppl 2), 48–51.

Angelos, M. G, Safar, P., Reich, H. (1991). A comparison of cardiopulmonary resuscitation with cardiopulmonary bypass after prolonged cardiac arrest in dogs. Reperfusion pressures and neurologic recovery. *Resuscitation*, 21(2–3), 121–135.

Anyfantakis, Z. A., Baron, G., Aubry, P., Himbert, D., Feldman, L. J., Juliard, J. M., ... Steg, P. G. (2009). Acute coronary angiographic findings in survivors of out-of-hospital cardiac arrest. *Am Heart J*, 157(2), 312–318.

Apps, A., Malhotra, A., Mason, M., Lane, R. (2012). Regional systems of care after out-of-hospital cardiac arrest in the UK: premier league care saves lives. *J R Soc Med*, 105(9), 362–364.

Arrich, J., European Resuscitation Council Hypothermia After Cardiac Arrest Registry Study Group. (2007). Clinical application of mild therapeutic hypothermia after cardiac arrest. *Crit Care Med*, 35(4), 1041–1047.

Aufderheide, T. P. (2006). The problem with and benefit of ventilations: should our approach be the same in cardiac and respiratory arrest? *Curr Opin Crit Care*, 12(3), 207–212.

Aufderheide, T. P., Alexander, C., Lick, C., Myers, B., Romig, L., Vartanian, L., ... Lurie, K. (2008). From laboratory science to six emergency medical services systems: new understanding of the physiology of cardiopulmonary resuscitation increases survival rates after cardiac arrest. *Crit Care Med*, 36 (Suppl 11), 397–404.

Aufderheide, T. P., Frascone, R. J., Wayne, M. A., Mahoney, B. D., Swor, R. A., Domeier, R. M., ... Lurie, K. G. (2011). Standard cardiopulmonary resuscitation versus active compression-decompression cardiopulmonary resuscitation with augmentation of negative intrathoracic pressure for out- of-hospital cardiac arrest: a randomised trial. *Lancet*, 377 (9762), 301–311.
Aufderheide, T. P., Kudenchuk, P. J., Hedges, J. R., Nichol, G., Kerber, R. E., Dorian, P., ... Resuscitation Outcomes Consortium Investigators. (2008). Resuscitation Outcomes Consortium (ROC) PRIMED cardiac arrest trial methods part 1: rationale and methodology for the impedance threshold device (ITD) protocol. *Resuscitation*, 78(2), 179–185.
Aufderheide, T. P., Lurie, K. G. (2004). Death by hyperventilation: a common and life-threatening problem during cardiopulmonary resuscitation. *Crit Care Med*, 32 (9 Suppl), 345–351.
Aufderheide, T. P., Nichol, G., Rea, T. D., Brown, S. P., Leroux, B. G., Pepe, P. E., ... Resuscitation Outcomes Consortium Investigators. (2011). A trial of an impedance threshold device in out-of-hospital cardiac arrest. *N Engl J Med*, 365(9), 798–806.
Aufderheide, T. P., Pirrallo, R. G., Provo, T. A., Lurie, K. G. (2005). Clinical evaluation of an inspiratory impedance threshold device during standard cardiopulmonary resuscitation in patients with out-of-hospital cardiac arrest. *Crit Care Med*, 33(4), 734–740.
Aufderheide, T. P., Sigurdsson, G., Pirrallo, R. G., Yannopoulos, D., McKnite, S., von Briesen, C., ... Lurie, K. G. (2004). Hyperventilation-induced hypotension during cardiopulmonary resuscitation. *Circulation*, 109(16), 1960–1965.
Aufderheide, T. P., Yannopoulos, D., Lick, C. J., Myers, B., Romig, L. A., Stothert, J. C., ... Benditt, D. G. (2010). Implementing the 2005 American Heart Association Guidelines improves outcomes after out-of-hospital cardiac arrest. *Heart Rhythm*, 7(10), 1357–1362.
Australian Resuscitation Council , New Zealand Resuscitation Council. (2011). Therapeutic hypothermia after cardiac arrest. ARC and NZRC Guideline 2010. *Emerg Med Australas*, 23(3), 297–298.
Avalli, L., Maggioni, E., Formica, F., Redaelli, G., Migliari, M., Scanziani, M., ... Fumagalli, R. (2012). Favourable survival of in-hospital compared to out-of-hospital refractory cardiac arrest patients treated with extracorporeal membrane oxygenation: an Italian tertiary care centre experience. *Resuscitation*, 83(5), 579–583.
Axelsson, C., Karlsson, T., Axelsson, A. B., Herlitz, J. (2009). Mechani-

cal active compression-decompression cardiopulmonary resuscitation (ACD-CPR) versus manual CPR according to pressure of end tidal carbon dioxide (P(ET)CO2) during CPR in out-of-hospital cardiac arrest (OHCA). *Resuscitation*, 80(10), 1099–1103.

Axelsson, C., Nestin, J., Svensson, L., Axelsson, A. B., Herlitz, J. (2006). Clinical consequences of the introduction of mechanical chest compression in the EMS system for treatment of out-of-hospital cardiac arrest – a pilot study. *Resuscitation*, 71(1), 47–55.

Bachman, J. W. (1984). Cardiac arrest in the community: how to improve survival rates. *Postgrad Med*, 76(3), 85–90, 92–85.

Bangalore, S., Hochman, J. S. (2010). A routine invasive strategy for out- of-hospital cardiac arrest survivors: are we there yet? *Circ Cardiovasc Interv*, 3(3), 197–199.

Barnes, T. A. (2010). Improving survival from in-hospital cardiac arrest. *Respir Care*, 55(8), 1100–1102.

Basu, S., Liu, X., Nozari, A., Rubertsson, S., Miclescu, A., Wiklund, L. (2003). Evidence for time-dependent maximum increase of free radical damage and eicosanoid formation in the brain as related to duration of cardiac arrest and cardio-pulmonary resuscitation. *Free Radic Res*, 37(3), 251–256.

Baumgartner, F. J., Janusz, M. T., Jamieson, W. R., Winkler, T., Burr, L. H., Vestrup, J. A. (1992). Cardiopulmonary bypass for resuscitation of patients with accidental hypothermia and cardiac arrest. *Can J Surg*, 35(2), 184–187.

Becker, L. B., Han, B. H., Meyer, P. M., Wright, F. A., Rhodes, K. V., Smith, D. W., Barrett, J. (1993). Racial differences in the incidence of cardiac arrest and subsequent survival. The CPR Chicago Project. *N Engl J Med*, 329(9), 600–606.

Beckers, S. K., Fries, M. (2010). Therapeutic mild hypothermia in cardiac arrest: a history of success? *Minerva Anesthesiol*, 76(10), 778–779.

Beckstead, J. E., Tweed, W. A., Lee, J., MacKeen, W. L. (1978). Cerebral blood flow and metabolism in man following cardiac arrest. *Stroke*, 9(6), 569–573.

Beddingfield, E., Clark, A. P. (2012). Therapeutic hypothermia after cardiac arrest: improving adherence to national guidelines. *Clin Nurse Spec*, 26(1), 12–18.

Behringer, W., Arrich, J., Holzer, M., Sterz, F. (2009). Out-of-hospital therapeutic hypothermia in cardiac arrest victims. *Scand J Trauma Resusc Emerg Med*, 17(52). doi: 10.1186/1757-7241-17-52.

Bellomo, R., Bailey, M., Eastwood, G. M., Nichol, A., Pilcher, D., Hart, G. K., … Study of Oxygen in Critical Care Group. (2011). Arterial hyperoxia and in-hospital mortality after resuscitation from cardiac arrest. *Crit Care*, 15(2), R90.

Bellville, J. W., Artusio, J. F. jun., Glenn, F. (1955). The electroencephalogram in cardiac arrest. *JAMA*, 157(6), 508–510.

Bennett, D. R., Nord, N. M., Roberts, T. S., Mavor, H. (1971). Prolonged »survival« with flat EEG following cardiac arrest. *Electroencephalogr Clin Neurophysiol*, 30(1), 94.

Benson, D.W., Williams, G. R. jun., Spencer, F. C., Yates, A. J. (1959). The use of hypothermia after cardiac arrest. *Anesth Analg*, 38, 423–428.

Berg, R. A., Sanders, A. B., Kern, K. B., Hilwig, R. W., Heidenreich, J. W., Porter, M. E., Ewy, G. A. (2001). Adverse hemodynamic effects of interrupting chest compressions for rescue breathing during cardiopulmonary resuscitation for ventricular fibrillation cardiac arrest. *Circulation*, 104(20), 2465–2470.

Bernard, S. A. (2005). Hypothermia improves outcome from cardiac arrest. *Crit Care Resusc*, 7(4), 325–327.

Bernard, S. A., Gray, T. W., Buist, M. D., Jones, B. M., Silvester, W., Gutteridge, G., Smith, K. (2002). Treatment of comatose survivors of out-of-hospital cardiac arrest with induced hypothermia. *N Engl J Med*, 346(8), 557–563.

Bernard, S. A., Jones, B. M., Horne, M. K. (1997). Clinical trial of induced hypothermia in comatose survivors of out-of-hospital cardiac arrest. *Ann Emerg Med*, 30(2), 146–153.

Bevers, M. B., Ingleton, L. P., Che, D., Cole, J. T., Li, L., Da, T., ... Neumar, R. W. (2010). RNAi targeting micro-calpain increases neuron survival and preserves hippocampal function after global brain ischemia. *Exp Neurol*, 224(1), 170–177.

Bevers, M. B., Lawrence, E., Maronski, M., Starr, N., Amesquita, M., Neumar, R. W. (2009). Knockdown of m-calpain increases survival of primary hippocampal neurons following NMDA excitotoxicity. *J Neurochem*, 108(5), 1237–1250.

Bevers, M. B., Neumar, R. W. (2008). Mechanistic role of calpains in post- ischemic neurodegeneration. *J Cereb Blood Flow Metab*, 28(4), 655–673.

Bigham, B. L., Dainty, K. N., Scales, D. C., Morrison, L. J., Brooks, S. C. (2010). Predictors of adopting therapeutic hypothermia for post-cardiac arrest patients among Canadian emergency and critical care physicians. *Resuscitation*, 81(1), 20–24.

Binks, A. C., Murphy, R. E., Prout, R. E., Bhayani, S., Griffiths, C. A., Mitchell, T., ... Nolan, J. P. (2010). Therapeutic hypothermia after cardiac arrest-implementation in UK intensive care units. *Anaesthesia*, 65(3), 260–265.

Binks, A. C., Nolan, J. P. (2010). Post-cardiac arrest syndrome. *Minerva Anesthesiol*, 76(5), 362–368.
Binnie, C. D., Lloyd, D. S., Margerison, J. H., Maynard, D., Prior, P. F., Scott, D. F. (1970). EEG prediction of outcome after resuscitation from cardiac or respiratory arrest. *Electroencephalogr Clin Neurophysiol*, 29(1), 105.
Binnie, C. D., Prior, P. F., Lloyd, D. S., Scott, D. F., Margerison, J. H. (1970). Electroencephalographic prediction of fatal anoxic brain damage after resuscitation from cardiac arrest. *BMJ*, 4(5730), 265–268.
Bleck, T. P. (2006). Prognostication and management of patients who are comatose after cardiac arrest. *Neurology*, 67(4), 556–557.
Blondin, N. A., Greer, D. M. (2011). Neurologic prognosis in cardiac arrest patients treated with therapeutic hypothermia. *Neurologist*, 17(5), 241–248.
Bloom, H. L., Shukrullah, I., Cuellar, J. R., Lloyd, M. S., Dudley, S. C. jun., Zafari, A. M. (2007). Long-term survival after successful inhospital cardiac arrest resuscitation. *Am Heart J*, 153(5), 831–836.
Blyth, L., Atkinson, P., Gadd, K., Lang, E. (2012). Bedside focused echocardiography as predictor of survival in cardiac arrest patients: a systematic review. *Acad Emerg Med*, 19(10), 1119–1126.
Bobrow, B. J., Vadeboncoeur, T. F., Clark, L., Chikani, V. (2008). Establishing Arizona's statewide cardiac arrest reporting and educational network. *Prehosp Emerg Care*, 12(3), 381–387.
Bolys, R., Ingemansson, R., Sjoberg, T., Steen, S. (1999). Vascular function in the cadaver up to six hours after cardiac arrest. *J Heart Lung-Transplant*, 18(6), 582–586.
Borger van der Burg, A. E., Bax, J. J., Boersma, E., Bootsma, M., van Erven, L., van der Wall, E. E., Schalij, M. J. (2003). Impact of percutaneous coronary intervention or coronary artery bypass grafting on outcome after nonfatal cardiac arrest outside the hospital. *Am J Cardiol*, 91(7), 785–789.
Bottiger, B. W., Schneider, A., Popp, E. (2007). Number needed to treat = six: therapeutic hypothermia following cardiac arrest – an effective and cheap approach to save lives. *Crit Care*, 11(4), 162.
Bouch, D. C., Thompson, J. P., Damian, M. S. (2008). Post-cardiac arrest management: more than global cooling? *Br J Anaesth*, 100(5), 591–594.
Boutilier, R. G. (2001). Mechanisms of cell survival in hypoxia and hypothermia. *J Exp Biol*, 204 (Pt 18), 3171–3181.
Brady, W. J., Gurka, K. K., Mehring, B., Peberdy, M. A., O'Connor, R. E., American Heart Association's Get with the Guidelines Investi-

gators. (2011). In-hospital cardiac arrest: impact of monitoring and witnessed event on patient survival and neurologic status at hospital discharge. *Resuscitation*, 82(7), 845–852.
Brodersen, P. (1974). Cerebral blood flow and metabolism in coma following cardiac arrest. *Rev Electroencephalogr Neurophysiol Clin*, 4(2), 329–333.
Bro-Jeppesen, J., Kjaergaard, J., Horsted, T. I., Wanscher, M. C., Nielsen, S. L., Rasmussen, L. S., Hassager, C. (2009). The impact of therapeutic hypothermia on neurological function and quality of life after cardiac arrest. *Resuscitation*, 80(2), 171–176.
Brooks, S. C., Bigham, B. L., Morrison, L. J. (2011). Mechanical versus manual chest compressions for cardiac arrest. *Cochrane Database Syst Rev*, (1), CD007260.
Brooks, S. C., Morrison, L. J. (2008). Implementation of therapeutic hypothermia guidelines for post-cardiac arrest syndrome at a glacial pace: seeking guidance from the knowledge translation literature. *Resuscitation*, 77(3), 286–292.
Brooks, S. C., Schmicker, R. H., Rea, T. D., Aufderheide, T. P., Davis, D. P., Morrison, L. J., ... Resuscitation Outcomes Consortium Investigators. (2010). Out-of-hospital cardiac arrest frequency and survival: evidence for temporal variability. *Resuscitation*, 81(2), 175–181.
Brown, C. G., Martin, D. R., Pepe, P. E., Stueven, H., Cummins, R. O., Gonzalez, E., Jastremski, M. (1992). A comparison of standard-dose and high-dose epinephrine in cardiac arrest outside the hospital. The Multicenter High-Dose Epinephrine Study Group. *N Engl J Med*, 327(15), 1051–1055.
Brown, J. M., Bourdeaux, C. P. (2011). Predicting neurological outcome in post cardiac arrest patients treated with hypothermia. *Resuscitation*, 82(6), 653–654.
Bruce, C. M., Reed, M. J., Macdougall, M. (2012). Are the public ready for organ donation after out of hospital cardiac arrest? *Emerg Med J*. doi: 10.1136/emermed-2012-201135.
Buscher, H., Nair, P. (2011). Cardiac arrest: time matters – does time of day too? *Resuscitation*, 82(6), 649–650.
Buunk, G., van der Hoeven, J. G., Frolich, M., Meinders, A. E. (1996). Cerebral vasoconstriction in comatose patients resuscitated from a cardiac arrest? *Intensive Care Med*, 22(11), 1191–1196.
Buunk, G., van der Hoeven, J. G., Meinders, A. E. (1997). Cerebrovascular reactivity in comatose patients resuscitated from a cardiac arrest. *Stroke*, 28(8), 1569–1573.
Buunk, G., van der Hoeven, J. G., Meinders, A. E. (1998). A compari-

son of near-infrared spectroscopy and jugular bulb oximetry in comatose patients resuscitated from a cardiac arrest. *Anaesthesia*, 53(1), 13–19.
Buunk, G., van der Hoeven, J. G., Meinders, A. E. (1999). Prognostic significance of the difference between mixed venous and jugular bulb oxygen saturation in comatose patients resuscitated from a cardiac arrest. *Resuscitation*, 41(3), 257–262.
Buunk, G., van der Hoeven, J. G., Meinders, A. E. (2000). Cerebral blood flow after cardiac arrest. *Neth J Med*, 57(3), 106–112.
Cabanas, J. G., Brice, J. H., De Maio, V. J., Myers, B., Hinchey, P. R. (2011). Field-induced therapeutic hypothermia for neuroprotection after out-of hospital cardiac arrest: a systematic review of the literature. *J Emerg Med*, 40(4), 400–409.
Cairns, C. B., Niemann, J. T. (1998). Hemodynamic effects of repeated doses of epinephrine after prolonged cardiac arrest and CPR: preliminary observations in an animal model. *Resuscitation*, 36(3), 181–185.
Calhoun, C. L., Ettinger, M. G. (1966). Unusual EEG in coma after cardiac arrest. *Electroencephalogr Clin Neurophysiol*, 21(4), 385–388.
Callaway, C. W. (2012). Induced hypothermia after cardiac arrest improves cardiogenic shock. *Crit Care Med*, 40(6), 1963–1964.
Canadian Agency for Drugs and Technologies in Health. (2010). Vasopressin as first-line therapy for cardiac arrest: a review of the guidelines and clinical-effectiveness. *CADTH Technol Overv*, 1(2), e0112.
Canadian Association of Emergency Physicians , CAEP Critical Care Committee. (2006). Guidelines for the use of hypothermia after cardiac arrest. *CJEM*, 8(2), 106–108.
Cantoni, A., Bocchialini, C. (1962). [The circulatory action of artificial respiration during cardiac arrest: experimental contribution]. *Minerva Anesthesiol*, 28, 61–68.
Cantrell, C. L. jun., Hubble, M. W., Richards, M. E. (2012). Impact of delayed and infrequent administration of vasopressors on return of spontaneous circulation during out-of-hospital cardiac arrest. *Prehosp Emerg Care*. [e-Publikation vor der Printausgabe]
Carbonell, J., Carrascosa, R., Dierssen, G., Obrador, S., Oliveros, J. C., Sevillano, M. (1963). Some electrophysiological observations in a case of deep coma secondary to cardiac arrest. *Electroencephalogr Clin Neurophysiol*, 15(3), 520–525.
Carbutti, G., Romand, J. A., Carballo, J. S., Bendjelid, S. M., Suter, P. M., Bendjelid, K. (2003). Transcranial Doppler: an early predictor of ischemic stroke after cardiac arrest? *Anesth Analg*, 97(5), 1262–1265.
Cardarelli, M. G., Young, A. J., Griffith, B. (2009). Use of extracorpore-

al membrane oxygenation for adults in cardiac arrest (E-CPR): a metaanalysis of observational studies. *ASAIO J*, 55(6), 581–586.
Cariou, A., Claessens, Y. E., Pene, F., Marx, J. S., Spaulding, C., Hababou, C., ... Hermine, O. (2008). Early high-dose erythropoietin therapy and hypothermia after out-of-hospital cardiac arrest: a matched control study. *Resuscitation*, 76(3), 397–404.
Carr, B. G., Goyal, M., Band, R. A., Gaieski, D. F., Abella, B. S., Merchant, R. M., ... Neumar, R. W. (2009). A national analysis of the relationship between hospital factors and post-cardiac arrest mortality. *Intensive Care Med*, 35(3), 505–511.
Carr, B. G., Kahn, J. M., Merchant, R. M., Kramer, A. A., Neumar, R. W. (2009). Inter-hospital variability in post-cardiac arrest mortality. *Resuscitation*, 80(1), 30–34.
Casner, M., Andersen, D., Isaacs, S. M. (2005). The impact of a new CPR assist device on rate of return of spontaneous circulation in out-of- hospital cardiac arrest. *Prehosp Emerg Care*, 9(1), 61–67.
Castrejon, S., Cortes, M., Salto, M. L., Benittez, L. C., Rubio, R., Juarez, M., ... Fernandez Aviles, F. (2009). Improved prognosis after using mild hypothermia to treat cardiorespiratory arrest due to a cardiac cause: comparison with a control group. *Rev Esp Cardiol*, 62(7), 733–741.
Celik, T., Iyisoy, A., Yuksel, U. C., Celik, M., Jata, B. (2010). Chill therapy in the patients with resuscitated cardiac arrest: a new weapon in the battle against anoxic brain injury. *Int J Cardiol*, 138(3), 300–302.
Cha, W. C., Lee, S. C., Shin, S. D., Song, K. J., Sung, A. J., Hwang, S. S. (2012). Regionalisation of out-of-hospital cardiac arrest care for patients without prehospital return of spontaneous circulation. *Resuscitation*, 83(11), 1338–1342.
Chalkias, A., Xanthos, T. (2012). Post-cardiac arrest brain injury: patho- physiology and treatment. *J Neurol Sci*, 315(1–2), 1–8.
Chalkias, A., Xanthos, T. (2012). Redox-mediated programed death of myocardial cells after cardiac arrest and cardiopulmonary resuscitation. *Redox Rep*, 17(2), 80–83.
Chan, P. S., Krumholz, H. M., Nichol, G., Nallamothu, B. K., American Heart Association National Registry of Cardiopulmonary Resuscitation Investigators. (2008). Delayed time to defibrillation after in-hospital cardiac arrest. *N Engl J Med*, 358(1), 9–17.
Chan, P. S., Nallamothu, B. K. (2012). Improving outcomes following in-hospital cardiac arrest: life after death. *JAMA*, 307(18), 1917–1918.
Chan, P. S., Nichol, G., Krumholz, H. M., Spertus, J. A., Jones, P. G.,

Peterson, E. D., ... American Heart Association National Registry of Cardiopulmonary Resuscitation Investigators. (2009). Racial differences in survival after in-hospital cardiac arrest. *JAMA*, 302(11), 1195–1201.
Chan, P. S., Nichol, G., Krumholz, H. M., Spertus, J. A., Nallamothu, B. K., American Heart Association National Registry of Cardiopulmonary Resuscitation Investigators. (2009). Hospital variation in time to defibrillation after in-hospital cardiac arrest. *Arch Intern Med*, 169(14), 1265–1273.
Chen, Y. S., Chao, A., Yu, H. Y., Ko, W. J., Wu, I. H., Chen, R. J., ... Wang, S. S. (2003). Analysis and results of prolonged resuscitation in cardiac arrest patients rescued by extracorporeal membrane oxygenation. *J Am Coll Cardiol*, 41(2), 197–203.
Chen, Y. S., Lin, J. W., Yu, H. Y., Ko, W. J., Jerng, J. S., Chang, W. T., ... Lin, F. Y. (2008). Cardiopulmonary resuscitation with assisted extracorporeal life-support versus conventional cardiopulmonary resuscitation in adults with in-hospital cardiac arrest: an observational study and propensity analysis. *Lancet*, 372(9638), 554–561.
Cleveland, J. C. (1971). Complete recovery after cardiac arrest for three hours. *N Engl J Med*, 284(6), 334–335.
Cloostermans, M. C., van Meulen, F. B., Eertman, C. J., Hom, H. W., van Putten, M. J. (2012). Continuous electroencephalography monitoring for early prediction of neurological outcome in postanoxic patients after cardiac arrest: a prospective cohort study. *Crit Care Med*, 40(10), 2867–2875.
Clute, H. L., Levy, W. J. (1990). Electroencephalographic changes during brief cardiac arrest in humans. *Anesthesiology*, 73(5), 821–825.
Cobb, L. A. (1993). Variability in resuscitation rates for out-of-hospital cardiac arrest. *Arch Intern Med*, 153(10), 1165–1166.
Cohan, S. L., Mun, S. K., Petite, J., Correia, J., Tavelra Da Silva, A. T., Waldhorn, R. E. (1989). Cerebral blood flow in humans following resuscitation from cardiac arrest. *Stroke*, 20(6), 761–765.
Conseil français de réanimation cardiopulmonaire, Societé française d'anesthésie et de réanimation, Societé française de cardiologie, Societé française de chirurgie thoracique et cardiovasculaire, Societé française de médecine d'urgence, Societé française de pédiatrie, ... Societé de réanimation de langue française. (2009). Richtlinien für die Indikationen zur Anwendung extrakorporaler lebensrettender Maßnahmen bei reflektorischem Herzstillstand. Französisches Ministerium für Gesundheit. *Ann Fr Anesth Reanim*, 28(2), 182–190.

Cooper, J. A., Cooper, J. D., Cooper, J. M. (2006). Cardiopulmonary resuscitation: history, current practice, and future direction. *Circulation*, 114(25), 2839–2849.
Cour, M., Loufouat, J., Paillard, M., Augeul, L., Goudable, J., Ovize, M., Argaud, L. (2011). Inhibition of mitochondrial permeability transition to prevent the post-cardiac arrest syndrome: a pre-clinical study. *Eur Heart J*, 32(2), 226–235.
Cowie, M. R., Fahrenbruch, C. E., Cobb, L. A., Hallstrom, A. P. (1993). Out-of-hospital cardiac arrest: racial differences in outcome in Seattle. *Am J Public Health*, 83(7), 955–959.
Criley, J. M., Niemann, J. T., Rosborough, J. P. (1984). Cardiopulmonary resuscitation research 1960–1984: discoveries and advances. *Ann Emerg Med*, 13(9 Pt 2), 756–758.
Cronberg, T., Lilja, G., Rundgren, M., Friberg, H., Widner, H. (2009). Long-term neurological outcome after cardiac arrest and therapeutic hypothermia. *Resuscitation*, 80(10), 1119–1123.
Cronberg, T., Rundgren, M., Westhall, E., Englund, E., Siemund, R., Rosen, I., ... Friberg, H. (2011). Neuron-specific enolase correlates with other prognostic markers after cardiac arrest. *Neurology*, 77(7), 623–630.
Cronberg, T., Wise, M. P., Nielsen, N. (2012). Mild-induced hypothermia and neuroprognostication following cardiac arrest. *Crit Care Med*, 40(8), 2537–2538; Antwort des Autors 2538–2539.
Crow, H. J., Winter, A. (1969). Serial electrophysiological studies (EEG, EMG, ERG, evoked responses) in a case of 3 months' survival with flat EEG following cardiac arrest. *Electroencephalogr Clin Neurophysiol*, 27(3), 332–333.
Cummings, B., Noviski, N., Moreland, M. P., Paris, J. J. (2009). Circulatory arrest in a brain-dead organ donor: is the use of cardiac compression permissible? *J Intensive Care Med*, 24(6), 389–392.
Cummins, R. O., Ornato, J. P., Thies, W. H., Pepe, P. E. (1991). Improving survival from sudden cardiac arrest: the »chain of survival« concept: a statement for health professionals from the Advanced Cardiac Life Support Subcommittee and the Emergency Cardiac Care Committee, American Heart Association. *Circulation*, 83(5), 1832–1847.
Davis, D. P. (2010). The ART of resuscitation: a new program for cardiopulmonary arrest calls. *JEMS*, 35(9), 48–49.
Deakin, C. D., Morrison, L. J., Morley, P. T., Callaway, C. W., Kerber, R. E., Kronick, S. L., ... Advanced Life Support Chapter Collaborators. (2010). Part 8: advanced life support: 2010 International Consensus on Cardiopulmonary Resuscitation and Emergency Cardiovas-

cular Care Science with Treatment Recommendations. *Resuscitation*, 81(Suppl 1), e93–174.
De Georgia, M. (2004). Hypothermia during cardiac arrest: moving from defense to offense. *Crit Care Med*, 32(10), 2164–2165.
De Georgia, M., Raad, B. (2012). Prognosis of coma after cardiac arrest in the era of hypothermia. *Continuum (Minneap Minn)*, 18(3), 515–531.
Delmo Walter, E. M., Alexi-Meskishvili, V., Huebler, M., Redlin, M., Boettcher, W., Weng, Y., … Hetzer, R. (2011). Rescue extracorporeal membrane oxygenation in children with refractory cardiac arrest. *Interact Cardiovasc Thorac Surg*, 12(6), 929–934.
De Maio, V. J. (2005). The quest to improve cardiac arrest survival: overcoming the hemodynamic effects of ventilation. *Crit Care Med*, 33(4), 898–899.
Dezfulian, C., Shiva, S., Alekseyenko, A., Pendyal, A., Beiser, D. G., Munasinghe, J. P., … Gladwin, M. T. (2009). Nitrite therapy after cardiac arrest reduces reactive oxygen species generation, improves cardiac and neurological function, and enhances survival via reversible inhibition of mitochondrial complex I. *Circulation*, 120(10), 897–905.
Dhanani, S., Hornby, L., Ward, R., Shemie, S. (2012). Variability in the determination of death after cardiac arrest: a review of guidelines and statements. *J Intensive Care Med*, 27(4), 238–252.
Dhanani, S., Ward, R., Hornby, L., Barrowman, N. J., Hornby, K., Shemie, S. D., … Tissue Donation. (2012). Survey of determination of death after cardiac arrest by intensive care physicians. *Crit Care Med*, 40(5), 1449–1455.
Dickinson, E. T., Verdile, V. P., Schneider, R. M., Salluzzo, R. F. (1998). Effectiveness of mechanical versus manual chest compressions in out-of- hospital cardiac arrest resuscitation: a pilot study. *Am J Emerg Med*, 16(3), 289–292.
Don, C. W., Longstreth, W. T. jun., Maynard, C., Olsufka, M., Nichol, G., Ray, T., … Kim, F. (2009). Active surface cooling protocol to induce mild therapeutic hypothermia after out-of-hospital cardiac arrest: a retrospective before-and-after comparison in a single hospital. *Crit Care Med*, 37(12), 3062–3069.
Donadello, K., Favory, R., Salgado-Ribeiro, D., Vincent, J. L., Gottin, L., Scolletta, S., … Taccone, F. S. (2011). Sublingual and muscular microcirculatory alterations after cardiac arrest: a pilot study. *Resuscitation*, 82(6), 690–695.
Donatelli, L. A., Geocadin, R. G., Williams, M. A. (2006). Ethical issues

in critical care and cardiac arrest: clinical research, brain death, and organ donation. *Semin Neurol*, 26(4), 452–459.
Donnino, M. W., Miller, J. C., Bivens, M., Cocchi, M. N., Salciccioli, J. D., Farris, S., ... Howell, M. (2012). A pilot study examining the severity and outcome of the post-cardiac arrest syndrome: a comparative analysis of two geographically distinct hospitals. *Circulation*, 126(12), 1478–1483.
Donnino, M. W., Miller, J., Goyal, N., Loomba, M., Sankey, S. S., Dolcourt, B., ... Wira, C. (2007). Effective lactate clearance is associated with improved outcome in post-cardiac arrest patients. *Resuscitation*, 75(2), 229–234.
Donnino, M. W., Rittenberger, J. C., Gaieski, D., Cocchi, M. N., Giberson, B., Peberdy, M. A., ... Callaway, C. (2011). The development and implementation of cardiac arrest centers. *Resuscitation*, 82(8), 974–978.
Druss, R. G., Kornfeld, D. S. (1967). The survivors of cardiac arrest: a psychiatric study. *JAMA*, 201(5), 291–296.
Drysdale, E. E., Grubb, N. R., Fox, K. A., O'Carroll, R. E. (2000). Chro- nicity of memory impairment in long-term out-of-hospital cardiac arrest survivors. *Resuscitation*, 47(1), 27–32.
Duchateau, F. X., Gueye, P., Curac, S., Tubach, F., Broche, C., Plaisance, P., ... Ricard-Hibon, A. (2010). Effect of the AutoPulse automated band chest compression device on hemodynamics in out-of-hospital cardiac arrest resuscitation. *Intensive Care Med*, 36(7), 1256–1260.
Duff, J. P., Joffe, A. R., Sevcik, W., deCaen, A. (2011). Autoresuscitation after pediatric cardiac arrest: is hyperventilation a cause? *Pediatr Emerg Care*, 27(3), 208–209.
Dumas, F., Cariou, A., Manzo-Silberman, S., Grimaldi, D., Vivien, B., Rosencher, J., ... Spaulding, C. (2010). Immediate percutaneous coronary intervention is associated with better survival after out-of-hospital cardiac arrest: insights from the PROCAT (Parisian Region Out of Hospital Cardiac Arrest) registry. *Circ Cardiovasc Interv*, 3(3), 200–207.
Dumas, F., Grimaldi, D., Zuber, B., Fichet, J., Charpentier, J., Pene, F., ... Cariou, A. (2011). Is hypothermia after cardiac arrest effective in both shockable and nonshockable patients? Insights from a large registry. *Circulation*, 123(8), 877–886.
Dumas, F., Manzo-Silberman, S., Fichet, J., Mami, Z., Zuber, B., Vivien, B., ... Cariou, A. (2012). Can early cardiac troponin I measurement help to predict recent coronary occlusion in out-of-hospital cardiac arrest survivors? *Crit Care Med*, 40(6), 1777–1784.

Dumas, F., Rea, T. D. (2012). Long-term prognosis following resuscitation from out-of-hospital cardiac arrest: role of aetiology and presenting arrest rhythm. *Resuscitation*, 83(8), 1001–1005.

Dumas, F., White, L., Stubbs, B. A., Cariou, A., Rea, T. D. (2012). Long- term prognosis following resuscitation from out of hospital cardiac arrest: role of percutaneous coronary intervention and therapeutic hypothermia. *J Am Coll Cardiol*, 60(1), 21–27.

Dunne, R. B., Compton, S., Zalenski, R. J., Swor, R., Welch, R., Bock, B. F. (2007). Outcomes from out-of-hospital cardiac arrest in Detroit. *Resuscitation*, 72(1), 59–65.

Eapen, Z. J., Peterson, E. D., Fonarow, G. C., Sanders, G. D., Yancy, C. W., Sears, S. F. jun., ... Al-Khatib, S. M. (2011). Quality of care for sudden cardiac arrest: proposed steps to improve the translation of evidence into practice. *Am Heart J*, 162(2), 222–231.

Earnest, M. P., Yarnell, P. R., Merrill, S. L., Knapp, G. L. (1980). Long-term survival and neurologic status after resuscitation from out-of-hospital cardiac arrest. *Neurology*, 30(12), 1298–1302.

Eckstein, M., Hatch, L., Malleck, J., McClung, C., Henderson, S. O. (2011). End-tidal CO_2 as a predictor of survival in out-of-hospital cardiac arrest. *Prehosp Disaster Med*, 26(3), 148–150.

Eckstein, M., Stratton, S. J., Chan, L. S. (2005). Cardiac Arrest Resuscitation Evaluation in Los Angeles: CARE-LA. *Ann Emerg Med*, 45(5), 504–509.

Edelson, D. P., Abella, B. S., Kramer-Johansen, J., Wik, L., Myklebust, H., Barry, A. M., ... Becker, L. B. (2006). Effects of compression depth and pre-shock pauses predict defibrillation failure during cardiac arrest. *Resuscitation*, 71(2), 137–145.

Edelson, D. P., Litzinger, B., Arora, V., Walsh, D., Kim, S., Lauderdale, D. S., ... Abella, B. S. (2008). Improving in-hospital cardiac arrest process and outcomes with performance debriefing. *Arch Intern Med*, 168(10), 1063–1069.

Edgren, E., Hedstrand, U., Kelsey, S., Sutton-Tyrrell, K., Safar, P. (1994). Assessment of neurological prognosis in comatose survivors of cardiac arrest. BRCT I Study Group. *Lance*t, 343(8905), 1055–1059.

Edgren, E., Hedstrand, U., Nordin, M., Rydin, E., Ronquist, G. (1987). Prediction of outcome after cardiac arrest. *Crit Care Med*, 15(9), 820–825. Egan, A. G., Reid, J. J. (1986). Cardiac arrest and heart attack: an evaluation of lay knowledge. *N Z Med J*, 99(799), 237–240.

Eisenberg, M. S. (2007). Improving survival from out-of-hospital cardiac arrest: back to the basics. *Ann Emerg Med*, 49(3), 314–316.

Eisenberg, M. S., Copass, M. K., Hallstrom, A., Cobb, L. A., Bergner, L. (1980). Management of out-of-hospital cardiac arrest: failure of basic emergency medical technician services. *JAMA*, 243(10), 1049–1051.
Eisenberg, M. S., Hallstrom, A., Bergner, L. (1982). Long-term survival after out-of-hospital cardiac arrest. *N Engl J Med*, 306(22), 1340–1343. Eisenberg, M. S., Horwood, B. T., Cummins, R. O., Reynolds-Haertle, R., Hearne, T. R. (1990). Cardiac arrest and resuscitation: a tale of 29 cities. *Ann Emerg Med*, 19(2), 179–186.
Eisenberg, M. S., Psaty, B. M. (2009). Defining and improving survival rates from cardiac arrest in US communities. *JAMA*, 301(8), 860–862. Eisenberg, M., White, R. D. (2009). The unacceptable disparity in cardiac arrest survival among American communities. *Ann Emerg Med*, 54(2), 258–260.
Eisenburger, P., Sterz, F., Holzer, M., Zeiner, A., Scheinecker, W., Havel, C., Losert, H. (2001). Therapeutic hypothermia after cardiac arrest. *CurrOpin Crit Care*, 7(3), 184–188.
Ekstrom, L., Herlitz, J., Wennerblom, B., Axelsson, A., Bang, A., Holmberg, S. (1994). Survival after cardiac arrest outside hospital over a 12-year period in Gothenburg. *Resuscitation*, 27(3), 181–187.
Elliott, V. J., Rodgers, D. L., Brett, S. J. (2011). Systematic review of quality of life and other patient-centred outcomes after cardiac arrest survival. *Resuscitation*, 82(3), 247–256.
Emergency treatment for cardiac arrest falls short of guidelines. (2005). *Heart Advis*, 8(3), 2.
Engdahl, J. (2002). Outcome after cardiac arrest outside hospital. *BMJ*, 325(7363), 503–504.
Engdahl, J., Bang, A., Lindqvist, J., Herlitz, J. (2001). Factors affecting short- and long-term prognosis among 1069 patients with out-of-hospital cardiac arrest and pulseless electrical activity. *Resuscitation*, 51(1), 17–25.
Fabbri, L. P., Nucera, M., Becucci, A., Grippo, A., Venneri, F., Merciai, V., Boncinelli, S. (2001). An exceptional case of complete neurologic recovery after more than 5-h cardiac arrest. *Resuscitation*, 48(2), 175–180.
Fairbanks, R. J., Shah, M. N., Lerner, E. B., Ilangovan, K., Pennington, E. C., Schneider, S. M. (2007). Epidemiology and outcomes of out-of-hospital cardiac arrest in Rochester, NewYork. *Resuscitation*, 72(3), 415–424.
Fauvage, B., Combes, P. (1993). Isoelectric electroencephalogram and loss of evoked potentials in a patient who survived cardiac arrest. *Crit Care Med*, 21(3), 472–475.

Feldman, E., Rubin, B., Surks, S. N. (1960). Beneficial effects of hypothermia after cardiac arrest. *JAMA*, 173(5), 499–501.

Feng, L., Yuan, Y., Dong, J. T., Han, Y ., Deng, Z. H., Liu, W. Q., Li, B. F. (2012). Extracorporeal membrane oxygenation support in resuscitations for acute myocardial infarction with cardiac arrest. *Chin Med Sci J*, 27(1), 60–61.

Ferguson, L. P., Durward, A., Tibby, S. M. (2012). Relationship between arterial partial oxygen pressure after resuscitation from cardiac arrest and mortality in children. *Circulation*, 126(3), 335–342.

Ferreira, I., Schutte, M., Oosterloo, E., Dekker, W., Mooi, B. W., Dambrink, J. H., van't Hof, A. W. (2009). Therapeutic mild hypothermia improves outcome after out-of-hospital cardiac arrest. *Neth Heart J*, 17(10), 378–384.

Field, J. M., Hazinski, M. F., Sayre, M. R., Chameides, L., Schexnayder, S. M., Hemphill, R., … Vanden Hoek, T. L. (2010). Part 1: executive summary: 2010 American Heart Association Guidelines for Cardiopulmonary Resuscitation and Emergency Cardiovascular Care. *Circulation*, 122(18 Suppl 3), S640–656.

Fink, E. L., Callaway, C. W., Tisherman, S. A., Kochanek, P. M. (2007). Winning the cold war: inroads into implementation of mild hypothermia after cardiac arrest in adults from the European Resuscitation Council Hypothermia After Cardiac Arrest Registry Study Group. *Crit Care Med*, 35(4), 1199–1202.

Fiser, R. T., Morris, M. C. (2008). Extracorporeal cardiopulmonary resuscitation in refractory pediatric cardiac arrest. *Pediatr Clin North Am*, 55(4), 929–941.

Frederick, J. R., Chen, Z., Bevers, M. B., Ingleton, L. P., Ma, M., Neumar, R. W. (2008). Neuroprotection with delayed calpain inhibition after transient forebrain ischemia. *Crit Care Med*, 36(11 Suppl), S. 481–485.

Fries, M., Stoppe, C., Brucken, D., Rossaint, R., Kuhlen, R. (2009). Influence of mild therapeutic hypothermia on the inflammatory response after successful resuscitation from cardiac arrest. J Crit Care, 24(3), 453–457. doi: 10.1016/j.jcrc.2008.10.012.

Frontera, J. A. (2012). Moving beyond moderate therapeutic hypothermia for cardiac arrest. *Crit Care Med*, 40(4), 1383–1384.

Fugate, J. E., Wijdicks, E. F., White, R. D., Rabinstein, A. A. (2011). Does therapeutic hypothermia affect time to awakening in cardiac arrest survivors? *Neurology*, 77(14), 1346–1350.

Fujioka, M., Okuchi, K., Sakaki, T., Hiramatsu, K., Miyamoto, S., Iwasaki, S. (1994). Specific changes in human brain following reperfusion after cardiac arrest. *Stroke*, 25(10), 2091–2095.

Gaieski, D. F., Band, R. A., Abella, B. S., Neumar, R. W., Fuchs, B. D., Kolansky, D. M., ... Goyal, M. (2009). Early goal-directed hemodynamic optimization combined with therapeutic hypothermia in comatose survivors of out-of-hospital cardiac arrest. *Resuscitation*, 80(4), 418–424.

Gaieski, D. F., Boller, M., Becker, L. B. (2012). Emergency cardiopulmonary bypass: a promising rescue strategy for refractory cardiac arrest. *Crit Care Clin*, 28(2), 211–229.

Gaieski, D. F., Goyal, M. (2010). History and current trends in sudden cardiac arrest and resuscitation in adults. *Hosp Pract (Minneap)*, 38(4), 44–53.

Galanaud, D., Puybasset, L. (2010). Cardiac arrest: has the time of MRI come? *Crit Care*, 14(2), 135. doi: 10.1186/cc8905.

Gamper, G., Willeit, M., Sterz, F., Herkner, H., Zoufaly, A., Hornik, K., ... Laggner, A. N. (2004). Life after death: posttraumatic stress disorder in survivors of cardiac arrest – prevalence, associated factors, and the influence of sedation and analgesia. *Crit Care Med*, 32(2), 378–383.

Gando, S., Igarashi, M., Kameue, T., Nanzaki, S. (1997). Ionized hypocalcemia during out-of-hospital cardiac arrest and cardiopulmonary resuscitation is not due to binding by lactate. *Intensive Care Med*, 23(12), 1245–1250.

Garrett, J. S., Studnek, J. R., Blackwell, T., Vandeventer, S., Pearson, D. A., Heffner, A. C., Reades, R. (2011). The association between intra-arrest therapeutic hypothermia and return of spontaneous circulation among individuals experiencing out of hospital cardiac arrest. *Resuscitation*, 82(1), 21–25.

Gates, S., Smith, J. L., Ong, G. J., Brace, S. J., Perkins, G. D. (2012). Effectiveness of the LUCAS device for mechanical chest compression after cardiac arrest: systematic review of experimental, observational and animal studies. *Heart*, 98(12), 908–913.

Geocadin, R. G., Buitrago, M. M., Torbey, M. T., Chandra-Strobos, N., Williams, M. A., Kaplan, P. W. (2006). Neurologic prognosis and withdrawal of life support after resuscitation from cardiac arrest. *Neurology*, 67(1), 105 –108.

Geocadin, R. G., Eleff, S. M. (2008). Cardiac arrest resuscitation: neurologic prognostication and brain death. *Curr Opin Crit Care*, 14(3), 261–268.

Geocadin, R. G., Koenig, M. A., Jia, X., Stevens, R. D., Peberdy, M. A. (2008). Management of brain injury after resuscitation from cardiac arrest. *Neurol Clin*, 26(2), 487–506, ix.

Geocadin, R. G., Koenig, M. A., Stevens, R. D., Peberdy, M. A. (2006). Intensive care for brain injury after cardiac arrest: therapeutic hypothermia and related neuroprotective strategies. *Crit Care Clin*, 22(4), 619–636; Abstract viii.

Gillart, T., Loiseau, S., Azarnoush, K., Gonzalez, D., Guelon, D. (2008). [Resuscitation after three hours of cardiac arrest with severe hypothermia following a toxic coma]. *Ann Fr Anesth Reanim*, 27(6), 510–513.

Ginsberg, F. L. (2011). Resuscitation from cardiac arrest: can we do better? *Crit Care Med*, 39(7), 1832–1833.

Goldberger, Z. D., Chan, P. S., Berg, R. A., Kronick, S. L., Cooke, C. R., Lu, M., ... für die American Heart Association Get with the Guidelines–Resuscitation Investigators. (2012). Duration of resuscitation efforts and survival after in-hospital cardiac arrest: an observational study. *Lancet*, 380(9852): 1473–1481.

Graf, J., Muhlhoff, C., Doig, G. S., Reinartz, S., Bode, K., Dujardin, R., ... Janssens, U. (2008). Health care costs, long-term survival, and quality of life following intensive care unit admission after cardiac arrest. *Crit Care*, 12(4), R92.

Granja, C., Cabral, G., Pinto, A. T., Costa-Pereira, A. (2002). Quality of life 6-months after cardiac arrest. *Resuscitation*, 55(1), 37–44.

Grasner, J. T., Herlitz, J., Koster, R. W., Rosell-Ortiz, F., Stamatakis, L., Bossaert, L. (2011). Quality management in resuscitation – towards a European cardiac arrest registry (EuReCa). *Resuscitation*, 82(8), 989–994. doi: 10.1016/j.resuscitation.2011.02.047.

Gratrix, A. P., Pittard, A. J., Bodenham, A. R. (2007). Outcome after admission to ITU following out-of-hospital cardiac arrest: are non-survivors suitable for non-heart-beating organ donation? *Anaesthesia*, 62(5), 434–437. doi: 10.1111/j.1365-2044.2007.04981.x.

Grmec, S., Klemen, P. (2001). Does the end-tidal carbon dioxide ($EtCO_2$) concentration have prognostic value during out-of-hospital cardiac arrest? *Eur J Emerg Med*, 8(4), 263–269.

Grmec, S., Krizmaric, M., Mally, S., Kozelj, A., Spindler, M., Lesnik, B. (2007). Utstein style analysis of out-of-hospital cardiac arrest–bystander CPR and end expired carbon dioxide. *Resuscitation*, 72(3), 404–414.

Grogaard, H. K., Wik, L., Eriksen, M., Brekke, M., Sunde, K. (2007). Continuous mechanical chest compressions during cardiac arrest to facilitate restoration of coronary circulation with percutaneous coronary intervention. *J Am Coll Cardiol*, 50(11), 1093–1094. doi: 10.1016/j. jacc.2007.05.028.

Grubb, N. R., Elton, R. A., Fox, K. A. (1995). In-hospital mortality after out-of-hospital cardiac arrest. *Lancet*, 346(8972), 417–421.
Grubb, N. R., Fox, K. A., Smith, K., Best, J., Blane, A., Ebmeier, K. P., ... O'Carroll, R. E. (2000). Memory impairment in out-of-hospital cardiac arrest survivors is associated with global reduction in brain volume, not focal hippocampal injury. *Stroke*, 31(7), 1509–1514.
Grubb, N. R., O'Carroll, R., Cobbe, S. M., Sirel, J., Fox, K. A. (1996). Chronic memory impairment after cardiac arrest outside hospital. *BMJ*, 313(7050), 143–146.
Grubb, N. R., Simpson, C., Sherwood, R. A., Abraha, H. D., Cobbe, S. M., O'Carroll, R. E., ... Fox, K. A. (2007). Prediction of cognitive dysfunction after resuscitation from out-of-hospital cardiac arrest using serum neuron-specific enolase and protein S-100. *Heart*, 93(10), 1268–1273.
Guenther, U., Varelmann, D., Putensen, C., Wrigge, H. (2009). Extended therapeutic hypothermia for several days during extracorporeal membrane-oxygenation after drowning and cardiac arrest: two cases of survival with no neurological sequelae. *Resuscitation*, 80(3), 379–381.
Gueugniaud, P. Y., Garcia-Darennes, F., Gaussorgues, P., Bancalari, G., Petit, P., Robert, D. (1991). Prognostic significance of early intracranial and cerebral perfusion pressures in post-cardiac arrest anoxic coma. *Intensive Care Med*, 17(7), 392–398.
Guglin, M. E., Wilson, A., Kostis, J. B., Parrillo, J. E., White, M. C., Gessman, L. J. (2004). Immediate and 1-year survival of out-of-hospital cardiac arrest victims in southern New Jersey: 1995–2000. *Pacing Clin Electrophysiol*, 27(8), 1072–1076.
Hagiwara, S., Yamada, T., Furukawa, K., Ishihara, K., Nakamura, T., Ohyama, Y., ... Oshima, K. (2011). Survival after 385 min of cardiopulmonary resuscitation with extracorporeal membrane oxygenation and rewarming with haemodialysis for hypothermic cardiac arrest. *Resuscitation*, 82(6), 790–791.
Hajjar, K., Kerr, D. M., Lees, K. R. (2011). Thrombolysis for acute ischemic stroke. *J Vasc Surg*, 54(3), 901–907.
Hallstrom, A., Rea, T. D., Sayre, M. R., Christenson, J., Anton, A. R., Mosesso, V. N. jun., ... Cobb, L. A. (2006). Manual chest compression vs use of an automated chest compression device during resuscitation following out- of-hospital cardiac arrest: a randomized trial. *JAMA*, 295(22), 2620–2628.
Harden, A. (1969). EEG studies following resuscitation after cardiac arrest in 60 babies. *Electroencephalogr Clin Neurophysiol*, 27(3), 333.

Harden, A., Pampiglione, G., Waterston, D. J. (1966). Circulatory arrest during hypothermia in cardiac surgery: an E.E.G. study in children. *BMJ*, 2(5522), 1105–1108.

Harkins, G. A., Bramson, M. L. (1961). Mechanized external cardiac massage for cardiac arrest and for support of the failing heart: a preliminary communication. *J Surg Res*, 1, 197–200.

Haugk, M., Testori, C., Sterz, F., Uranitsch, M., Holzer, M., Behringer, W., ... Time to Target Temperature Study Group. (2011). Relationship between time to target temperature and outcome in patients treated with therapeutic hypothermia after cardiac arrest. *Crit Care*, 15(2), R101.

Heart and Stroke Foundation of Canada. (2005). Therapeutic hypothermia after cardiac arrest: ILCOR Advisory Statement, October 2002. *CJEM*, 7(2), 129.

Heart attack vs. sudden cardiac arrest: what's the difference? (2004). *Harv Health Lett*, 29(10), 7.

Herlitz, J., Engdahl, J., Svensson, L., Angquist, K. A., Silfverstolpe, J., Holmberg, S. (2006). Major differences in 1-month survival between hospitals in Sweden among initial survivors of out-of-hospital cardiac arrest. *Resuscitation*, 70(3), 404–409. doi: 10.1016/j.resuscitation.2006.01.014.

Herlitz, J., Engdahl, J., Svensson, L., Angquist, K. A., Young, M., Holmberg, S. (2005). Factors associated with an increased chance of survival among patients suffering from an out-of-hospital cardiac arrest in a national perspective in Sweden. *Am Heart J*, 149(1), 61–66. doi: 10.1016/j.ahj.2004.07.014.

Hernandez, C., Shuler, K., Hannan, H., Sonyika, C., Likourezos, A., Marshall, J. (2008). C.A.U.S.E.: Cardiac arrest ultra-sound exam – a better approach to managing patients in primary non-arrhythmogenic cardiac arrest. *Resuscitation*, 76(2), 198–206. doi: 10.1016/j.resuscitation.2007.06.033.

Herrera Llerandi, R., Alvarado, G. (1959). [Cardiac arrest: treatment of acute circulatory arrest and report of a case resuscitated after 2 hours and 15 minutes]. *Rev Col Med Guatem*, 10, 196–202.

Hinchey, P. R., Myers, J. B., Lewis, R., De Maio, V. J., Reyer, E., Licatese, D., ... Capital County Research Consortium. (2010). Improved out- of-hospital cardiac arrest survival after the sequential implementation of 2005 AHA guidelines for compressions, ventilations, and induced hypothermia: the Wake County experience. *Ann Emerg Med*, 56(4), 348–357. doi: 10.1016/j.annemergmed.2010.01.036.

Hoffmann, M., Scherzer, E. (1970). EEG changes following temporary

cardiac arrest and open cardiac massage. *Electroencephalogr Clin Neurophysiol*, 28(3), 326.
Holzer, M. (2010). Targeted temperature management for comatose survivors of cardiac arrest. *N Engl J Med*, 363(13), 1256–1264.
Holzer, M., Behringer, W. (2005). Therapeutic hypothermia after cardiac arrest. *Curr Opin Anaesthesiol*, 18(2), 163–168.
Holzer, M., Behringer, W. (2008). Therapeutic hypothermia after cardiac arrest and myocardial infarction. *Best Pract Res Clin Anaesthesiol*, 22(4), 711–728.
Holzer, M., Bernard, S. A., Hachimi-Idrissi, S., Roine, R. O., Sterz, F., Mullner, M., Collaborative Group on Induced Hypothermia for Neuroprotection After Cardiac Arrest. (2005). Hypothermia for neuroprotection after cardiac arrest: systematic review and individual patient data meta-analysis. *Crit Care Med*, 33(2), 414–418.
Huang, R., Sochocka, E., Hertz, L. (1997). Cell culture studies of the role of elevated extracellular glutamate and K+ in neuronal cell death during and after anoxia/ischemia. *Neurosci Biobehav Rev*, 21(2), 129–134.
Huang, S. C., Wu, E. T., Wang, C. C., Chen, Y. S., Chang, C. I., Chiu, I. S., ... Wang, S. S. (2012). Eleven years of experience with extracorporeal cardiopulmonary resuscitation for paediatric patients with in-hospital cardiac arrest. *Resuscitation*, 83(6), 710–714.
Hughes, J. R., Uppal, H. (1998). The EEG changes during cardiac arrest: a case report. *Clin Electroencephalogr*, 29(1), 16–18.
Hypothermia After Cardiac Arrest Study Group. (2002). Mild therapeutic hypothermia to improve the neurologic outcome after cardiac arrest. *N Engl J Med*, 346(8), 549–556. doi: 10.1056/NEJMoa012689.
Idris, A. H., Guffey, D., Aufderheide, T. P., Brown, S., Morrison, L. J., Nichols, P., ... Resuscitation Outcomes Consortium Investigators. (2012). Relationship between chest compression rates and outcomes from cardiac arrest. *Circulation*, 125(24), 3004–3012.
Idris, A. H., Roberts, L. J., II, Caruso, L., Showstark, M., Layon, A. J., Becker, L. B., ... Gabrielli, A. (2005). Oxidant injury occurs rapidly after cardiac arrest, cardiopulmonary resuscitation, and reperfusion. *Crit Care Med*, 33(9), 2043–2048.
Idris, A. H., Wenzel, V., Becker, L. B., Banner, M. J., Orban, D. J. (1995). Does hypoxia or hypercarbia independently affect resuscitation from cardiac arrest? *Chest*, 108(2), 522–528.
Is sudden cardiac arrest the same as a heart attack? (2011). *Johns Hopkins Med Lett Health After* 50, 23(2), 8.
Italian Cooling Experience Study Group. (2012). Early- versus late-

initiation of therapeutic hypothermia after cardiac arrest: preliminary observations from the experience of 17 Italian intensive care units. *Resuscitation*, 83(7), 823–828.

Ito, N., Nanto, S., Nagao, K., Hatanaka, T., Kai, T. (2010). Regional cerebral oxygen saturation predicts poor neurological outcome in patients with out-of-hospital cardiac arrest. *Resuscitation*, 81(12), 1736–1737.

Jones, A. E. (2008). Hypothermia after cardiac arrest: we can do this. *Acad Emerg Med*, 15(6), 558–559.

Jones, A. E., Shapiro, N. I., Kilgannon, J. H., Trzeciak, S., Emergency Medicine Shock Research Network Investigators. (2008). Goal-directed hemodynamic optimization in the post-cardiac arrest syndrome: a systematic review. *Resuscitation*, 77(1), 26–29.

Jones, K., Garg, M., Bali, D., Yang, R., Compton, S. (2006). The knowledge and perceptions of medical personnel relating to outcome after cardiac arrest. *Resuscitation*, 69(2), 235–239.

Josephson, S. A. (2010). Predicting neurologic outcomes after cardiac arrest: the crystal ball becomes cloudy. *Ann Neurol*, 67(3), A5–6.

Kagawa, E., Dote, K., Kato, M., Sasaki, S., Nakano, Y., Kajikawa, M., ... Kurisu, S. (2012). Should we emergently revascularize occluded coronaries for cardiac arrest? Rapid-response extracorporeal membrane oxygenation and intra-arrest percutaneous coronary intervention. *Circulation*, 126(13), 1605–1613.

Kagawa, E., Inoue, I., Kawagoe, T., Ishihara, M., Shimatani, Y., Kurisu, S., ... Oda, N. (2010). Assessment of outcomes and differences between in- and out-of-hospital cardiac arrest patients treated with cardiopulmonary resuscitation using extracorporeal life support. *Resuscitation*, 81(8), 968–973.

Kallestedt, M. L., Rosenblad, A., Leppert, J., Herlitz, J., Enlund, M. (2010). Hospital employees' theoretical knowledge on what to do in an in-hospital cardiac arrest. *Scand J Trauma Resusc Emerg Med*, 18, 43.

Kamarainen, A., Sainio, M., Olkkola, K. T., Huhtala, H., Tenhunen, J., Hoppu, S. (2012). Quality controlled manual chest compressions and cerebral oxygenation during in-hospital cardiac arrest. *Resuscitation*, 83(1), 138–142.

Karanjia, N., Geocadin, R. G. (2011). Post-cardiac arrest syndrome: update on brain injury management and prognostication. *Curr Treat Options Neurol*, 13(2), 191–203.

Kayser, R. G., Ornato, J. P., Peberdy, M. A., American Heart Association National Registry of Cardiopulmonary Resuscitation. (2008). Cardiac arrest in the emergency department: a report from the National

Registry of Cardiopulmonary Resuscitation. *Resuscitation*, 78(2), 151–160.
Kennedy, J., Green, R. S., Stenstrom, R., CAEP Critical Care Committee. (2008). The use of induced hypothermia after cardiac arrest: a survey of Canadian emergency physicians. *CJEM*, 10(2), 125–130.
Kern, K. B., Rahman, O. (2010). Emergent percutaneous coronary intervention for resuscitated victims of out-of-hospital cardiac arrest. *Catheter Cardiovasc Interv*, 75(4), 616–624.
Keuper, W., Dieker, H. J., Brouwer, M. A., Verheugt, F. W. (2007). Reperfusion therapy in out-of-hospital cardiac arrest: current insights. *Resuscitation*, 73(2), 189–201.
Kilgannon, J. H., Jones, A. E., Parrillo, J. E., Dellinger, R. P., Milcarek, B., Hunter, K., ... Emergency Medicine Shock Research Network Investigators. (2011). Relationship between supranormal oxygen tension and outcome after resuscitation from cardiac arrest. *Circulation*, 123(23), 2717–2722.
Kilgannon, J. H., Jones, A. E., Shapiro, N. I., Angelos, M. G., Milcarek, B., Hunter, K., ... Emergency Medicine Shock Research Network Investigators. (2010). Association between arterial hyperoxia following resuscitation from cardiac arrest and in-hospital mortality. *JAMA*, 303(21), 2165–2171.
Kilgannon, J. H., Roberts, B. W., Reihl, L. R., Chansky, M. E., Jones, A. E., Dellinger, R. P., ... Trzeciak, S. (2008). Early arterial hypotension is common in the post-cardiac arrest syndrome and associated with increased in-hospital mortality. *Resuscitation*, 79(3), 410–416.
Kim, Y. M., Yim, H. W., Jeong, S. H., Klem, M. L., Callaway, C. W. (2012). Does therapeutic hypothermia benefit adult cardiac arrest patients presenting with non-shockable initial rhythms? A systematic review and meta-analysis of randomized and non-randomized studies. *Resuscitation*, 83(2), 188–196.
Krarup, N. H., Terkelsen, C. J., Johnsen, S. P., Clemmensen, P., Olivecrona, G. K., Hansen, T. M., ... Lassen, J. F. (2011). Quality of cardiopulmonary resuscitation in out-of-hospital cardiac arrest is hampered by interruptions in chest compressions – a nationwide prospective feasibility study. *Resuscitation*, 82(3), 263–269.
Kremens, K., Seevaratnam, A., Fine, J., Wakefield, D. B., Berman, L. (2011). Implementation of therapeutic hypothermia after cardiac arrest – a telephone survey of Connecticut hospitals. *Conn Med*, 75(4), 203–206.
Krnjevic, K. (1999). Early effects of hypoxia on brain cell function. *Croat Med J*, 40(3), 375–380.

Kulkens, S., Hacke, W. (2007). Thrombolysis with alteplase for acute ischemic stroke: review of SITS-MOST and other Phase IV studies. *Expert Rev Neurother*, 7(7), 783–788.

Kumar, S., Ewy, G. A. (2012). The hospital's role in improving survival of patients with out-of-hospital cardiac arrest. *Clin Cardiol*, 35(8), 462–466.

Larkin, G. L., Copes, W. S., Nathanson, B. H., Kaye, W. (2010). Prere-suscitation factors associated with mortality in 49,130 cases of in-hospital cardiac arrest: a report from the National Registry for Cardio-pulmonary Resuscitation. *Resuscitation*, 81(3), 302–311.

Larsen, J. M., Ravkilde, J. (2012). Acute coronary angiography in patients resuscitated from out-of-hospital cardiac arrest: a systematic review and meta-analysis. *Resuscitation*, 83(12), 1427–1433.

Latil, M., Rocheteau, P., Chatre, L., Sanulli, S., Memet, S., Ricchetti, M., ... Chretien, F. (2012). Skeletal muscle stem cells adopt a dormant cell state post mortem and retain regenerative capacity. *Nat Commun*, 3, 903.

Laver, S. R., Padkin, A., Atalla, A., Nolan, J. P. (2006). Therapeutic hypothermia after cardiac arrest: a survey of practice in intensive care units in the United Kingdom. *Anaesthesia*, 61(9), 873–877.

Le Guen, M., Nicolas-Robin, A., Carreira, S., Raux, M., Leprince, P., Riou, B., Langeron, O. (2011). Extracorporeal life support following out-of-hospital refractory cardiac arrest. *Crit Care*, 15(1), R29.

Leung, T. W., Wong, K. S. (2009). Thrombolysis with alteplase for acute ischemic stroke: safe and effective outside the 3-hour time window? *Nat Clin Pract Neurol*, 5(2), 70–71.

Lim, C., Alexander, M. P., LaFleche, G., Schnyer, D. M., Verfaellie, M. (2004). The neurological and cognitive sequelae of cardiac arrest. *Neurology*, 63(10), 1774–1778.

Liu, J. M., Yang, Q., Pirrallo, R. G., Klein, J. P., Aufderheide, T. P. (2008). Hospital variability of out-of-hospital cardiac arrest survival. *Prehosp Emerg Care*, 12(3), 339–346.

Lo, E. H. (2008). A new penumbra: transitioning from injury into repair after stroke. *Nat Med*, 14(5), 497–500.

Lombardi, G., Gallagher, J., Gennis, P. (1994). Outcome of out-of-hospital cardiac arrest in New York City. The Pre-Hospital Arrest Survival Evaluation (PHASE) Study. *JAMA*, 271(9), 678–683.

Lundbye, J. B., Rai, M., Ramu, B., Hosseini-Khalili, A., Li, D., Slim, H. B., ... Kluger, J. (2012). Therapeutic hypothermia is associated with improved neurologic outcome and survival in cardiac arrest survivors of non-shockable rhythms. *Resuscitation*, 83(2), 202–207.

Lund-Kordahl, I., Olasveengen, T. M., Lorem, T., Samdal, M., Wik, L., Sunde, K. (2010). Improving outcome after out-of-hospital cardiac arrest by strengthening weak links of the local Chain of Survival: quality of advanced life support and post-resuscitation care. *Resuscitation*, 81(4), 422–426.
Lurie, K. G., Idris, A., Holcomb, J. B. (2005). Level 1 cardiac arrest centers: learning from the trauma surgeons. *Acad Emerg Med*, 12(1), 79–80.
Lurie, K. G., Shultz, J. J., Callaham, M. L., Schwab, T. M., Gisch, T., Rector, T., ... Long, L. (1994). Evaluation of active compression-decompression CPR in victims of out-of-hospital cardiac arrest. *JAMA*, 271(18), 1405–1411.
Martinell, L., Larsson, M., Bang, A., Karlsson, T., Lindqvist, J., Thoren, A. B., Herlitz, J. (2010). Survival in out-of-hospital cardiac arrest before and after use of advanced postresuscitation care: a survey focusing on incidence, patient characteristics, survival, and estimated cerebral function after postresuscitation care. *Am J Emerg Med*, 28(5), 543–551.
Massetti, M., Tasle, M., Le Page, O., Deredec, R., Babatasi, G., Buklas, D., ... Khayat, A. (2005). Back from irreversibility: extracorporeal life support for prolonged cardiac arrest. *Ann Thorac Surg*, 79(1), 178–183; Discussion 183–174.
Mateen, F. J., Josephs, K. A., Trenerry, M. R., Felmlee-Devine, M. D., Weaver, A. L., Carone, M., White, R. D. (2011). Long-term cognitive outcomes following out-of-hospital cardiac arrest:a population-based study. *Neurology*, 77(15), 1438–1445.
Mayer, S. A. (2002). Hypothermia for neuroprotection after cardiac arrest. *Curr Neurol Neurosci Rep*, 2(6), 525–526.
Mayer, S. A. (2011). Outcome prediction after cardiac arrest: new game, new rules. *Neurology*, 77(7), 614–615.
Merchant, R. M., Abella, B. S., Khan, M., Huang, K. N., Beiser, D. G., Neumar, R. W., ... Vanden Hoek, T. L. (2008). Cardiac catheterization is underutilized after in-hospital cardiac arrest. *Resuscitation*, 79(3), 398–403.
Merchant, R. M., Becker, L. B., Abella, B. S., Asch, D. A., Groeneveld, P. W. (2009). Cost-effectiveness of therapeutic hypothermia after cardiac arrest. *Circ Cardiovasc Qual Outcomes*, 2(5), 421–428.
Merchant, R. M., Becker, L. B., Yang, F., Groeneveld, P.W. (2011). Hospital racial composition: a neglected factor in cardiac arrest survival disparities. *Am Heart J*, 161(4), 705–711.

Merchant, R. M., Soar, J., Skrifvars, M. B., Silfvast, T., Edelson, D. P., Ahmad, F., … Abella, B. S. (2006). Therapeutic hypothermia utilization among physicians after resuscitation from cardiac arrest. *Crit Care Med*, 34(7), 1935–1940.
Miglioranza, M. H., Barbisan, J. N. (2010). Is it time for ultrasound in cardiac arrest? *J Trauma*, 68(6), 1515–1516.
Mitchison, H. M., Lim, M. J., Cooper, J. D. (2004). Selectivity and types of cell death in the neuronal ceroid lipofuscinoses. *Brain Pathol*, 14(1), 86–96.
Morimura, N., Sakamoto, T., Nagao, K., Asai, Y., Yokota, H., Tahara, Y., … Hase, M. (2011). Extracorporeal cardiopulmonary resuscitation for out- of-hospital cardiac arrest: a review of the Japanese literature. *Resuscitation*, 82(1), 10–14. doi: 10.1016/j.resuscitation.2010.08.032.
Moss, J., Rockoff, M. (1980). EEG monitoring during cardiac arrest and resuscitation. *JAMA*, 244(24), 2750–2751.
Moulaert, V. R., Verbunt, J. A., van Heugten, C. M., Bakx, W. G., Gorgels, A. P., Bekkers, S. C., … Wade, D. T. (2007). Activity and Life After Survival of a Cardiac Arrest (ALASCA) and the effectiveness of an early intervention service: design of a randomised controlled trial. *BMC Cardiovasc Disord*, 7, 26. doi: 10.1186/1471-2261-7-26.
Moulaert, V. R., Verbunt, J. A., van Heugten, C. M., Wade, D. T. (2009). Cognitive impairments in survivors of out-of-hospital cardiac arrest: a systematic review. *Resuscitation*, 80(3), 297–305.
Moulaert, V. R., Wachelder, E. M., Verbunt, J. A., Wade, D. T., van Heugten, C. M. (2010). Determinants of quality of life in survivors of cardiac arrest. *J Rehabil Med*, 42(6), 553–558.
Mullner, M., Sterz, F., Binder, M., Hirschl, M. M., Janata, K., Laggner, A. N. (1995). Near infrared spectroscopy during and after cardiac arrest: preliminary results. *Clin Intensive Care*, 6(3), 107–111.
Nadkarni, V. (2006). Measuring ventilation through defibrillator pads: first steps toward avoidance of »death by hyperventilation« during cardiopulmonary resuscitation? *Crit Care Med*, 34(9), 2502–2503.
Nadkarni, V. M., Larkin, G. L., Peberdy, M. A., Carey, S. M., Kaye, W., Mancini, M. E., … National Registry of Cardiopulmonary Resuscitation Investigators. (2006). First documented rhythm and clinical outcome from in-hospital cardiac arrest among children and adults. *JAMA*, 295(1), 50–57. Nagao, K., Hayashi, N., Kanmatsuse, K., Arima, K., Ohtsuki, J., Kikushima, K., Watanabe, I. (2000). Cardiopulmonary cerebral resuscitation using emergency cardiopulmonary bypass, coronary reperfusion therapy and mild hypothermia in patients

with cardiac arrest outside the hospital. *J Am Coll Cardiol*, 36(3), 776–783.
Nagao, K., Kikushima, K., Watanabe, K., Tachibana, E., Tominaga, Y., Tada, K., ... Yagi, T. (2010). Early induction of hypothermia during cardiac arrest improves neurological outcomes in patients with out-of-hospital cardiac arrest who undergo emergency cardiopulmonary bypass and percutaneous coronary intervention. *Circ J*, 74(1), 77–85.
Negovsky, V. A. (1972). The second step in resuscitation: the treatment of the »post-resuscitation disease.« *Resuscitation*, 1(1), 1–7.
Negovsky, V. A., Gurvitch, A. M.(1995). Post-resuscitation disease: a new nosological entity – its reality and significance. *Resuscitation*, 30(1), 23–27. Neumar, R. W., Barnhart, J. M., Berg, R. A., Chan, P. S., Geocadin, R. G., Luepker, R. V., ... Advocacy Coordinating Committee. (2011). Implementation strategies for improving survival after out-of-hospital cardiac arrest in the United States: consensus recommendations from the 2009 American Heart Association Cardiac Arrest Survival Summit. *Circulation*, 123(24), 2898–2910.
Neumar, R. W., Nolan, J. P., Adrie, C., Aibiki, M., Berg, R. A., Bottiger, B. W., ... Vanden Hoek, T. (2008). Post-cardiac arrest syndrome: epidemiology, pathophysiology, treatment, and prognostication – a consensus statement from the International Liaison Committee on Resuscitation (American Heart Association, Australian and New Zealand Council on Resuscitation, European Resuscitation Council, Heart and Stroke Foundation of Canada, InterAmerican Heart Foundation, Resuscitation Council of Asia, and the Resuscitation Council of Southern Africa); the American Heart Association Emergency Cardiovascular Care Committee; the Council on Cardiovascular Surgery and Anesthesia; the Council on Cardiopulmonary, Perioperative, and Critical Care; the Council on Clinical Cardiology; and the Stroke Council. *Circulation*, 118(23), 2452–2483.
Newman, D. H., Callaway, C. W., Greenwald, I. B., Freed, J. (2004). Cerebral oximetry in out-of-hospital cardiac arrest: standard CPR rarely provides detectable hemoglobin-oxygen saturation to the frontal cortex. *Resuscitation*, 63(2), 189–194. doi: 10.1016/j.resuscitation.2004.05.003.
Nichol, G., Aufderheide, T. P., Eigel, B., Neumar, R. W., Lurie, K. G., Bufalino, V. J., ... Outcomes Research. (2010). Regional systems of care for out-of-hospital cardiac arrest: a policy statement from the American Heart Association. *Circulation*, 121(5), 709–729.
Nichol, G., Thomas, E., Callaway, C. W., Hedges, J., Powell, J. L., Aufderheide, T. P., ... Resuscitation Outcomes Consortium Investigators.

(2008). Regional variation in out-of-hospital cardiac arrest incidence and outcome. *JAMA*, 300(12), 1423–1431.
Nishizawa, H., Kudoh, I. (1996). Cerebral autoregulation is impaired in patients resuscitated after cardiac arrest. *Acta Anaesthesiol Scand*, 40(9), 1149–1153.
Nolan, J. P. (2011). Optimizing outcome after cardiac arrest. *Curr Opin Crit Care*, 17(5), 520–526.
Nolan, J. P., Laver, S. R., Welch, C. A., Harrison, D. A., Gupta, V., Rowan, K. (2007). Outcome following admission to UK intensive care units after cardiac arrest: a secondary analysis of the ICNARC Case Mix Programme Database. *Anaesthesia*, 62(12), 1207–1216.
Nolan, J. P., Morley, P. T., Vanden Hoek, T. L., Hickey, R. W., Kloeck, W. G., Billi, J., ... International Liaison Committee on Resuscitation. (2003). Therapeutic hypothermia after cardiac arrest: an advisory statement by the advanced life support task force of the International Liaison Committee on Resuscitation. *Circulation*, 108(1), 118–121.
Nolan, J. P., Soar, J. (2011). Does the evidence support the use of mild hypothermia after cardiac arrest? Yes. *BMJ*, 343, d5830.
Nolan, J. P., Soar, J. (2011). Mild therapeutic hypothermia after cardiac arrest: keep on chilling. *Crit Care Med*, 39(1), 206–207.
Nolan, J. P., Soar, J., Wenzel, V., Paal, P. (2012). Cardiopulmonary resuscitation and management of cardiac arrest. *Nat Rev Cardiol*, 9(9), 499–511.
O'Neill, J. F., Deakin, C. D. (2007). Do we hyperventilate cardiac arrest patients? *Resuscitation*, 73(1), 82–85.
O'Reilly, S. M., Grubb, N., O'Carroll, R. E. (2004). Long-term emotional consequences of in-hospital cardiac arrest and myocardial infarction. *Br J Clin Psychol*, 43(Pt 1), 83–95.
O'Reilly, S. M., Grubb, N. R., O'Carroll, R. E. (2003). In-hospital cardiac arrest leads to chronic memory impairment. *Resuscitation*, 58(1), 73–79.
Oddo, M. (2012). Prognostication after cardiac arrest: time to change our approach. *Resuscitation*, 83(2), 149–150.
Oddo, M., Rossetti, A. O. (2011). Predicting neurological outcome after cardiac arrest. *Curr Opin Crit Care*, 17(3), 254–259.
Oddo, M., Schaller, M. D., Feihl, F., Ribordy, V., Liaudet, L. (2006). From evidence to clinical practice: effective implementation of therapeutic hypothermia to improve patient outcome after cardiac arrest. *Crit Care Med*, 34(7), 1865–1873.
Odegaard, S., Olasveengen, T., Steen, P. A., Kramer-Johansen, J. (2009). The effect of transport on quality of cardiopulmonary resus-

citation in out-of-hospital cardiac arrest. *Resuscitation*, 80(8), 843–848.

Oksanen, T., Pettila, V., Hynynen, M., Varpula, T., Intensium Consortium Study Group. (2007). Therapeutic hypothermia after cardiac arrest: implementation and outcome in Finnish intensive care units. *Acta Anaesthesiol Scand*, 51(7), 866–871.

Ong, M. E., Ornato, J. P., Edwards, D. P., Dhindsa, H. S., Best, A. M., Ines, C. S., ... Peberdy, M. A. (2006). Use of an automated, load-distributing band chest compression device for out-of-hospital cardiac arrest resuscitation. *JAMA*, 295(22), 2629–2637.

Orban, J. C., Cattet, F., Lefrant, J. Y., Leone, M., Jaber, S., Constantin, J. M., ... for the AzuRea Group. (2012). The practice of therapeutic hypothermia after cardiac arrest in France: A national survey. *PLoS One*, 7(9), e45284.

Ornato, J. P. (1984). »Life after life« experiences during cardiac arrest: a case report. *Nebr Med J*, 69(5), 153–155.

Ornato, J. P., Peberdy, M. A. (2006). Prehospital and emergency department care to preserve neurologic function during and following cardiopulmonary resuscitation. *Neurol Clin*, 24(1), 23–39.

Ornato, J. P., Peberdy, M. A., Reid, R. D., Feeser, V. R., Dhindsa, H. S., NRCPR Investigators. (2012). Impact of resuscitation system errors on survival from in-hospital cardiac arrest. *Resuscitation*, 83(1), 63–69.

Palmer, T. D., Schwartz, P. H., Taupin, P., Kaspar, B., Stein, S. A., Gage, F. H. (2001). Cell culture: progenitor cells from human brain after death. *Nature*, 411(6833), 42–43.

Parnia, S. (2012). Cerebral oximetry: the holy grail of non-invasive cerebral perfusion monitoring in cardiac arrest or just a false dawn? *Resuscitation*, 83(1), 11–12.

Parnia, S., Nasir, A., Shah, C., Patel, R., Mani, A., Richman, P. (2012). A feasibility study evaluating the role of cerebral oximetry in predicting return of spontaneous circulation in cardiac arrest. *Resuscitation*, 83(8), 982–985.

Peberdy, M. A., Callaway, C. W., Neumar, R. W., Geocadin, R. G., Zimmerman, J. L., Donnino, M., ... Kronick, S. L. (2010). Part 9: post-cardiac arrest care–2010 American Heart Association Guidelines for Cardiopulmonary Resuscitation and Emergency Cardiovascular Care. *Circulation*, 122(18 Suppl 3), S. 768–786.

Peberdy, M. A., Kaye, W., Ornato, J. P., Larkin, G. L., Nadkarni, V., Mancini, M. E., ... Lane-Trultt, T. (2003). Cardiopulmonary resuscitation of adults in the hospital: a report of 14720 cardiac arrests from the National Registry of Cardiopulmonary Resuscitation. *Resuscitation*, 58(3), 297–308.

Peberdy, M. A., Ornato, J. P., Larkin, G. L., Braithwaite, R. S., Kashner, T. M., Carey, S. M., ... National Registry of Cardiopulmonary Resuscitation Investigators. (2008). Survival from in-hospital cardiac arrest during nights and weekends. *JAMA*, 299(7), 785–792.

Perkins, G. D., Brace, S. J., Smythe, M., Ong, G., Gates, S. (2012). Out-of-hospital cardiac arrest: recent advances in resuscitation and effects on outcome. *Heart*, 98(7), 529–535. doi: 10.1136/heartjnl-2011–300802.

Perkins, G. D., Cooke, M. W. (2012). Variability in cardiac arrest survival: the NHS Ambulance Service Quality Indicators. *Emerg Med J*, 29(1), 3–5. doi: 10.1136/emermed-2011–200758.

Perkins, G. D., Soar, J. (2005). In hospital cardiac arrest: missing links in the chain of survival. *Resuscitation*, 66(3), 253–255. doi: 10.1016/j.resuscitation.2005.05.010.

Perkins, G. D., Woollard, M., Cooke, M. W., Deakin, C., Horton, J., Lall, R., ... PARAMEDIC Trial Collaborators. (2010). Prehospital randomised assessment of a mechanical compression device in cardiac arrest (PARAMEDIC) trial protocol. *Scand J Trauma Resusc Emerg Med*, 18I 58. doi: 10.1186/1757–7241–18–58.

Pilcher, J., Weatherall, M., Shirtcliffe, P., Bellomo, R., Young, P., Beasley, R. (2012). The effect of hyperoxia following cardiac arrest: a systematic review and meta-analysis of animal trials. *Resuscitation*, 83(4), 417–422.

Pilkington, S. N., Hett, D. A., Pierce, J. M., Smith, D. C. (1995). Auditory evoked responses and near infrared spectroscopy during cardiac arrest. *Br J Anaesth*, 74(6), 717–719.

Polderman, K. H. (2008). Hypothermia and neurological outcome after cardiac arrest: state of the art. *Eur J Anaesthesiol Suppl*, 42, 23–30.

Prodhan, P., Fiser, R. T., Dyamenahalli, U., Gossett, J., Imamura, M., Jaquiss, R. D., Bhutta, A. T. (2009). Outcomes after extracorporeal cardiopulmonary resuscitation (ECPR) following refractory pediatric cardiac arrest in the intensive care unit. *Resuscitation*, 80(10), 1124–1129.

Putzer, G., Tiefenthaler, W., Mair, P., Paal, P. (2012). Near-infrared spectroscopy during cardiopulmonary resuscitation of a hypothermic polytraumatised cardiac arrest patient. *Resuscitation*, 83(1), e1–2.

Redpath, C., Sambell, C., Stiell, I., Johansen, H., Williams, K., Samie, R., ... Birnie, D. (2010). In-hospital mortality in 13,263 survivors of out-of- hospital cardiac arrest in Canada. *Am Heart J*, 159(4), 577–583, e571.

Reinikainen, M., Oksanen, T., Leppanen, P., Torppa, T., Niskanen, M., Kurola, J., Finnish Intensive Care Consortium. (2012). Mortality in out-of-hospital cardiac arrest patients has decreased in the era of therapeutic hypothermia. *Acta Anaesthesiol Scand*, 56(1), 110–115.
Reynolds, J. C., Lawner, B. J. (2012). Management of the post-cardiac arrest syndrome. *J Emerg Med*, 42(4), 440–449.
Reynolds, J. C., Salcido, D. D., Menegazzi, J. J. (2010). Coronary perfusion pressure and return of spontaneous circulation after prolonged cardiac arrest. *Prehosp Emerg Care*, 14(1), 78–84. doi: 10.3109/10903120903349796.
Rivers, E. P., Rady, M. Y., Martin, G. B., Fenn, N. M., Smithline, H. A., Alexander, M. E., Nowak, R. M. (1992). Venous hyperoxia after cardiac arrest. Characterization of a defect in systemic oxygen utilization. *Chest*, 102(6), 1787–1793.
Ro, Y. S., Shin, S. D., Song, K. J., Park, C. B., Lee, E. J., Ahn, K. O., Cho, S. I. (2012). A comparison of outcomes of out-of-hospital cardiac arrest with non-cardiac etiology between emergency departments with low- and high-resuscitation case volume. *Resuscitation*, 83(7), 855–861.
Safar, P. (1983). Cerebral resuscitation after cardiac arrest: summaries and suggestions. *Am J Emerg Med*, 1(2), 198–214.
Safar, P. (1985). Effects of the postresuscitation syndrome on cerebral recovery from cardiac arrest. *Crit Care Med*, 13(11), 932–935.
Samaniego, E. A., Persoon, S., Wijman, C. A. (2011). Prognosis after cardiac arrest and hypothermia: a new paradigm. *Curr Neurol Neurosci Rep*, 11(1), 111–119.
Sanchez-Lazaro, I. J., Almenar-Bonet, L., Martinez-Dolz, L., Buendia-Fuentes, F., Aguero, J., Navarro-Manchon, J., ... Salvador-Sanz, A. (2010). Can we accept donors who have suffered a resuscitated cardiac arrest? *Transplant Proc*, 42(8), 3091–3092.
Sander, M., von Heymann, C., Spies, C. (2006). Implementing the International Liaison Committee on Resuscitation guidelines on hypothermia after cardiac arrest: the German experience – still a long way to go? *Crit Care*, 10(2), 407.
Sanders, A. B. (2008). Progress in improving neurologically intact survival from cardiac arrest. *Ann Emerg Med*, 52(3), 253–255.
Sandroni, C., Adrie, C., Cavallaro, F., Marano, C., Monchi, M., Sanna, T., Antonelli, M. (2010). Are patients brain-dead after successful resuscitation from cardiac arrest suitable as organ donors? A systematic review. *Resuscitation*, 81(12), 1609–1614.

Sasson, C., Rogers, M. A., Dahl, J., Kellermann, A. L. (2010). Predictors of survival from out-of-hospital cardiac arrest: a systematic review and meta-analysis. *Circ Cardiovasc Qual Outcomes*, 3(1), 63–81.

Schneider, A., Albertsmeier, M., Bottiger, B. W., Teschendorf, P. (2012). [Post-resuscitation syndrome: role of inflammation after cardiac arrest]. *Anaesthesist*, 61(5), 424–436.

Scholefield, B. R., Duncan, H. P., Morris, K. P. (2010). Survey of the use of therapeutic hypothermia post cardiac arrest. *Arch Dis Child*, 95(10), 796–799.

Scolletta, S., Taccone, F. S., Nordberg, P., Donadello, K., Vincent, J. L., Castren, M. (2012). Intra-arrest hypothermia during cardiac arrest: a systematic review. *Crit Care*, 16(2), R41.

Shemie, S. D. (2007). Brain arrest, cardiac arrest and uncertainties in defining death. *J Pediatr (Rio J)*, 83(2), 102–104.

Shemie, S. D., Langevin, S., Farrell, C. (2010). Therapeutic hypothermia after cardiac arrest: another confounding factor in brain-death testing. *Pediatr Neurol*, 42(4), 304; Antwort des Autors 304–305. doi: 10.1016/j.pediatr-neurol.2010.01.011.

Soar, J., Nolan, J. P. (2007). Mild hypothermia for post cardiac arrest syndrome. *BMJ*, 335(7618), 459–460.

Soholm, H., Wachtell, K., Nielsen, S. L., Bro-Jeppesen, J., Pedersen, F., Wanscher, M., ... Kjaergaard, J. (2012). Tertiary centres have improved survival compared to other hospitals in the Copenhagen area after out-of-hospital cardiac arrest. *Resuscitation*. doi: 10.1016/j.resuscitation.2012.06.029.

Spaulding, C. M., Joly, L. M., Rosenberg, A., Monchi, M., Weber, S. N., Dhainaut, J. F., Carli, P. (1997). Immediate coronary angiography in survivors of out-of-hospital cardiac arrest. *N Engl J Med*, 336(23), 1629–1633.

Stephenson, H. E. jun., Reid, L. C., Hinton, J. W. (1953). Some common denominators in 1200 cases of cardiac arrest. *Ann Surg*, 137(5), 731–744.

Suffoletto, B., Kristan, J., Rittenberger, J. C., Guyette, F., Hostler, D., Callaway, C. (2012). Near-infrared spectroscopy in post-cardiac arrest patients undergoing therapeutic hypothermia. *Resuscitation*, 83(8), 986–990.

Sunde, K., Pytte, M., Jacobsen, D., Mangschau, A., Jensen, L. P., Smedsrud, C., ... Steen, P. A. (2007). Implementation of a standardised treatment protocol for post resuscitation care after out-of-hospital cardiac arrest. *Resuscitation*, 73(1), 29–39.

Sunde, K., Soreide, E. (2011). Therapeutic hypothermia after cardiac arrest: where are we now? *Curr Opin Crit Care*, 17(3), 247–253.
Tagami, T., Hirata, K., Takeshige, T., Matsui, J., Takinami, M., Satake, M., ... Hirama, H. (2012). Implementation of the fifth link of the chain of survival concept for out-of-hospital cardiac arrest. *Circulation*, 126(5), 589–597.
Takasu, A., Yagi, K., Ishihara, S., Okada, Y. (1995). Combined continuous monitoring of systemic and cerebral oxygen metabolism after cardiac arrest. *Resuscitation*, 29(3), 189–194.
Tasker, R. C. (2009). Extracorporeal cardiopulmonary resuscitation for in-hospital cardiac arrest: lessons from acute neurotoxicity. *Pediatr Crit Care Med*, 10(4), 525–527.
Testa, A., Cibinel, G. A., Portale, G., Forte, P., Giannuzzi, R., Pignataro, G., Silveri, N. G. (2010). The proposal of an integrated ultrasonographic approach into the ALS algorithm for cardiac arrest: the PEA protocol. *Eur Rev Med Pharmacol Sci*, 14(2), 77–88.
Testori, C., Sterz, F., Behringer, W., Haugk, M., Uray, T., Zeiner, A., ... Losert, H. (2011). Mild therapeutic hypothermia is associated with favourable outcome in patients after cardiac arrest with non-shockable rhythms. *Resuscitation*, 82(9), 1162–1167.
Testori, C., Sterz, F., Holzer, M., Losert, H., Arrich, J., Herkner, H., ... Uray, T. (2012). The beneficial effect of mild therapeutic hypothermia depends on the time of complete circulatory standstill in patients with cardiac arrest. *Resuscitation*, 83(5), 596–601.
Thayne, R. C., Thomas, D. C., Neville, J. D., Van Dellen, A. (2005). Use of an impedance threshold device improves short-term outcomes following out-of-hospital cardiac arrest. *Resuscitation*, 67(1), 103–108.
Tiainen, M., Poutiainen, E., Kovala, T., Takkunen, O., Happola, O., Roine, R. O. (2007). Cognitive and neurophysiological outcome of cardiac arrest survivors treated with therapeutic hypothermia. *Stroke*, 38(8), 2303–2308.
Tirschwell, D. (2006). Optimizing neurologic prognosis after cardiac arrest. *Crit Care*, 10(6), 171.
Tomte, O., Draegni, T., Mangschau, A., Jacobsen, D., Auestad, B., Sunde, K. (2011). A comparison of intravascular and surface cooling techniques in comatose cardiac arrest survivors. *Crit Care Med*, 39(3), 443–449.
Urban, P., Scheidegger, D., Buchmann, B., Barth, D. (1988). Cardiac arrest and blood ionized calcium levels. *Ann Intern Med*, 109(2), 110–113.
Vaillancourt, C., Everson-Stewart, S., Christenson, J., Andrusiek, D.,

Powell, J., Nichol, G., ... Resuscitation Outcomes Consortium Investigators. (2011). The impact of increased chest compression fraction on return of spontaneous circulation for out-of-hospital cardiac arrest patients not in ventricular fibrillation. *Resuscitation*, 82(12), 1501–1507. doi: 10.1016/j. resuscitation.2011.07.011.
van Alem, A. P., de Vos, R., Schmand, B., Koster, R. W. (2004). Cognitive impairment in survivors of out-of-hospital cardiac arrest. *Am Heart J*, 148(3), 416–421.
van der Hoeven, J. G., de Koning, J., Compier, E. A., Meinders, A. E. (1995). Early jugular bulb oxygenation monitoring in comatose patients after an out-of-hospital cardiac arrest. *Intensive Care Med*, 21(7), 567–572.
van der Wal, G., Brinkman, S., Bisschops, L. L., Hoedemaekers, C. W., van der Hoeven, J. G., de Lange, D. W., ... Pickkers, P. (2011). Influence of mild therapeutic hypothermia after cardiac arrest on hospital mortality. *Crit Care Med*, 39(1), 84–88.
van Genderen, M. E., Lima, A., Akkerhuis, M., Bakker, J., van Bommel, J. (2012). Persistent peripheral and microcirculatory perfusion alterations after out-of-hospital cardiac arrest are associated with poor survival. *Crit Care Med*, 40(8), 2287–2294.
Vanston, V. J., Lawhon-Triano, M., Getts, R., Prior, J., Smego, R. A., Jun. (2010). Predictors of poor neurologic outcome in patients undergoing therapeutic hypothermia after cardiac arrest. *South Med J*, 103(4), 301–306.
Varon, J., Marik, P. E. (2007). Steroids in cardiac arrest: not ready for prime time? *Am J Emerg Med*, 25(3), 376–377.
Wachelder, E. M., Moulaert, V. R., van Heugten, C., Verbunt, J. A., Bekkers, S. C., Wade, D. T. (2009). Life after survival: long-term daily functioning and quality of life after an out-of-hospital cardiac arrest. *Resuscitation*, 80(5), 517–522.
Wagner, H., Terkelsen, C. J., Friberg, H., Harnek, J., Kern, K., Lassen, J. F., Olivecrona, G. K. (2010). Cardiac arrest in the catheterisation laboratory: a 5-year experience of using mechanical chest compressions to facilitate PCI during prolonged resuscitation efforts. *Resuscitation*, 81(4), 383–387.
Walters, E. L., Morawski, K., Dorotta, I., Ramsingh, D., Lumen, K., Bland, D., ... Nguyen, H. B. (2011). Implementation of a post-cardiac arrest care bundle including therapeutic hypothermia and hemodynamic optimization in comatose patients with return of spontaneous circulation after out-of-hospital cardiac arrest: a feasibility study. *Shock*, 35(4), 360–366.

Walters, J. H., Morley, P. T., Nolan, J. P. (2011). The role of hypothermia in post-cardiac arrest patients with return of spontaneous circulation: a systematic review. *Resuscitation*, 82(5), 508–516.
Wang, H. E., Devlin, S. M., Sears, G. K., Vaillancourt, C., Morrison, L. J., Weisfeldt, M., ... Resuscitation Outcomes Consortium Investigators. (2012). Regional variations in early and late survival after out-of-hospital cardiac arrest. *Resuscitation*, 83(11), 1343–1348.
Wang, H. E., Szydlo, D., Stouffer, J. A., Lin, S., Carlson, J. N., Vaillancourt, C., ... Resuscitation Outcomes Consortium Investigators. (2012). Endotracheal intubation versus supraglottic airway insertion in out-of-hospital cardiac arrest. *Resuscitation*, 83(9), 1061–1066.
Wang, H. E., Thomas, J. J., James, D., Barlotta, K., Fellman, A., Viles, A., ... Lai, K. R. (2011). Post-cardiac arrest therapeutic hypothermia: overcoming the barrier of workplace culture and other implementation lessons. *Jt Comm J Qual Patient Saf*, 37(9), 425–432.
White, N. J., Leong, B. S., Brueckner, J., Martin, E. J., Brophy, D. F., Peberdy, M. A., ... Ward, K. R. (2011). Coagulopathy during cardiac arrest and resuscitation in a swine model of electrically induced ventricular fibrillation. *Resuscitation*, 82(7), 925–931.
Wik, L., Kramer-Johansen, J., Myklebust, H., Sorebo, H., Svensson, L., Fellows, B., Steen, P. A. (2005). Quality of cardiopulmonary resuscitation during out-of-hospital cardiac arrest. *JAMA*, 293(3), 299–304.
Won, S. J., Kim, D. Y., Gwag, B. J. (2002). Cellular and molecular pathways of ischemic neuronal death. *J Biochem Mol Biol*, 35(1), 67–86.
Yannopoulos, D., Matsuura, T., McKnite, S., Goodman, N., Idris, A., Tang, W., ... Lurie, K. G. (2010). No assisted ventilation cardiopulmonary resuscitation and 24-hour neurological outcomes in a porcine model of cardiac arrest. *Crit Care Med*, 38(1), 254–260. doi: 10.1097/ CCM.0b013e3181b42f6c.
Yannopoulos, D., Matsuura, T., Schultz, J., Rudser, K., Halperin, H. R., Lurie, K. G. (2011). Sodium nitroprusside enhanced cardiopulmonary resuscitation improves survival with good neurological function in a porcine model of prolonged cardiac arrest. *Crit Care Med*, 39(6), 1269–1274.
Yannopoulos, D., McKnite, S., Aufderheide, T. P., Sigurdsson, G., Pirrallo, R. G., Benditt, D., Lurie, K. G. (2005). Effects of incomplete chest wall decompression during cardiopulmonary resuscitation on coronary and cerebral perfusion pressures in a porcine model of cardiac arrest. *Resuscitation*, 64(3), 363–372.
Yannopoulos, D., Nadkarni, V. M., McKnite, S. H., Rao, A., Kruger, K.,

Metzger, A., ... Lurie, K. G. (2005). Intrathoracic pressure regulator during continuous-chest-compression advanced cardiac resuscitation improves vital organ perfusion pressures in a porcine model of cardiac arrest. *Circulation*, 112(6), 803–811.

Yannopoulos, D., Sigurdsson, G., McKnite, S., Benditt, D., Lurie, K. G. (2004). Reducing ventilation frequency combined with an inspiratory impedance device improves CPR efficiency in swine model of cardiac arrest. *Resuscitation*, 61(1), 75–82.

Young, W. L., Ornstein, E. (1985). Compressed spectral array EEG mo-ni-toring during cardiac arrest and resuscitation. *Anesthesiology*, 62(4), 535–538.

NAHTODERLEBNISSE / TATSÄCHLICHE TODESERLEBNISSE

Appleton, R. E. (1993). Reflex anoxic seizures. *BMJ*, 307(6898), 14–215.

Bates, B. C., Stanley, A. (1985). The epidemiology and differential diagnosis of near-death experience. *Am J Orthopsychiatry*, 55(4), 542–549.

Blackmore, S. J. (1996). Near death experiences. *J Royal Soc Med*, 89(2), 73–76.

Blackmore, S. J., Troscianko, T. (1988). The physiology of the tunnel. *J Near Death Stud*, 8(1), 15–28.

Blanke, O. (2004). Out of body experiences and their neural basis. *BMJ*, 329(7480), 1414–1415.

Blanke, O., Ortigue, S., Landis, T., Seeck, M. (2002). Stimulating illusory own-body perceptions. *Nature*, 419(6904), 269–270.

Bonta, I. L. (2004). Schizophrenia, dissociative anaesthesia and near-death experience: three events meeting at the NMDA receptor. *Med Hypotheses*, 62(1), 23–28.

Britton, W. B., Bootzin, R. R. (2004). Near-death experiences and the temporal lobe. *Psychol Sci*, 15(4), 254–258.

Carr, D. (1982). Pathophysiology of stress-induced limbic lobe dysfunction: a hypothesis for NDEs. *J Near Death Stud*, 2(2), 75–89.

Carr, D. B. (1981). Endorphins at the approach of death. *Lancet*, 1(8216), 390. Dougherty, C. M. (1990). The near-death experience as a major life transition. *Holist Nurs Pract*, 4(3), 84–90.

Duffy, N., Olson, M. (2007). Supporting a patient after a near-death experience. *Nursing*, 37(4), 46–48. doi: 10.1097/01.NURSE.0000266041.11793.9d.

Feng, Z. (1992). A research on near death experiences of survivors in big earthquake of Tangshan, 1976. *Chung Hua Shen Ching Ching Shen KOTsa Chih*, 25(Aug.), 222–225, 253–254.
Fenwick, P., Fenwick, E. (1995). *The Truth in the Light*. London: Hodder Headline.
French, C. C. (2001). Dying to know the truth: visions of a dying brain, or false memories? *Lancet*, 358(9298), 2010–2011.
Gallup, G. (1982). *Adventures in Immortality: A Look Beyond the Threshold of Death*. New York: McGraw-Hill.
Gordon, B. D. (1989). Near-death experience. *Lancet*, 2(8677), 1452.
Greyson, B. (1983). The near-death experience scale: construction, reliability, and validity. *J Nerv Ment Dis*, 171(6), 369–375.
Greyson, B. (1993). Varieties of near-death experience. *Psychiatry*, 56(4), 390–399.
Greyson, B. (1997). The near-death experience as a focus of clinical attention. *J Nerv Ment Dis*, 185(5), 327–334.
Greyson, B. (2000). Dissociation in people who have near-death experiences: out of their bodies or out of their minds? *Lancet*, 355(9202), 460–463.
Greyson, B. (2003). Incidence and correlates of near-death experiences in a cardiac care unit. *Gen Hosp Psychiatry*, 25(4), 269–276.
Greyson, B. (2007). Consistency of near-death experience accounts over two decades: are reports embellished over time? *Resuscitation*, 73(3), 407–411. doi: 10.1016/j.resuscitation.2006.10.013.
Greyson, B. (2008). The near-death experience. *Altern Ther Health Med*, 14(3), 14; Antwort des Autors 14–15.
Herzog, D. B., Herrin, J. T. (1985). Near-death experiences in the very young. *Crit Care Med*, 13(12), 1074–1075.
Jansen, K. (1989). Near death experience and the NMDA receptor. *BMJ*, 298(6689), 1708.
Jansen, K. L. (1989). The near-death experience. *Br J Psychiatry*, 154, 883–884.
Jansen, K. L. (1990). Neuroscience and the near-death experience: roles for the NMSA-PCP receptor, the sigma receptor and the endopsychosins. *Med Hypotheses*, 31(1), 25–29.
Jansen, K. L. (1991). Transcendental explanations and near-death experience. *Lancet*, 337(8735), 244.
Judson, I. R., Wiltshaw, E. (1983). A near-death experience. *Lancet*, 2(8349), 561–562.
Kellehear, A. (1990). The near-death experience as status passage. *Soc Sci Med*, 31(8), 933–939.

Kellehear, A. (1993). Culture, biology, and the near-death experience: a reappraisal. *J Nerv Ment Dis*, 181(3), 148–156.
Kelly, E. W. (2001). Near-death experiences with reports of meeting deceased people. *Death Stud*, 25(3), 229–249.
Klemenc-Ketis, Z. (2011). Life changes in patients after out-of-hospital car- diac arrest: the effect of near-death experiences. *Int J Behav Med.* doi: 10.1007/s12529-011-9209-y.
Klemenc-Ketis, Z., Kersnik, J., Grmec, S. (2010). The effect of carbon dioxide on near-death experiences in out-of-hospital cardiac arrest survivors: a prospective observational study. *Crit Care*, 14(2), R56.
Lempert, T. (1994). Syncope and near death experience. *Lancet*, 344(8925), 829–830.
Lenggenhager, B., Tadi, T., Metzinger, T., Blanke, O. (2007). Video ergo sum: manipulating bodily self-consciousness. *Science*, 317(5841), 1096–1099.
Martens, P. R. (1994). Near-death-experiences in out-of-hospital cardiac arrest survivors: meaningful phenomena or just fantasy of death? *Resuscitation*, 27(2), 171–175.
Meduna, L. J. (1958). *Carbon DioxideTherapy:A Neurophysiological Treatment of Nervous Disorders* (2nd ed.). Springfield, IL: Charles C. Thomas.
Mobbs, D., Watt, C. (2011). There is nothing paranormal about near-death experiences: how neuroscience can explain seeing bright lights, meeting the dead, or being convinced you are one of them. *Trends Cogn Sci*, 15(10), 447–449.
Moody, R. A. (2001). *Leben nach dem Tod. Die Erforschung einer unerklärlichen Erfahrung*. (14. Auflage) Reinbek: Rowohlt.
Morse, M., Castillo, P., Venecia, D., Milstein, J., Tyler, D. C. (1986). Childhood near death experiences. *Am J Dis Child*, 140(11), 1110–1114.
Morse, M., Venecia, D., Milstein, J. (1989). Near-death experiences: a neurophysiologic explanatory model. *J Near Death Stud*, 8(1), 45–53.
Morse, M. L. (1994). Near death experiences of children. *J Ped Onc Nurs*, 11, 139–44.
Nelson, K. R., Mattingly, M., Lee, S. A., Schmitt, F. A. (2006). Does the arousal system contribute to near death experience? *Neurology*, 66(7), 1003–1009.
Noyes, R., Kletti, R. (1976). Depersonalisation in the face of life threatening danger: a description. *Psychiatry*, 39, 251–259.
Orne, R. M. (1995). The meaning of survival: the early aftermath of a near-death experience. *Res Nurs Health*, 18(3), 239–247.

Osis, K., Haraldsson, E. (1977). *At the Hour of Death*. New York: Avon Books. (Dt. Ausgabe: *Der Tod, ein neuer Anfang. Visionen und Erfahrungen an der Schwelle des Seins*, derzeit nicht lieferbar)

Owens, J. E., Cook, E. W., Stevenson, I. (1990). Features of »near-death experience« in relation to whether or not patients were near death. *Lancet*, 336(8724), 1175–1177.

Owens, J. E., Cook, E.W., Stevenson, I. (1991). Near-death experience. *Lancet*, 337(8750), 1167–1168.

Parnia, S. (2007). Do reports of consciousness during cardiac arrest hold the key to discovering the nature of consciousness? *Med Hypotheses*, 69(4), 933–937. doi: 10.1016/j.mehy.2007.01.076.

Parnia, S., Fenwick, P. (2002). Near death experiences in cardiac arrest: visions of a dying brain or visions of a new science of consciousness? *Resuscitation*, 52(1), 5–11.

Parnia, S., Waller, D., Yeates, R., Fenwick, P. (2001). A qualitative and quantitative study of the incidence, features and aetiology of near death experiences in cardiac arrest survivors. *Resuscitation*, 48(2), 149–156.

Pascricha, S., Stevenson, I. (1986). Near death experiences in India. *J Nerv Ment Dis*, 55(4), 542–549.

Sabom, M. B. (1980). The near-death experience. *JAMA*, 244(1), 29–30. Schwaninger, J. (2002). A prospective analysis of near death experiences in cardiac arrest patients. *J Near Death Stud*, 20(4).

Serdahely, W. , Drenk, A., Serdahely, J. J. (1988). What carers need to understand about the near-death experience. *Geriatr Nurs*, 9(4), 238–241. Serdahely, W. J. (1990). Pediatric near death experiences. *J Near Death Stud*, 9(1), 33–39.

Serdahely, W. J. (1992). The near-death experience and caregivers: helping and being helped. *Caring*, 11(1), 8–11.

Sommers, M. S. (1994). The near-death experience following multiple trauma. *Crit Care Nurse*, 14(2), 62–66.

Sotelo, J., Perez, R., Guevara, P., Fernandez, A. (1995). Changes in brain, plasma and cerebrospinal fluid contents of B-endorphin in dogs at the moment of death. *Neurol Res*, 17(June), 223.

Van Lommel, P. (2011). Near-death experiences: the experience of the self as real and not as an illusion. *Ann N Y Acad Sci*, 1234, 19–28.

Van Lommel, P., van Wees, R., Meyers, V., Elfferich, I. (2001). Near-death experience in survivors of cardiac arrest: a prospective study in the Netherlands. *Lancet*, 358(9298), 2039–2045.

van Tellingen, C. (2008). Heaven can wait – or down to earth in real time: near-death experience revisited. *Neth Heart J*, 16(10), 359–362.

Walker, F. O. (1989). A nowhere near-death experience: heavenly choirs interrupt myelography. *JAMA*, 261(22), 3245–3246.
Williams, B. (1993). Near-death experience denied. *CMAJ*, 148(3), 376.
Yamamura, H. (1998). [Implication of near-death experience for the elderly in terminal care]. *Nihon Ronen Igakkai Zasshi*, 35(2), 103–115.

GEHIRN, BEWUSSTSEIN, SEELE

Baig, M. N., Chishty, F., Immesoete, P., Karas, C. S. (2007). The Eastern heart and Galen's ventricle: a historical review of the purpose of the brain. *Neurosurg Focus*, 23(1), E3.
Beck, F., Eccles, J. C. (1992). Quantum aspects of brain activity and the role of consciousness. *Proc Natl Acad Sci USA*, 89(23), 11357–11361.
Bennett, M. R. (2007). Development of the concept of mind. *Aust NZJ Psychiatry*, 41(12), 943–956.
Blackmore, S. (2003). *Consciousness: An Introduction*. London: Hodder and Stoughton.
Chalmers, D. J. (1997). The puzzle of conscious experience, mysteries of the mind. *Sci Am* (special issue), 30–37.
Crick, F., Koch, C. (1998). Consciousness and neuroscience. *Cereb Cortex*, 8(2), 97–107.
Crivellato, E., Ribatti, D. (2007). Soul, mind, brain: Greek philosophy and the birth of neuroscience. *Brain Res Bull*, 71(4), 327–336.
Demertzi, A., Liew, C., Ledoux, D., Bruno, M. A., Sharpe, M., Laureys, S., Zeman, A. (2009). Dualism persists in the science of mind. *Ann NY Acad Sci*, 1157, 1–9.
Dennett, D. (2001). Are we explaining consciousness yet? *Cognition*, 79(1–2), 221–237.
Does neuroscience threaten human values? (1998). *Nat Neurosci*, 1(Nov.), 535 –536.
Dolan, B. (2007). Soul searching: a brief history of the mind/body debate in the neurosciences. *Neurosurg Focus*, 23(1), E2.
Eccles, J. C. (1992). Evolution of consciousness. *Proc Natl Acad Sci USA*, 89(16), 7320–7324.
Elahi, B. (1999). *Spirituality Is a Science*. New York: Cornwall Books, study 2. (Dt. Ausgabe: *Spiritualität ist eine Wissenschaft*, derzeit nicht lieferbar)
Elahi, B. (2001). *Medicine of the Soul*. New York: Cornwall Books, studies 4 und 6.

Elahi, B. (2005). *The Path of Perfection.* New York: Paraview, chapters 5–8. Elahi, B. (2011). Video einer Vorlesung, gehalten an der Sorbonne, Paris, März 2011. www.e-ostadelahi.com.

Fenwick, P. (2000). Current methods of investigation in neuroscience. In M. Velmans (ed.), *Investigating Phenomenal Consciousness.* Amsterdam: John Benjamins.

Flohr, H. (1995). An information processing theory of anaesthesia. *Neuropsychologia*, 33(9), 1169–1180.

Flohr, H., Glade, U., Motzko, D. (1998). The role of the NMDA synapse in general anesthesia. *Toxicol Lett*, 100–101, 23–29.

Frackowiak, R. (1997). *Human Brain Function.* London: Academic Press.

Freeman, W. (1999). Consciousness, intentionality and causality. *J Consciousness Stud*, 6(11–12), 143–172.

Greenfield, S. (2002). Mind, brain and consciousness. *Br J Psychiatry*, 181(Aug.), 91–93.

Hameroff, S., Nip, A., Porter, M., Tuszynski, J. (2002). Conduction pathways in microtubules, biological quantum computation, and consciousness. *Biosystems*, 64(1–3), 149–168.

Henslin, J. (2007). *Down to Earth Sociology* (14th ed.). New York: Free Press, 277–287.

Mysteries of the mind. (1997). *Sci Am* (special issue).

Penrose, R. (1994). *Shadows of the Mind.* Oxford: Oxford University Press. (Dt. Ausgabe: *Schatten des Geistes*, derzeit nicht lieferbar)

Penrose, R. (2001). Consciousness, the brain, and spacetime geometry: an Addendum – some new developments on the Orch OR model for consciousness. *Ann NY Acad Sci*, 929(Apr.), 105–110.

Rees, G., Kreiman, G., Koch, C. (2002). Neural correlates of consciousness in humans. *Nat Rev Neurosci*, 3(4), 261–270.

Santoro, G., Wood, M. D., Merlo, L., Anastasi, G. P., Tomasello, F., Germano, A. (2009). The anatomic location of the soul from the heart, through the brain, to the whole body, and beyond: a journey through Western history, science, and philosophy. *Neurosurgery*, 65(4), 633–643; Diskussion 643.

Searle, J. (1998). Do we understand consciousness? *J Consciousness Stud*, 5(5–6), 718–733.

Tononi, G., Edelman, G. M. (1998). Consciousness and complexity. *Science*, 282(5395), 1846–1851.

Boly, M., Coleman, M. R., Davis, M. H., Hampshire, A., Bor, D., Moonen, G., ... Owen, A. M. (2007). When thoughts become action: an fMRI paradigm to study volitional brain activity in non-communicative brain injured patients. *Neuroimage*, 36(3), 979–992.

Brown, E. N., Lydic, R., Schiff, N. D. (2010). General anesthesia, sleep, and coma. *N Engl J Med*, 363(27), 2638–2650.

Burkle, C. M., Schipper, A. M., Wijdicks, E. F. (2011). Brain death and the courts. *Neurology*, 76(9), 837–841.

Chatelle, C., Chennu, S., Noirhomme, Q., Cruse, D., Owen, A. M., Laureys, S. (2012). Brain-computer interfacing in disorders of consciousness. *Brain Inj*, 26(12), 1510–1522.

Christoff, K., Owen, A. M. (2006). Improving reverse neuroimaging inference: cognitive domain versus cognitive complexity. *Trends Cogn Sci*, 10(8), 352–353.

Coleman, M. R., Bekinschtein, T., Monti, M. M., Owen, A. M., Pickard, J. D. (2009). A multimodal approach to the assessment of patients with disorders of consciousness. *Prog Brain Res*, 177, 231–248.

Coleman, M. R., Davis, M. H., Rodd, J. M., Robson, T., Ali, A., Owen, A. M., Pickard, J. D. (2009). Towards the routine use of brain imaging to aid the clinical diagnosis of disorders of consciousness. *Brain*, 132(Pt 9), 2541–2552.

Coleman, M. R., Owen, A. M. (2008). Functional neuroimaging of disorders of consciousness. *Int Anesthesiol Clin*, 46(3), 147–157.

Coleman, M. R., Rodd, J. M., Davis, M. H., Johnsrude, I. S., Menon, D. K., Pickard, J. D., Owen, A. M. (2007). Do vegetative patients retain aspects of language comprehension? Evidence from fMRI. *Brain*, 130(Pt 10), 2494–2507.

Cruse, D., Chennu, S., Chatelle, C., Bekinschtein, T. A., Fernandez-Espejo, D., Pickard, J. D., ... Owen, A. M. (2011). Bedside detection of awareness in the vegetative state: a cohort study. *Lancet*, 378(9809), 2088–2094.

Cruse, D., Chennu, S., Chatelle, C., Fernandez-Espejo, D., Bekinschtein, T. A., Pickard, J. D., ... Owen, A. M. (2012). Relationship between etiology and covert cognition in the minimally conscious state. *Neurology*, 78(11), 816–822.

Cruse, D., Owen, A. M. (2010). Consciousness revealed: new insights into the vegetative and minimally conscious states. *Curr Opin Neurol*, 23(6), 656–660.

A definition of irreversible coma: report of the Ad Hoc Committee of the Harvard Medical School to Examine the Definition of Brain Death. (1968). *JAMA*, 205(6), 337–340.
Diagnosis of brain death: statement issued by the honorary secretary of the Conference of Medical Royal Colleges and Their Faculties in the United Kingdom on 11 October 1976. (1976). *BMJ*, 2(6045), 1187–1188.
Egea-Guerrero, J. J., Revuelto-Rey, J., Latronico, N., Rasulo, F. A., Wijdicks, E. F. (2011). The case against confirmatory tests for determining brain death in adults. *Neurology*, 76(5), 489; Antwort des Autors 489–490.
Fallon, S. J., Williams-Gray, C. H., Barker, R. A., Owen, A. M., Hampshire, A. (2012). Prefrontal dopamine levels determine the balance between cognitive stability and flexibility. *Cereb Cortex*. doi: 10.1093/cercor/bhs025.
Fernandez-Espejo, D., Bekinschtein, T., Monti, M. M., Pickard, J. D., Junque, C., Coleman, M. R., Owen, A. M. (2011). Diffusion weighted imaging distinguishes the vegetative state from the minimally conscious state. *Neuroimage*, 54(1), 103–112.
Fernandez-Espejo, D., Soddu, A., Cruse, D., Palacios, E. M., Junque, C., Vanhaudenhuyse, A., ... Owen, A. M. (2012). A role for the default mode network in the bases of disorders of consciousness. *Ann Neurol*, 72(3), 335–343.
Fins, J. J., Schiff, N. D. (2006). Shades of gray: new insights into the vegetative state. *Hastings Cent Rep*, 36(6), 8.
Fins, J. J., Schiff, N. D., Foley, K. M. (2007). Late recovery from the mini- mally conscious state: ethical and policy implications. *Neurology*, 68(4), 304–307.
Fugate, J. E., Rabinstein, A. A., Wijdicks, E. F. (2011). Blood pressure patterns after brain death. *Neurology*, 77(4), 399–401.
Fugate, J. E., Wijdicks, E. F., Mandrekar, J., Claassen, D. O., Manno, E. M., White, R. D., ... Rabinstein, A. A. (2010). Predictors of neurologic outcome in hypothermia after cardiac arrest. *Ann Neurol*, 68(6), 907–914.
Fugate, J. E., Wijdicks, E. F., White, R. D., Rabinstein, A. A. (2011). Does therapeutic hypothermia affect time to awakening in cardiac arrest survivors? *Neurology*, 77(14), 1346–1350.
Giacino, J. T., Fins, J. J., Machado, A., Schiff, N. D. (2012). Central thalamic deep brain stimulation to promote recovery from chronic posttraumatic minimally conscious state: challenges and opportunities. *Neuromodulation*, 15(4), 339–349.

Giacino, J. T., Hirsch, J., Schiff, N., Laureys, S. (2006). Functional neuroimaging applications for assessment and rehabilitation planning in patients with disorders of consciousness. *Arch Phys Med Rehabil*, 87(12 Suppl 2), S67–76.

Giacino, J. T., Schnakers, C., Rodriguez-Moreno, D., Kalmar, K., Schiff, N., Hirsch, J. (2009). Behavioral assessment in patients with disorders of consciousness: gold standard or fool's gold? *Prog Brain Res*, 177, 33–48.

Goldfine, A. M., Schiff, N. D. (2011). Consciousness: its neurobiology and the major classes of impairment. *Neurol Clin*, 29(4), 723–737.

Goldfine, A. M., Schiff, N. D. (2011). What is the role of brain mechanisms underlying arousal in recovery of motor function after structural brain injuries? *Curr Opin Neurol*, 24(6), 564–569.

Goldfine, A. M., Victor, J. D., Conte, M. M., Bardin, J. C., Schiff, N. D. (2011). Determination of awareness in patients with severe brain injury using EEG power spectral analysis. *Clin Neurophysiol*, 122(11), 2157–2168.

Goudreau, J. L., Wijdicks, E. F., Emery, S. F. (2000). Complications during apnea testing in the determination of brain death: predisposing factors. *Neurology*, 55(7), 1045–1048.

Greer, D. M., Varelas, P. N., Haque, S., Wijdicks, E. F. (2008). Variability of brain death determination guidelines in leading US neurologic institutions. *Neurology*, 70(4), 284–289.

Kobylarz, E. J., Schiff, N. D. (2004). Functional imaging of severely brain-injured patients: progress, challenges, and limitations. *Arch Neurol*, 61(9), 1357–1360.

Kobylarz, E. J., Schiff, N. D. (2005). Neurophysiological correlates of persistent vegetative and minimally conscious states. *Neuropsychol Rehabil*, 15(3–4), 323–332.

Laureys, S., Owen, A. M., Schiff, N. D. (2004). Brain function in coma, vegetative state, and related disorders. *Lancet Neurol*, 3(9), 537–546.

Laureys, S., Owen, A.M., Schiff, N. D.(2009). Coma science: clinical and ethical implications. Preface. *Prog Brain Res*, 177, xiii–xiv.

Laureys, S., Schiff, N. D. (2012). Coma and consciousness: paradigms (re)framed by neuroimaging. *Neuroimage*, 61(2), 478–491.

Leuchter, B., Pedley, T. A., Lisanby, S. H., Mayberg, H. S., Schiff, N. D. (2012). Brain stimulation in neurology and psychiatry: perspectives on an evolving field. *Ann NY Acad Sci*, 1265, vii–x.

Liu, A. A., Voss, H. U., Dyke, J. P., Heier, L. A., Schiff, N. D. (2011). Arterial spin labeling and altered cerebral blood flow patterns in the minimally conscious state. *Neurology*, 77(16), 1518–1523.

Lustbader, D., O'Hara, D., Wijdicks, E. F., MacLean, L., Tajik, W., Ying, A., ... Goldstein, M. (2011). Second brain death examination may negatively affect organ donation. *Neurology*, 76(2), 119–124.

Mittal, M. K., Arteaga, G. M., Wijdicks, E. F. (2012). Thumbs up sign in brain death. *Neurocrit Care*, 17(2), 265–267.

Mollaret, P., Goulon, M. (1959). Le coma dépassé (mémoire préliminaire). *Rev Neurol (Paris)*, 101, 3–5.

Monti, M. M., Coleman, M. R., Owen, A. M. (2009). Executive functions in the absence of behavior: functional imaging of the minimally conscious state. *Prog Brain Res*, 177, 249–260.

Monti, M. M., Coleman, M. R., Owen, A. M. (2009). Neuroimaging and the vegetative state: resolving the behavioral assessment dilemma? *Ann NY Acad Sci*, 1157, 81–89.

Monti, M. M., Laureys, S., Owen, A. M. (2010). The vegetative state. *BMJ*, 341. doi: 10.1136/bmj.c3765.

Monti, M. M., Pickard, J. D., Owen, A. M. (2012). Visual cognition in disorders of consciousness: from V1 to top-down attention. *Hum Brain Mapp*. doi: 10.1002/hbm.21507.

Monti, M. M., Vanhaudenhuyse, A., Coleman, M. R., Boly, M., Pickard, J. D., Tshibanda, L., ... Laureys, S. (2010). Willful modulation of brain activity in disorders of consciousness. *N Engl J Med*, 362(7), 579–589.

Muralidharan, R., Mateen, F. J., Shinohara, R. T., Schears, G. J., Wijdicks, E. F. (2011). The challenges with brain death determination in adult patients on extracorporeal membrane oxygenation. *Neurocrit Care*, 14(3), 423–426.

Naci, L., Monti, M. M., Cruse, D., Kubler, A., Sorger, B., Goebel, R., ... Owen, A. M. (2012). Brain-computer interfaces for communication with nonresponsive patients. *Ann Neuro*l, 72(3), 312–323.

Owen, A. M. (2008). Disorders of consciousness. *Ann NY Acad Sci*, 1124, 225–238.

Owen, A. M. (2012). Detecting consciousness: a unique role for neuroimaging. *Annu Rev Psychol*. [e-Publikation vor der Printausgabe]

Owen, A. M., Coleman, M. R. (2007). Functional MRI in disorders of consciousness: advantages and limitations. *Curr Opin Neurol*, 20(6), 632–637.

Owen, A. M., Coleman, M. R. (2008). Detecting awareness in the vegetative state. *Ann NY Acad Sci*, 1129, 130–138.

Owen, A. M., Coleman, M. R. (2008). Functional neuroimaging of the vegetative state. *Nat Rev Neurosci*, 9(3), 235–243.

Owen, A. M., Coleman, M. R. (2008). Using neuroimaging to detect awareness in disorders of consciousness. *Funct Neurol*, 23(4), 189–194.

Owen, A. M., Coleman, M. R., Boly, M., Davis, M. H., Laureys, S., Pickard, J. D. (2006). Detecting awareness in the vegetative state. *Science*, 313(5792), 1402.

Owen, A. M., Coleman, M. R., Boly, M., Davis, M. H., Laureys, S., Pickard, J. D. (2007). Using functional magnetic resonance imaging to detect covert awareness in the vegetative state. *Arch Neurol*, 64(8), 1098–1102.

Owen, A. M., Schiff, N. D., Laureys, S. (2009). A new era of coma and consciousness science. *Prog Brain Res*, 177, 399–411.

Plum, F., Schiff, N., Ribary, U., Llinas, R. (1998). Coordinated expression in chronically unconscious persons. *Philos Trans R Soc Lond B Biol Sci*, 353(1377), 1929–1933.

President's Commission for the Study of Ethical Problems in Medicine and Biomedical and Behavioral Research. (1981). *Defining Death: A Report on the Medical, Legal and Ethical Issues in the Determination of Death*. Washington, DC: Government Printing Office.

Quinkert, A. W., Schiff, N. D., Pfaff, D. W. (2010). Temporal patterning of pulses during deep brain stimulation affects central nervous system arousal. *Behav Brain Res*, 214(2), 377–385.

Quinkert, A. W., Vimal, V., Weil, Z. M., Reeke, G. N., Schiff, N. D., Banavar, J. R., Pfaff, D. W. (2011). Quantitative descriptions of generalized arousal, an elementary function of the vertebrate brain. *Proc Natl Acad Sci USA*, 108(Suppl 3), 15617–15623.

Rodriguez-Moreno, D., Schiff, N. D., Giacino, J. T., Kalmar, K., Hirsch, J. (2010). A network approach to assessing cognition in disorders of consciousness. *Neurology*, 75(21), 1871–1878.

Schiff, N. D. (2005). Modeling the minimally conscious state: measurements of brain function and therapeutic possibilities. *Prog Brain Res*, 150, 473–493.

Schiff, N. D. (2006). Multimodal neuroimaging approaches to disorders of consciousness. *J Head Trauma Rehabil*, 21(5), 388–397.

Schiff, N. D. (2008). Central thalamic contributions to arousal regulation and neurological disorders of consciousness. *Ann NY Acad Sci*, 1129, 105–118.

Schiff, N. D. (2009). Central thalamic deep-brain stimulation in the severely injured brain: rationale and proposed mechanisms of action. *Ann NY Acad Sci*, 1157, 101–116.

Schiff, N. D. (2010). Recovery of consciousness after brain injury: a meso- circuit hypothesis. *Trends Neurosci*, 33(1), 1–9.

Schiff, N. D. (2010). Recovery of consciousness after severe brain injury: the role of arousal regulation mechanisms and some speculation on the heart-brain interface. *Cleve Clin J Med*, 77(Suppl 3), S27–33.
Schiff, N. D. (2012). Moving toward a generalizable application of central thalamic deep brain stimulation for support of forebrain arousal regulation in the severely injured brain. *Ann NY Acad Sci*, 1265, 56–68.
Schiff, N. D. (2012). Posterior medial corticothalamic connectivity and con- sciousness. *Ann Neurol*, 72(3), 305–306.
Schiff, N. D., Giacino, J. T., Fins, J. J. (2009). Deep brain stimulation, neuroethics, and the minimally conscious state: moving beyond proof of principle. *Arch Neurol*, 66(6), 697–702.
Schiff, N. D., Giacino, J. T., Kalmar, K., Victor, J. D., Baker, K., Gerber, M., ... Rezai, A. R. (2007). Behavioural improvements with thalamic stimulation after severe traumatic brain injury. *Nature*, 448(7153), 600–603.
Schiff, N. D., Laureys, S. (2009). Disorders of consciousness: preface. *Ann NY Acad Sci*, 1157, ix–xi.
Schiff, N. D., Plum, F. (2000). The role of arousal and »gating« systems in the neurology of impaired consciousness. *J Clin Neurophysiol*, 17(5), 438–452.
Schiff, N. D., Posner, J. B. (2007). Another »Awakenings.« *Ann Neurol*, 62(1), 5–7.
Schiff, N. D., Ribary, U., Moreno, D. R., Beattie, B., Kronberg, E., Blasberg, R., ... Plum, F. (2002). Residual cerebral activity and behavioural fragments can remain in the persistently vegetative brain. *Brain*, 125(Pt 6), 1210–1234.
Schiff, N. D., Ribary, U., Plum, F., Llinas, R. (1999). Words without mind. *J Cogn Neurosci*, 11(6), 650–656.
Schiff, N. D., Rodriguez-Moreno, D., Kamal, A., Kim, K. H., Giacino, J. T., Plum, F., Hirsch, J. (2005). FMRI reveals large-scale network activation in minimally conscious patients. *Neurology*, 64(3), 514–523.
Shah, S. A., Baker, J. L., Ryou, J. W., Purpura, K. P., Schiff, N. D. (2009). Modulation of arousal regulation with central thalamic deep brain stimulation. *Conf Proc IEEE Eng Med Biol Soc*, 3314–3317. doi: 10.1109/IEMBS.2009.5333751.
Shah, S. A., Schiff, N. D. (2010). Central thalamic deep brain stimulation for cognitive neuromodulation – a review of proposed mechanisms and investigational studies. *Eur J Neurosci*, 32(7), 1135–1144. doi: 10.1111/j.1460–9568.2010.07420.x.

Shirvalkar, P., Seth, M., Schiff, N. D., Herrera, D. G. (2006). Cognitive enhancement with central thalamic electrical stimulation. *Proc Natl Acad Sci U SA*, 103(45), 17007–17012.

Staunton, H. (2008). Arousal by stimulation of deep-brain nuclei. *Nature*, 452(7183), E1; Diskussion E1–2.

Voss, H. U., Schiff, N. D. (2009). MRI of neuronal network structure, function, and plasticity. *Prog Brain Res*, 175, 483–496.

Wijdicks, E. F. (1995). Determining brain death in adults. *Neurology*, 45(5), 1003–1011.

Wijdicks, E. F. (2001). The diagnosis of brain death. *N Engl J Med*, 344(16), 1215–1221.

Wijdicks, E. F. (2001). Topsy turvydom in brain death determination. *Transplantation*, 72(2), 355.

Wijdicks, E. F. (2002). Brain death worldwide: accepted fact but no global consensus in diagnostic criteria. *Neurology*, 58(1), 20–25.

Wijdicks, E. F. (2003). The neurologist and Harvard criteria for brain death. *Neurology*, 61(7), 970–976.

Wijdicks, E. F. (2006). The clinical criteria of brain death throughout the world: why has it come to this? *Can J Anaesth*, 53(6), 540–543.

Wijdicks, E. F. (2012). The transatlantic divide over brain death determination and the debate. *Brain*, 135(Pt 4), 1321–1331.

Wijdicks, E. F., Pfeifer, E. A. (2008). Neuropathology of brain death in the modern transplant era. *Neurology*, 70(15), 1234–1237.

Wijdicks, E. F., Varelas, P. N., Gronseth, G. S., Greer, D. M., American Academy of Neurology. (2010). Evidence-based guideline update: determining brain death in adults: report of the Quality Standards Subcommittee of the American Academy of Neurology. *Neurology*, 74(23), 1911–1918.

Yee, A. H., Mandrekar, J., Rabinstein, A. A., Wijdicks, E. F. (2010). Predictors of apnea test failure during brain death determination. *Neurocrit Care*, 12(3), 352–355.